实用临床护理学最新进展

主编 刘 明 赵月英 司秀娟 王朝霞 李 静 秦英珍 刘丹萍

黑龙江科学技术出版社
HEILONGJIANG SCIENCE AND TECHNOLOGY PRESS

图书在版编目（CIP）数据

实用临床护理学最新进展 / 刘明等主编． -- 哈尔滨：
黑龙江科学技术出版社，2024.3
ISBN 978-7-5719-2315-0

Ⅰ．①实… Ⅱ．①刘… Ⅲ．①护理学 Ⅳ．①R47

中国国家版本馆CIP数据核字（2024）第051899号

实用临床护理学最新进展
SHIYONG LINCHUANG HULIXUE ZUIXIN JINZHAN

主　　编　刘　明　赵月英　司秀娟　王朝霞　李　静　秦英珍　刘丹萍
责任编辑　陈兆红
封面设计　宗　宁
出　　版　黑龙江科学技术出版社
　　　　　地址：哈尔滨市南岗区公安街70-2号　　邮编：150007
　　　　　电话：（0451）53642106　传真：（0451）53642143
　　　　　网址：www.lkcbs.cn
发　　行　全国新华书店
印　　刷　山东麦德森文化传媒有限公司
开　　本　787 mm×1092 mm　1/16
印　　张　29.75
字　　数　752千字
版　　次　2024年3月第1版
印　　次　2024年3月第1次印刷
书　　号　ISBN 978-7-5719-2315-0
定　　价　238.00元

前 言
FOREWORD

护理学是一门研究有关预防保健与疾病防治过程中的护理理论与技术的科学。随着现代医学与科技的快速发展,新的医疗模式逐渐把影响健康和疾病的各种重要因素纳入医学研究的范围,各类医学新技术也不断地被广泛应用,开创了从多视角、全方位进行医学研究和实践的崭新时代。同时,社会经济的发展和人民素质的提升使得广大群众对健康的需求、对医疗卫生服务的需求也越来越高。临床护理作为医疗卫生工作的重要组成部分,如何应对新的医疗模式带来的各种挑战,如何满足人民对高质量医疗卫生服务的迫切需求,这是目前临床护理亟待解决的两大重要问题。

为尽快解决以上两大问题,护士不仅要严格地遵守护理规范还要不断地提升技术水平、业务素质和人文素养。因此,护理工作者有必要在新的医疗、社会环境下对日益更新的护理学知识和临床护理技术进行补充、学习,进一步认识护理学的学科性质、护理工作的实际内容,明确护理学同其他学科之间的内在联系。然而,目前能够总结当今新临床常用护理技术并指导护士将理论知识应用于实际工作的书籍较少。为此,我们特编写本书,期望本书能够帮助护理工作者了解并掌握最新护理技术以优化临床护理工作。

本书以当前临床护理工作的实际需要为基点,秉承整体护理观念,将基础理论知识与临床实践相结合,简要介绍了临床常见疾病的病因、临床表现、诊断、治疗,重点强调了护理诊断、护理技术实施、护理方法应用和健康宣教等内容。本书具有较强的科学性、先进性、系统性、实用性和可操作性,可以为广大护理工作者提供更为规范、专业的常见疾病护理方面的指导,适合护理管理者、科研教育工作者、医院护士、实习人员及进修人员参考使用。

护理学涉及的医学知识体量巨大、专业性强,加之我们编写时间仓促、编写风格不统一,难免有所失误和疏漏,希望读者在阅读本书的过程中,能够对其中的内容提出宝贵的意见和建议,以便再版时更好地完善和改进。

《实用临床护理学最新进展》编委会

2023 年 7 月

目 录
CONTENTS

第一章

护 理 心 理

第一节　护理心理学概述

一、护理心理学研究的对象

护理心理学是护理学与心理学相结合的一门应用科学。它既是医学心理学的一个分支，又是护理学的重要组成部分。护理心理学的研究对象是护理工作中的心理学问题，即研究患者的心理活动规律及其相应的最佳心理护理。

护理工作在临床工作中占有重要的位置。良好的护理工作是建立在对患者身心两方面照顾的基础上。人是既有躯体又有精神，既有复杂的生理活动，又有复杂的心理活动的统一整体。人的躯体患了病，在心理上必然产生反应，人的积极的或消极的心理状态，对躯体的生理状况以及疾病的康复或疾病的发展也必然产生影响。所以，只有把患者的生理和心理活动结合起来进行全面护理，才能收到良好的护理效果。

护理学的先驱——南丁格尔曾经说过："护理工作的对象，不是冷冰冰的石块、木头和纸片，而是有热血和生命的人类。"随着医学的发展，医学模式的转变，护理心理学在临床实践中得到了广泛的应用。

二、护理心理学的任务

护理心理学的任务是把心理学的基本理论和技术运用于临床护理，指导护士根据患者的躯体症状和心理活动规律，用最佳的心理护理措施来影响患者的心理活动，使之利于疾病的转归与健康的恢复。同时，在心理学基本理论指导下，加强护士心理品质的修养，以达到有效的护理。具体任务表现在以下几个方面。

（一）研究心身交互作用对心身健康的影响

护理心理学必须深入研究人们的心理活动对躯体生理活动的影响，从而揭示疾病与心理因素之间的内在联系。医护人员只有认识并掌握了这其中的规律，才能自觉地采取恰当措施进行心理护理。护理心理学不仅要吸收这方面的内容，结合护理工作的实际加以运用，还应着重研究人在患病之后所引起的各种心理反应，设法调动患者的主观能动性，树立战胜疾病的信心，配合

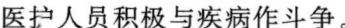

医护人员积极与疾病作斗争。

(二)研究患者的心理活动特点

每个患者可因其所患疾病的不同和个体的差异而表现出一些特殊的心理活动,同时在各种医疗过程中表现出某些共有的心理特点。深入研究患者的一般心理活动规律和特殊的心理表现,并依据其心理需要,采取恰当措施实施最佳心理护理是护理心理学需要研究的一项主要内容。显然,这是一项复杂而又繁重的任务。正如南丁格尔说的:"人是各种各样的,由于社会职业、地位、民族、信仰、生活习惯和文化程度不同,所得的疾病与病情也不同,要使千差万别的人都能达到治疗或康复所需要的最佳身心状态,本身就是一项最精细的艺术"。

(三)研究医护人员的心理品质及培养

医护人员通过医疗和护理为患者减轻疾苦,并使之安全与舒适,这是一项崇高的职业。要做好这项工作,就要求医护人员必须具备一系列良好的心理品质。比如,对患者要有同情心,尊重和体贴他们,对患者的需要要认真对待,尽量给予满足,在工作中要表现出高度的责任心和精湛娴熟的医疗护理技术,以增强患者的安全感。甚至连医护人员的言谈举止、仪表修饰都应十分讲究,以便给患者带来"白衣天使"的崇高形象,从而使患者在心理上增强战胜疾病的信心和力量。

三、心理护理的目标

心理护理的目标主要指心理护理的实施者在护理过程中通过积极的语言、表情、态度和行为去影响患者,促使其疾病或适应不良得到改善。具体的目标如下。

(一)满足患者的合理需要

了解和分析患者的不同需要是心理护理要达到的首要目标。

(二)提供良好的心理环境

创造一个使患者康复的心理与物质的环境是做好心理护理的前提。

(三)消除不良情绪反应

发现患者的不良情绪,及早地采取多种措施是心理护理的关键。

(四)提高患者的适应能力

调动患者战胜疾病的主观能动性是心理护理的最终目标。

四、心理护理程序

系统化整体护理于1994年由西方国家传入我国,它以整体医学观为指导,以患者为中心,以护理程序为框架,将临床护理与护理管理的各个环节系统化,心理护理是系统化整体护理的一个重要组成部分。其程序包括以下几方面。

(一)发现问题

这是心理护理的第一步,心理护理就是针对患者的心理问题进行护理。心理问题的发现,决定于大量心理信息的收集。收集患者的心理信息主要通过与患者及家属、亲友、同病室病友的交谈,利用治疗护理的一切机会,了解观察患者的人格特征、工作生活情况,重视那些与疾病有关的心理社会因素,找出存在的心理问题。

(二)分析研究心理问题

患者的心理活动在不同时期会有不同的表现,主要是由于人的生活、社会环境不同,知识经验及个性的不同等诸多因素的影响。了解了这些特点,对心理问题进行分析研究,找出患者的主

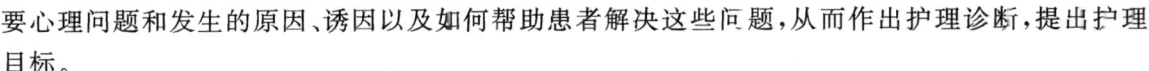

要心理问题和发生的原因、诱因以及如何帮助患者解决这些问题,从而作出护理诊断,提出护理目标。

（三）制定心理护理计划

为了能够较好地进行心理护理,需要根据心理护理的目标,制订护理计划。护理计划是在收集心理信息,发现心理问题,对问题进行分析研究的基础上制订的,护理计划指向心理护理目标,具体说就是针对患者存在的心理问题,提出解决问题的具体方案和相应的心理护理措施。

（四）实施

这是行动阶段,通过各种护理活动使护理计划付诸实践。护理计划制订之后,医护人员、患者都要自觉遵守计划、执行计划。这一阶段关系到护理目标的实现,除了决策的正确性外,心理护理技巧在这里起决定作用。

（五）心理护理效果评价

效果评价就是检查目标是否完成的过程,因此是动态的。在评价时,根据护士记录的患者的行为反应与现在的情况相对比。护士对自己护理成效的评价,是根据她们自身的行为是不是符合护理程序和护理计划,不能以患者的目标是否达到作为自己护理成效的标准。这是因为有时无效的护理监护也可以达到目标,而有效的护理活动也可能达不到目标。在评价效果时,如果目标未达到,就要分析原因,是哪一个环节发生了问题,把问题反馈给护士,就形成新的信息,或是修改原有心理护理计划的依据,这也标志着新的护理计划的开始。

心理护理的每一个程序,都不是孤立的,而是密切配合,互相影响的。它们之间的相互关系如图 1-1 所示。护士在护理程序中起着主导作用。

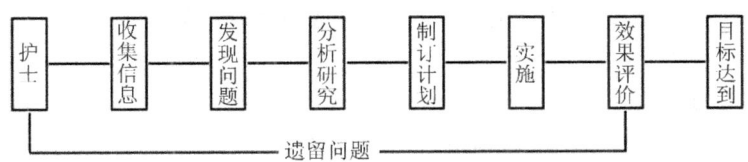

图 1-1　心理护理程序

（司秀娟）

第二节　不同年龄阶段患者的心理护理

一、患儿的心理特点及心理护理

（一）心理特点

1.耐受力低,反应性强

3 岁以内的婴幼儿,大脑神经系统发育不完整,耐受力低,对外界刺激十分强烈。遇有不适或疼痛时,表现烦躁,常以哭闹来反映生理、心理的需要。6 岁左右的学龄前期儿童,脑神经发育接近完善,患儿进院后,突然离开了朝夕相处的母亲和小朋友,情感往往不能控制,产生急躁、发脾气等反抗心理。

2.紧张、恐惧、不安

疾病的疼痛等不适造成患儿情绪紧张。打针、服药以及各种有疼痛性的检查、治疗手术等，更加剧了患儿的恐惧心理。他们依恋亲人、害怕陌生人和陌生环境。有的患儿由于患病身体衰弱，自主性减弱，依赖性增强，甚至造成行为上的退化，常出现尿床、拒食、哭闹等行为。

(二)心理护理

儿童所包括的年龄范围较宽，心理活动差异较大，临床上应根据年龄的不同，采取相应的心理护理措施。

1.婴儿的心理护理

首先护理人员要尽量使患儿在生理和心理需要上得到满足，不使患儿因住院而留下精神上的创伤。心理学家认为，人际间的接触和抚摸是婴儿很重要的心理需求，有人将这种需求称为"皮肤饥饿"。婴儿在家庭中，皮肤饥饿现象可以从父母的搂抱、抚摸、亲吻中得到满足；在医院里，护理人员应根据婴儿的这种需求，采取多种方式给予情感上的满足，如经常把他们抱一抱，拍一拍，或抚摸头部、后背、与他们讲话、微笑等。这些都能使患儿大脑的兴奋和抑制变得十分和谐、自然，使他们能产生如同在母亲身边一样的安全感、依恋感。这样能使患儿很快地适应环境，消除不良情绪。同时，对疾病的迅速恢复也有积极的意义。

2.幼儿的心理护理

对这个年龄的患儿护理人员要主动去接近他们，向他们讲明生病需要住院的道理，帮助他们熟悉环境，为他们介绍小伙伴，设法尽快解除患儿的紧张、不安情绪。

游戏是这个年龄阶段儿童的基本活动，也是最适合他们身心发育的活动形式。在病情允许的情况下，组织患儿做游戏，讲故事，使患儿感到医院犹如家里、幼儿园一样的快活，以此来分散他们的思念心理。

3.学龄儿童的心理护理

这个年龄阶段儿童较大，懂得一些事理。入院时可以告诉他们生病、住院、治疗等大概情况，并动员家属一起做好这项工作，让孩子理解治疗疾病的重要性，为他们能顺利入院和安心治疗做好心理上的准备。

在住院期间，为了不使孩子们感到医院生活枯燥、乏味，应组织一些有趣味的娱乐活动来调节他们的精神生活，如组织他们学习、讲故事、下棋、唱歌、跳舞、做游戏等。

总之，由于患儿者的特点是病情急，变化快，又不善于表达，所以儿科护士要具有高度的责任感，机智灵敏，善于观察，并从中发现细微的变化，采取措施，以防止突然事故的发生。儿科护理人员对患儿要多加鼓励，儿童住院后往往出现强迫性的依赖，因而出现行为上的退化，应帮助他们恢复其自主性和独立性，保护其自尊心，要成为儿童的贴心人。病房应有玩具，护士要带领儿童游戏玩耍，给患儿打针治疗时要利用儿童注意力易被转移及喜欢表扬鼓励等特点，尽量减轻他们的疼痛感。

不同年龄的儿童个性差异极大，其心理特点也很不相同。因此，他们的心理状态只能从他们的言语和非言语行为(表情、目光等)中仔细体会理解，所以，儿科护理人员是否懂得儿童心理学，应成为考核儿科护士素质的重要内容。

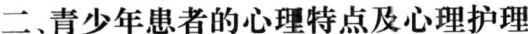

二、青少年患者的心理特点及心理护理

(一)心理特点

1.焦虑情绪

疾病发生在青少年身上时,由于缺乏心理准备,往往表现急躁、焦虑。患病初期往往不能很快地适应患者角色,有时甚至怀疑医生的诊断。青少年大多初尝疾病的痛苦,对病痛反应强烈。在治疗过程中,由于疾病的折磨,他们常以发脾气的方式对待疾病的反应,往往迁怒家长或医护人员。

青少年富于理想和抱负,患病会影响他们的学习或工作,这对心理的打击很大。当患者不能正确认识和对待这一挫折时,焦虑情绪加重,甚至导致心理上的失衡,由急躁、焦虑转为沮丧、抑郁。

在治疗过程中,他们常常幻想能很快根治疾病,渴望早日痊愈出院。如果不能如期好转,就会再次陷入急躁、焦虑之中。

2.寂寞、孤独感

青少年活泼好动,要求有宽阔的生活领域和社会活动范围,尤其需要刺激感和新鲜感。生病住院后,离开熟悉的家庭环境,尤其病房是一个狭小的天地,又有许多必要的限制,周围没有熟悉的同学和朋友,平时又不能常和家人见面,只有自己一个人默默地忍受着疾病的折磨,这一切对于他们是很难适应的。入院初期他们对周围环境感到"窒息"、茫然,而后又被寂寞、无聊、孤独所代替,甚至出现思维紊乱或幻觉。

3.悲观情绪

患慢性病或有后遗症的青少年,会产生悲观、失望的心理。少年患者多因患病中途辍学,深感不如同龄人,产生失落心理。如果失学时间较长,又常为自己的前途而忧虑,会出现自卑、抑郁的心理。青年患者的心理活动更为复杂,他们为自己的前途、工作、生活、婚姻等问题忧虑、痛苦,深感前途渺茫而悲观、失望。有的患者甚至产生自暴自弃心理,情绪变得异常忧郁,拒绝一切治疗和照顾,自己陷于极度痛苦之中。

4.思念心理

年龄较小的少年患者,由于未离开过父母,生活上对父母的依赖性还很强,一旦住院时间过久,他们就会产生思念心理。他们想念父母、同学、伙伴,渴望外界自由自在的生活。当父母来医院探望时,他们常迫切要求出院。

(二)心理护理

1.正确对待疾病,消除忧虑

护理人员应当针对患者的性格、文化水平、经历的不同,向他们介绍有关疾病的知识,使他们能正确地对待自己的疾病,主动配合治疗和护理,消除不必要的忧虑。

2.消除孤独感

青少年较注重友谊,具有向群性。根据这一特点,护理人员应尽量把他们安排在同一个病室,同龄人在一起,能有共同的语言、兴趣和爱好。这样能使他们之间相互交流思想,增进友谊,活跃疗养生活,让患者从孤独中解脱出来。

3.消除寂寞感

护理人员可以让患者进行适当的娱乐活动,如下棋、听音乐、看电视、讲故事、户外散步等,以

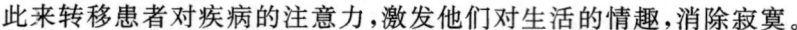

此来转移患者对疾病的注意力,激发他们对生活的情趣,消除寂寞。

4.满足患者操作的需要

在允许的范围内,让患者做一些力所能及的活动,如照料自己的日常生活,帮助病友做些事情,为病房做一些公益活动等。这样能减轻患者的焦虑,又能满足操作的需要。

三、中年患者的心理特点及心理护理

(一)心理特点

中年人是人生的鼎盛时期,精力旺盛,肩负着社会的各项重任,被称为"社会的脊梁"。由于沉重的家庭和社会负担,加之生理上开始向老年过渡,他们患病后也会出现一系列复杂的心理反应。

1.忘我

中年是出成果的时期,患病后将停止一切工作,强烈的工作责任心和事业心会使他们认为这是无法忍受的痛苦和损失。因而可能对疾病抱无所谓的态度,迫切要求早检查、早治疗、早出院;有的在病中仍坚持工作,或不等痊愈带病出院工作。这些都不利于身体康复。

2.忧郁

患病后给家庭带来了许多困难,给工作也带来一定损失,牵挂家人和工作的责任心使患者考虑过多,如病后能否继续工作、自己是否会成为家庭和单位的累赘、对老人和子女的赡养等。因而显得忧心忡忡,这一切都加重了患者心理上的负荷。

3.多疑

中年人处于一个应激时期,体力及心理的稳定常趋向紊乱。中年期也是诸多疾病的发病期,给诊断和治疗带来了一定困难,患者对多种检查顾虑重重,怀疑患有不治之症。这种多疑心理反应常使患者心神不安、食欲减退、失眠多梦等。若得知身患绝症,自我实现已不可能时,更会悲观失望。

4.回避

有些患者担心因病失去原来的职位和工作而不承认有病,有的为了减轻亲友的痛苦,常常隐瞒病情,回避现实。表现出少有的工作干劲,对亲友也会出现少有的关心。所做的一切,意在掩饰自己的病情事实,争取工作和生活时间。

(二)心理护理

1.解除患者后顾之忧

配合单位尽量安排好工作,若病情允许,可同意将工作带到病房做,并为之创造工作条件。适当的工作,有时能起到一种调节身心的作用,帮助他们从疾病的困扰中解放出来。

要嘱咐其子女定期探视、汇报学习和工作情况,使患者安心疗养。

2.对有些患者不应隐瞒病情

特别是对那些乐观开朗的患者,应向他们讲明病情性质、严重程度,以使患者合理安排工作与生活,并有充分的心理准备。一般来说,中年人的心理比较成熟,心理承受力相对要强一些,但在具体实施时,还是要视其具体情况而定。

3.安排适当的活动

人到中年,躯体各器官功能开始衰退,如果不注意有秩序的工作,有规律的生活和适当的营养、体育锻炼,则会过早出现体力下降、旧病复发等症状。

四、老年患者的心理特点及心理护理

(一)心理特点

1.否认

有些老年人怕遭到儿女们的嫌弃而不承认患病,尤其是老年女患者。她们在病前一直操持家务,患病后为表明自己无病,仍勉强干活,以让人觉得自己仍是家庭主人。

2.强烈自尊

有些老年人认为自己为社会为家庭辛劳一生,理应受到晚辈和人们的尊敬,喜欢听恭维话,喜欢别人对自己百依百顺和无微不至的照顾,稍不如意就会发脾气。

3.颓废

老年人几十年来辛勤工作和忙碌,一旦离职退休,就会产生一种茫然和空虚感。对突然改变的生活规律极不适应。如果患病住院,由于其生活常规被扰乱,安全感也受到影响;同时因住院与他人交往的机会减少,便会产生一种颓废、孤独无望的心理。

4.惧死

生老病死本是人生不可抗拒的规律,但人至老年,有的则表现出强烈的惧死心理。如不喜欢人家说自己老、年龄大,走路不愿让人扶持,生活上尽量表现能自理等。还有的老年患者隐瞒病情,极力表现身体健康状态良好。有的老人则相反,常为死神的一天天逼近而恐惧,从而失去生活的愿望和乐趣,极少数人甚至怀有自杀心理倾向。

(二)心理护理

1.重视和尊敬老年患者

对老年患者的称呼须有尊敬之意,与其谈话不怕麻烦,听他们说话要专心,回答询问要慢,态度要和蔼、耐心,声音要大一些。

2.要关心老人的生活

对住院的老人,护士要为他们调理好生活,如安排合理的生活程序表,介绍关于防止衰老的知识和长寿经验,教会老人做一些如气功、太极拳等合适的体育锻炼。在生活上给予特别的关怀,如病房地面要干燥、无水,以免滑倒,在饮食上要精心烹调,以适合老人口味等。

3.疗养环境应安排舒适、安全

老年患者住院后应为他们设置一个安静、整洁、舒适的疗养环境,消除因住院引起的烦恼。病区应为老年患者设置一些自助设备,如扶手、手杖等使他们感到方便,并使之获得安全感及独立感。

护理人员的辛勤劳动将换来老年患者的良好心境,做到医患配合,更好地促进他们病体康复。

(王朝霞)

第三节　护士的心理品质与培养

一、护士的心理品质

随着医学模式的转变,传统的以疾病为中心,以躯体护理为主的功能制护理方式已不能适应医学科学的发展。系统化整体护理的实施,对人的身心实行全面护理,可改善医患关系,利于通过有效的护理措施为患者创造一个接受治疗,保持合作的最佳心理状态,从而达到促进患者康复的目的。因此护理工作者应掌握心理学、社会学的基础理论,明确心理护理在疾病与健康转化过程中的积极意义,注重培养自身的良好品质,更有效地为人民服务。

做一名合格的护士,应当具备如下的心理品质。

(一)高尚的道德感和真挚的同情心

护士职业道德的核心是"利他"和"助人"。具有高尚道德的护士,就会自觉自愿、竭尽全力地去为患者解除痛苦。而且,在这种情感的支配下,才能够设身处地地为患者着想,以患者的忧而忧,以患者的乐而乐,形成真挚的同情心。

(二)敏锐的观察力

护士敏锐的观察力对从患者身上获取直观资料,判断患者需要,帮助医生诊断病情,评价治疗和护理效果,以及预计可能发生的问题等都具有非常重要的意义。

敏锐的观察力,不仅可以从患者的呼吸、脉搏、体温、皮肤颜色、口唇干燥或湿润等情况获取患者的信息,而且从患者的面部表情、行为举止、哭泣声、叹息声、呻吟声、咳嗽声等都能敏锐的觉察,能预感到患者的疾苦和需要。

观察有时比询问更有效。观察力实际上是广泛的知识,熟练的技巧与高尚道德情感的结合。

(三)准确的记忆力

护士要具备准确的记忆力。因为:①护士的职责是执行医嘱,每项任务都必须数量化,而且数量要准确,如果记忆不准确、数量出差错,轻则贻误病情,重则造成严重的责任事故。如护士给婴儿注射,若误将成人量记为儿童量,就会使孩子丧失生命。②护士面对的是病情不断变化的患者,护理计划也在不断地改变,各种药品一旦相互混淆,前后泛化,后果不堪设想。所以,护士必须下功夫培养记忆的准确性。

(四)思维的独立性

在临床工作中,疾病的诊断,治疗方案的选择,护理计划的制订都是思维的结果,这就要求护理工作者培养自己创造性思维的能力。国外护理专家认为,现代护理的独立功能占 70% 左右,而依赖功能只有 30% 左右。所以就更需要护士具有独立思维的品质。凡是善于独立思维的护士,工作大都心中有数,忙而不乱,井井有条,有较强的应变能力;而缺乏独立思维品质的人则往往忙忙碌碌,顾此失彼,遇到紧急情况不知所措。

(五)注意的灵活性

护士工作头绪繁多,患者的病情又变化多端,所以护士要具备注意的全部品质。如注意的稳定性,使护士沉着稳重,长时间地为患者处置;注意的广度,使护士"眼观六路,耳听八方",心中有

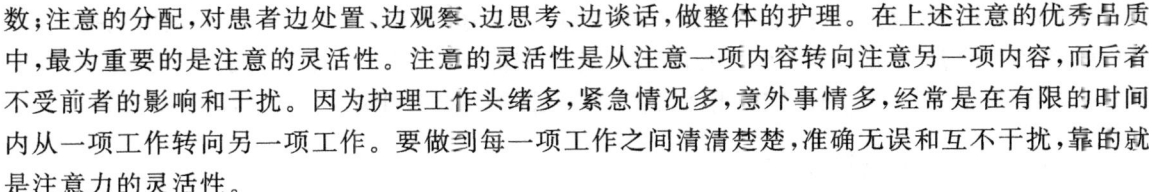

数;注意的分配,对患者边处置、边观察、边思考、边谈话,做整体的护理。在上述注意的优秀品质中,最为重要的是注意的灵活性。注意的灵活性是从注意一项内容转向注意另一项内容,而后者不受前者的影响和干扰。因为护理工作头绪多,紧急情况多,意外事情多,经常是在有限的时间内从一项工作转向另一项工作。要做到每一项工作之间清清楚楚,准确无误和互不干扰,靠的就是注意力的灵活性。

(六)稳定的情绪

护士的情绪变化,尤其是面部表情,对患者及其家属都有直接的感染作用,这是每个护士都应当意识到的。护士积极的情绪,和善可亲的举止,不仅能调节病房或治疗环境的气氛,而且能唤起患者治疗的信心,增强安全感。如护士对患者的同情、鼓励、关心、安慰,能激励患者战胜疾病的勇气;护士乐观自信的情绪,使患者感到振奋;敏感的患者易于接受护士的暗示。当患者因自己的病情变化感到惶恐不安时,护士坚定的目光与果断的行为能使患者产生巨大的心理镇定作用,消除紧张与恐惧。护士的激励与解释可使患者由胆怯变为勇敢与合作。所以护士的情绪如何,绝不是个人的事,和护理效果有着密切的联系。

护士的情感要保持相对的稳定,不要喜怒无常,更不能把个人生活、家庭、工作中的烦恼,不快迁怒于患者。

在情感表达方面要适度,应该比较内涵,不宜过分外露,遇到紧急情况要沉着、冷静;对患者的无礼挑剔要能宽恕、忍让和谅解,这样才能够得到患者的信任和尊重。

护士要加强培养情绪情感的自制力,做到急事不慌,纠缠不怒,悲喜有节,激情含而不露,以保持病房或治疗环境安静。保持情绪的稳定,不仅有利于建立良好的医患关系,同时对医护人员的自然形象和身心健康都是有益的。

(七)良好的性格

作为职业要求,医护人员首先应对工作、对患者,对自己的现实态度进行塑造培养。对患者诚恳、正直、热情、有礼、乐于助人等;对工作应当是满腔热情,认真负责、机智、果断、沉着冷静、作风严谨、干净利落等;对自己,应当是开朗而又稳重、自尊而又大方、自爱而又自强等。

(八)美好的语言

语言是一个人思想的物质外壳,要想做到语言美,首先要心灵美。但这还不够,因为语言的表达是一个技巧,是一项艺术,必须认真学习,加强锻炼才能做到。谈话要态度自然、有礼貌、不高声叫喊,不命令式地直呼姓名和床号。与患者交谈时,一般少用患者不大懂的医学专门术语,内容要通俗易懂。

(九)娴熟的技术

操作技能是人的综合能力的一种表现,以所学理论为指导,通过动手使能力得以体现。对娴熟的护理操作技术要求是:一要稳,即动作轻柔、协调、灵巧、稳妥、有条有理,这不仅使人获得安全感,而且给人以美的感受;二要准,即动作严格按照护理常规办事,操作起来准确无误,恰到好处;三要快,即动作熟练、手疾眼快、干净利落,用较少的时间高质量地完成操作任务;四要好,即质量高、效果好、患者满意、自己也满意。在医疗护理工作中,时间常和生命连接在一起。娴熟的技术往往能赢来安全,救得生命。

(十)人际关系好

在整个医疗工作中护士处于人际交往的中心地位,因为护士与患者接触的时间最多,护士与患者家属的联系也比医生多,护士与医生在工作上又必须密切合作。这些复杂的多重联系,显示了护士人际关系的重要性。护士与患者之间的人际关系好,有利于医疗护理计划的顺利执行;护士与患者家属关系好,能深入了解患者情况,发挥家属的作用;护士与医生关系好,就会在医疗护理中配合默契,得心应手。所以,护士在工作中的人际关系是护士职业成功的最主要因素。

二、护士心理品质的培养

护士的优良心理品质并非生来就有的,而是靠崇高的理想和坚强的意志,并在实践中刻苦磨炼慢慢发展和培养起来的。

(一)树立献身护理事业的崇高理想

要想成为一名优秀护士,必须首先树立起热爱护理事业,并为护理事业而献身的崇高理想。这是因为:第一,只有树立起崇高的理想,才能理解护理工作的价值和意义,才能懂得为什么工作和应当怎样工作,从而为了实现自己的理想而主动自觉地加强优良心理品质的培养。第二,只有树立起崇高的理想,才能真正爱护并尊重自己的工作对象,把解除患者痛苦为己任,想患者之所想,急患者之所急,痛患者之所痛。基于这种高尚的道德情操,就会自觉地注意使自己的心理品质更好地适应患者的需要。第三,只有树立起崇高理想,才能对搞好护理工作产生浓厚兴趣。不但能愉快积极地工作,还能孜孜不倦地探索研究。乐于发现问题,改进工作,力求把工作做得精益求精。所以对护士心理品质的培养,首先是培养热爱本职工作,忠于本职工作,立志献身护理事业的崇高理想。

(二)学习有关理论知识

培养优良的心理品质单凭事业心还不够,必须学习有关的理论知识。只有掌握优良心理品质的形成和发展变化规律,才能更快更好地培养起自身的优良心理品质,所以,除了学习心理学外,还应当学习社会学、伦理学和医务道德修养等有关知识。

(三)加强实践锻炼

为了培养优良的心理品质,在实践中取得更好的效果,应注意如下几点。

(1)实践中要有意识地培养心理品质,即把实践视为培养锻炼心理品质的好机会和好场所。不然,终日忙忙碌碌,心中无数,即使参加实践,进步也不快。

(2)在实践中不断进行评价。评价内容包括自我评价,与过去比,以了解自己的进步程度;与同事比,学人之长,避人之短;与患者及其家属的意见比,巩固成绩,克服不足。评价时还要和前面讲的 10 种优良心理品质比,因为这是在实践中锻炼培养的奋斗目标。

(3)自觉而又严格地遵守为做好护理工作制订的各项规章制度,而且力争把它变成自己习惯化了的行为。这本身也正是对优良心理品质的培养。

(孟锡敏)

第二章

给药技术

第一节 口服给药

药物在疾病的预防、诊断和治疗中发挥重要作用。护士是给药的直接执行者,为防止药物的某些不良反应,应熟悉药物的性能、作用及不良反应,要掌握正确的给药技术,注意患者的精神状态、个体差异,使药物发挥应有的作用。药物经口服后,经胃肠道吸收后,可发挥局部或全身治疗的作用。

一、摆药

(一)药物准备类型

1.中心药房摆药

目前国内不少医院均设有中心药站,一般设在医院内距离各病区适中的地方,负责全院各病区患者的日间用药。

病区护士每天上午在医师查房后把药盘、长期医嘱单送至中心药站,由药站专人处理医嘱,并进行摆药、核对。口服药摆3次/天量,注射药物按每天总量备齐。然后由病区护士当面核对无误后,取回病区,按规定时间发药。发药前须经另一人核对。

各病区另设一药柜,备有少量常用药、贵重药、针剂等,作为临时应急用。所备的药物须有固定基数,用后及时补充,交接班时按数点清。

2.病区摆药

由病区护士在病区负责准备自己病区患者的所需药品。

(二)用物

药柜(内有各种药品)、药盘(发药车)、小药卡、药杯、量杯(10~20 mL)、滴管、药匙、纱布或小毛巾、小水壶(内盛温开水)、服药单。

(三)操作方法

1.准备

洗净双手,戴口罩,备齐用物,依床号顺序将小药卡(床号、姓名)插于药盘上,并放好药杯。

2.按服药单摆药

一个患者的药摆好后,再摆第 2 个患者的药,先摆固体药再摆水剂药。

(1)固体药(片、丸、胶囊):左手持药瓶(标签在外),右手掌心及小指夹住瓶盖,拇指、示指和中指持药匙取药,不可用手取药。

(2)水剂:先将药水摇匀,左手持量杯,拇指指在所需刻度,使与视线处于同一水平,右手持药瓶,标签向上,然后缓缓倒出所需药液。应以药液低面的刻度为准。同时有几种水剂时,应分别倒入不同药杯内。更换药液时,应用温开水冲洗量杯。倒毕,瓶口用湿纱布或小毛巾擦净,然后放回原处。

3.其他

(1)药液不足 1 mL 须用滴管吸取剂量,1 mL=15 滴。为使药量准确,应滴入已盛好少许冷开水药杯内,或直接滴于面包、饼干上服用。

(2)患者的个人专用药,应注明床号、姓名、药名、剂量、时间,以防差错。专用药不可借给他人用。

(3)摆完药后,应根据服药单查对 1 次,再由第 2 人核对无误后,方可发药。如需磨碎的药,可用乳钵研碎。用清洁巾盖好药盘待发。清洗滴管、乳钵等,清理药柜。

二、发药

(一)用物

温开水、服药单、发药车。

(二)操作方法

1.准备

发药前先了解患者情况,暂不能服药者,应作交班。

2.发药

查对、督促服药按规定时间,携服药单送药到患者处,核对服药单及床头牌的床号、姓名,并询问患者姓名,回答与服药本一致后再发药,待患者服下后方可离开。

3.根据不同药物的特性正确给药

(1)抗生素、磺胺类药物应准时给药,以保持药物在血液中的有效浓度。

(2)健胃、助消化药物宜在饭前或饭间服。对胃黏膜有刺激的药宜在饭后服。

(3)对呼吸道黏膜有安抚作用的保护性镇咳药,服后不宜立即饮水,以免稀释药液降低药效。

(4)某些由肾排出的药物,如磺胺类,尿少时可析出结晶,引起肾小管堵塞,故应鼓励患者多饮水。

(5)对牙齿有腐蚀作用和使牙齿染色的药物,如铁剂,可用饮水管吸取,服后漱口。

(6)服用强心苷类药物应先测脉率、心率及节律,若脉率低于 60 次/分或节律不齐时不可服用。

(7)有配伍禁忌的药物,不宜在短时间内先后服用,如呋喃妥因与碳酸氢钠溶液等碱性药液。

(8)催眠药应就寝前服用。

发药完毕,再次与服药单核对一遍,看有无遗漏或差错。药杯集中处理。清洁药盘放回原处。需要时做好记录。

（三）注意事项

（1）严格遵守三查七对制度（操作前、中、后查，核对床号、姓名、药名、浓度、剂量、方法、时间），防止发生差错。

（2）老、弱、小儿及危重患者应协助服药：鼻饲者应先注入少量温开水，后将药物研碎、溶解后由胃管注入，再注入少量温开水冲洗胃管。更换或停止药物，应及时告诉患者。若患者提出疑问，应重新核对清楚后再给患者服下。

（3）发药后，要密切观察服药后效果及有无不良反应，若有反应，应及时与医师联系，给予必要的处理。

（朱　薪）

第二节　吸　入　给　药

一、雾化吸入

雾化吸入法是利用氧气或压缩空气的压力，使药液形成雾状，使患者吸入呼吸道，以达到治疗目的。

（一）目的

（1）治疗呼吸道感染，消除炎症和水肿。

（2）解除支气管痉挛。

（3）稀释痰液，帮助祛痰。

（二）作用原理

雾化吸入器是借助高速气流通过毛细管并在管口产生负压，将药液由邻近的小管吸出；所吸出的药液又被毛细管口高速的气流撞击成细小的雾滴，形成气雾喷出。

（三）用物

（1）雾化吸入器。

（2）氧气吸入装置一套（不用湿化瓶）或压缩空气机一套。

（3）药物根据医嘱准备。

（四）操作方法

（1）评估患者的病情、自理能力、相关知识，向患者解释操作的目的、过程，取得患者配合。

（2）准备用物，将药液按医嘱备好后注入雾化器，并根据病情需要选择口含嘴或面罩。

（3）携用物至床边，再次核对，教会患者使用雾化吸入器。

（4）协助患者取舒适体位并漱口，将雾化器的进气口接在氧气装置的输出管（不用湿化瓶），调节氧流量每分钟 6～8 L。

（5）有药液雾滴形成后，将口含嘴放入口中并紧闭口唇或将面罩罩于口鼻上并妥善固定。

（6）指导患者用嘴深而慢地吸气，用鼻呼气。持续雾化吸入直至药物吸入完毕，取下雾化器，关闭氧气。

（7）协助患者清洁口腔，取舒适卧位。

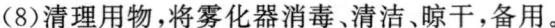

(8)清理用物,将雾化器消毒、清洁、晾干,备用。

二、超声波雾化吸入

超声波雾化吸入是应用超声波声能,将药液变成细微的气雾,随患者的吸气而进入呼吸道及肺泡。超声波雾化的特点是雾量大小可以调节、雾滴小而均匀,直径在 5 μm 以下。药液随患者深而慢的呼吸可达到终末支气管及肺泡。

(一)目的

(1)消炎、镇咳、祛痰。

(2)解除支气管痉挛,使气道通畅,从而改善通气功能。

(3)呼吸道烧伤或胸部手术者,可预防呼吸道感染。

(4)配合人工呼吸器,湿化呼吸道或间歇雾化吸入药液。

(5)应用抗癌药物治疗肺癌。

(二)用物

超声雾化器一套,药液按医嘱准备,蒸馏水。

(三)原理

超声波雾化器通电后,超声波发生器输出高频电能,使水槽底部晶体换能器发生超声波声能,声能振动雾化罐底部的透声膜,作用于雾化罐内的液体,破坏了药液表面的张力和惯性,成为微细的雾滴,随患者吸气进入呼吸道,吸入肺泡。

(四)操作方法

(1)评估患者的病情、自理能力、相关知识,向患者解释操作的目的、过程,取得患者配合。

(2)水槽内放冷蒸馏水 250 mL,水要浸没雾化罐底部的透声膜。按医嘱将药液放入雾化罐内,检查无漏水后放入水槽内,将水槽盖紧。根据病情需要选择口含嘴或面罩。

(3)携用物至患者处,再次核对。

(4)接通电源,开电源开关 3 分钟后,再开雾化开关,根据需要调节雾量。将口含嘴放入口中并紧闭口唇,或将面罩罩于口鼻上并妥善固定,让患者深呼吸。

(5)治疗毕,先关雾化开关,再关电源开关,否则易损坏电子管。若有定时装置则到"OFF"位雾化自动停止,这时要关上电源开关。协助患者取舒适卧位。

(6)整理用物,放掉水槽内水,按要求清洗雾化罐、送风管等部件,并晾干备用。

(五)注意事项

(1)水槽内无水时切勿开机,否则会烧毁机心。

(2)连续使用时,须间歇 30 分钟,并更换水槽内蒸馏水,保证水温不超过 60 ℃。

(3)水槽底部的压电晶体片和雾化罐的透声膜,质脆且薄易破损,操作中不可用力按压,操作结束只能用纱布轻轻吸水。

（张　婷）

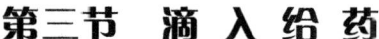

第三节 滴 入 给 药

滴入给药是将药液滴入眼、耳、鼻等处,以达到局部或全身的治疗作用,或做某些诊断检查的目的的方法。

一、目的

(1)防治眼、鼻、耳部疾病。

(2)有关检查或术前用药,如查眼底、鼻部手术前用药等。

二、用物

治疗盘内按医嘱备眼药水或眼药膏、滴鼻液或药膏、滴耳药,消毒干棉球罐,弯盘,治疗碗内置浸有消毒液的小毛巾。

三、操作方法

(一)评估

评估患者用药部位情况、是否存在药物使用禁忌证等。解释操作目的、过程,取得患者配合。

(二)核对

洗净双手,备齐用物携至患者处,再次核对。

1.眼药术

(1)助患者取仰卧位或坐位,头略后仰,用干棉球拭去眼分泌物、眼泪。

(2)嘱患者眼向上看,左手取一只干棉球置于下眼睑处,并轻轻拉下,以露出下穹隆部,右手滴一滴眼药于下穹隆部结膜囊内;涂眼药膏者,则将眼药膏挤入下穹隆部约 1 cm 长度,然后以旋转方式将药膏膏体离断。轻提上眼睑覆盖眼球,并嘱患者闭眼、转动眼球,使药物充满整个结膜囊内。

(3)用干棉球拭去溢出的眼药水,嘱患者闭眼1~2分钟。

2.滴鼻药术

(1)嘱患者先排出鼻腔内分泌物,清洁鼻腔。

(2)仰头位适用于后组鼻窦炎或鼻炎患者,助患者仰卧,肩下垫枕头垂直后仰或将头垂直后仰悬于床沿,前鼻孔向上,手持一棉球以手指轻轻拉开鼻尖,使鼻孔扩张,一手持药液向鼻孔滴入,每侧2~3滴,棉球轻轻塞于前鼻孔。

(3)侧头位适用于前组鼻炎患者。卧向患侧,肩下垫枕,使头偏患侧并下垂,将药液滴入下方鼻孔2~3滴,棉球轻轻塞入前鼻孔。

(4)为使药液分布均匀并到达鼻窦口,滴药后轻捏鼻翼或头部向两侧轻轻转动,保持仰卧或侧卧3~5分钟。然后捏鼻起立。

3.滴耳药术

(1)协助患者侧卧,患耳向上;或坐位,头偏向一侧肩部,使患耳向上,用小棉签清洁外耳道。

(2)手持干棉球,轻提患者耳郭(成人向后上,3岁以下小儿向后下)以拉直外耳道。

（3）顺外耳道后壁滴入 3～5 滴药液，并轻提耳郭或在耳屏上加压，使气体排出，药液易流入。然后用棉球塞入外耳道口。

（4）嘱患者保持原位 3～5 分钟。

（三）观察

观察用药后患者的情况，整理床单位，助患者取舒适卧位。

（四）清理

清理用物，洗手，必要时记录。

四、注意事项

（1）用药前严格遵守查对制度。

（2）滴药时距离应适中，太远药液滴下时压力过大，太近容易触碰污染药液；药液不可直接滴于角膜、鼓膜上。

（3）滴眼药时，易沉淀的混悬液应充分摇匀后再用；一般先右眼后左眼，以免错滴，若左眼病较轻，则先左后右，以免交叉感染；一次用量不宜太多，1 滴即可，滴药后勿用力闭眼，以免药液外溢；若滴入药液有一定毒性，滴药后应用棉球压迫泪囊区 2～3 分钟，以免药液流入泪囊和鼻腔，吸收后引起中毒反应；角膜有溃疡、眼部有外伤或眼球手术后，滴药后不可压迫眼球，也不可拉高上眼睑。

（4）滴耳药若为软化耵聍，滴药前不必清洁外耳道，每次滴药量可稍多，以不溢出外耳道为度；滴药后会出现耳部发胀不适，应向患者做好解释；两侧均有耵聍者不宜同时进行。

（5）若是昆虫类异物进入外耳道，可选用乙醚、乙醇或油类药液，目的在于使之麻醉或窒息死亡便于取出。滴后 2～3 分钟即可取出。

（曾　珍）

第四节　注射给药

注射给药是将无菌药液或生物制品用无菌注射器注入体内，达到预防、诊断、治疗目的的方法。

一、药液吸取法

（一）从安瓿内吸取药液

将药液集中到安瓿体部，用消毒液消毒安瓿颈部及砂轮，在安瓿颈部划一锯痕，重新消毒安瓿颈部，拭去碎屑，掰断安瓿。将针尖斜面向下放入安瓿内的液面下，手持活塞柄抽动活塞吸取所需药量。抽吸完毕将针头套上空安瓿或针帽备用。

（二）从密封瓶内吸取药液

除去铝盖的中央部分并消毒密封瓶的瓶塞，待干。往瓶内注入与所需药液等量空气（以增加瓶内压力，避免瓶内负压，无法吸取），倒转密封瓶及注射器，使针尖斜面在液面下，轻拉活塞柄吸取药液至所需量，再以示指固定针栓，拔出针头，套上针帽备用。若密闭瓶或安瓿内为粉剂或结晶时,应先注入所需量的溶剂,使药物溶化,然后吸取药液。黏稠药液如油剂可先加温(遇热变质的药物除外),或将药瓶用双手搓后再抽吸;混悬液应摇匀后再抽吸。

(三)注射器内空气驱出术

一手指固定于针栓上,拇指、中指夹持注射器,针头垂直向上,一手抽动活塞柄吸入少量空气,然后摆动针筒,并使气泡聚集于针头口,稍推动活塞将气泡驱出。若针头偏于一侧,则驱气时应使针头朝上倾斜,使气泡集中于针头根部,如上法驱出气泡。

二、皮内注射法

皮内注射法是将少量药液注入表皮与真皮之间的方法。

(一)目的

(1)各种药物过敏试验。

(2)预防接种。

(3)局部麻醉。

(二)用物

(1)注射盘或治疗盘内盛2%碘酊、75%乙醇、无菌镊、砂轮、无菌棉签、开瓶器、弯盘。

(2)1 mL注射器、4号针头,药液按医嘱。药物过敏试验还需备急救药盒。

(三)注射部位

(1)药物过敏试验在前臂掌侧中、下段。

(2)预防接种常选三角肌下缘。

(四)操作方法

(1)评估:了解患者的病情、合作程度、对皮内注射的认识水平和心理反应,过敏试验还需了解患者的"三史"(过敏史、用药史、家族史);介绍皮内注射的目的、过程,取得患者配合;评估注射部位组织状态(皮肤颜色、有无皮疹、感染及皮肤划痕阳性)。

(2)准备用物,并按医嘱查对后抽好药液,放入铺有无菌巾的治疗盘内,携物品至患者处,再次核对。

(3)助患者取坐位或卧位,选择注射部位,以体积分数75%乙醇消毒皮肤、待干。乙醇过敏者用生理盐水清洁皮肤。

(4)排尽注射器内空气,示指和拇指绷紧注射部位皮肤,右手持注射器,针尖斜面向上,与皮肤呈5°刺入皮内,放平注射器,平行将针尖斜面全部进入皮内,左手拇指固定针栓,右手快速推注药液0.1 mL。也可右手持注射器左手推注药液,使局部可见半球形隆起的皮丘,皮肤变白,毛孔变大。

(5)注射毕,快速拔出针头,核对后交代患者注意事项。

(6)清理用物,按时观察结具并正确记录。

(五)注意事项

(1)忌用碘酒消毒皮肤,并避免用力反复涂擦。

(2)注射后不可用力按揉,以免影响结果观察。

三、皮下注射法

皮下注射法是将少量药液注入皮下组织的方法。

(一)目的

(1)需迅速达到药效和不能或不宜口服时采用。

(2)局部供药,如局部麻醉用药。

(3)预防接种,如各种疫苗的预防接种。

(二)用物

注射盘,1~2 mL注射器,5~6号针头,药液按医嘱准备。

(三)注射部位

上臂三角肌下缘、上臂外侧、股外侧、腹部、后背、前臂内侧中段。

(四)操作方法

(1)评估患者的病情、合作程度、对皮下注射的认识水平和心理反应;介绍皮下注射的目的、过程,取得患者配合;评估注射部位组织状态。

(2)准备用物,并按医嘱查对后抽好药液,放入铺有无菌巾的治疗盘内,携物品至患者处,再次核对。

(3)助患者取坐位或卧位,选择注射部位,皮肤做常规消毒(体积分数2%碘酊以注射点为中心,呈螺旋形向外涂擦,直径在5 cm以上,待干,然后用75%乙醇以同法脱碘2次,待干)或安尔碘消毒。

(4)持注射器排尽空气。

(5)左手示指与拇指绷紧皮肤,右手持注射器、示指固定针栓,针尖斜面向上,与皮肤呈30°~40°,过瘦者可捏起注射部位皮肤,快速刺入针头2/3,左手抽动活塞观察无回血后缓缓推注药液。

(6)推完药液,用干棉签放于针刺处,快速拔出针后,轻轻按压。

(7)核对后助患者取舒适卧位,整理床单位,清理用物,必要时记录。

(五)注意事项

(1)持针时,右手示指固定针栓,切勿触及针梗,以免污染。

(2)针头刺入角度不宜超过45°,以免刺入肌层。

(3)对皮肤有刺激作用的药物,一般不做皮下注射。

(4)少于1 mL药液时,必须用1 mL注射器,以保证注入药量准确无误。

(5)需经常做皮下注射者,应建立轮流交替注射部位的计划,以达到在有限的注射部位吸收最大药量的效果。

四、肌内注射法

肌内注射法是将少量药液注入肌肉组织的方法。

(一)目的

(1)给予需在一定时间内产生药效而不能或不宜口服的药物。

(2)药物不宜或不能静脉注射,要求比皮下注射更迅速发生疗效时采用。

(3)注射刺激性较强或药量较大的药物。

(二)用物

注射盘、2~5 mL注射器,6~7号针头,药液按医嘱准备。

（三）注射部位

一般选择肌肉较丰厚、离大神经和血管较远的部位,其中以臀大肌、臀中肌、臀小肌最为常用,其次为股外侧肌及上臂三角肌。

1.臀大肌内注射区定位法

（1）十字法:从臀裂顶点向左或向右侧画一水平线,然后从该侧髂嵴最高点做一垂直线,将臀部分为4个象限,选其外上象限并避开内角（内角定位:髂后上棘至大转子连线）即为注射区。

（2）连线法:取髂前上棘和尾骨连线的外上 1/3 处为注射部位。

2.臀中肌、臀小肌内注射区定位法

（1）构角法:以示指尖与中指尖分别置于髂前上棘和髂嵴下缘处,由髂嵴、示指、中指所构成的三角区内为注射部位。

（2）三指法:髂前上棘外侧三横指处（以患者的手指宽度为标准）。

3.股外侧肌内注射区定位法

在大腿中段外侧,膝上 10 cm,髋关节下 10 cm 处,宽约 7.5 cm。此处大血管、神经干很少通过,范围较大,适用于多次注射或 2 岁以下婴幼儿注射。

4.上臂三角肌内注射区定位法

上臂外侧、肩峰下 2～3 横指处。此处肌肉不如臀部丰厚,只能做小剂量注射。

（四）患者体位

为使患者的注射部位肌肉松弛,应尽量使患者体位舒适。

1.侧卧位

下腿稍屈膝,上腿伸直。

2.俯卧位

足尖相对,足跟分开。

3.仰卧位

适用于病情危重不能翻身的患者。

4.坐位

座位稍高,便于操作。非注射侧臀部坐于座位上,注射侧腿伸直。一般多为门诊患者所取。

（五）操作方法

（1）评估患者的病情、合作程度、对肌内注射的认识水平和心理反应;介绍肌内注射的目的、过程,取得患者配合;评估注射部位组织状态。

（2）准备用物,并按医嘱查对后抽好药液,放入铺有无菌巾的治疗盘内,携物品至患者处,再次核对。

（3）协助患者取合适卧位,选择注射部位,常规消毒或安尔碘消毒注射部位皮肤。

（4）排气,左手拇指、示指分开并绷紧皮肤,右手执笔式持注射器,中指固定针栓,用前臂带动腕部的力量,将针头迅速垂直刺入肌内,一般刺入 2.5～3.0 cm,过瘦者或小儿酌减,固定针头。

（5）松左手,抽动活塞,观察无回血后,缓慢推药液。如有回血,酌情处理,可拔出或进针少许再试抽,无回血方可推药。推药同时注意观察患者的表情及反应。

（6）注射毕,用干棉签放于针刺处,快速拔针并按压。

（7）核对后协助患者穿好衣裤,安置舒适卧位,整理床单位。清理用物,必要时做记录。

(六)Z径路注射法和留置气泡技术

1.Z径路注射法

注射前以左手示指、中指和环指使待注射部位皮肤及皮下组织朝同一方向侧移(皮肤侧移1～2 cm),绷紧固定局部皮肤,维持到拔针后,迅速松开左手,此时位移的皮肤和皮下组织位置复原,原先垂直的针刺通道随即变成Z形。该方法可将药液封闭在肌肉组织内而不易回渗,利于吸收,减少硬结的发生,尤其适用于老年人等特殊人群,以及刺激性大、难吸收药物的肌内注射。

2.留置气泡技术

方法为用注射器抽吸适量药液后,再吸入0.2～0.3 mL的空气。注射时,气泡在上,当全部药液注入后,再注入空气。其方法优点:将药物全部注入肌肉组织而不留在注射器无效腔中(每种注射器的无效腔量不一,范围为0.07～0.30 mL),以保证药量的准确;同时可防止拔针时药液渗入皮下组织引起刺激,产生疼痛,并可将药液限制在注射肌肉局部而利于组织的吸收。

(七)注意事项

(1)切勿将针梗全部刺入,以防从根部衔接处折断。万一折断,应保持局部与肢体不动,速用止血钳夹住断端取出。若全部埋入肌肉内,即请外科医师诊治。

(2)臀部注射,部位要选择正确,偏内下方易伤及神经、血管,偏外上方易刺及髋骨,引起剧痛及断针。

(3)推药液时必须固定针栓,推速要慢,同时注意患者的表情及反应。如系油剂药液更应持牢针栓,以防用力过大针栓与乳头脱开,药液外溢;若为混悬剂,进针前要摇匀药液,进针后持牢针栓,快速推药,以免药液沉淀造成堵塞或因用力过猛使药液外溢。

(4)需长期注射者,应经常更换注射部位,并用细长针头,以避免或减少硬结的发生。若一旦发生硬结,可采用理疗、热敷或外敷活血化瘀的中药如蒲公英、金黄散等。

(5)2岁以下婴幼儿不宜在臀大肌处注射,因幼儿尚未能独立行走,其臀部肌肉一般发育不好,有可能伤及坐骨神经,应选臀中肌、臀小肌或股外侧肌内注射。

(6)两种药液同时注射又无配伍禁忌时,常采用分层注射法。当第1针药液注射完,随即拧下针筒,接上第2副注射器,并将针头拔出少许后向另一方向刺入,试抽无回血后,即可缓慢推药。

五、静脉注射法

(一)目的

(1)药物不宜口服、皮下或肌内注射时,需要迅速发生疗效者。

(2)做诊断性检查,由静脉注入药物,如肝、肾、胆囊等检查需注射造影剂或染料等。

(二)用物

注射盘、注射器(根据药量准备)、7～9号针头或头皮针头、止血带、胶布,药液按医嘱准备。

(三)注射部位

1.四肢浅静脉

肘部的贵要静脉、正中静脉、头静脉;腕部、手背及踝部或足背浅静脉等。

2.小儿头皮静脉

额静脉、颞静脉等。

3.股静脉

位于股三角区股鞘内,股神经和股动脉内侧。

(四)操作方法

1.四肢浅表静脉注射术

(1)评估患者的病情、合作程度、对静脉注射的认识水平和心理反应;介绍静脉注射的目的、过程,取得患者配合;评估注射部位组织状态。

(2)准备用物,并按医嘱查对后抽好药液,放入铺有无菌巾的治疗盘内,携物品至患者处,再次核对。

(3)选静脉,在注射部位上方6 cm处扎止血带,止血带末端向上。皮肤常规消毒或安尔碘消毒,同时嘱患者握拳,使静脉显露。备胶布2~3条。

(4)注射器接上头皮针头,排尽空气,在注射部位下方,绷紧静脉下端皮肤并使其固定。右手持针头使其针尖斜面向上,与皮肤呈15°~30°,由静脉上方或侧方刺入皮下,再沿静脉走向刺入静脉,见回血后将针头与静脉的角度调整好,顺静脉走向推进0.5~1.0 cm后固定。

(5)松止血带,嘱患者松拳,用胶布固定针头。若采血标本者,则止血带不放松,直接抽取血标本所需量,也不必胶布固定。

(6)推完药液,以干棉签放于穿刺点上方,快速拔出针头后按压片刻,无出血为止。

(7)核对后安置舒适卧位,整理床单位。清理用物,必要时做记录。

2.股静脉注射术

常用于急救时加压输液、输血或采集血标本。

(1)评估、查对、备药同四肢静脉注射。

(2)患者仰卧,下肢伸直略外展(小儿应有人协助固定),局部常规消毒或安尔碘消毒皮肤,同时消毒术者左手示指和中指。

(3)于股三角区扪股动脉搏动最明显处,予以固定。

(4)右手持注射器,排尽空气,在腹股沟韧带下一横指、股动脉搏动内侧0.5 cm垂直或呈45°刺入,抽动活塞见暗红色回血,提示已进入股静脉,固定针头,根据需要推注药液或采集血标本。

(5)注射或采血完毕,拔出针头,用元菌纱布加压止血3~5分钟,以防出血或形成血肿。

(6)核对后安置舒适卧位,整理床单位。清理用物,必要时做记录,血标本则及时送检。

(五)注意事项

(1)严格执行无菌操作原则,防止感染。

(2)穿刺时务必沉着,切勿乱刺。一旦出现血肿,应立即拔出,按压局部,另选他处注射。

(3)注射时应选粗直、弹性好、不易滑动而易固定的静脉,并避开关节及静脉瓣。

(4)需长期静脉给药者,为保护静脉,应有计划地由小到大,由远心端到近心端选血管进行注射。

(5)对组织有强烈刺激的药物,最好用一副等渗生理盐水注射器先行试穿,证实针头确在血管内再换注射器推药。在推注过程中,应试抽有无回血,检查针梗是否仍在血管内,经常听取患者的主诉,观察局部体征,如局部疼痛、肿胀或无回血时,表示针梗脱出静脉,应立即拔出,更换部位重新注以免药液外溢而致组织坏死。

(6)药液推注的速度,根据患者的年龄、病情及药物的性质而定,并随时听取患者的主诉和观察病情变化,以便调节。

(7)股静脉穿刺时,若抽出鲜红色血,提示穿入股动脉,应立即拔出针头,压迫穿刺点5~10分钟,直至无出血为止。一旦穿刺失败,切勿再穿刺,以免引起血肿,有出血倾向的患者,忌用此法。

(六)特殊患者静脉穿刺法

1.肥胖患者

静脉较深,不明显,但较固定不滑动,可摸准后再行穿刺。

2.消瘦患者

皮下脂肪少,静脉较滑动,穿刺时须固定静脉上下端。

3.水肿患者

可按静脉走向的解剖位置,用手指压迫局部,以暂时驱散皮下水分,显露静脉后再穿刺。

4.脱水患者

静脉塌陷,可局部热敷、按摩,待血管扩张显露后再穿刺。

六、动脉注射法

(一)目的

(1)采集动脉血标本。

(2)施行某些特殊检查,注入造影剂,如脑血管检查。

(3)施行某些治疗,如注射抗癌药物做区域性化疗。

(4)抢救重度休克,经动脉加压输液,以迅速增加有效血容量。

(二)用物

(1)注射盘、注射器(按需准备)7~9号针头、无菌纱布、无菌手套、药液按医嘱准备。

(2)若采集血标本需另备标本容器、无菌软塞,必要时还需备酒精灯和火柴。一些检查或造影根据需要准备用物和药液。

(三)注射部位

选择动脉搏动最明显处穿刺。采集血标本常用桡动脉、股动脉。区域性化疗时,应根据患者治疗需要选择,一般头面部疾病选用颈总动脉,上肢疾病选用锁骨下动脉或肱动脉,下肢疾病选用股动脉。

(四)操作方法

(1)评估患者的病情、合作程度、对动脉注射的认识水平和心理反应;介绍动脉注射的目的、过程,取得患者配合;评估注射部位组织状态。

(2)准备用物,并按医嘱查对后抽好药液,放入铺有无菌巾的治疗盘内,携物品至患者处,再次核对。

(3)选择注射部位,协助患者取适当卧位,消毒局部皮肤,待干。

(4)戴手套或消毒左手示指和中指,在已消毒范围内摸到欲穿刺动脉的搏动最明显处,固定于两指之间。

(5)右手持注射器,在两指间垂直或与动脉走向呈40°刺入动脉,见有鲜红色回血,右手固定穿刺针的方向及深度,左手以最快的速度注入药液或采血。

(6)操作完毕,迅速拔出针头,局部加压止血5~10分钟。

(7)核对后安置患者舒适卧位,整理床单位。清理用物,必要时做记录,如有血标本则及时送检。

(五)注意事项

(1)采血标本时,需先用 1∶500 的肝素稀释液湿润注射器管腔。

(2)采血进行血气分析时,针头拔出后立即刺入软塞以隔绝空气,并用手搓动注射器使血液与抗凝剂混匀,避免凝血。

(杜　敏)

第三章

门 诊 护 理

第一节　门诊就诊管理

近年来随着国际医院评审(JCI)标准的不断普及应用,医院门诊护理经验的不断累积,标准所涉及的范围更加完善。就诊管理是门诊管理的重要环节,护理部针对医疗及护理过程的各个重要环节,依据 ACC(可及和连贯的患者医疗服务)给予患者连贯性的优质护理及医疗服务,针对来院就诊的门诊患者进行信息的搜集及处理,确保患者得到及时有效的医疗服务,以保证患者的就诊安全,提高患者就诊满意度;同时规定相同诊断的患者在医疗机构内得到相同质量的优质服务,不因为患者经济、性别、职业的不同而有区别对待。护理管理者在门诊护理工作中要重视护士资质及培训工作、门诊服务质量、公共设施及其安全性管理、信息管理等多个方面。

一、门诊预检分诊

门诊是医院对外的一个窗口,也是直接对患者进行诊疗、咨询、预防保健的场所,作为一个医患关系的重要纽带,患者就诊时对医院的第一印象非常重要。由于门诊的患者流动性大,护理工作内容繁多,护理压力大,门诊也是容易发生纠纷的部门,因此就要求分诊的护士对来就诊的患者进行快速的资料收集,根据患者的个体化的需求和患者的病情轻重缓急及所属的专科合理安排分科就诊。

(一)分科就诊

根据可及和连贯的患者医疗服务 ACC.1 标准,进一步建立健全了医院的诊疗门诊分诊制度,对分诊目标、标准、流程和护士的职责都做了新的调整:对于初次就诊的患者,护士在接诊的过程中应该根据所属的病种指引患者分科就诊,帮助患者选择合适的科室;为病情急或变化快的患者提供绿色通道以积极争取治疗时机,挽救患者的生命;告知患者就诊地点,辅助检查的作用和注意事项等。

(二)预检评估

护士预检分诊增加了几个重要的环节,包括对安全性评估,对生命指征的一般测评和对跌倒的评估。门诊的预检人员可根据患者的基本情况(如面色、呼吸是否急促、有无疼痛及疼痛的剧烈程度等)决定患者的就诊科室。每一个来院就诊的患者都必须通过生理、心理等全方面评估后方可就诊。通过分诊护士的动态分诊,根据患者的个体化病情调整就诊顺序,体现了高效、快捷的分诊模式,减少了患者和家属与医护人员的纠纷,明显提高了患者的满意度。

护理工作从门诊分诊流程上加大改进力度,做到了及时、准确分诊,提高了护士的分诊效率,减少了患者的就诊时间,保证了就诊的有序性,确保了急危重症患者的及时有效抢救,增加患者就医安全性。

二、实施实名制就诊

门诊工作包含患者在医疗机构内通过预约、预检分诊、挂号、候诊、就诊流程,得到适合的门诊医疗服务的过程。按照 ACC.1 标准,规范门诊就诊流程,使就诊患者获得安全、规范、高效、满意的医疗服务。

(一)核对确认注册

为使患者就诊安全,医院采用门诊实名制就诊。完成预约挂号的患者,应于就诊当天,持就诊卡到自助机或窗口进行确认注册。如无就诊卡的患者可凭有效身份证明到自助机或窗口办理就诊。就诊前,导诊台护士需核对患者信息,使患者按挂号的序号进行候诊和评估。就诊时,医师再次核对患者信息,核对无误方可就诊。

(二)患者隐私保护

按照患者的权利与义务 PFR 标准,整个就诊过程中要对患者的隐私进行保护。保护患者的隐私不会被其他无关的医护人员及患者的家属所知,医院需保证医患之间的诊疗活动在相对独立的环境中进行,使患者的信息受到保护。门诊医务人员真正落实一医一患一诊室,保证患者信息不被其他人"旁听""旁观";科室所有计算机设置为自动屏保状态;病历系统使用医护人员个人用户名、密码登录;对涉及患者隐私的废弃病历文书资料不能当废纸复用,全部使用粉碎机处理,保证患者隐私的资料不外泄;门诊候诊呼叫系统改装为不能显示患者的全名,名字为三个字的患者隐去中间的一字,名字为两个字的患者隐去后面的一字,以保证门诊患者姓名隐私不泄露;患者的化验单等检查资料也只能是患者本人或者是患者授权的人才能查看;在所有自助机前设置 1 m 等候线,切实保护患者的就医隐私的权利。

三、门诊患者身份识别

身份识别是指确认某个个体是否符合指定对象身份的过程,以保证指定对象的合法权益及群体系统的安全和秩序。目的是防止因识别错误而导致患者受到损害的事件发生。患者身份识别制度,要求在实施任何医疗措施之前必须同时核对至少 2 种个体独有的、能标识患者的特征信息。应规范患者身份识别方法和程序,并提供更安全的治疗,以确保患者医疗安全。

(一)门诊患者身份识别的标识

医院根据本院实际情况选择能识别门诊患者身份的 2 个首要标识符,分别是患者姓名、门诊患者病案号或患者姓名和患者出生年月日。如选择患者姓名和门诊病案号,门诊患者应实行唯一的门诊病案号,即无论患者第几次来院就诊,统一使用第一次来院就诊时建立的门诊病案号。因此患者在第一次就诊时需到收费窗口打印带有病案号的条码贴在病历本上。对于预约的患者,医院可通过短信发送病案号到患者手机上。

(二)门诊患者身份识别的方法

面对可交流沟通的患者,工作人员以主动问答的方式,与患者或其家属共同进行患者身份识别的核对,同时用识别工具辅助核对。就诊时医师询问患者:"请问你叫什么名字?"患者报自己的姓名,医师插医保卡或就诊卡查看信息系统,核对患者姓名、病案号等患者身份信息。

(三)患者的交流沟通

面对无法交流沟通的患者,有患者代理人在场时,请代理人陈述患者姓名等患者身份信息,并用患者病历卡上的条码核对病案号。无患者代理人在场时,医护人员至少用 2 种识别工具核对以确保患者姓名、病案号的一致性。

四、门诊患者评估

在门诊护理工作中按照 AOP.1 标准(AOP:患者评估)实施护理服务并进行评估,对门诊工作的护理质量提升有着重要的价值。门诊患者评估是由具有资质的护士通过病史询问、体格检查、辅助检查等途径,对患者的生理、心理-社会状况、健康史、经济因素及疾病严重程度等情况做出综合评价,以指导诊断和治疗。

(一)门诊患者评估目的

门诊患者评估的目的在于规范医护人员采集、分析患者在生理、心理-社会状况、经济因素及其健康史等方面信息和数据的行为,确保及时、准确、全面地了解患者病情的基本现状和其对诊疗服务的需求,为制定适合于患者的诊疗护理方案及后续的医疗和护理提供依据和支持。

(二)门诊患者评估内容

护士在患者就诊前需对每一个门诊就诊的患者进行护理评估,评估内容包括生理、心理、社会、经济等方面。评估患者体温、脉搏、呼吸、血压等生命体征,身高、体重等指标,是否为特殊人群(如孕产妇、65 岁以上的老人、长期疼痛或疾病患者、儿童、青少年、吸毒人员、受虐待者等),有无生理、心理康复需求,疾病严重程度,以及跌倒风险、营养风险等,AOP.1.5 标准要求对每一个患者,包括门诊就诊的患者都要进行主动的疼痛评估,通过疼痛评估,可及早发现患者潜在的疾病风险。

(三)门诊患者评估方法

接诊护理工作者需对每一位患者都按照医院规定的评估流程进行评估,以确定其医疗需求并记录在相关记录单上。同时,护士需提供初步的评估资料,该评估资料将伴随整个诊疗过程。医师评估患者的自理功能、营养状态等指标,并在整合其基本情况、护理评估、体格检查、辅助检查结果的基础上作出初步诊断,制定诊疗方案。门诊患者每次就诊都要进行评估,一天内多科室就诊可只评估 1 次。

(四)护士的资质

为了能够正确地对门诊患者进行预检分诊,门诊预检分诊的护士要具有一定的资质。因此就需要对门诊护士进行严格筛选,使其在接受正规考核后上岗,以确保患者的诊疗安全。要求门诊的护士具有护士执业证书,熟悉医院的工作流程和医院可提供的医疗服务范围,并对突发事件具有良好的应变能力。每一个在护理专业进行的评估,应在其执业、执照、法律法规范围内进行。不仅要求门诊的分诊护士具有过硬的临床护理知识,能够快速地识别出患者的疾病严重程度并给予及时分诊,而且要求护士也具有良好的心理素质,对于形形色色的患者进行观察,能够正确判断出患者的心理需求。

五、门诊患者危急值报告程序

国际患者安全目标危急值管理 IPSG.2 是六大患者安全目标管理之一,规范了临床检验危急值的流程,根据上报的危急值采取重要的安全措施,将危急值报告及时传达给临床医师,使其对患者病情作出正确判断并给予适当的医疗处置,是提高医疗质量和确保医疗安全的关键因素之一。因此,构建一个完善、及时的危急值通报机制,将信息系统整合应用,使其成为医护人员沟通的重要途径,也是医院通过 JCI 评审的重点项目。危急值是指某项或某类检验或检查结果显著超出正常范围,而当这种异常结果出现时,表明患者可能正处于高风险或存在生命危险状态。临床医师需要及时得到这种异常结果信息,迅速给予患者有效的干预治疗措施或治疗,否则患者就有可能出现严重后果。

(一)确定危急值的项目和范围

医院根据规模、专科特色、患者的人群特点、标本量等实际情况,征求专家意见后,制定符合实验室和临床要求的危急值项目和范围,包括各类临床检验危急值项目。

(二)制定危急值通报标准程序

构建启用危急值通报和应答信息系统,制定危急值通报标准操作程序。一旦出现危急值,检验者在确认检测系统正常情况下,立即复核,确认结果属于危急值后,在 10 分钟内电话通知医师,并在《危急值报告登记本》中做好已通知的记录。报告者在通知时,按《危急值接受登记本》中记录的项目逐一读报。医师做好记录并向报告者逐一回读然后确认。医师接到通知后 30 分钟内联系患者并作出对患者处置的诊疗意见。医师及护士在门诊病历中详细记录报告结果、分析处理情况、处理时间。

明确医务人员间危急值传达方式及信息的记录方式,促进临床、医技科室之间的有效沟通与合作,可以更好地为患者提供安全、及时、有效的诊疗服务。

(沙艳荣)

第二节　门诊患者跌倒防范管理

跌倒是指突发、不自主、非故意的体位改变,倒在地面或比初始位置更低的平面,是患者生理、心理、病理、药物、环境、文化等多种因素综合作用的结果。国际医院评审(JCI)已将患者跌倒作为患者安全管理六大目标之一,我国卫生管理部门也将患者跌倒列入护理质量监测指标之一。国际患者安全 IPSG.6 中要求医院制定并实施流程,对所有患者进行评估,以降低患者由于跌倒受到伤害的风险。

一、评估易跌倒的风险人群

加强预防患者跌倒的措施,主动识别跌倒高风险人群,及时为跌倒高风险人群提供宣教及帮助,能够更好地完成对跌倒高风险人群门诊就诊的护理工作。

门诊易跌倒的人群:年龄≥65 岁老年人及年龄≤14 岁的儿童及婴幼儿;肢体残障或行动不便人员;有跌倒史、服用易致跌倒药物的人员;康复科、血透室、眼科、保健病房等科室就诊患者,以及接受中深度镇静的患者。

分诊护士按易跌倒风险因素初步判断门诊患者是否具有跌倒风险,然后对初筛出的具有跌倒风险的患者按《门诊患者跌倒危险因子评估表》进行评估,明确是否为高风险跌倒患者。

二、患者跌倒防范措施

门诊是医院护患纠纷较多的部门,预防患者跌倒是护理工作中需要重视的一个环节。创造一个舒适、整洁、安静、空气新鲜的门诊环境,能够更好地完成对跌倒高风险人群的门诊就诊护理工作,并保证护理质量安全。

(一)制定防跌倒制度

在门诊接诊的时候要求做好警示工作,建立跌倒的报告和有效的防跌倒制度,告知患者注意事项,更要加强对员工的安全教育,努力改善医疗机构内部的建设,对医院的公共设施进行定期的整改,消除风险隐患。

(二)张贴宣传材料

医院应在候诊区张贴预防跌倒的宣传材料,向患者及家属进行预防跌倒的安全教育。诊室应布局合理,光线充足,走廊设有扶手。卫生间设防滑垫、扶手、呼叫铃,开水间放置防滑垫。易跌倒区域有醒目的提醒标识。医院可制作一些提示标识,在征得跌倒高风险患者同意后,护士在患者上臂等明显位置粘贴"小心跌倒"标识。将跌倒高风险患者安排在距离分诊台较近的区域,集中管理。根据需要提供轮椅等辅助用具,并指导使用,必要时提供平车。

三、患者不慎发生跌倒时的应急处理

首位发现跌倒患者的人员应立即通知就近医护人员,由医护人员评估患者的神志、瞳孔、生命体征及受伤情况,妥善处置,并做好交接工作。若发现跌倒患者病情危重,则按《全院急救紧急呼叫及处理作业标准规范》执行基本生命支持(BLS)或高级生命支持(ACLS)程序。及时报告护士长及科主任,门诊护士长接到报告后,首先应评估与分析患者跌倒的危险因素,加强防范。同时向患者及家属做好耐心细致的解释与安慰,避免医患冲突。

加强医务人员培训,提高人员素质,并对出现的问题进行分析,作出相关防范措施,才能更好地预防和减少患者跌倒的发生。

(沙艳荣)

第三节　门诊医疗设备管理

一、普通医疗设备管理

设施管理和安全(FMS)标准对医疗设备管理的目标要求是保证患者用到安全可靠的医疗设备。按照FMS要求,医院对所有的医疗设备进行规范管理,其中的基础工作就是确定管理对象。

(一)设备清单的建立

医院列出所有的医疗设备清单。首先对医疗设备的范围进行界定,无论这个设备是否属于固定资产,无论以前由哪个部门管理,统一进行梳理,整理出门诊医疗设备清单。建立设备清单后,根据每台设备的用途、使用年限、维修情况等综合评估,按照使用风险大小分为一类、二类和

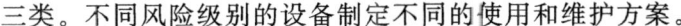

三类。不同风险级别的设备制定不同的使用和维护方案。

（二）设备的维护管理

很多医院将医疗设备管理分为三种，第一是日常管理，第二是定期巡检，第三是预防性维护。日常管理工作包括设备是否正常开机、外观是否破损、连接线是否完整、是否清洁等简单检查，以及填写医疗设备日常使用保养记录。定期巡检由设备工程师负责，主要检查设备是否能正常使用、各种配件是否完整、是否存在使用风险等。定期巡检常规每个季度进行 1 次，及时发现和排除医疗设备潜在的安全隐患。预防性维护工作由专业工程师负责，按照医疗设备的风险等级不同分为每季度、每半年或每年进行 1 次，要对医疗设备进行全面体检，保证设备各种参数准确、性能符合产品使用要求，并对易损件进行更换。通过这种管理方式，医院改变了以前以设备损坏后修复为主的运行模式，转变为以设备损坏前维护保养为主，保证医务人员使用的每台设备都是准确完好的，从而保证患者和医务人员自身的安全。

（三）规范性的记录

为了使门诊医疗设备管理工作符合 JCI 标准，按照 FMS.8 标准要求医疗设备管理应有完整的制度、周密的计划、规范的执行、详细的记录、准确的评估及持续的改进。门诊设备数量基数多，每天都会产生各种使用维护记录，为了保证政策执行的一致性，必须进行全层面的规划，设计统一的表格，制定规范的记录要求及标准的归档方式，使各种不同的医疗设备记录单分类保存，方便快速检索，这也解决了 JCI 评审过程中的难点问题之一。

二、门诊抢救车管理

抢救车管理是医疗设备管理中特殊的一类，需要更高的标准。抢救车是存放抢救药品、物品、器械的专用车，能在危重患者的抢救中迅速、及时、准确的发挥作用。因此，抢救车内的急救药品、物品、器械必须做到全院统一标准配置并定位存放。同时，所有物品应性能良好，随时处于备用状态，从而提高护士的抢救效率。所以，医务人员不但要有娴熟的急救技术，也要有熟练使用高标配抢救车的能力。

（一）医院抢救车管理中常见的问题

1.抢救车物品摆放位置差异

各科抢救车上的药品、物品、器械的放置位置差异性大；除颤仪摆放位置不合理。

2.急救物品种类多

抢救车内备有各类急救物品和急救药品。急救物品有通气用物、各类无菌包、各种注射用物、其他专科物品等，各科的急救物品种类差异非常大，最多时有 40 余种。急救药品有呼吸兴奋剂、强心剂、止血药等，种类多达 30 余种。急救药品种类多，护理管理耗时耗力。

3.门诊部抢救车数量少

门诊部抢救车数量相对较少，部分医院仅有 1～2 台，不能满足抢救时对急救药品、物品、器械的需求。

4.药品维护不规范

抢救车管理只由病区护士执行，药学部人员并没有参与，从而导致药品的维护不符合规范。

（二）门诊抢救车管理规范措施

统一配置抢救车，最大限度地确保患者安全，确保抢救车在突发事件中能及时到达现场，挽回患者的生命，保障患者的安全。

1.规范全院抢救车配置,统一抢救车的型号

标准配置抢救车和双相除颤仪,更换门诊区域的老式抢救车,与全院的抢救车一致。按照FMS.8标准,根据医院实际情况,在门诊每层楼都配置1辆抢救车。

2.统一抢救车配置及外观标识

各自医院根据实际情况规范药品基数,标明药品名称及剂量。高危药品在安瓿上粘贴相应的高危标签,以便护士使用时得到相应的提示。同时增加《抢救药物儿童剂量及换算参考资料》表,方便护士计算药品剂量,更准确地给予用药剂量。

3.绘制抢救车配置示意图

护理部协同医务部根据全院统一的抢救车设置,统一绘制急救药品、物品、器械放置示意图,统一放置在抢救车上,便于使用与清点。

4.抢救车固定位置放置

使用密码锁替代以往经常使用的纸质封条,不仅提高美观度还便于管理。便携式氧气筒放置在抢救车固定支架上。每月检测氧气筒压力。

5.建立抢救车日常管理流程

抢救车24小时保持锁闭状态,打开条件仅限抢救患者和每月定期检查。抢救车一旦被打开要做好药品及物品数量的清点,及时补充,并做好登记。抢救车每班交接,交接需检查密码锁是否处于有效锁闭状态,核对密码,并做好记录。

6.除颤仪管理

除颤仪放置在抢救车上的固定位置,特殊科室可根据实际需求另行放置。护士每天需对除颤仪进行日常系统检测,检测纸贴在登记本上并做好记录,确保除颤仪处在备用状态。医院定期对护士进行除颤仪使用的培训,保证护士人人掌握除颤仪的使用和检测方法。

(三)培训与考核

护理部安排组织学习抢救车管理规范,如抢救车结构、使用方法、药品、物品、器械放置、使用方法、不良反应及注意事项等,并将制度挂在院内网上,方便医务人员查询和学习。该培训纳入个人年度学分考核当中,全员培训达标率必须达到100%。

全院抢救车标准配置后,实现了统一化的管理。无论在医院任何地方,医护人员能熟练运用抢救车,更有效、快捷地抢救危重患者,为抢救赢得宝贵的时间。简化了管理流程,节约了护士的时间,减少了工作量。

(沙艳荣)

第四节　门诊注射室核对药物护理质量控制

一、护理质量标准

(1)护士核对患者门诊病历、医卡通,核对其姓名、年龄、性别,确定患者信息的一致性。

(2)对照病历,查对患者医嘱内容,检查医嘱是否正确,查对药物,按医嘱收取液体和药物。检查药物质量,查看有效期,打印瓶签,打印输液单。在软包装液体背面贴标签,按医嘱内容从医

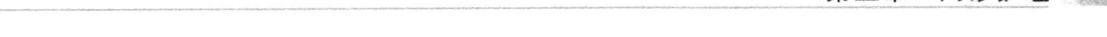
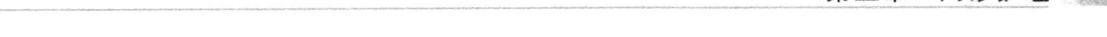

卡通内扣除当天费用。

（3）将当天所需液体和药物、输液单及抽取的注射序号放入专用药盒里,将药盒交给患者,交代患者在输液椅上等候,听见广播叫号后到相应窗口进行注射。

二、护理质量缺陷问题

（1）未认真核对患者病历、医卡通。
（2）未认真核对医嘱内容。
（3）未认真检查药液质量。
（4）未检查药液是否为本院药物。

三、护理质量改进措施

（1）核对护士检查病历和医卡通信息,询问患者姓名、年龄,患者自行回答,确定无误后核对药物。

（2）护士应认真查对医嘱内容,包括药物剂量、用法频次、有效时间及是否有医师签名。若发现医嘱有误、药物与医嘱不符、病历与医卡通医嘱不一致、存在配伍禁忌等情况,则先向患者解释,打电话与医师核实,医师修改医嘱正确后,方可执行。

（3）护士应按照要求认真查对药物质量,检查药液的生产日期、批号、有无过期、瓶体有无裂纹,液体内有无絮状物,软包装液体要检查有无漏液、漏气,外包装有无损坏等。

（4）护士对首次进行注射的患者,在该对药物的同时,提示患者出示取药发票,检查是否为本院药品,确认无误后方可进行核对,如为外购药品,则不予执行。

(沙艳荣)

第五节　门诊注射室静脉输液护理质量控制

一、护理质量标准

(一)核对
注射护士在各个注射窗口打开电子叫号器,按序号广播呼叫,收取患者药盒,查对医嘱。

(二)配药
（1）对照病历,首先核对医嘱是否正确,检查药液质量,按无菌操作原则进行配药。

（2）对于需做过敏试验的药物,护士需查看门诊病历上是否已盖皮试阴性章,是否有双人签名,手续完整后方可配药。

（3）配药后,再次查对药物。

(三)注射
（1）注射护士询问患者姓名,如果只输一瓶液体,将病历出示给患者检查,核对无误后,嘱其收好。如患者需要输注多瓶液体,应将其门诊病历及后续药物置于巡回治疗台上,随时配药、换药。

（2）询问患者其注射药物的名称、作用,如为初次注射,则需向其交代相关注意事项。

（3）询问患者有无药物、材料类过敏史。询问患者有无皮试类药物过敏史、皮试结果及上次注射结束的时间。

（4）再次查对患者姓名、药物及输液单，无误后检查输液管并排气。消毒瓶口，插输液管排气，选择血管，按照无菌操作原则进行静脉穿刺。

（5）再次查对液体与输液单，在输液单上签注执行者姓名和注射时间。

（6）调节输液滴速，交代患者相关注意事项，患者携带液体回到输液椅上进行输液。

（7）护士整理用物，进行手消毒，准备下一位患者的用物。

二、护理质量缺陷问题

（1）注射护士在收药时未检查药盒内药物、门诊病历、输液单及序号，未认真核对医嘱。

（2）护士配药时未检查药液质量，未严格执行无菌技术操作。

（3）配药后护士未再次核对药液。

（4）注射时护士未核对患者身份。

（5）抗生素类药物要求两次用药间隔时间不超过 24 小时，但患者门诊病历上并未注明上次注射时间，因此仅仅通过患者口述，无法判断患者本次注射是否在有效时间内用药，无法确保安全的注射。

（6）护士在穿刺后未再次核对液体与输液单。

（7）护士未进行手消毒，易造成交叉感染。

三、护理质量改进措施

（1）注射护士在收药时，首先需要核对患者手中的号码牌，确认号码与广播呼叫号码一致后，认真检查药盒内用物，包括门诊病历、药物、输液单及号码单是否准确完整，药物、医嘱与输液单内容是否一致，查对药瓶序号、姓名、药名、剂量、浓度时间、用法及有效期是否准确。

（2）配药时，首先检查药液质量：瓶塞是否松动，瓶体有无裂纹，对光检查液体是否有浑浊、变色、结晶、沉淀，有无絮状物及其他杂质，查看有效期，查对安瓿类药物标签是否清楚。药液无质量问题后打开液体瓶盖，消毒，检查注射器有无漏气，配药时认真执行无菌操作原则，规范消毒，避免跨越无菌面。

（3）配完药后再次检查空安瓿，对光检查液体瓶内有无浑浊、沉淀物及絮状物，药物是否完全溶解。无误后在瓶体标签处清晰注明配药护士姓名及时间。

（4）注射前，护士需认真核对患者身份：采用问答式，听到回答后护士口头重复一遍，确保姓名准确无误，禁止直呼其名进行查对；将病历出示给患者，患者确定无误后嘱其收好。

（5）护士为患者注射抗生素类药物时，需要向患者交代注意事项，如两次用药间隔时间不可超过 24 小时、注射完毕需要观察 30 分钟方可离开等，并且在病历上注明当天注射的时间，告知患者第二天需要在此时间前进行注射。

（6）穿刺后，需要再次认真核对液体与输液单是否一致，查对患者姓名、液体质量，对光检查液体瓶内有无浑浊、沉淀物及絮状物，检查输液管内有无气体。无误后在输液单上签注执行者姓名及执行时间，临时医嘱需在门诊病历上签注姓名及时间。

（7）操作完毕，护士整理用物，洗手或用快速手消毒剂进行手消毒之后，方可准备下一位患者的用物。

（沙艳荣）

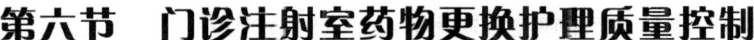

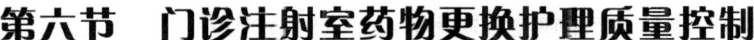

第六节　门诊注射室药物更换护理质量控制

一、护理质量标准

（1）巡回护士对注射患者定期巡视，根据医嘱要求调节输液速度。

（2）患者需要更换药物时，巡回护士端注射盘至患者座位处，询问患者姓名，查对无误后，消毒液体袋（瓶）口，换药，调节输液速度，在输液单上签注姓名与更换时间。

（3）患者输液结束，巡回护士查看输液单，检查当天液体是否全部输完，检查液体瓶（袋）及输液管内液体输入情况，无误后拔针，交代患者休息观察30分钟，无不适后方可离开。

二、护理质量缺陷问题

（1）巡回护士未定期巡视，未做到随时调节输液速度。

（2）护士未端注射盘至患者处换药，不符合操作要求。

（3）换药时未查对患者身份，未查对医嘱。

三、护理质量改进措施

（1）巡回护士对注射患者进行定期巡视，根据医嘱要求调节输液速度，观察输液是否通畅，询问患者有无不良反应，并随时进行处理。

（2）护士给患者更换药物时，需要将配好的液体置于注射盘内，携带门诊病历至患者座位处，按照程序换药。

（3）患者需要更换药物时，巡回护士端注射盘至患者座位处，询问患者姓名，查对门诊病历，确认患者病历无误后，护士查对药物、病历及输液单内容，无误后消毒液体袋（瓶）口后换药，调节输液速度，在输液单上签注姓名与更换时间，如所换液体为最后一瓶，则将病历交与患者。

（沙艳荣）

第七节　呼吸内科门诊护理

一、呼吸内科的常用检查方法

（一）肺功能检查

可以协助判断引起呼吸困难的原因，评估病变损害程度和了解肺的功能储备。患者需于术前4小时内戒烟，不要过饱及过量饮水，检查中遵医嘱进行呼吸动作，必要时测动脉血气；有眩晕、胸痛、心悸、恶心、气喘等不适及时通知医师。

(二)胸腔穿刺

可协助诊断,缓解由胸腔积液引起的压迫症状,由医师在病房局麻下进行。患者取坐位或半卧位均可,穿刺时不要动,不要深呼吸或咳嗽,防止损伤肺脏,并尽量放松,保持正常呼吸。出现憋气、气喘、头晕及时通知医师。

(三)支气管造影

支气管造影是用碘油注入支气管拍胸片的方法,目的是观察各支气管分支的部位,确定咯血原因。检查前 12 小时患者禁食禁饮;遵医嘱服药;要咳尽呼吸道内的痰液;取下义齿,做好口腔卫生;排空大小便。喷雾式麻醉可能会使患者感到憋气,如有心慌、憋气、烦躁、瘙痒、欣快等症状及时通知医师。术后患者取侧卧位或半卧位,直至咽反射恢复正常,在此之前禁食禁饮。术后有咽喉痛,属于正常反应。

(四)纤维支气管镜

纤维支气管镜是装有照明设备的一种内镜,常用于协助诊断肺癌、肺结核和肺不张,还可观察脓痰来源及有无支气管扩张,明确咯血部位,也可用于吸出掉入呼吸道的异物。患者术前 6 小时内禁食禁饮,检查时取平卧位,支气管镜经鼻或口插入。术后患者取侧卧位或半卧位,勿过早进食和饮水。

(五)CT

对肺、纵隔等组织病变的定位检查。

(六)胸部 X 线检查

可诊断肺及纵隔病变。患者术前需除去项链等金属饰物及衣扣,要求憋气时,身体勿动。

(七)磁共振及 MRI

可提供高清晰度的肺组织横断面影像,为无痛无创伤的检查。检查时患者应除去所有金属异物,如手表、义齿、饰物、钥匙等,如体内有起搏器、金属瓣膜等应通知医师。术中患者可自由呼吸但不要说话。

二、呼吸内科常用药物

(一)茶碱类

如氨茶碱、复方茶碱等。

1.作用

控制喘息和防止呼吸道痉挛,松弛支气管平滑肌。

2.不良反应

食欲下降、腹泻、头晕、面色潮红、失眠、易怒、恶心、呕吐、心悸、心律失常、烦躁、呼吸急促等。

3.注意事项

患者要按时服药,不可私自停药。勿私自使用有中枢兴奋性的药物,如麻黄碱、肾上腺素等。服药期间应戒烟,以免引起药物毒性反应。应空腹服用,以便更好发挥药效。如果患有感冒,一定要去看医师,因为感冒可能会影响药效。

(二)祛痰镇咳药

1.可待因

(1)作用:控制干咳。

(2)不良反应:头晕、呼吸困难、意识模糊、困倦、便秘、恶心,长期应用可致耐药或成瘾。

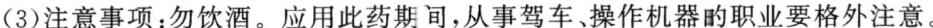

(3)注意事项:勿饮酒。应用此药期间,从事驾车、操作机器的职业要格外注意。

2.美沙醇

(1)作用:控制咳嗽。

(2)不良反应:异常兴奋、失眠、易怒、神经质。

(3)注意事项:此药通常与抗组胺药、拟交感神经药联用。在使用其他抗感冒药之前,要经医师允许。服药期间勿饮酒。

(三)泼尼松龙

1.作用

减轻哮喘症状及其他呼吸道感染症状。

2.不良反应

腹痛、肋间痛、发热、疲乏、高血压、下肢水肿、呕吐、伤口不愈、头痛、失眠等。

3.注意事项

服此药时必须遵医嘱,不可私自减量或停药。应食用低盐、高蛋白、高钾食品。此药与饭同服可减少胃肠道刺激症状。勿与阿司匹林同服,以免加重胃溃疡。长期应用可能产生库欣综合征。

三、慢性支气管炎、肺气肿的预防及自我护理

(一)病因

慢性支气管炎是指气管、支气管黏膜及其周围组织的慢性非特异性炎症。临床上以咳嗽或伴有喘息及反复发作的慢性过程为特征。

1.外因

(1)吸烟:吸烟时间越长、烟量越大,患病率也越高。戒烟后可使症状减轻或消失,病情缓解甚至痊愈。

(2)感染:主要为病毒和细菌感染。首次发病前有受凉、感冒病史者达56%～80%。

(3)理化因素:如刺激性烟雾、粉尘、大气污染等的慢性刺激。

(4)气候:寒冷常为慢性支气管炎发作的重要原因和诱因。

(5)过敏因素:患者有过敏史者较多。许多抗原性物质,如尘埃、细菌、寄生虫、花粉及化学气体都可成为过敏因素而致病。

2.内因

(1)呼吸道局部防御及免疫功能降低:正常人的呼吸系统具有完善的防御功能,正常情况下,下呼吸道始终保持无菌状态。全身或呼吸道局部的防御及免疫功能减弱,可为慢性支气管炎提供发病的内在条件。

(2)自主神经功能失调:当呼吸道的副交感神经反应增高时,对正常人不起作用的微弱刺激便可引起支气管痉挛,分泌物增多,产生咳、痰、喘等症状。

总之,慢性支气管炎的病因是多方面的,一般认为在抵抗力减弱的基础上,有一种或多种外因存在时,经过长期、反复的相互作用,容易发展成慢性支气管炎。阻塞性肺气肿是由慢性支气管炎或其他原因逐渐引起的细支气管狭窄、终末细支气管远端气腔过度充气,并伴有气腔壁膨胀、破裂的一种病理状态,多为慢性支气管炎最常见的并发症。

（二）临床表现

主要症状为慢性咳嗽、咳痰和呼吸困难。开始时症状轻微,如果吸烟或接触有害气体或受寒感冒后,则可引起急性发作或病情加重,在夏季气候转暖时则可自行缓解。

1.咳嗽、咳痰

痰量以清晨较多,痰液一般为白色黏稠或泡沫痰,急性发作伴有细菌感染时则变为黏液脓痰。

2.呼吸困难

通常在慢性支气管炎阶段就可发生,随着病情发展,在平地活动时也可感觉胸闷、气短,严重时可出现呼吸衰竭的症状,如发绀、头痛、嗜睡、神志恍惚等。

（三）治疗

（1）抗生素药物的使用:单用药物或联合用药,静脉注射后口服。严重感染者用青霉素或头孢菌素类,病情改善后可用口服抗生素药物巩固治疗,感染控制后,要及时停用广谱抗生素,以免长期使用引起菌群失调、二重感染或细菌产生耐药性。

（2）应用祛痰、镇咳药物:对年老体弱、无力咳嗽或痰量较多者,以祛痰为主,协助排痰,不选用强烈镇咳药,以免抑制中枢加重呼吸道阻塞症状。

（3）喘息性患者先用氨茶碱、沙丁胺醇等解痉平喘药物。

（4）定时做雾化吸入,可稀释气管内分泌物,有利于排痰。一般每天 2～4 次,可选用抗菌、祛痰平喘药进行吸入治疗。

（四）自我护理

（1）患者若能做到有效咳嗽,则对清理呼吸道分泌物、控制感染非常重要。有效咳嗽法:尽可能取坐位,上身向前倾,行深且慢的呼吸,屏住呼吸 3～5 秒,用胸部短且用力地咳 2 次。

（2）教会患者减轻呼吸道分泌物黏稠度的方法:①增加饮水量,每天液体摄入 2 500～3 000 mL;②保持室内空气湿润;③咳嗽、咳痰后做口腔护理。

（3）教会患者进行有效呼吸的方法,以改善呼吸功能、减轻呼吸困难的症状。①缩唇呼吸法:首先鼓励患者放松,闭口,用鼻子吸气。在一舒适的时间长度里经由缩起的口唇完全的呼出气来,会产生一种吹的效果,如同吹动蜡烛的火焰状。此法可预防呼吸道的塌陷,协助肺脏排气。②腹式呼吸法:当深吸气时腹部鼓起,在呼气时腹部收缩。当坐起或躺卧时,一只手在腹部而另一只手放在胸部可感觉自己的呼吸是否正常。它的作用是有效使用横膈膜,呼吸也比较容易。

（4）活动要适宜:应向患者解释增加耗氧的活动和因素,如吸烟、体温升高、肥胖、压力等,以免增加耗氧量,氧气要放在随时可以取到的地方,给予低流量吸氧 1～3 L/min。

（5）注意营养均衡:多吃含高蛋白、低糖类的食物,少吃高脂肪、高热量的食物。避免喝牛奶、食用巧克力等易导致唾液黏稠的食物。

（6）提供良好的休息环境:过冷或干燥的空气均会引起呼吸道痉挛。室内温度需在 18～20 ℃,湿度在 50％～70％,室内需通风良好,保证充足的睡眠。

（7）教会患者自我照顾:如按时服药、勿急躁、保持心情舒畅;避开烟雾环境,尽量避免去交通拥挤的地方,以减少有害气体的吸入;预防感冒,加强体育锻炼,提高机体免疫力,戒烟等。

（8）防止并发症:有肺气肿的患者,应特别注意观察特发性气胸的症状(即一种急性的并发症),其常发生于肺大疱破裂之后。如果感到突然的尖锐性的疼痛,并随胸部的移动、呼吸或咳嗽而加重,一定要向医师说明。还要注意有无肺心病的发生,如注意观察有无皮肤发紫或出现斑

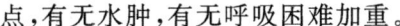

点,有无水肿,有无呼吸困难加重。

(五)预防

首先让患者掌握此病的本质,树立战胜疾病的信心,同时根据病情指导患者进行适当的体育锻炼,如腹式呼吸、缩唇呼吸等,增强呼吸肌肌力。注意生活规律和丰富的饮食营养,以全面增强体质、减少复发及提高生活质量。加强自身耐寒锻炼,感冒流行期不去公共场所,天气变化时及时增减衣服,避免感冒,减轻发病症状,减少入院次数。有条件的家庭可长期应用氧疗,每天吸氧时间应超过 15 小时,低流量吸氧 1～3 L/min,可延长患者生存期。

四、支气管哮喘的预防及自我护理

支气管哮喘简称哮喘病,是因为变应原或其他过敏因素引起的一种支气管反应性过度增高的疾病,通过神经体液而导致气道可逆性痉挛、狭窄。遗传、过敏体质与本病关系很大,本病的特点是反复发作的暂时性、带哮鸣音的呼气性呼吸困难,能自动或经治疗后缓解。

(一)病因

哮喘的发病及反复发作有诸多复杂的综合因素,大多是在遗传的基础上受到体内外某些因素的激发,主要的激发因素如下。

1.变应原

(1)特异性抗原。①花粉:因吸入花粉而引起的哮喘,称为花粉性哮喘。在一定地区及季节内因吸入某些致敏花粉,而引起季节性发作或季节性加重的支气管哮喘,药物治疗效果很差,无并发症者多可随空中花粉的消失而自行缓解。此类患者可选择不同的变应原进行皮肤试验和脱敏治疗。②灰尘:包括有机尘(街道上的灰尘)、家尘(腐烂物质、被褥等产生的细菌、真菌、脱屑等),建议湿式打扫。③尘螨:尘螨孳生于人类居住的环境中,如卧室、床褥、衣服等。尘螨性过敏发病率儿童高于成人,男性高于女性。④表皮变应原:狗、猫、马的皮屑。⑤真菌:潮湿的空气或住室中易产生真菌。⑥昆虫排泄物:甲虫、蛀虫、蟑螂等的排泄物可引起Ⅰ型变态反应而致哮喘发作。

(2)非特异性因素:有工业气体、氨、煤气、氧气、冷空气等。

2.呼吸道感染

在哮喘患者中,可存在有细菌、病毒、支原体等特异性 IgE,如果吸入相应的抗原则可激发哮喘。

3.气候因素

当气温、湿度、气压、空气离子等改变时可诱发哮喘,故在寒冷季节或秋冬气候转变时发病较多。

4.药物因素

有药物过敏史,如青霉素、阿司匹林、磺胺类等药物可以引发哮喘的剧烈发作。

5.精神因素

临床上常见到因精神紧张、恐惧、焦虑等诱发哮喘发作的例子。

6.运动因素

运动诱发的哮喘又称运动性哮喘,指经过一定量的运动后,出现的急性、暂时性大小气道阻塞。

(二)临床表现

哮喘症状可分为以下三个类型。

1.阵发性哮喘

多数患者有明显的变应原接触史或发作与季节有关。发作前多有鼻痒、眼睑痒、打喷嚏、流涕或干咳等黏膜过敏现象,继而出现带哮鸣音的呼气性呼吸困难、胸闷、强迫体位,严重时出现发绀,轻度可自行缓解。

2.慢性哮喘

慢性哮喘是阵发性哮喘控制不良的后果,一年四季经常发作,即使不在急性期内,亦常感到胸闷、气急。

3.哮喘持续状态

指严重的哮喘发作持续在 4 小时以上者,患者出现极度呼吸困难、焦虑不安或意识障碍,大量出汗伴有脱水,明显发绀,心动过速,心率在 140 次/分以上,严重者可出现呼吸循环衰竭。

哮喘持续状态的原因通常为以下几种:①持续接触大量变应原。②失水严重,痰液黏稠形成痰栓阻塞小支气管。③继发急性感染。④治疗不当,耐药或突然停用激素。⑤心肺功能不全,严重肺气肿等。⑥精神紧张或并发自发性气胸等。

(三)哮喘持续状态的治疗

1.目的

缓解支气管痉挛、水肿所致的气道阻塞,保持黏液的正常分泌。

2.常规治疗

通常先吸入或口服支气管舒张药和激素,减轻支气管痉挛和气道水肿,如使用雾化治疗。在哮喘刚开始发作即予以雾化治疗,可有效缓解病情。雾化治疗步骤如下:①张口,将喷头置于口外 2~4 cm 处,对准口腔。②微抬头把气呼光,然后深吸气,同时按压让喷出的药液随气流一同进入气道深处。由于药液进入气道越深,缓解支气管痉挛的作用越强,所以应尽量使喷出的药液吸入气道深部,而不是喷入口腔。③吸气结束后屏气 5~10 秒。④然后慢慢呼气。⑤雾化治疗完成后应及时进行口腔护理,预防口腔真菌感染。用面罩行雾化治疗后应及时清洁面部,以清除残留在面部的药物。

若对以上常规治疗反应不佳者,则需住院治疗。住院后经用激素、静脉注射氨茶碱和吸入 β_2 受体激动剂等,大多数可缓解症状。

(四)预防措施

1.避免诱因

找出变应原,避免患者接触。如某些食物(花生油、巧克力、咖啡等),动物(猫、狗、蟑螂等),家居品(羽毛枕、油漆等),不良情绪(恐惧、愤怒、悲伤等),疾病(流感等),药物(普萘洛尔、碘油等),其他还有季节变化,冷热不适等。房间内避免摆设花草、铺设地毯,做卫生清洁时应注意湿法打扫,避免尘土飞扬,使用某些消毒剂时要转移患者。

2.预防感冒

注意随气候变化增减衣物,防止着凉、感冒。

3.控制哮喘发作

当哮喘发作的前兆如胸闷、咳嗽、气促、憋闷等出现时,立即采取措施常常会减轻症状。通常采取的措施有以下几种:①使用常用的气雾喷剂;②放松心情;③使用缩唇呼吸法调整呼吸;④如果先兆为咳嗽,则首先必须清理痰液。如果上述措施均无效,马上通知医师。

4.适度活动

加强锻炼:在缓解期,患者应避开变应原,加强自身体质锻炼,提高御寒能力。适当的活动量有助于促进健康,患者可通过实践去发现哪些活动适合自己,如散步、慢跑等。目前认为哮喘患者最适宜的运动是游泳。

5.合理饮食

平衡饮食能够预防感染。多吃高蛋白、低脂肪、清淡饮食,多吃新鲜蔬菜水果,多饮水以稀释痰液,减少支气管痉挛,补充由于憋喘出汗过多而失去的水分,严禁食用与发病有关的食物,如牛奶、虾、海产品等。

6.药物维持

遵医嘱按时服药,即使自我感觉良好,也不能私自停药,因为停药或改变药量都可能成为哮喘发作的诱因。

7.严格戒烟

组织患者讨论吸烟与哮喘的关系,解释吸烟的不良影响,帮助其制订戒烟计划。

(五)自我护理

(1)有效排痰:当有上呼吸道感染存在时,应每天在家里做胸部物理疗法,采用体位引流、胸壁叩击的方法,有利于痰液的排出。①体位引流:患者准备软枕及手纸或痰杯放在自己可以取到的地方。选择高矮合适的床,俯卧于床边,使上身呈倒立状。将软枕放在胸部垫好,保持这一体位10~20分钟。②胸壁叩击:保持第一步体位,家属手心屈曲成凹状轻拍患者背部,自背下部向上,自背两侧向中间进行,这样轻拍3~5分钟。③咳嗽:患者保持第一步体位,用鼻部用力吸气后屏住气,心中默数1、2、3……8然后张开嘴,做短暂有力的咳嗽2~3次,将胸腔深部的痰咳出,咳嗽后做平静缓慢的呼吸并放松。

(2)有效使用氧气:一般氧浓度为30%~40%。

(3)居住环境宜空气清新、流通。

(4)采取舒适的体位,如半卧位。

(5)保持情绪稳定,可减少哮喘发作次数。

五、上呼吸道感染的预防及自我护理

(一)病因

本病大部分是由病毒引起(主要是鼻病毒、副流感病毒),其次是腺病毒,小部分由细菌引起(主要是溶血性链球菌、肺炎双球菌、葡萄球菌、流感杆菌感染所致)。上述病毒和细菌常寄生在人体鼻咽部,病毒的传染性较强,常通过飞沫传播。当受凉、过劳、或年老体弱、身体或呼吸道局部防御功能减弱时,外来的或原已在呼吸道生存的病毒或细菌迅速繁殖引发本病。

(二)临床表现

1.症状

起病较急,往往以流清鼻涕、鼻塞、打喷嚏、咽干痒开始,可半全身不适、头痛、疲乏、肌肉酸痛,一般无发热或有微热,经2~3天鼻涕变稠,呈黏液性,可有咽痛、声嘶、轻度干咳,一般经5~7天即可痊愈。由细菌感染引起者,全身症状较重,咽痛较明显,常无打喷嚏和流涕。

2.体征

鼻咽黏膜充血肿胀,鼻腔有分泌物,咽红、咽后壁淋巴结肿大,有压痛。

3.血常规

病毒感染者,白细胞计数偏低或正常,继发细菌感染者则白细胞数常增高。

(三)治疗

中医根据分型不同,分为风寒型、风热型感冒,采取不同的方法辨证施治。西医治疗可用氯化铵合剂或复方甘草合剂镇咳,西地碘片或润喉片润喉,有细菌感染者加用抗生素,病毒感染者使用抗病毒制剂。

(四)护理

1.休息

应相对地减少活动,使生理和心理得到松弛并恢复精力,发热时应卧床休息,避免体力消耗过多,减轻头晕、心慌、全身无力等症状,促进康复。

2.补充营养及水分

呼吸道感染时,一般伴有迷走神经兴奋性降低,胃肠活动减弱,消化吸收能力差。同时,分解代谢增加,水分和营养物质大量消耗,致使入量不足,营养缺乏。因此应供给高热能、易消化的流质饮食或半流质饮食。患病时一般食欲较差,因此饮食还应注意清淡、少油腻,多饮水,每天需补充 2 000～4 000 mL 的水分。

3.保持空气清新,定时开窗通风

空气流通可降低空气中微生物的数量,即减少再次感染新型病毒的机会,同时还应注意保暖,避免受凉。

4.保持口腔清洁,用淡盐水漱口

口腔是病原微生物侵入人体的途径之一。口腔内存有大量细菌,其中不少为致病菌,口腔的温度、湿度和食物残渣很适合微生物生长繁殖。在患病时,机体由于抵抗力低,饮水进食减少,细菌在口腔内迅速繁殖,不仅可致口臭、影响食欲及消化功能,而且可引起口腔局部炎症加重或反复促发呼吸道感染。因此,每天多次用淡盐水漱口不仅可降低口腔内细菌的数量,还可保持口腔清洁,促进食欲,增强舒适感。

5.保证按时服药

中、西药均可直接杀灭细菌、病毒,增强机体吞噬细胞的防病抗病能力,抑制细菌、病毒的繁殖,起到最主要、最直接的作用,因此按时服药对于疾病的康复有着重要的意义。

(五)预防

1.积极锻炼

健康人的鼻咽部经常有一些病毒和细菌存在,在机体受凉、疲劳等因素作用下,因机体抗病能力减弱而致病。所以,平时应加强身体锻炼,注意避免发病诱因,增强自身抗病能力。

2.呼吸道隔离

病毒具有高度的传染性,可以通过飞沫在空气中传播,也可借污染的食具和物品传播。在呼吸道感染流行时,应戴口罩,尽量不去公共场所,并将自用的水杯、毛巾、脸盆、碗筷等与他人分开,切断传染途径,尽量勿与患者及其他人接触。

3.家庭消毒

家居室内可用食醋熏或用艾卷燃熏,每次 1 小时,隔天 1 次;有条件的可用消毒液擦拭桌面、窗台、地面,以达到空气消毒的目的。

4.中药预防

在呼吸道感染流行时,可服用清热、解毒、抗病毒的中药制剂以达到平衡体内阴阳,增强机体抵抗力的作用,如野菊花、薄荷、荆芥、板蓝根(大青叶)等。

(沙艳荣)

第八节　消化内科门诊护理

一、消化性溃疡的检查

(一)胃液分析

胃溃疡患者胃酸分泌正常或稍低,一二指肠溃疡患者则多增高。高峰排量明显减低者,尤其是胃液 pH>7.0 应考虑癌变,十二指肠溃疡高峰排量多>40 mmol/L。

(二)粪便隐血试验

素食 3 天后,粪便隐血试验阳性者可提示有活动性消化溃疡。治疗后一般 1～2 周转阴。

(三)X 线钡剂检查

患者吞服钡剂后,钡剂充盈在溃疡的隐窝处,X 线检查可显示阴影。这是诊断消化性溃疡的直接手段。

(四)纤维内镜检查

具有最直接的优点,通过内镜,不仅能明确溃疡是否存在,而且还可以估计溃疡面的大小,周围炎症轻重,溃疡面有无血管显露及准确评价药物治疗效果。

二、常用药物

(一)西咪替丁

1.作用

抑制胃酸分泌,但不影响胃排空作用。本药对化学刺激引起的腐蚀性胃炎有预防及保护作用,同时对应激性溃疡和上消化道出血都有较好疗效。

2.不良反应

消化系统反应,如腹胀、腹泻、口干等;心血管系统反应可表现为面色潮红、心率减慢等。对骨髓有一定抑制作用,还有一定的神经毒性,可有头痛、头晕、疲乏及嗜睡等。

3.注意事项

不可突然停药,疗程结束后仍需要服用维持量 3 个月或严格遵医嘱服药,因为突然停药会引起酸度回跳性升高;用药期间注意查肝肾功能和血常规;不可与亢酸剂(氢氧化铝、乐得胃等)同时服用,应在餐中或餐后立即服用;不宜与地高辛、奎尼丁及含咖啡因的饮料合用。

(二)雷尼替丁

1.作用

组织胺 H_2 受体拮抗剂,比西咪替丁作用强 5～8 倍,作用迅速、长效、不良反应小。

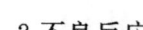

2.不良反应

静脉输入后可有头晕、恶心、面部烧灼感及胃肠刺激;可有焦虑、健忘等。对肝有一定毒性,孕妇、婴儿及严重肾功能不全者慎用。

3.注意事项

静脉用药后可出现头晕等不适,约持续 10 分钟消失。不能与利多卡因合用。

(三)奥美拉唑

1.作用

可特异性的作用于胃黏膜细胞,抑制胃酸分泌,对 H_2 受体拮抗剂效果不好的患者可产生强而持久的抑酸作用,对十二指肠溃疡有很好的治愈作用,并且复发率低,可减弱胃酸对食管黏膜的损伤,可治疗顽固性溃疡。

2.不良反应

不良反应同雷尼替丁,偶见转氨酶升高、皮疹、嗜睡、失眠等,停药后消失。

3.注意事项

胶囊应于每天晨起吞服,尽量不要嚼,不可擅自停药。一般十二指肠溃疡服用 2～4 周为1 个疗程,胃溃疡服用 4～8 周为 1 个疗程。

三、消化性溃疡的预防及自我护理

消化性溃疡是发生在胃和十二指肠的慢性溃疡,亦可发生于食管下段,胃空肠吻合术后。溃疡的形成与胃酸和胃蛋白酶的消化作用有关,故称消化性溃疡。

(一)病因和发病机制

尚不十分明确,学说甚多,一般认为与多种因素有关。

(1)胃酸和胃蛋白酶:具有强大的消化作用,在本病的发病机制中占有重要位置,尤以胃酸的作用更大

(2)胃黏膜屏障学说:在正常情况下,胃黏膜不受胃内容物的损伤,或在损伤后可迅速地修复。当胃黏膜屏障遭受破坏时,胃液中的氢离子可回流入黏膜层,引起组胺释放,使胃蛋白酶增加而造成胃黏膜腐烂,长期可形成溃疡。

(3)胃泌素在胃窦部潴留。

(4)神经系统和内分泌功能紊乱。

(5)其他因素:物理性及化学性刺激;各种药物可通过各种机制引起消化性溃疡;O 型血人群的十二指肠溃疡发病率高于其他血型者;消化性溃疡常与肝硬化、肺气肿、类风湿关节炎、慢性胰腺炎、高钙血症等并存。

(二)临床表现

1.疼痛

溃疡病患者的临床表现主要是上腹部疼痛,这种疼痛与饮食有较明显的关系。胃溃疡的疼痛多于饭后 0.5～2 小时,至下餐前消失。十二指肠溃疡的疼痛多出现于午夜或饥饿之时,进食后疼痛可减轻或缓解。疼痛可因饮食不当、情绪波动、气候突变等因素而加重。常服抑酸剂、休息、热敷疼痛部位可使疼痛减轻,穿透性溃疡可放射至胸部和背后。少数溃疡病患者可无疼痛或仅有轻微不适。

2.其他胃肠症状

反酸、嗳气、恶心、呕吐等,可单独出现或伴有疼痛同时出现。

3.全身性症状

患者可有失眠等神经官能症的表现,并伴有自主神经功能不平衡的症状,如脉缓、多汗等。

(三)并发症

1.上消化道出血

上消化道出血是本病常见并发症之一。一部分患者以大量出血为本病的初发症状,临床表现为呕血和黑便,原来的溃疡病症状在出血前可加重,出血后可减轻。

2.穿孔

急性穿孔是消化性溃疡最严重的并发症。当溃疡深达浆膜层时,可发生急性穿孔。胃及十二指肠内容物溢入腹腔,导致急性弥漫性腹膜炎。临床表现为突然发生上腹剧疼,继而出现腹膜炎的症状和体征,部分患者呈现休克状态。

3.幽门梗阻

幽门梗阻是十二指肠球部溃疡常见的并发症,其原因是溃疡活动期周围组织炎性水肿引起痉挛,妨碍幽门通畅,造成暂时性的幽门梗阻。随着炎症的好转,症状即消失。在溃疡愈合时,有少数患者可因瘢痕形成与周围组织粘连而引起持久性的器质性幽门狭窄,临床体征常见上腹部胃蠕动波、振水音,往往有大量呕吐、含酸性发酵宿食,呕吐后上述症状可缓解。

4.癌变

少数溃疡可发生癌变。

(四)治疗与护理

1.生活起居的规律性和饮食的合理性

(1)精神因素对本病的发生发展有重要影响,过分的紧张、情绪的改变或疲劳过度,均会扰乱生活规律,诱发溃疡的发生或加重。

(2)养成定时进食的良好习惯,忌暴饮暴食,限制酸、辣、生、冷、油炸、浓茶、咖啡等刺激性食物。急性期可服流食,逐步过渡到少渣半流饮食及少渣软饭。适当限制粗纤维,需注意少食多餐。急性期不宜用的食物有粗粮、杂豆、坚果、粗纤维、蔬菜水果及刺激性食物。稳定期选用营养充足的平衡饮食,注意饮食的多样化,按时进餐,细嚼慢咽,不要过饥过饱。

2.应用制酸、解痉和保护黏膜、促进溃疡愈合的药物

(1)降低胃内酸度即抑酸治疗。目前常用的抑酸剂有 H_2 受体拮抗剂和质子泵抑制剂。前者常用的是西咪替丁,后者为奥美拉唑,其他常用的药物还有雷尼替丁、法莫替丁等。

(2)增加胃黏膜抵抗力。常用的药物有硫糖铝、铋剂。

(3)抗生素类药物。应用抗生素的目的是为了杀灭幽门螺杆菌。单独应用一种药物疗效较差,常用的有阿莫西林、甲硝唑、铋剂等三联治疗。与抗酸药同时应用疗效较好,复发率低,有效率可达 80%~90%。

3.注意观察患者的病情变化

如腹痛、出血征兆及程度。

(五)预防

(1)保持心情愉快:持续或过度精神紧张、情绪波动,可使大脑皮质功能紊乱,自主神经兴奋性增加,最后导致胃酸分泌增多。减少和防止精神紧张、忧虑、情绪波动、过度劳累等,保持乐观

情绪,心情愉快地工作与生活,以使大脑皮质功能稳定。

(2)注意休息:不要过度疲劳,生活规律化。有规律地生活,注意劳逸结合,病情轻者可边工作边治疗,较重的活动性溃疡患者应卧床休息,一般应休息4~6周(溃疡愈合一般需4~6周)。

(3)每天保证充足的睡眠及休息,防止复发。可适当给予镇静药或采用气功疗法。

(4)饮食合理,注意饮食方式,要定时定量,细嚼慢咽,避免急食,忌生、冷、热、粗糙、油炸及其他刺激性食物和饮料,以清淡饮食为主。溃疡病活动期宜少量多餐(每天5~6次),症状控制后改为每天3次。

(5)戒除烟酒。吸烟可引起血管收缩,抑制胰液、胆汁分泌,使十二指肠中和胃酸的能力减弱;乙醇能使胃黏膜屏障受损加重,延迟愈合。

(6)遵医嘱服药。

(7)注意观察溃疡病复发症状:疼痛、吐酸水、恶心、呕吐、便血或体重减轻等。

(沙艳荣)

第四章

手术室护理

第一节　手术室基础护理技术

一、手术室着装要求

（1）所有进入手术室清洁和洁净区的人员服装必须符合穿着规定。

（2）所有人员应穿着上下两件式衣裤或单件式裙装，不得套穿个人长内衣裤，穿着两件式手术衣时应将上衣扎进裤内，非刷手人员须穿长袖外套时系好全部纽扣。

（3）鞋的管理：进入手术室人员须在污染区脱去外穿鞋，在清洁区换穿拖鞋。手持外穿鞋进更衣室，将外穿鞋放入更衣柜内。穿鞋套外出返回手术室时，须在污染区除去鞋套后跨入清洁区；由外走廊返回时，须脱掉鞋套进入内走廊。

（4）在清洁和洁净区内必须戴手术帽，手术帽应同时覆盖所有头面部的毛发，长发者应先将长发固定好再戴帽子，可重复使用的帽子应在每次用后清洗干净。

（5）所有进入洁净手术区的人员必须戴口罩，口罩潮湿或污染时应及时更换。

（6）所有进入清洁和洁净区的人员佩戴的饰物须为手术衣所覆盖或摘除。

（7）手术衣一旦弄脏或潮湿，必须及时更换以减少微生物的传播。

（8）手术衣不能在手术室以外区域穿着，外出时必须外罩一件背后打结单次使用的长袍（外出衣），回到手术室后必须将外出衣脱掉改入污衣袋内。

（9）注意使用保护性防护用具，如手套、眼罩、面罩、鞋套、防水围裙等。

（10）工作人员必须注重个人卫生和形象。每天洗澡，勤修指甲、不可涂指甲油或戴人工指甲，注意洗手，不浓妆艳抹，不佩戴首饰，眼镜于手术前要清洗擦拭。

（11）手术衣每次穿着后放于指定位置由专人收集、打包，在洗衣房集中清洗。

二、无菌技术操作

（一）手术室刷手法

1.准备工作要点原则

（1）整理仪容，包括刷手服、帽子和口罩。

（2）剪短指甲，使指甲平整光滑。

（3）除去手表及手部饰物。

2.刷手步骤

（1）用消毒液、流动水将双手和前臂清洗1遍。

（2）取无菌手刷浇上消毒液，自指尖至上臂上1/3，用手刷毛刷面彻底无遗漏刷洗手指、指间、手掌、手背和手腕部，双手交替用时2分钟，用手刷海绵面无遗漏刷手臂，用时1分钟。

（3）流动水冲洗手和手臂，从指尖到肘部，向一个方向移动冲洗，注意防止肘部水反流到手部。

（4）流动水冲洗手刷，再用此刷按步骤（2）刷洗手及手臂2分钟，不再冲洗，将手刷弃入洗手池内。

（5）手及前臂呈上举姿势，保持在胸腰段水平进入手术间。

（6）刷手期间至戴手套后，若手及前臂被污染，应重新按以上步骤刷手。

（二）手术室擦手法

（1）一手从无菌手术衣上抓取一块擦手巾。

（2）将擦手巾从抓取侧展开，分别以擦手巾两面擦干双手，两面不得交换。

（3）按对角线方向对折擦手巾，下层长于上层，置于一侧手腕上，底边朝向肘部方向。

（4）另一手抓住两底角，从腕向肘部交互转动擦拭，擦干手臂。

（5）该手抓内侧底角，沿手臂外侧取下擦手巾。

（6）保持底边及两底角不变，打开擦手巾，沿反面对角线方向对折，按步骤（3）（4）擦干另一侧。

（三）自穿手术衣

（1）抓取手术衣。

（2）向后退，远离无菌台面，双手持衣领处，内面朝向自身，在与肩同齐水平打开手术衣。

（3）将手伸入袖管，向前平举伸展手臂插进袖管。

（四）自戴手套闭式技术

1.原则

未戴手套的手不得触及无菌面及无菌物品。

2.常规戴手套法

（1）一手捏住手套内面的反折部，提起手套。

（2）戴右手时左手捏住手套内面的反折部，对准手套五指，插入右手。

（3）戴左手时右手指插入左手套反折部的外面，托住手套，插入左手。

（4）将双手反折部分向上翻，套扎住手术衣袖口。

3.闭式自戴手套法

（1）双手保持在手术衣的袖口内，不得露出。

（2）隔衣袖取出一只手套，与同侧手掌心相对，手指朝向身体肘关节方向置于袖上。

（3）双手隔衣袖打开手套反折部，对准五指，翻起反折，套扎住手术衣袖口。

（4）同法戴好另一只手套后，双手调整舒适。

4.注意事项

（1）未戴手套的手不可触及手套外面。

（2）已戴手套的手不可触及未戴手套的手。

（3）手套的末端要严密地套扎住手术衣袖口。

（五）术野皮肤消毒

（1）消毒前检查皮肤清洁情况。

（2）消毒范围原则上以最终切口为中心向外 20 cm。

（3）医师应遵循手术室刷手法刷手后方可实施消毒。

（4）消毒顺序以手术切口为中心，由内向外、从上到下。若为感染伤口或肛门区消毒，则应由外向内；已接触消毒边缘的消毒垫不得返回中央涂擦。

（5）医师按顺序消毒一遍后，应更换消毒钳及消毒垫后继续消毒。

（6）使用后的消毒钳应放于指定位置，不可放回器械台。

（7）若用碘酊消毒，碘酊待干后应用乙醇彻底脱碘 2 遍，避免遗漏，以防皮肤烧伤。

（六）铺无菌巾

（1）铺无菌巾应由穿戴好无菌手术衣和手套的器械护士和已刷手的手术医师共同完成。

（2）第一层手术铺单应由医师刷手后完成，不需穿手术衣、戴手套。

（3）第一层手术单应距离手术切口 2～3 cm，切口周围手术单≥4 层，外围≥2 层。

（4）第一层铺巾顺序遵循从较干净一侧—对侧—干净一侧—近侧的原则。

（5）接取无菌单或手术巾时，应保持在胸腰段，消毒医师的手不可触及器械护士的手套，铺放前不得接触非无菌物体。

（6）铺巾时必须对准手术部位，无菌巾一旦放下，便不得移动，必须移动时，只能由内向外。

（7）第二层以后的铺单应由器械护士和穿手术衣、戴手套的医师共同完成。

（8）消毒医师需重新消毒手臂一遍后，方可穿手术衣。

（七）无菌持物钳的使用

（1）保持无菌持物钳的无菌，用后及时放回容器内。

（2）不可碰容器的边缘。

（3）若到远处拿取物品时，应连同容器一起搬走。

（4）无菌持物钳每 4 小时更换 1 次。

（八）术中无菌技术

（1）手术台面以下视为污染。

（2）作为无菌台面的无菌包内第二层用无菌持物钳打开。

（3）器械从胸前传递不可从医师头上或身后传递。

（4）无菌物品一经取出，即使未使用，也不能再放回无菌容器内，必须重新消毒。

（5）无菌巾被无菌液体浸湿，应立即原位加铺 4 层以上小手巾或更换，发现手套破损，立即更换。

（6）手术人员更换位置，先由一人双手放于胸前，与交换者采用背靠背形式交换。

（7）口罩潮湿要及时更换，手术人员打喷嚏或咳嗽应将头转离无菌区。

三、护士基本技术操作

（一）各种手术的基础包和敷料

（1）基础包：眼科包、耳科包、整形包、开台包。

(2)敷料:软垫、显纱、骨纱、棉片、纱鱼。

(3)还有棉垫、整形纱、线头。

(二)常用外科器械

1.手术刀

刀片有 22#、20#、10#、15#、11#,4 号刀柄安装 20#～22# 刀片,3 号和 7 号刀柄安装的刀片相同(10#、15#、11#)。

2.手术剪

分为组织剪和线剪。

3.手术镊

分为平镊、尖镊、齿镊。

4.缝合的针线

缝针分为角针和圆针,缝线分为可吸收线和不可吸收线。

5.血管钳

有直弯、长短、全齿和半齿之分。

6.针持

用来夹持缝针,根据组织的深度来决定针持的长短。

7.其他特殊器械

根据手术部位有不同的特殊器械,如用于夹闭肠腔而不损伤肠黏膜的肠钳,用于夹持肺叶的肺钳以及骨科常用的牵开器及咬骨钳等。

8.拉钩

用于显露术野,根据手术部位、深浅来决定拉钩的形状、深浅和大小。

9.吸引器头

通过吸引器管连于负压吸引器瓶上,用于及时吸出术野内出血及体液,以便暴露术野。

术后器械处理:清洗(90 ℃的压力锅清洗 1 分钟)—烤干(90 ℃,15 分钟)—涂液状石蜡(涂在器械的关节部位)—高压蒸锅灭菌(132 ℃,7 分钟)。

(三)基础操作

(1)安取刀片宜用针持夹持,避免割伤手指。

(2)穿线引针法要求做到 3 个 1/3,即缝线的返回线占总线长的 1/3;缝针被夹持在针尾的后 1/3 处,并稍向外上;持针器开口前端的 1/3 夹持缝线,传递时,用环指、小指将缝线夹住或将缝线绕到手背,使术者接线时不致抓住缝线受影响。

(3)血管钳带线法:血管钳尖部夹线头约 2 mm。

(4)手术台准备:①选择宽敞的区域打开开台包,检查胶带灭菌是否合格,是否在有效期内。②徒手打开外层包布,先对侧、后近侧,用无菌持物钳开内层包布。打开后先检查灭菌标记。③弯盘放到开台包的左侧,碗按大、中、小依次摆开,放在开台包左上方,便于倒盐水和消毒液。④向台面上打手术用物,手套、吸引器管等用持物钳夹持,缝针和线直接打到台上,注意无菌操作,倒盐水时先冲洗瓶口,距离碗上 20 cm。⑤器械和敷料打开时,除了常规检查外,两层包布都用手打,但要注意手一定要捏角打开,打开后同样检查灭菌标记。⑥刷手穿衣后,原位清点纱布纱垫,整理台面,清点器械,备好消毒物品。右手边铺一块 1/2 打开的小手巾,上层 S 状掀开,作为一个相对污染区,放手术用过的器械。

(四)常用的手术体位

1.水平仰卧位

适用于腹部、下肢、正中开胸的手术。

2.仰卧位(颈伸位)

适用于甲状腺、腭裂修补等手术。

3.上肢外展仰卧位

适用于乳腺、上肢手术。

4.侧卧位

适用于肺、食管、侧胸壁、肾的手术。

5.膀胱截石位

适用于膀胱手术、阴道手术、经阴道子宫切除术及直肠的手术。

6.俯卧位

适用于颈椎、腰椎的手术。

7.头低脚高位

常用于妇科腹腔镜。

8.头高脚低位

适用于腹腔镜胆囊等手术。

(五)安置手术体位的注意事项

(1)避免受压部位损伤,神经、肌肉、骨突处应垫棉垫加以保护。

(2)使用约束带时,不要过紧,以一手的厚度为宜。

(3)固定时应注意肢体不可过度外展及出现其他不当压力。托垫要稳妥,不能悬空。

(4)避免眼部受压,并涂眼药膏保护。

(5)俯卧位时,注意保护面部、腹部、会阴部及手臂关节处避免受压,保持呼吸通畅。

(六)铺无菌巾

1.用物准备

手术器械桌、无菌器械包、敷料包等。

2.操作步骤

(1)将手术器械包、敷料包放于器械桌面上,打包前查看名称、灭菌日期、是否开启、干燥,解开系带挽结,按折叠顺序依次打开第一层包皮(双层无菌巾),注意只能接触包皮的外面,保持手臂不跨越无菌区。

(2)用无菌持物钳打开第二层包皮,先对侧后近侧。

(3)器械护士刷手、穿无菌手术衣、戴无菌手套后,将器械包放于器械桌中央并打开。铺无菌大单,先铺近侧,后铺对侧,桌巾下垂桌缘下 30 cm 以上,周围距离要均匀。铺在台面上的无菌巾需 4~6 层。

(4)器械护士将器械按使用先后次序及类别排列整齐,放于无菌桌上。

3.注意事项

(1)未穿无菌手术衣及戴无菌手套者,手不得越过无菌区及接触包内的一切物品。

(2)如用无菌钳铺置无菌桌,应注意手臂禁止越过无菌区操作。

(3)若为备用的无菌桌,应用双层无菌巾盖好,超过 4 小时不能再用。

(4)必须严格保持无菌要求,术中已经污染的器械或物品,不能再放回原处,如术中接触胃肠等污染的器械应放置于弯盘等容器内,勿与其他器械接触。

(5)无菌桌上的物品一旦被污染,立即更换。

(七)空气熏蒸或喷雾消毒法

1.用物及环境准备

过氧乙酸、蒸馏水、量杯、加热蒸发器一套(包括酒精灯、治疗碗、支架、火柴)、高效空气消毒剂、喷雾器;关闭门窗,人员离开房间。

2.操作步骤

(1)过氧乙酸熏蒸法将过氧乙酸稀释成 0.5%～1% 水溶液,加热蒸发,在 60%～80% 相对湿度、室温下,过氧乙酸用量按 1 g/m³ 计算,熏蒸时间 2 小时。

(2)空气消毒剂喷雾法消毒剂用量按 3 mL/m³ 计算,由上至下、左右中间循环喷雾,密闭作用 30～60 分钟。

3.注意事项

(1)所用消毒剂必须有卫生许可证且在有效期内。

(2)消毒时人员离开房间。

(3)操作者应注意个人防护,戴手套、口罩和防护眼镜。

(八)紫外线空气消毒

1.用物及环境准备

紫外线消毒灯、记录本、笔;房间清洁后关闭门窗,人员离开。紫外线消毒的适宜温度是 20～40 ℃,湿度 50%～70%。

2.操作步骤

(1)打开电源,观察灯管照射情况。

(2)记录照射时间并签名,计时应从灯亮后 7 分钟开始。

(3)消毒完毕,关闭电源。

(4)由专人负责统计灯管照射累计时间。

3.注意事项

(1)紫外线灯管应保持清洁,每两周用 75% 乙醇棉球擦拭 1 次。手术间保持清洁干燥,减少尘埃和水雾,温度<20 ℃或>40 ℃,相对湿度>80% 时应适当延长照射时间。

(2)定时监测紫外线照射强度。

(3)室内安装紫外线消毒灯的数量为平均每立方米≥15 W,照射时间≥30 分钟。

(九)电动气压止血带的使用

1.用物准备

电动气压止血仪、纱布垫、绷带、气囊止血带。

2.操作步骤

(1)首先检查气囊止血带是否漏气,电动气压止血仪性能是否良好。

(2)将纱布垫围在患者手术部位上端,再将气囊止血带缠在纱布垫外,用绷带加固,松紧适度,以防损伤神经肌肉。

(3)气囊止血带的位置应距手术野 10～15 cm,以利于无菌操作。

(4)连接气囊止血带橡皮胶管与电动止血仪,连接电源。

（5）抬高患肢驱血，打开电动气压止血仪电源开关，旋转充气按钮缓慢充气，达到手术需要的压力。

（6）记录时间及压力。

（7）手术完毕，旋转充气按钮缓慢放气，取下气囊止血带，保持清洁，整理用物。

3.注意事项

（1）保护皮肤的纱布垫要平整、舒适，以免损伤皮肤和神经。

（2）准确记录电动气压止血仪使用时间，一般不超过 1 小时，如需继续使用，可放气 5～10 分钟再次充气使用，以免时间过长引起组织缺血坏死。

（3）准确掌握气压止血带的压力，及时调整。

（4）气压止血带应缓慢放气，压力降至一半时停留 1～2 分钟再逐渐全部放完，如果双下肢同时应用气压止血带，应先放一侧肢体，观察 5 分钟后再放另一侧肢体，以防血压下降。

（赵月英）

第二节　手术前患者的护理

手术前期是指从患者决定接受手术至将患者送至手术台。手术前患者的护理重点是在全面评估的基础上，做好必需的术前准备，纠正患者存在及潜在的生理、心理问题，加强健康指导，提高患者对手术和麻醉的耐受能力，使手术的危险性降到最低。

一、术前评估

（一）健康史与相关因素

了解患者身体的一般状况、既往健康状况，皮肤状况，与现有疾病相关的病史、药物应用情况及过敏史、手术史、家族史、遗传病史和女性患者婚育史等。此外还要了解患者既往有无高血压、糖尿病及心脏病，有无体内植入物（金属植入物、起搏器）等，初步判断其手术耐受性。

（二）身体状况

通过患者主诉和全面体格检查，了解其主要内脏器官的功能，是否存在心、肺、肝及肾脏等器官功能不全；有无营养不良、肥胖及水、电解质平衡失调等高危因素，评估手术的安全性。

1.评估各系统状况

如心血管系统、呼吸系统、泌尿系统、神经系统和血液系统等状况和高危因素。

2.辅助检查

了解患者各项实验室检查结果，如血、尿、便常规和血生化检查结果。了解 X 线、B 超、CT 及 MRI 等影像学检查结果，以及心电图、内镜检查报告和其他特殊检查的结果，以助判断病情及完善术前检查。

3.评估患者对手术的耐受能力

全身状况较好、无重要内脏器官功能损害、疾病对全身影响较小者手术耐受良好；全身情况不良、重要内脏器官功能损害较严重、疾病对全身影响明显、手术损害大者手术耐受不良。

(三)心理-社会支持状况

手术患者易产生不良的心理状态,如感到紧张、焦虑、恐惧等,这些都可以削弱患者对手术和麻醉的耐受力,从而影响创伤的愈合和手术效果。评估、识别并判断出手术患者的心理状态,为患者提供及时有效的心理护理。

1.心理状态的改变

(1)睡眠形态紊乱,如失眠。

(2)语言和行为改变,如沉默寡言、易激动、无耐心、易怒或哭泣。

(3)尿频、食欲缺乏、疲劳和虚弱感,自我修饰程度下降。

(4)呼吸、脉搏加快,手心出汗,血压升高等。

2.心理状态改变的相关因素

(1)担心疾病严重甚至危及生命。

(2)担心疾病预后及后续影响。

(3)对手术、麻醉及治疗过程的担忧以及相关知识未知、不确定。

(4)担心住院对家庭的照顾、子女和老人等带来不便。

(5)对住院费用的担忧。除了对患者进行上述评估以外,还要进一步评估其家庭经济状况、家庭成员及其单位同事对其住院的反应、态度,以利于发挥社会支持系统的作用。

(四)手术种类

手术的具体种类取决于患者疾病的情况,同一种外科疾病的不同发展阶段手术种类也可能不同。需要根据患者的具体情况,选择适宜的手术种类。手术类型按手术期限大致分为3类。

1.择期手术

手术时间没有期限的限制,可在充分的术前准备后进行手术,如一般的良性肿瘤切除术、腹股沟疝修补术等。

2.限期手术

手术时间可以选择,但有一定限度,不宜过久以免延误手术时机,应在限定的时间内完成术前准备,如各种恶性肿瘤根治术。

3.急症手术

病情危重,需要在最短时间内进行必要的准备后迅速实施手术,以抢救患者生命,如外伤性肝、脾破裂和肠破裂、胸腹腔大血管破裂等。

(五)麻醉方法与术前准备

患者麻醉前用药的目的在于解除焦虑、镇静和催眠、镇痛、抑制腺体分泌及抑制不良反射。常用的麻醉药物有镇静药和催眠药、镇痛药、抗胆碱能药及抗组胺药。

任何麻醉都可能给患者带来不同程度的损害和风险。为了保障患者在麻醉期间的安全,增强患者对手术和麻醉的耐受性,避免麻醉意外,减少麻醉后并发症,必须做好麻醉前病情评估和准备工作。根据麻醉作用部位和所用药物的不同,临床麻醉分为全身麻醉、局部麻醉、椎管内麻醉、复合麻醉、基础麻醉。局部麻醉又包括表面麻醉、局部浸润麻醉、区域阻滞麻醉、神经及神经丛阻滞麻醉;椎管内麻醉又可分为蛛网膜下腔阻滞和硬脊膜外阻滞。

二、护理措施

(一)手术前的常规准备与护理

1.饮食和休息

术前准备期间根据患者的手术种类、方式、部位和范围,进行饮食指导,鼓励患者多摄入营养丰富、易消化的食物。患者术前应补充足够的热量、蛋白质和维生素。消除引起患者不良睡眠的诱因,创造安静舒适的环境,促进患者睡眠。督促患者活动与休息相结合,必要时遵医嘱予以镇静安眠药。

2.术前适应性训练

(1)指导患者练习使用便盆,在床上排尿和排便。

(2)教会患者自行调整卧位和床上翻身的方法,以适应术后体位的变化。

(3)指导患者练习术中体位,如甲状腺手术者,术前给予肩部垫枕、头后仰的体位训练,以适应术中颈过伸的姿势。

(4)教会患者正确的深呼吸、咳嗽、咳痰方法并进行练习。

3.输血和补液

(1)术前应做好血型和交叉配血实验,备好一定数量的全血、血细胞或血浆。

(2)凡有水、电解质及酸碱平衡失调和贫血者,应在术前予以纠正。

(3)加强病情观察和生命体征监测,发现异常及时给予对症处理。

4.协助完成术前检查

术前做好肝、肾功能检查及出凝血时间、凝血酶原时间、血小板计数检查,必要时监测有关凝血因子。了解肝、肾功能损害程度,最大程度地改善肝、肾功能,提高患者对手术的耐受能力。

5.合理应用抗感染药物,预防术后感染

抗感染药物的预防性应用一般适用于以下几种情况。

(1)涉及感染病灶或切口接近感染区域的手术。

(2)胃肠道手术。

(3)预计操作时间长、创面大的手术。

(4)开放性创伤,创面已污染,清创时间长或清创不彻底者。

(5)涉及大血管的手术。

(6)植入人工制品的手术。

(7)器官移植术。

此外,积极处理已存在的感染灶,避免与其他感染者接触。

6.消化系统的准备

(1)成人择期手术前8~12小时开始禁食,术前4小时开始禁水,以防呕吐引起窒息或吸入性肺炎;小儿术前应4~8小时禁食(奶),2~3小时禁水。

(2)胃肠道手术患者术前1~2天进流质食物,非胃肠道手术患者术前一般不限制饮食种类。

(3)一般性手术的患者,督促其术前晚排便,必要时使用开塞露或0.1%~0.2%肥皂水灌肠等促使残留粪便的排出,以防麻醉后肛门括约肌松弛而有粪便排出,增加污染的机会。

(4)消化道手术或某些特殊疾病(如急性弥散性腹膜炎、急性胰腺炎等),术前应放置胃管。

7.手术前皮肤准备

(1)术前 1 天督促患者剪短指甲、理发、沐浴及更衣。细菌栖居密度较高的部位(如手、足)或不能接受刺激消毒剂的部位(如面部、会阴部)术前可用氯己定反复清洗,必要时协助其完成。

(2)做好手术区皮肤准备:彻底清除手术切口部位和周围皮肤的污染。术前备皮应当在手术当日进行,确需去除手术部位毛发时,应当使用不损伤皮肤的方法,避免使用刀片刮除毛发。备皮时注意遮挡和保暖,动作轻巧,防止损伤表皮和增加感染的可能性。手术区皮肤准备范围包括切口周围至少 15 cm 的区域。

(二)心理准备

通过健康教育及术前访视建立良好的护患关系,给予患者心理支持和疏导,帮助患者认识疾病、手术的相关知识及术后用药的注意事项,向患者说明术前准备的必要性,逐步掌握术后配合技巧及康复知识,使患者对手术的风险及可能出现的并发症有足够的认识及心理准备。

(三)术日晨的护理

认真检查、确定各项准备工作的落实情况;若发现患者有不明原因的体温升高,或女性患者月经来潮等情况,应延迟手术;进入手术室前,指导患者排尽尿液;估计手术时间持续 4 小时以上及接受下腹部或盆腔内手术者应予以留置导尿管并妥善固定;胃肠道及上腹部手术者应放置胃管;嘱患者拭去指甲油、口红等化妆品;取下活动的义齿、发夹、眼镜、手表、首饰和其他贵重物品;备好手术需要的病历、各种影像检查片及特殊药品等,随同患者带入手术室;与手术室接诊人员仔细核对患者、手术部位及名称,做好交接;根据手术类型及麻醉方式准备麻醉床,备好床旁监护设备及物品。

(四)特殊手术患者的护理

1.急症手术

在最短时间内做好急救处理的同时进行必要的术前准备,如立即输液,改善患者水、电解质及酸碱平衡失调状况。若患者处于休克状态,立即建立两条以上静脉通道,迅速补充血容量;尽快处理伤口及原发病等。

2.营养不良

血清蛋白在 35 g/L 以下、血清转铁蛋白低于 1.5 mg/L、体重 1 个月内下降 5% 者,存在营养不良。营养不良患者常伴低蛋白血症,可引起组织水肿,影响愈合;此外,营养不良者抵抗力低下,易并发感染。因此,术前尽可能改善其营养状况,经口服或静脉补充热量、蛋白质和维生素,以利术后组织的修复和创口愈合,提高机体抵抗力。

3.高血压

血压在 21.3～13.3 kPa(160/100 mmHg)以下者可不必做特殊准备;高血压患者术前 2 周停用利血平等降压药,指导患者改用钙通道阻滞剂或 β 受体阻滞剂等合适的降压药以控制血压,但不要求血压降至正常水平再手术。

4.心脏病

伴有心血管疾病的患者,术前应注意以下问题。

(1)长期低盐饮食和服用利尿药物导致患者水、电解质平衡失调者,术前需纠正。

(2)有心律失常者,偶发的室性期前收缩一般不需特殊处理;如有心房纤颤伴心室率≥100 次/分以上者,遵医嘱予毛花苷 C(西地兰)或口服普萘洛尔(心得安),尽可能将心率控制在正常范围;老年冠状动脉粥样硬化性心脏病(冠心病)患者,若出现心动过缓,心室率

≤50 次/分,术前遵医嘱用阿托品 0.5~1 mg,必要时放置临时心脏起搏器。

(3)急性心肌梗死患者 6 个月内不施行择期手术,6 个月以上无心绞痛发作者,在监护条件下可施行手术。

(4)心力衰竭患者,在心力衰竭控制 3~4 周后再施行手术。

5.呼吸功能障碍

(1)术前 2 周停止吸烟,防止呼吸道分泌物过多,影响呼吸道通畅。

(2)伴有阻塞性肺功能不全的患者,遵医嘱行雾化吸入治疗,改善通气功能。

(3)哮喘患者可口服地塞米松等药物,减轻支气管黏膜水肿。

(4)痰液黏稠的患者,可采用雾化吸入或服用药物使痰液稀薄,易于咳出。

(5)急性呼吸系统感染的患者,若为择期手术应推迟至治愈后 1~2 周再行手术;若为急症手术,需应用抗生素并避免吸入麻醉。

(6)重度肺功能不全及并发感染者,必须采取积极措施,改善其肺功能、待感染控制后再施行手术。

6.肝脏疾病

手术创伤和麻醉都将加重肝脏负荷。术前进行肝功能检查,了解患者肝功能情况。肝功能轻度损害者一般不影响手术耐受力;肝功能损害严重或濒于失代偿者,如有营养不良、腹水、黄疸等或急性肝炎患者,手术耐受力明显减弱,除急症抢救外,一般不宜手术。术前予高糖、高蛋白饮食改善营养状况,必要时输注清蛋白、少量多次新鲜血液、维生素以纠正贫血、低蛋白血症、增加凝血因子等,改善全身情况。有胸腔积液、腹水者,限制钠盐,遵医嘱用利尿剂。

7.肾脏疾病

手术创伤、麻醉和药物都将加重肾脏负荷。术前进行肾功能检查,了解患者肾功能情况。依据 24 小时内肌酐清除率和血尿素氮测定值可将肾功能损害分为轻度、中度、重度。轻度、中度肾功能损害者,经过适当的内科处理多能较好地耐受手术;重度损害者需在有效透析治疗后才可耐受手术,但手术前应最大限度地改善肾功能。

8.糖尿病

糖尿病患者易发生感染,术前应积极控制血糖及相关并发症。一般实施大手术前将血糖水平控制在正常或轻度升高状态(5.6~11.2 mmol/L)、尿糖为+~++为宜。如应用长效胰岛素或口服降血糖药物者,术前均改为胰岛素皮下注射,每 4~6 小时 1 次,使血糖和尿糖控制在上述水平。为避免发生酮症酸中毒,尽量缩短术前禁食时间,静脉输液时胰岛素与葡萄糖的比例为 1 U∶5 g。禁食期间定时监测血糖。

9.妊娠

妊娠患者患外科疾病需行手术治疗时,需将外科疾病对母体及胎儿的影响放在首位。如果手术时机可以选择,妊娠中期相对安全。如果情况可以,术前尽可能全面检查各系统、器官功能,特别是心、肺、肝、肾等功能,若发现异常,术前尽量纠正。需禁食时,从静脉补充营养,尤其是氨基酸和糖类,以保证胎儿的正常发育。

10.使用影响凝血功能药物时

(1)监测凝血功能。

(2)对于长期服用阿司匹林或非甾体药物的患者,术前 7 天停药。

(3)术前使用华法林抗凝的患者,只要国际标准化比值维持在接近正常的水平,小手术可安

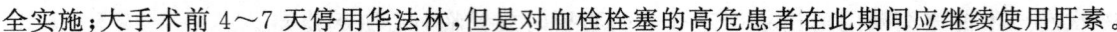

全实施;大手术前 4～7 天停用华法林,但是对血栓栓塞的高危患者在此期间应继续使用肝素。

(4)择期大手术患者在手术前 12 小时内不使用大剂量低分子量肝素,4 小时内不使用大剂量普通肝素;心脏外科患者手术前 24 小时内不使用低分子量肝素。

(5)在抗凝治疗期间需急诊手术的患者,一般需停止抗凝治疗。用肝素抗凝者,可用鱼精蛋白拮抗;用华法林抗凝者,可用维生素 K、血浆或凝血因子制剂拮抗。

三、健康指导

(1)告知患者与疾病相关的知识,使其理解手术的必要性。
(2)告知麻醉、手术的相关知识,使其掌握术前准备的具体内容。
(3)术前加强营养,注意休息和适当活动,提高抗感染能力。
(4)戒烟,早晚刷牙、饭后漱口,保持口腔卫生;注意保暖,预防上呼吸道感染。
(5)术前指导患者做各种训练,包括呼吸功能锻炼、床上活动、床上使用便盆等。

（赵月英）

第三节　手术中患者的护理

手术中期是指从患者被送至手术台到患者手术后送入恢复室(观察室)或外科病房。手术中患者的护理重点是保证患者安全、严格无菌操作和恰当术中配合,以确保麻醉和手术的顺利完成。

一、术前准备

(一)环境准备

评估手术室的环境,尽可能降低交叉感染风险,全过程控制污染因素。手术室只有建立健全各项规章制度,明确各类人员的职责,才能防止已经灭菌和消毒的物品、已行无菌准备的手术人员或手术区不再被污染。除参加手术及相关人员外,其他人员一律不准随便进入手术室。患有急性上呼吸道感染、急慢性皮肤感染性疾病者,不可进入手术室,更不能参加手术;凡进入手术室的人员,必须按规定更换手术室的清洁衣裤、口罩、帽子、鞋等。凡来参观者必须在指定的手术间内参观,参观人员不可随意走动;手术间内人数应根据手术间大小决定;手术开始后,应尽量减少开门次数、减少走动和不必要的活动,不可在无菌区内穿行,大声叫喊、咳嗽;无菌手术与有菌手术严格分开,若在同一手术间内接台,应先安排做无菌手术,后做污染或感染手术;所有工作人员应严格执行无菌操作技术,并相互监督。

(二)物品器械准备

评估手术物品及器械的准备及灭菌情况:手术时手术器械和用物直接穿过皮肤或黏膜接触人体组织或器官,属于高危险性物品,所以手术器械和物品的灭菌是预防手术感染的重要环节。

1.手术器械、器具和物品的灭菌

灭菌前准备包括手术器械、物品的清洗、包装、装载,遵循 WS310.2 的要求。

灭菌方法:①耐热、耐湿手术器械。应首选压力蒸汽灭菌。②不耐热、不耐湿手术器械。应采用低温灭菌方法。③不耐热、耐湿手术器械。应首选低温灭菌方法,无条件的医疗机构可采用灭菌剂浸泡灭菌。④耐热、不耐湿手术器械。可采用干热灭菌方法。⑤外来医疗器械。医疗机构应要求器械公司提供清洗、包装、灭菌方法和灭菌循环参数,并遵循其灭菌方法和灭菌循环参数的要求进行灭菌。⑥植入物。医疗机构应要求器械公司提供植入物的材质、清洗、包装、灭菌方法和灭菌循环参数,并遵循其灭菌方法和灭菌循环参数的要求进行灭菌,植入物灭菌应在生物监测结果合格后放行;紧急情况下植入物的灭菌,应遵循 WS310.3 的要求。⑦动力工具。分气动式和电动式,一般由钻头、锯片、主机、输气连接线、电池等组成。应按照使用说明的要求对各种部件进行清洗、包装与灭菌。

2.手术敷料的灭菌

手术敷料灭菌前应存放于温度 18～22 ℃,相对湿度 35%～70% 的环境。棉布类敷料可采用符合 YY/T0698.2 要求的棉布包装。棉纱类敷料可选用符合 YY/T0698.2、YY/T0698.4、YY/T0698.5 要求的医用纸袋、非织造布、皱纹纸或复合包装袋,采用小包装或单包装。

灭菌方法:棉布类敷料和棉纱类敷料应首选压力蒸汽灭菌,符合 YY/T0506.1 要求的手术敷料,应根据材质不同选择相应的灭菌方法。

(三)手术人员准备

避免手术患者伤口感染,手术人员的无菌准备是必要条件之一。评估手术人员的准备情况,手术进行前,手术人员应进行手臂洗刷消毒,穿无菌手术衣,戴无菌手套,防止细菌污染手术切口。

1.外科口罩佩戴方法

(1)方法:①将口罩罩住鼻、口及下巴。口罩下方带系于颈后,上方带系于头顶中部。②将双手指尖放在鼻夹上,从中间位置开始,用手指向内按压,并逐步向两侧移动,根据鼻梁形状塑造鼻夹。③调整系带的松紧度。

(2)注意事项:不应一只手捏鼻夹。医用外科口罩只能一次性使用。口罩潮湿、受到患者体液污染后,应及时更换。

2.外科手消毒

(1)定义:外科手术前医务人员用肥皂(皂液)和流动水洗手,再用手消毒剂清除或者杀灭手部暂居菌和减少常居菌的过程。使用的手消毒剂可具有持续抗菌活性。外科手消毒,监测的细菌菌落总数应≤5 cfu/ cm^2。

(2)外科手消毒应遵循以下原则:先洗手,后消毒。不同患者手术之间、手套破损或手被污染时,应重新进行外科手消毒。

(3)洗手方法与要求:①洗手之前应先摘除手部饰物,并修剪指甲,长度应不超过指尖。②取适量的清洁剂清洗双手、前臂和上臂下 1/3,并认真揉搓。清洁双手时,应注意清洁指甲下的污垢和手部皮肤的皱褶处。③流动水冲洗双手、前臂和上臂下 1/3。④使用干手物品擦干双手、前臂和上臂下 1/3。

(4)外科手消毒方法。①冲洗手消毒方法:取适量的手消毒剂涂抹至双手的每个部位、前臂和上臂下 1/3,并认真揉搓 2～6 分钟,用流动水冲净双手、前臂和上臂下 1/3,无菌巾彻底擦干。流动水应达到 GB5749 的规定。特殊情况水质达不到要求时,手术医师在戴手套前,应用醇类手消毒剂再消毒双手后戴手套。手消毒剂的取液量、揉搓时间及使用方法遵循产品的使用说明。②免冲洗手消毒方法:取适量的免冲洗手消毒剂涂抹至双手的每个部位、前臂和上臂下 1/3,并认真揉搓直至消毒剂干燥。手消毒剂的取液量、揉搓时间及使用方法遵循产品的使用说明。

(5)注意事项:不应戴假指甲,保持指甲和指甲周围组织的清洁。在整个手消毒过程中应保持双手位于胸前并高于肘部,使水由手部流向肘部。洗手与消毒可使用海绵、其他揉搓用品或双手相互揉搓。术后摘除外科手套后,应用肥皂(皂液)清洁双手。用后的清洁指甲用具、揉搓用品如海绵、手刷等,应放到指定的容器中;揉搓用品每次使用后消毒或者一次性使用;清洁指甲用品应每天清洁与消毒。

3.穿无菌手术衣

许多医院目前已使用全遮盖式手术衣(又称遮背式手术衣,图 4-1),它有 3 对系带:领口一对系带;左页背部与右页内侧腋下各一系带组成一对;右页宽大,能包裹术者背部,其上一系带与左腰部前方的腰带组成一对。

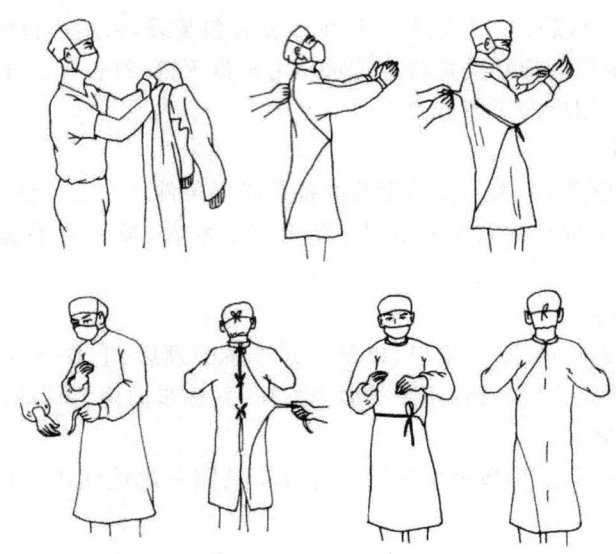

图 4-1　全遮盖式手术衣穿法

穿戴方法为:①同传统方法穿上无菌手术衣,双手向前伸出袖口外,巡回护士协助提拉并系好领口的一对系带及左页背部与右页内侧腋下的一对系带。②按常规戴好无菌手套。③术者解开腰间活结(由左腰带与右包围页上的带子结成)。④由洗手护士直接或巡回护士用持物钳夹取右页上的带子,自术者后面绕到前面,使手术衣右页遮盖左页,将带子交术者与腰带一起系结于左腰部前。

4.戴无菌手套

戴无菌手套有闭合式和开放式两种方法(图 4-2,图 4-3)。目前临床提倡采用闭合式戴手套方法。

(1)闭合式:穿上手术衣时双手不出袖口,右手隔衣袖取左手套,将手套指端朝向手臂,拇指相对,放于左手衣袖上,两手拇指隔衣袖分别插入手套反折部并将之翻转包裹于袖口上,手迅速深入手套内;同法戴右手套。

(2)开放式:掀开手套袋,捏住手套口向外翻折部分(即手套内面);取出手套,分清左、右侧;左手捏住并显露右侧手套口,将右手插入手套内,戴好手套,注意未戴手套的手不可接触手套外面(无菌面);用已戴好手套的右手指插入左手手套口翻折部的内面(即手套的外面),帮助左手插入手套并戴好;分别将左、右手套的翻折部翻回,并盖住手术衣的袖口,注意已戴手套的手只能接触手套的外面(无菌面);用无菌生理盐水冲洗手套上的滑石粉。

(3)协助他人戴手套:被戴者的手自然下垂,由洗手护士用双手撑开其中一只手套,拇指对准被戴者,协助其将手伸入手套并包裹于袖口上。

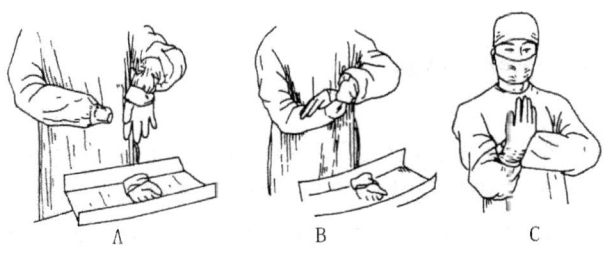

图 4-2　闭合式戴无菌手套法

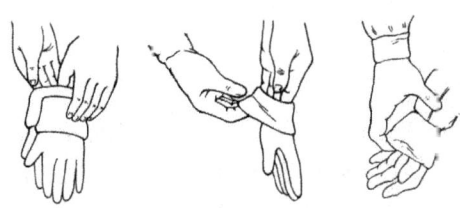

图 4-3　开放式戴无菌手套法

(四)手术患者准备

手术时需将患者置于一定的体位,才能充分显露手术野,使手术顺利进行。一般由巡回护士协助医师根据患者的手术部位安置合适的手术体位。利用手术床的转动和附件的支持,应压枕垫、沙袋及固定带物件保持患者的体位,必要时由手术医师和麻醉师核实或配合,共同完成患者手术体位的安置。

1.基本要求

(1)最大限度地保证患者的安全与舒适。

(2)充分暴露手术区域,同时减少不必要的裸露。

(3)肢体及关节托垫须稳妥,不能悬空。

(4)保证呼吸和血液循环通畅,不影响麻醉医师的观察和监测。

(5)妥善固定,避免血管、神经受压、肌肉扭伤及压疮等并发症的发生。

2.常用的手术体位

(1)仰卧位:是最常见的体位,适用于腹部、颌面部、颈部、骨盆及下肢手术等。

(2)侧卧位:适用于胸、腰部及肾手术。

(3)俯卧位:用于脊柱及其他背部手术。

(4)膀胱截石位:适用于会阴部、尿道和肛门部手术。

(5)半坐卧位:适用于鼻咽部手术。

(五)评估手术术野皮肤消毒情况

安置好手术体位后,评估手术切口及周围皮肤的清洁程度、有无破损及感染。若皮肤表面有较多油脂或胶布粘贴的残迹,先用汽油或松节油拭去,用浸有碘伏消毒液的无菌纱球用力均匀地涂擦消毒手术区皮肤,局部擦拭 2 遍。消毒范围应在手术野及其外扩展≥15 cm,由内向外擦拭。已接触消毒范围边缘或污染部位的消毒纱球,不能再返擦清洁处。每遍范围逐渐缩小,不可超出上一次涂擦范围。若为污染、感染切口及会阴、肛门区手术时,消毒的顺序由外向内,由上向下,由手术区外周清洁部向感染伤口或肛门、会阴部涂擦。

二、护理措施

(一)手术中严格执行无菌操作原则

1.明确无菌区域

树立无菌观念,手术人员一经洗手,手臂即不准接触未经消毒的物品。穿无菌手术衣及戴好无菌手套后,背部、腰部以下和肩部以上均应视为有菌区,不能再用手触摸。手术人员的手臂应肘部内收,靠近身体,既不可高举过肩,也不可下垂过腰或交叉放于腋下,手术床边缘以下的布单不可接触。凡下坠超过手术床边缘以下的器械、敷料、皮管及缝线等一概不可再取回使用。无菌桌仅桌缘平面以上属无菌,参加手术人员不得扶持无菌桌的边缘。器械护士和巡回护士都不能接触无菌桌桌缘平面以下的桌布。

2.保持无菌物品的无菌状态

无菌区内所有物品都必须是灭菌的,若灭菌包破损、潮湿或可疑污染时均应视为有菌。手术中若手套破损或接触到有菌物品,应立即更换无菌手套,前臂或肘部若受污染应立即更换手术衣或加套无菌袖套。无菌区的布单若被水或血浸湿即失去无菌隔离作用,应加盖干的无菌巾或更换新的无菌单。巡回护士取用无菌物品时须用无菌持物钳夹取,并与无菌区域保持一定距离。任何无菌包及容器的边缘均视为有菌,取用无菌物品时不可触及。

3.保护皮肤切口

皮肤虽经消毒,但残存于毛囊中的细菌对开放的切口仍有一定潜在威胁,因此,切开皮肤前,一般先用无菌聚乙烯薄膜覆盖,再经薄膜切开皮肤,以保护切口不被污染。切开皮肤和皮下脂肪层后,边缘应以大纱布垫或手术巾遮盖并固定,仅显露手术野。凡与皮肤接触的刀片和器械不应再用,延长切口或缝合前再消毒皮肤一次。手术中途因故暂停时,切口应用无菌巾覆盖。

4.正确传递物品和调换位置

手术时不可在手术人员背后或头顶方向传递器械及手术用品,手术者或助手需要器械时应由器械护士从器械升降台侧方或正面方向递给。手术过程中,手术人员须面向无菌区,并在规定区域内活动,同侧手术人员如需调换位置时,应先退后一步,转过身背对背地转至另一位置,以防触及对方背部不洁区。

5.污染手术的隔离技术

进行胃肠道、呼吸道或宫颈等污染手术时,切开空腔脏器前,先用纱布垫保护周围组织,并随时吸除外流的内容物,被污染的器械和其他物品应放在污染器械专用盘内,避免与其他器械接触,污染的缝针及持针器应在等渗盐水中刷洗。完成全部污染步骤后,手术人员应用灭菌用水冲洗或更换无菌手套,尽量减少污染的机会。

6.减少空气污染、保持洁净效果

手术进行时门窗应关闭,尽量减少人员走动。不用电扇,室内空调机风口也不能吹向手术床,以免扬起尘埃污染手术室内空气。手术过程中保持安静,不高声说话嬉笑,避免不必要的谈话。尽量避免咳嗽、打喷嚏,不得已时须将头转离无菌区。请他人擦汗时,头应转向一侧。口罩

若潮湿,应更换。若有参观手术者,每个手术间参观人数不宜超过 2 人,参观手术人员不可过于靠近手术人员或站得过高,也不可在室内频繁走动。

(二)严格执行手术安全核查制度

对手术患者进行安全核查,分别在麻醉实施前、手术开始前、患者离开手术室前由具有执业资质的手术医师、麻醉医师和手术室护士三方依次核对患者身份(科室、姓名、性别、年龄、住院号)、手术方式、知情同意、手术部位与标识、麻醉安全检查、皮肤是否完整、术野皮肤准备、静脉通道建立、患者过敏史、抗生素皮试结果、感染性疾病筛查结果、术前备血情况、假体、体内植入物、影像学资料等其他内容,由核查三方共同核查确认。

(三)严格执行手术室物品清点查对制度

器械护士和巡回护士在手术开始前、关闭体腔前、关闭体腔后、术毕(缝完皮肤后)共同准确清点各种器械、敷料和缝针等数目,核对后并登记;在一些腔隙部位如膈肌、子宫、心包、后腹膜等部位的关闭前、后,器械护士与巡回护士亦应共同清点物品;术中临时添加的器械、敷料,器械护士与巡回护士必须在器械台上及时清点数目至少两次,并检查其完整性,及时准确记录无误后方可使用;手术切口涉及 2 个或 2 个以上部位或腔隙,关闭每个部位或腔隙时均需清点。

三、不同麻醉方式护理措施

(一)全身麻醉患者护理措施

1.全麻诱导期的护理措施

患者接受全身麻醉药后,由清醒状态到神志消失,并进入全麻状态后进行气管内插管的阶段称为全麻诱导期。此期为麻醉过程中的危险阶段,机体各器官功能因麻醉药的作用可表现出亢进或抑制,引起一系列的并发症而威胁患者生命。实施麻醉诱导前,应备好麻醉机、气管插管用具和吸引器,建立静脉通路,并测定血压和心率的基础值,监测心电图和血氧饱和度。巡回护士在麻醉诱导期应陪伴在患者身边,保持手术间安静,提供患者心理支持,协助麻醉医师完成全麻诱导及气管插管;出现意外情况时积极协助抢救,如准备抢救药物、提供抢救设备、寻求其他医务人员的帮助等。

2.全麻维持期的护理措施

(1)呼吸功能的监护:主要监测指标为呼吸的频率、节律、幅度及呼吸类型;皮肤、口唇、指(趾)甲的颜色;血氧饱和度;潮气量、每分通气量;呼吸末 CO_2。

(2)循环功能的监护:主要监测指标为脉搏、血压、中心静脉压、心电图、尿量、失血量。

(3)预防患者低体温的发生。

手术中低体温的危害:增加伤口感染率、影响凝血功能、影响机体代谢、增加心血管并发症、延缓术后恢复、延长住院时间。

引起围术期低体温的原因主要有:麻醉剂扩张血管,对体温调节有抑制作用。麻醉时采用机械通气吸入干冷气体,也会引起体温下降;手术过程中为患者输入大量没有加温的液体、血液及冲洗液;手术室的温度低于 22 ℃;手术中体腔开放,手术中切口暴露时间过长,使手术切口水分蒸发带走热量。

手术中低体温的预防措施:加强体温监测,维持核心温度在 36 ℃以上;保持温暖环境,应将手术室的温度控制在 22~25 ℃;术中保暖,加强覆盖,避免不必要的暴露以及用温暖毛毯遮盖皮肤;体腔冲洗时,将冲洗液加温至 37 ℃,有利于体温恢复。

3.全麻恢复期的护理措施

见本章第四节"手术后患者的护理"。

(二)局部麻醉患者护理措施

局麻药依其分子结构中间链的不同分为酯类和酰胺类,酯类包括普鲁卡因、丁卡因等,酰胺类包括利多卡因、丁哌卡因等。常用局部麻醉方法包括表面麻醉、局部浸润麻醉、区域阻滞和神经及神经丛阻滞。

1.局部麻醉患者毒性反应的观察与护理

(1)常见原因:①用量过大。②不慎将药液注入血管。③注射部位血液供应丰富或局麻药中未加入血管收缩药。④患者全身情况差,对局麻药耐受力低。

(2)表现。①中枢毒性:舌或口唇麻木、头痛头晕、耳鸣、视物模糊、言语不清、肌肉抽搐、意识不清、惊厥、昏迷、呼吸停止。②心血管毒性:心律失常、心肌收缩力减弱、心排血量减少、血压下降,甚至心脏停搏。

(3)护理措施:立即停用局麻药、尽早给氧、加强通气。遵医嘱予地西泮 5~10 mg 静脉或肌内注射;有抽搐、惊厥者可加用 2.5% 硫喷妥钠缓慢静脉注射。必要时行气管插管控制呼吸。有呼吸抑制或停止、严重低血压、心律失常或心搏骤停时,加用升压药、输血输液、行心肺脑复苏。

(4)预防措施:一次用药量不超过限量;注药前回抽无回血方可注射;根据患者具体情况及用药部位酌减剂量;如无禁忌,局麻药内加入适量肾上腺素;麻醉前给予巴比妥类或苯二氮䓬类药物,以提高毒性阈值。

2.变态反应

(1)表现:使用少量局麻药后,出现荨麻疹、咽喉水肿、支气管痉挛、低血压及血管神经性水肿等,严重时可危及生命。

(2)护理措施:一旦发生,立即停药,保持呼吸道通畅、给氧;遵医嘱注射肾上腺素,同时给予糖皮质激素和抗组胺药。

(3)预防措施:因局麻药皮肤试验的假阳性率高达 50%,故不必常规行局麻药皮试,若患者有过敏史,可选用酰胺类局麻药。

(三)椎管内麻醉患者护理措施

1.蛛网膜下腔阻滞患者手术中并发症观察与护理

(1)血压下降或心率减慢。①病因:血压下降是因为脊神经被阻滞后,麻醉区域血管扩张,回心血流量减少,心排血量降低所致。若麻醉平面超过 T_4,心脏加速神经被阻滞,迷走神经相对亢进,引起心率过缓。②护理措施:血压下降者,先加快输液速度,增加血容量;必要时用麻黄碱 15~20 mg 静脉注射,以收缩血管、维持血压;心率过缓者可静脉注射阿托品。

(2)恶心、呕吐。①病因:低血压、迷走神经功能亢进、手术牵拉内脏等因素所致。②护理措施:针对病因进行处理,给氧、升高血压,暂停手术牵拉以减少迷走神经刺激,必要时用氟哌利多 2.5 mg 止吐。

(3)呼吸抑制。①病因与表现:呼吸抑制由胸段脊神经阻滞引起,表现为肋间肌麻痹、胸式呼吸减弱、潮气量减少、咳嗽无力,甚至发绀。②护理措施:应谨慎用药,给氧。一旦呼吸停止立即行气管插管,给予人工呼吸或机械通气。

2.硬脊膜外阻滞患者手术中并发症的观察与护理

(1)全脊椎麻醉。①病因:局麻药全部或大部分注入蛛网膜下腔而产生脊神经阻滞所致。

②表现：呼吸困难、血压下降、意识模糊或消失，甚至呼吸、心跳停止。③护理措施：一旦发生，立即停药，行面罩正压通气，必要时行气管插管维持呼吸；加快输液速度，遵医嘱给予升压药，维持循环功能。

（2）血压下降。①病因：交感神经被阻滞，阻力血管和容量血管扩张。尤其上腹部手术时，因胸腰段交感神经阻滞范围较广，并可阻滞心交感神经引起心动过缓，更易发生低血压。②护理措施：一旦发生，加快输液速度，必要时静脉注射麻黄碱 10～15 mg，以提升血压。

（3）呼吸抑制。①病因：因肋间肌及膈肌运动抑制所致。②护理措施：为减轻对呼吸的抑制，采用小剂量、低浓度局麻药，以减轻运动神经阻滞。同时在麻醉期间，严密观察患者的呼吸，常规面罩给氧，并做好相关急救准备。

（赵月英）

第四节　手术后患者的护理

手术后期是指从患者被送到恢复室或外科病房至患者出院或继续追踪的时期。手术创伤导致患者防御能力下降，术后禁食、切口疼痛和应激反应等加重了患者的生理、心理负担，不仅影响创伤愈合和康复过程，而且可导致多种并发症的发生。手术后患者的护理重点是防治并发症，减轻患者的痛苦和不适，促进患者康复。

一、术后评估

（一）术中情况
了解手术方式和麻醉情况，手术进程及术中出血、输血和补液情况以及留置的引流管情况等，以判断手术创伤大小及对机体的影响。

（二）身体状况
1.生命体征
评估患者回到病室时的神志、血压、脉搏、呼吸、血氧。
2.切口状况
了解切口部位及敷料包扎情况。
3.引流管
了解所置引流管的种类、数目和引流部位，注意引流液的量和性状、导尿管引流尿液的量和色泽。
4.肢体功能
了解术后肢体感知觉恢复情况和四肢活动度、皮肤的温度和色泽。
5.体液
评估术后患者尿量、各种引流的丢失量、失血量及术后补液量和种类。
6.营养状态
评估术后患者每天摄入营养素的种类、量和途径，了解术后体重变化。

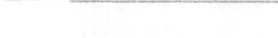

7.术后不适及并发症

了解有无切口疼痛、恶心呕吐、腹胀、呃逆、尿潴留等不适,观察和评估不适的种类和程度;评估有无术后出血、感染、切口裂开、深静脉血栓形成等并发症及危险因素。

8.辅助检查

了解术后血、尿常规、生化检查、血气分析等结果,尤其注意尿比重、血清电解质水平、血清蛋白及血清转铁蛋白的变化。

(三)心理-社会支持状况

评估术后患者和家属对手术的认识和看法,了解患者术后的心理感受,有无紧张、焦虑不安、恐惧、悲观、猜疑或敏感等心理反应。

进一步评估有无引起术后心理变化的原因:①手术致正常生理结构和功能改变,担忧手术对今后生活、工作及社交带来不利影响,如截肢、乳房切除或结肠造口等。②术后出现的各种不适如切口疼痛、尿潴留或呃逆等。③术后身体恢复缓慢及发生并发症。④担心不良的病理检查结果、预后差或危及生命。⑤担忧住院费用昂贵和难以维持后续治疗。

(四)判断预后

了解术后患者的治疗原则和治疗措施的落实情况。评估其机体修复情况,包括切口愈合、肠功能恢复,精神和体力恢复程度,休息和睡眠状况、食欲及饮食种类等。根据手术情况、术后病理检查结果和患者术后康复情况,判断其预后。

二、护理措施

(一)全麻恢复期的护理

1.生命体征和病情的观察

苏醒前设专人护理,常规监测心电图、血压、呼吸频率和血氧饱和度,每15~30分钟测量1次,直至患者完全清醒,呼吸循环功能稳定。

2.维持呼吸功能稳定

呕吐和误吸是引起全麻患者呼吸道阻塞、窒息的常见原因。为防止呕吐物误吸,术后应将患者去枕平卧,头偏向一侧,准备好吸引器及时清除口咽部分泌物。密切观察患者的病情变化,保持呼吸道通畅,常规给予患者吸氧,出现并发症时及时通知医师并协助处理。全麻后患者容易发生舌后坠阻塞咽喉部,这也是常见的呼吸道梗阻的原因,此外气管插管拔除后,因麻醉药、肌松药的残留肌力尚未恢复者,口咽部组织松弛的老年人及颈部短的肥胖者也容易发生呼吸道梗阻。表现为不完全呼吸道梗阻,此时可见呼吸时发出强弱不等的鼾声,有时带有哨音,而血氧饱和度呈进行性下降。出现舌后坠时用手托起下颌,放入口咽通气管,清除咽喉部分泌物和异物。

3.维持循环功能稳定

在麻醉恢复期,血压容易波动,体位变化也可影响循环功能。低血压的主要原因包括低血容量、静脉回流障碍、血管张力降低等;高血压常见原因有术后疼痛、尿潴留、低氧血症、高碳酸血症、颅内压升高等。

4.其他

手术结束后,除意识障碍患者需带气管插管回病房外,一般应待患者意识恢复、拔除导管后再送回病房。此阶段工作可在手术间或麻醉苏醒室进行。全麻未清醒前,患者处于意识丧失阶段,必须守护在患者旁边适当防护、加以约束,防止患者发生坠床及引流管意外脱管等,保持引流管通畅,严密观察有无术后出血。维持体温正常,多数麻醉大手术术后患者体温过低,应注意保暖。少数患者,特别是婴幼儿,全麻后可出现高热、惊厥,与全麻药物引起中枢性体温调节失调有关,一旦发现体温升高,应积极进行物理降温,特别是头部降温,以防脑水肿。

5.明确麻醉苏醒进展情况

达到以下标准,可转回病房:①神志清醒,有定向力,回答问题准确。②呼吸平稳,能深呼吸及咳嗽,血氧饱和度>95％。③血压及脉搏稳定30分钟以上,心电图无严重的心律失常和心肌缺血改变。

6.苏醒延迟

若全身麻醉后超过2小时意识仍未恢复,在排除昏迷后,即可认为是麻醉苏醒延迟。与麻醉药物过量,麻醉药物应用不当,麻醉中低血压和低氧血症,代谢功能紊乱等原因有关。引起的苏醒延迟首先严密观察生命体征,维持呼吸道通畅,及时寻找患者苏醒延迟原因,进行针对性处理。

7.患者的转运

在转运前应补足容量,轻柔、缓慢地搬动患者。转送过程中妥善固定各管道,防止脱出。有呕吐可能者,将其头偏向一侧;全麻状态未醒者,在人工呼吸状态下转运;心脏及大手术、危重患者,在吸入纯氧及监测循环、呼吸等生命体征下转运。

(二)一般护理

1.安置患者

(1)与麻醉师和手术室护士做好床旁交接。

(2)搬运患者时动作轻稳,注意保护头部、手术部位及各引流管和输液管道。

(3)正确连接各引流装置。

(4)检查输液是否通畅。

(5)遵医嘱给氧。

(6)注意保暖,但避免贴身放置热水袋,以免烫伤。

2.合适体位

根据麻醉方式、术式安置患者的卧位。

(1)全身麻醉:尚未清醒的患者应平卧,头偏向一侧,使口腔分泌物或呕吐物易于流出,避免误吸入气管;全身麻醉清醒后根据需要调整卧位。

(2)蛛网膜下腔麻醉:患者应去枕平卧或头低卧位6～8小时,防止脑脊液外渗致头痛。

(3)硬脊膜外隙麻醉:患者一般取平卧位6小时,随后可根据手术部位安置成需要的卧位。

(4)休克:患者取中凹体位或平卧位。下肢抬高15°～20°,头部和躯干抬高20°～30°。

(5)颅脑手术:术后无休克或昏迷的患者可取15°～30°头高脚低斜坡卧位。

(6)颈、胸手术:术后患者多采用高半卧位,便于呼吸和有效引流。

(7)腹部手术:术后多采用低半卧位或斜坡卧位,以减少腹壁张力,便于引流,并可使腹腔渗血渗液流入盆腔,避免形成膈下脓肿。

(8)脊柱或臀部手术后患者可取俯卧或仰卧位。

(9)腹腔内有污染者,在病情许可的情况下,尽早改为半坐位或头高脚低位。

(10)肥胖患者可取侧卧位,以利呼吸和引流。

3.病情观察

(1)生命体征:手术当日每15～30分钟测量1次脉搏、呼吸、血压,监测6～8小时至生命体征平稳。对危重患者,还必须密切观察瞳孔和神志,直至病情稳定,随后可改为每小时测量 1 次或遵医嘱定时测量,并做好记录。有条件者可使用床旁心电监护仪连续监测。

(2)体液平衡:手术后详细记录 24 小时出入量;对于病情复杂的危重患者,留置尿管,观察并记录每小时尿量。

(3)中心静脉压:如果手术中有大量血液、体液丢失,在术后早期应监测中心静脉压。呼吸功能或心脏功能不全者可采用 Swan-Ganz 导管以监测肺动脉压、肺动脉楔压及混合静脉血氧分压等。

(4)其他:特殊监测项目需根据原发病及手术情况而定,如胰岛素瘤患者术后需定时监测血糖、尿糖;颅脑手术后的患者监测颅内压及苏醒程度;血管疾病患者术后定时监测指(趾)端末梢循环状况等。

4.静脉补液

由于手术野的不显性液体丢失、手术创伤及术后禁食等原因,术后患者多需接受静脉输液直至恢复进食。术后输液的量、成分和输注速度,取决于手术的大小、器官功能状态和疾病严重程度。必要时遵医嘱输血浆、红细胞等,以维持有效循环血量。

5.饮食护理

(1)消化道手术:需禁食,待肠道功能恢复、肛门排气后,开始进少量流质饮食,逐步递增至全量流质饮食,至第 5～6 天进食半流质饮食,第 7～9 天可过渡到软食,术后 10～12 天开始普食。术后留置有空肠营养管者,可在术后第 2 天自营养管滴入营养液。

(2)非消化道手术:视手术大小、麻醉方法及患者的全身反应而定。体表或肢体的手术,全身反应较轻者,术后即可进食;手术范围较大,全身反应明显者,待反应消失后方可进食。局部麻醉者,无任何不适,术后即可按需进食。蛛网膜下腔麻醉和硬脊膜外隙麻醉者,若无恶心、呕吐,术后 3～6 小时可根据需要适当进食;全身麻醉者,应待完全清醒、无恶心呕吐后方可进食,先给予流质饮食,以后视情况逐步过渡到半流质饮食或普食。

6.引流管护理

区分各引流管放置的部位和作用,做好标记并妥善固定。保持引流通畅,若引流液黏稠,可通过负压吸引防止堵塞;术后经常检查引流管道有无堵塞或扭曲。观察并记录引流液的量、性状和颜色,如有异常及时通知医师。如使用引流瓶,更换连接管及引流瓶时要注意无菌操作技术。熟悉各类引流管的拔管指征,并进行宣教。

(1)置于皮下等浅表部位的乳胶片一般术后 1～2 天拔除。

(2)烟卷引流一般术后 3 天拔除。

(3)腹腔引流管若引流液甚少,可于术后 1～2 天拔除;如作为观察胃肠道吻合口渗漏情况,则需保留至所预防的并发症可能发生的时间后再拔除,一般为术后 5～7 天。

(4)胸腔引流管:①保持管道的密闭。②严格无菌操作,防止逆行感染。③保持引流管道系统通畅。④观察和记录。⑤妥善固定引流管,防止脱出。⑥拔管指征和方法。

(5)胃肠减压管:在肠功能恢复、肛门排气后拔除,其他引流管则视具体情况而定。

7.休息与活动

(1)休息:保持病室安静,减少对患者的干扰,保证其安静休息及充足的睡眠。

(2)活动:早期活动有助于增加肺活量、减少肺部并发症、改善全身血液循环、促进切口愈合、预防深静脉血栓形成、促进肠功能恢复和减少尿潴留的发生。原则上,大部分患者术后 24～

48 小时内可试行下床活动。病情稳定后鼓励患者早期床上活动,争取在短期内起床活动,除非有治疗方面的禁忌。鼓励并协助患者在床上进行深呼吸运动、四肢主动活动与被动活动、自行翻身等。活动时固定好各种导管,防跌倒,并给予协助。

8.手术切口护理

观察切口有无渗血、渗液,切口及周围皮肤有无发红及切口愈合情况,及时发现切口感染、切口裂开等异常。保持切口敷料清洁干燥,并注意观察术后切口包扎是否限制了胸、腹部呼吸运动或指(趾)端血液循环。对烦躁、昏迷患者及不合作患儿,可适当使用约束带,防止敷料脱落。

(1)外科手术切口的分类。①清洁切口:手术未进入感染炎症区,未进入呼吸道、消化道、泌尿生殖道及口咽部位。②清洁-污染切口:手术进入呼吸道、消化道、泌尿生殖道及口咽部位,但不伴有明显污染。③污染切口:手术进入急性炎症但未化脓区域;开放性创伤手术;胃肠道、尿路、胆道内容物及体液有大量溢出污染;术中有明显污染(如开胸心脏按压)。④感染切口:有失活组织的陈旧创伤手术;已有临床感染或脏器穿孔的手术。

(2)切口愈合等级。①甲级愈合:指愈合良好,无不良反应。②乙级愈合:指愈合处有炎症反应,如红肿、硬结、血肿、积液等,但未化脓。③丙级愈合:指切口已化脓,需要做切开引流等处理。

(3)缝线拆除时间:根据切口部位、局部血液供应情况、患者年龄及全身营养状况决定。一般而言,头、面及颈部切口在术后 4～5 天拆线,下腹部和会阴部切口为术后 6～7 天拆线,胸部、上腹部、背部和臀部术后 7～9 天拆线,四肢术后 10～12 天拆线,减张缝线于术后 14 天拆除。青少年患者拆线时间可适当缩短,年老体弱、营养不良或糖尿病患者拆线时间需适当延迟;切口较长者先间隔拆线,1～2 天后再将剩余缝线拆除。用可吸收缝线者可不拆线。

(三)术后不适的护理

1.切口疼痛

(1)常见原因:麻醉作用消失后,患者开始感觉切口疼痛。切口疼痛在术后 24 小时内最剧烈,2～3 天后逐渐减轻。剧烈疼痛可影响各器官的正常生理功能和休息,故需关心患者,并给予相应的处理和护理。

(2)护理措施:①评估和了解疼痛的程度,可采用口述疼痛分级评分法、数字疼痛评分法、视觉模拟疼痛评分法等。②观察患者疼痛的时间、部位、性质和规律。③鼓励患者表达疼痛的感受,并简单解释切口疼痛的规律。④手术后,可遵医嘱给予患者镇静、镇痛类药物,如地西泮、布桂嗪、哌替啶等。⑤大手术后 1～2 天内,可持续使用患者自控镇痛泵进行镇痛。患者自控镇痛泵(PCA)是指患者感觉疼痛时,通过按压计算机控制的微量泵按钮,向体内注射医师事先设定的药物剂量进行镇痛;给药途径以经静脉、硬膜外最为常用。常用药物为吗啡、芬太尼、曲马多或合用非甾体抗炎药等。⑥尽可能满足患者对舒适的需要,如协助变换体位,减少压迫等。⑦指导患者运用正确的非药物方法减轻疼痛,减轻对疼痛的敏感性,如分散患者注意力、按摩、放松或听音乐等。

2.发热

发热是术后患者最常见的症状。由于手术创伤的反应,术后患者的体温可略升高,变化幅度在 0.1～1 ℃,一般不超过 38 ℃,称为外科手术热或吸收热,于术后 1～2 天体温逐渐恢复正常。

(1)常见原因:术后 24 小时内的体温过高(>39 ℃),常为代谢性或内分泌异常、低血压、肺不张和输血反应等;术后 3～6 天的发热或体温降至正常后再度发热,则要警惕继发感染的可能,如手术切口、肺部及尿路感染。如果发热持续不退,要密切注意是否因更为严重的并发症所引起,如体腔术后残余脓肿等。

(2)护理措施:①监测体温及伴随症状。②及时检查切口部位有无红、肿、热、痛或波动感。③遵医嘱应用药物降温或物理降温。④结合病史进行如 X 线胸片、B 超、CT、切口分泌物涂片和培养、血培养、尿液检查等,寻找原因并有针对性治疗。

3.腹胀

(1)常见原因:术后早期腹胀常是由于胃肠道蠕动受抑制,肠腔内积气无法排出所致。随着肠胃功能恢复、肛门排气后症状可缓解。若手术后数天仍无肛门排气、腹胀明显或伴有肠梗阻症状,可能是腹膜炎或其他原因所致的肠麻痹。若腹胀伴有阵发性绞痛、肠鸣音亢进,可能是早期肠粘连或其他原因所引起的机械性肠梗阻,应做进一步检查。

(2)护理措施:①胃肠减压、肛管排气或高渗溶液低压灌肠等。②协助患者勤翻身,下床活动。③遵医嘱使用促进肠蠕动的药物如新斯的明肌内注射。④若是因腹腔内感染或机械性肠梗阻导致的腹胀,非手术治疗不能改善者,需做好再次手术的准备。

4.恶心、呕吐

(1)常见原因:①术后早期的恶心、呕吐常常是麻醉反应所致,待麻醉作用消失后,即可自然停止。②开腹手术对胃肠道的刺激或引起幽门痉挛。③药物影响,常见的如环丙沙星类抗生素、单独静脉使用复方氨基酸、脂肪乳剂等。④严重腹胀。⑤水、电解质及酸碱平衡失调等。

(2)护理措施:①患者呕吐时,将其头偏向一侧,并及时清除呕吐物。②行针灸治疗或遵医嘱给予镇静、止吐药物及解痉药物。③若持续性呕吐,应查明原因,进行相应处理。

5.尿潴留

(1)常见原因:①合并有前列腺增生的老年患者。②蛛网膜下腔麻醉后或全身麻醉后,排尿反射受抑制。③切口疼痛引起后尿道括约肌和膀胱反射性痉挛,尤其是骨盆及会阴部手术后。④手术对膀胱神经的刺激。⑤患者不习惯于床上排尿。⑥镇静药物用量过大或低血钾等。对术后 6~8 小时尚未排尿或虽排尿但尿量少、次数频繁者,应在耻骨上区叩诊检查,明确有无尿潴留。

(2)护理措施:①稳定患者情绪,采用诱导排尿,如变换体位、下腹部热敷或听流水声等。②遵医嘱采用药物、针灸治疗。③上述措施无效时则应考虑在严格无菌技术下导尿,一次放尿液不超过 1 000 mL。尿潴留时间过长或导尿时尿液量超过 500 mL 者,应留置导尿管 1~2 天。

6.呃逆

(1)常见原因:术后呃逆可能是神经中枢或膈肌直接受刺激引起。

(2)护理措施:①术后早期发生者,可压迫眶上缘,抽吸胃内积气、积液。②遵医嘱给予镇静或解痉药物。③上腹部术后患者若出现顽固性呃逆,要警惕吻合口漏或十二指肠残端漏、膈下积液或感染的可能,做超声检查可明确病因。一旦明确,配合医师处理。④未查明原因且一般治疗无效时,协助医师行颈部膈神经封闭治疗。

(四)术后并发症的观察与护理

1.出血

(1)常见原因:术后出血的可能原因有术中止血不完善或创面渗血、痉挛的小动脉断端舒张、结扎线脱落或凝血机制障碍等。可发生于手术切口、空腔脏器及体腔内。

(2)护理措施:①严密观察患者生命体征、手术切口,若覆盖切口的敷料被血液渗湿、可怀疑为手术切口出血,应打开敷料检查切口以明确出血情况和原因。②了解各引流管内引流液的性状、量和颜色变化。如胸腔手术后,若胸腔引流血性液体持续超过 200 mL/h,提示进行性出血。③未放置引流管者,可通过密切的临床观察,评估有无低血容量性休克的早期表现,如烦躁、心率增快、尿量少、中心静脉压低于 0.49 kPa(5 cmH$_2$O)等,特别是在输入足够的液体和血液后,休克征象未改善或加重,或好转后又恶化,都提示有术后出血。④腹部手术后腹腔内出血,早期临床表现不明显,只有通过密切的临床观察,必要时行腹腔穿刺,才能明确诊断。⑤少量出血时,一般经过更换切口敷料、加压包扎或全身使用止血剂即可止血;出血量大时,应加快输液,遵医嘱输血或血浆,扩充血容量,并做好再次手术止血的术前准备。

2.压疮

压疮是术后常见的皮肤并发症。

(1)常见原因:术后患者由于切口疼痛、手术特殊要求需长期卧床,局部皮肤组织长期受压,同时受到汗液、尿液、各种引流液等的刺激以及营养不良、水肿等原因,易导致压疮发生。

(2)护理措施。①积极采取预防措施:每 2 小时翻身 1 次;正确使用石膏、绷带及夹板;保持患者皮肤及床单清洁干燥,使用便盆时协助患者抬高臀部;协助并鼓励患者坚持每天进行主动或被动运动,鼓励早期下床;增加营养。②去除致病原因。③小水疱未破裂可自行吸收;大水疱在无菌操作下用注射器抽出疱内液体,再用无菌敷料包扎。④浅度溃疡用透气性好的保湿敷料覆盖;坏死溃疡者,清洁创面、去除坏死组织、保持引流通畅。

3.切口感染

(1)常见原因:切口内留有无效腔、血肿、异物或局部组织供血不良,合并有贫血、糖尿病、营养不良或肥胖等。

(2)护理措施:①术中严格遵守无菌技术原则、严密止血,防止残留无效腔、血肿或异物等。②保持伤口清洁、敷料干燥。③加强营养支持,增强患者抗感染能力。④遵医嘱合理预防性使用抗生素。手术患者皮肤切开前 30 分钟～2 小时内或麻醉诱导期给予合理种类和合理剂量的抗生素。需要做肠道准备的患者,还需术前 1 天分次、足剂量给予非吸收性口服抗生素。若手术时间超过 3 小时,或者手术时间长于所用抗生素半衰期,或者失血量>1 500 mL 者,手术中应当对患者追加合理剂量的抗生素。⑤术后密切观察手术切口情况。若术后 3～4 天,切口疼痛加重,切口局部有红、肿、热、压痛或波动感等,伴有体温升高、脉率加速和白细胞计数升高,可怀疑为切口感染。感染早期予局部理疗,使用有效抗生素;化脓切口需拆除部分缝线,充分敞开切口,清理切口后,放置凡士林油纱条引流脓液,定期更换敷料,争取二期愈合;若需行二期缝合,做好术前准备。

4.深静脉血栓形成

多见于下肢。开始时患者自感腓肠肌疼痛和紧束,或腹股沟区出现疼痛和压痛,随之下肢出现凹陷性水肿,沿静脉走行有触痛,可扪及索状变硬的静脉。一旦血栓脱落可引起肺动脉栓塞,导致死亡。

(1)常见原因:①术后腹胀、长时间制动、卧床等引起下肢及髂静脉回流受阻(特别是老年及肥胖患者)、血流缓慢。②手术、外伤、反复穿刺置管或输注高渗性液体、刺激性药物等致血管壁和血管内膜损伤。③手术导致组织破坏、癌细胞的分解及体液的大量丢失致血液凝集性增加等。

(2)护理措施。①加强预防:鼓励患者术后早期下床活动;卧床期间进行肢体的主动和被动运动;术后穿弹力袜以促进下肢静脉回流;对于血液处于高凝状态的患者,可预防性口服小剂量阿司匹林或复方丹参片。②正确处理:严禁经患肢静脉输液,严禁局部按摩,以防血栓脱落;抬高患肢、制动,局部 50％硫酸镁湿热敷,配合理疗和全身性抗生素治疗;遵医嘱静脉输入低分子右旋糖酐和复方丹参溶液,以降低血液黏滞度,改善微循环;血栓形成 3 天内,遵医嘱使用溶栓剂(首选尿激酶)及抗凝剂(肝素、华法林)进行治疗。

5.切口裂开

多见于腹部及肢体邻近关节部位。常发生于术后 1 周左右或拆除皮肤缝线后 24 小时内。往往发生在患者一次突然腹部用力或有切口的关节伸屈幅度较大时,通常自觉切口疼痛和突然松开,随即有淡红色液体自切口溢出,浸湿敷料。切口裂开分为全层裂开和深层裂开但皮肤缝线完整的部分裂开。腹部切口全层裂开者可见有内脏脱出。

(1)常见原因:营养不良、组织愈合能力差、切口张力大、缝合不当、切口感染及腹内压突然升高,如剧烈咳嗽、打喷嚏或严重腹胀等。

(2)护理措施:①对年老体弱、营养状况差,估计切口愈合不良的患者,术前加强营养支持。②对评估发生此并发症可能性大的患者,在逐层缝合腹壁切口的基础上,加用全层腹壁减张缝线,术后用腹带适当加压包扎伤口,减轻局部张力,延迟拆线时间。③及时处理和消除慢性腹内压升高的因素。④手术切口位于肢体关节活动部位者,拆线后应避免大幅度动作。⑤一旦发生大出血,立即平卧,稳定患者情绪,避免惊慌,告知患者勿咳嗽和进食进饮;用无菌生理盐水纱布覆盖切口,用腹带轻轻包扎,与医师联系,立即送往手术室重新缝合;有肠管脱出者,切勿将其直接回纳腹腔,以免引起腹腔感染。

6.尿路感染

尿路感染常起自膀胱,若上行感染可引起肾盂肾炎。急性膀胱炎的主要表现为尿频、尿急、尿痛,伴或不伴排尿困难,一般无全身症状。急性肾盂肾炎多见于女性,主要表现为畏寒、发热,肾区疼痛等。

(1)常见原因:尿潴留、长期留置导尿管或反复多次导尿是术后尿路感染的常见原因。

(2)护理措施:①术前训练床上排尿。②指导患者术后自主排尿。③出现尿潴留及时处理,若残余尿量超过 500 mL 时,应严格按照无菌操作原则留置导尿管作持续引流。④鼓励患者多饮水,保持尿量在 1 500 mL/d 以上。⑤收集尿液并及时送检,根据尿培养及药物敏感试验结果选用有效抗生素控制感染。

7.肺部感染

常发生在胸、腹部大手术后,特别是老年患者、长期吸烟、术前合并急、慢性呼吸道感染者。

(1)常见原因:术后呼吸运动受限、呼吸道分泌物积聚及排出不畅是引起术后肺部感染的主要原因。

(2)护理措施:①保持病室适宜温度(18～22 ℃)、湿度(50％～60％),维持每天液体摄入量 2 000～3 000 mL。②术后卧床期间鼓励患者每小时重复做深呼吸 5～10 次,帮助其翻身、叩背,促进气道内分泌物排出。③教会患者保护切口和进行有效咳嗽、咳痰的方法,用双手按住患者季肋部或切口两侧,限制胸部或腹部活动的幅度以保护切口,在深吸气后用力咳痰,并作间断深呼吸。④协助患者取半卧位,病情允许尽早下床活动。⑤痰液黏稠不易咳出者,予雾化吸入。⑥遵医嘱应用抗生素及祛痰药物。

8.消化道并发症

常见急性胃扩张、肠梗阻等。腹腔手术后胃肠道功能的恢复往往需要一定时间。一般肠道功能的恢复从术后 12～24 小时开始,此时可闻及肠鸣音;术后 48～72 小时整个肠道蠕动可恢复正常,肛门排气、排便。

预防措施:①胃肠道手术前灌肠、留置胃管。②维持水、电解质和酸碱平衡,及早纠正低血钾、酸中毒等。③术后禁食、胃肠减压。④取半卧位,按摩腹部。⑤及早下床活动。

(五)心理护理

加强巡视,建立相互信任的护患关系,鼓励患者说出自身想法,明确其所处的心理状态,给予适当的解释和安慰;满足其合理需要,提供有关术后康复、疾病恢复方面的知识,帮助患者缓解术后不适;告知其配合治疗与护理的要点,帮助患者建立疾病康复的信心,正确面对疾病及预后;鼓励患者提升生活自理能力。

(六)健康教育

1.休息与活动

保证充足的睡眠,活动量从小到大,一般出院后2~4周可从事一般性工作和活动。

2.康复锻炼

告知患者康复锻炼的知识,指导术后康复锻炼的具体方法。

3.饮食与营养

恢复期患者合理摄入均衡饮食,避免辛辣刺激食物。

4.用药指导

需继续治疗者,遵医嘱按时、按量服药,定期复查肝、肾功能。

5.切口处理

切口拆线后用无菌纱布覆盖1~2天,以保护局部皮肤。若开放性伤口出院者,向患者及家属交代门诊换药时间及次数。

6.复诊

告知患者恢复期可能出现的症状,有异常立即返院检查。一般手术后1~3个月门诊随访1次,以评估和了解康复过程及切口愈合情况。

(赵月英)

第五节 神经外科手术的护理

一、凹陷骨折整复术

(一)术前准备

1.器械敷料

开颅器械包、颅钻、开颅单、基础敷料包、手术衣、盆、持物钳、灯把手。

2.一次性物品

1-0丝线、2-0丝线、3-0丝线、开颅缝针、手套、电刀手柄、吸引器连接管、手术薄膜、双极电凝线、头皮夹、骨蜡、吸收性明胶海绵、保护套、20 mL注射器。

(二)麻醉方法

局部浸润麻醉或气管插管全身麻醉。

（三）手术体位

侧头仰卧位。顶枕部凹陷骨折，可取侧卧位或俯卧位。

（四）手术配合

（1）常规消毒、铺巾，绕凹陷骨折边缘做一马蹄铁形切口。

（2）在凹陷骨折的周边钻4个骨孔，在各骨孔之间锯断，保留骨瓣表面的骨膜。

（3）在硬脑膜外与颅骨内板之间进行剥离，将整个骨瓣取下。

（4）手辅助下用骨撬将凹陷骨折整复。

（5）检查硬脑膜是否完整，硬脑膜下是否有血肿或脑挫裂伤。如脑内有残留的骨折片，应摘除骨折片，清除其下方的积血和挫碎的脑组织，严密止血后缝合硬脑膜。

（6）将整复后的游离骨瓣复位，切开的骨膜予以缝合，最后逐层缝合头皮各层组织。

（五）手术配合注意事项

（1）严格执行无菌操作。

（2）妥善固定体位，注意皮肤的保护。

二、颅内血肿清除术

（一）术前准备

1.器械敷料

脑外伤器械包、颅钻、咬骨钳、开颅单、基础敷料包、手术衣、盆、持物钳、灯把手。

2.一次性物品

1-0丝线、2-0丝线、3-0丝线、开颅缝针、手套、电刀手柄、吸引器连接管、手术薄膜、双极电凝线、头皮夹、骨蜡、吸收性明胶海绵、速即纱纤丝、保护套、20 mL注射器、潘氏引流管。

（二）麻醉方法

气管插管全身麻醉。

（三）手术体位

根据损伤部位采取相应的卧位。

（四）手术配合

（1）常规消毒、铺巾，选择血肿距表面最近且避开重要功能区的部位开颅。

（2）硬脑膜外或硬脑膜下有血肿时应先清除。

（3）检查脑表面有无挫伤，在挫伤重的位置常常可发现浅部的脑内血肿。如看不到血肿，可在挫伤的穿刺点处电凝，用脑室针逐渐向脑内穿刺确定血肿位置。如无挫伤则按CT确定的血肿方向进行穿刺。确定深部脑内血肿的位置后，在非功能区的脑回上选穿刺点，电凝后切开2～3 cm的脑皮质，用脑压板和吸引器按穿刺的方向逐渐向脑深部分离，直达血肿腔内。

（4）用吸引器将血肿吸除，如有活动性出血以电凝止血。对软化、坏死的脑组织要一并清除。

（5）彻底止血后，血肿腔内置引流管。根据脑压情况，可行硬脑膜扩大修补、保留或去除骨板，依次缝合切口。

（五）手术配合注意事项

（1）合理摆放患者的体位，避免受压部位由于时间过长引起血运障碍导致坏死。

（2）术中严密观察患者的生命体征，保证输血输液的通畅。

（3）严格执行无菌操作。

三、颅骨成形术

（一）术前准备

1.器械敷料

开颅器械包、颅骨修补器械、开颅单、基础敷料包、手术衣、盆、持物钳、灯把手。

2.一次性物品

1-0丝线、2-0丝线、3-0丝线、开颅缝针、手套、电刀手柄、吸引器连接管、手术薄膜、双极电凝线、头皮夹、吸收性明胶海绵、20 mL注射器、颅骨修补材料。

（二）麻醉方法

气管插管全身麻醉。

（三）手术体位

根据缺损部位采取相应的卧位。

（四）手术配合

（1）常规消毒、铺巾，连接电刀、吸引器、双极电凝仪。

（2）在手术切口的两角处，用注射器抽取生理盐水在皮下、骨膜下和帽状腱膜下分层注射，以利于分离组织。

（3）用刀环绕缺损骨窗切开头皮组织。

（4）更换手术刀后，自帽状腱膜下疏松结缔组织间隙分离，游离皮瓣并充分止血，悬吊皮瓣。

（5）在骨窗边缘用骨膜剥离器将骨膜剥开，显露颅骨缺损边缘。

（6）游离皮瓣、肌瓣、硬膜时要注意彻底止血。

（7）将消毒好的颅骨修补材料，于颅骨相应部位固定，必要时用6×14圆针、3-0丝线悬吊硬脑膜，并用过氧化氢溶液及生理盐水冲洗创面。

（8）放置引流管，逐层缝合头皮各层组织，覆盖切口并加压包扎。

（五）手术配合注意事项

（1）术前与术者沟通，备好颅骨修补材料，及时高压灭菌，生物监测合格后方能使用。

（2）认真交接修补材料的数量，妥善保管。

（3）颅骨修补材料的标识及灭菌合格标识要及时粘贴于手术清点单背面。

四、经蝶窦垂体腺瘤切除术

（一）术前准备

1.器械敷料

经蝶器械包、开颅单、基础敷料包、手术衣、盆、持物钳。

2.一次性物品

手套、吸引器连接管、双极电凝线、吸收性明胶海绵、速即纱纤丝、保护套、1 mL注射器、5 mL注射器、20 mL注射器、油纱。

3.仪器

双极电凝仪、显微镜。

（二）麻醉方法

气管插管全身麻醉。

(三)手术体位

水平仰卧位,头部略后仰枕下垫头圈。

(四)手术配合

(1)气管插管全身麻醉后,用浸有丁卡因麻黄碱溶液的棉片填入鼻腔。

(2)常规消毒、铺巾,调好显微镜,0.5%点而康棉条消毒双侧鼻腔,放置鼻腔牵开器。用5 mL注射器抽取生理盐水局部注射,小圆刀切开鼻黏膜,用剥离器剥离鼻中隔,沿骨性中隔两侧继续剥离黏膜直至蝶窦前壁。

(3)换大号鼻腔牵开器,暴露蝶窦前壁后方,用髓核钳咬除骨性鼻中隔、蝶窦前壁、蝶窦中隔,蝶窦前壁切除的范围以充分暴露鞍底为宜。切开蝶窦黏膜,可用双极电凝使之皱缩,不要过分牵拉、剥离蝶窦黏膜,以免引起不必要的出血。

(4)打开鞍底,并扩大骨窗 2.5～3 cm,显露硬脑膜。

(5)切除鞍底骨质后可见鞍底硬膜向蝶窦内稍膨隆。用细长针头穿刺膨隆硬膜的中心,以排除鞍内动脉瘤。钩刀十字切开硬脑膜,硬膜切开的范围应小于鞍底骨质开窗,以免损伤海绵窦引起出血。

(6)用不同大小的环行刮匙刮除肿瘤,仔细检查确认无肿瘤残留后,用速即纱纤丝止血。

(7)如无脑脊液漏则无须填塞蝶鞍和蝶窦,如术中出现脑脊液漏,取自体肌肉制成肌肉浆并涂抹耳脑胶覆盖漏液部位,填塞吸收性明胶海绵。无须重建鞍底,不填塞蝶窦。

(8)撤出牵开器,复位鼻中隔和切口部黏膜,清理鼻腔分泌物,双侧鼻腔上、中鼻道后上部填塞油纱和浸有丁卡因麻黄碱溶液的棉片。

(五)手术配合注意事项

(1)术前探视患者,做好患者的心理护理,缓解患者的紧张情绪。

(2)术前备好用物,保证手术器械功能良好。

(3)手术部位较深,需备好细长棉条和精细棉片,撤回脑棉时要保证数量的准确及形状的完整。

(4)妥善保存标本,以免丢失。

五、经颅垂体腺瘤切除术

(一)术前准备

1.器械敷料

脑瘤器械包、颅钻、咬骨钳、显微器械、开颅单、基础敷料包、手术衣、盆、持物钳。

2.一次性物品

1-0 丝线、2-0 丝线、3-0 丝线、开颅缝针、手套、电刀手柄、吸引器连接管、手术薄膜、双极电凝线、头皮夹、骨蜡、吸收性明胶海绵、速即纱纤丝、保护套、20 mL 注射器、潘氏引流管。

3.仪器

双极电凝仪、颅钻、显微镜。

(二)麻醉方法

气管插管全身麻醉。

(三)手术体位

水平仰卧位,上身略抬高 15°～30°。

(四)手术配合(经额下入路)

(1)常规消毒、铺巾,连接电刀、吸引器、双极电凝仪。

(2)取发际内冠状切口,双极电凝及头皮夹夹闭止血。

(3)骨膜剥离器剥离骨膜,用8×20圆针、1-0丝线悬吊皮瓣。

(4)安装颅钻,协助术者钻骨孔,并用骨蜡封闭止血。锯开颅骨,用脑膜剥离器于骨瓣下剥离硬脑膜,取下骨瓣。将骨瓣用生理盐水纱布包好保存备用。

(5)6×14圆针、3-0丝线悬吊硬脑膜,并用脑棉覆盖保护。

(6)术者洗手后,用脑膜钩、尖刀片切开硬脑膜,随后用脑膜镊提起,脑膜剪剪开脑膜,脑棉覆盖正常脑组织。

(7)连接好显微镜,调整至最佳平衡状态。

(8)更换细吸引器头,备好显微剪刀、颅内牵开器、脑压板及剥离器等,进入鞍区,显露切除肿瘤。术中根据情况,及时备好各种型号的脑棉及止血材料压迫止血。肿瘤切除,创面充分止血后填塞速即纱纤丝。

(9)清点物品无误后,常规关颅,根据手术需要安置引流管。

(五)手术配合注意事项

(1)术中注意保护脑组织,根据医嘱及时合理使用20%甘露醇。

(2)根据手术需要及时调节双极电凝仪的功率,并时刻保持双极镊子的清洁、功能完好。

六、导航定位下经蝶窦垂体腺瘤切除术

(一)术前准备

1.器械敷料

经蝶器械包、导航器械、开颅单、基础敷料包、手术衣、盆、持物钳。

2.一次性物品

手套、吸引器连接管、双极电凝线、吸收性明胶海绵、速即纱纤丝、保护套、1 mL注射器、5 mL注射器、20 mL注射器、油纱。

3.仪器

双极电凝仪、显微镜、导航仪。

(二)麻醉方法

气管插管全身麻醉。

(三)手术体位

水平仰卧位,头部略后仰枕下垫头圈。

(四)手术配合

(1)气管插管全身麻醉后,用浸有丁卡因麻黄碱溶液的棉片填入鼻腔。

(2)消毒头面部后,安装头部参考架,铺无菌巾。启动神经导航系统,置入术前CT检查时刻录的光盘,注册成功后,核查其准确性。

(3)调好显微镜,0.5%点而康棉条消毒鼻腔,放置鼻腔牵开器。用5 mL注射器注入生理盐水于鼻中隔黏膜下,小圆刀切开鼻黏膜,剥离器剥离鼻黏膜至蝶窦前壁。

(4)换大号鼻腔牵开器,暴露蝶窦前壁后方,用主动参考棒进一步确定解剖位置。

(5)磨钻或咬骨钳打开蝶窦前壁后,用过氧化氢溶液、甲硝唑注射液及生理盐水反复冲洗蝶

窦腔。

(6)在导航棒引导下确定鞍底的位置及开窗的范围。

(7)打开鞍底,细长穿刺针鞍内穿刺,确认无鲜血或脑脊液后,用钩刀十字切开硬脑膜,肿瘤用不同大小的环形刮匙分块刮除。肿瘤切除后,冲洗止血,速即纱纤丝和吸收性明胶海绵压迫止血。

(8)撤出牵开器,复位鼻中隔和切口黏膜,清理鼻腔分泌物,用油纱和浸有丁卡因麻黄碱溶液的棉片填塞鼻腔。

(五)手术配合注意事项

(1)手术配合及操作时,避免碰触参考架,以免影响其准确性。

(2)术中注意保护主动导航棒的导线,避免锐器损伤。

七、幕上肿瘤切除术

(一)术前准备

1.器械敷料

脑瘤器械包、颅钻、咬骨钳、显微器械、开颅单、基础敷料包、手术衣、盆、持物钳、灯把手。

2.一次性物品

1-0丝线、2-0丝线、3-0丝线、开颅缝针、手套、电刀手柄、吸引器连接管、手术薄膜、双极电凝线、头皮夹、骨蜡、吸收性明胶海绵、速即纱纤丝、保护套、潘氏引流管、颅骨固定材料。

3.仪器

双极电凝仪、颅钻、磨钻、显微镜。

(二)麻醉方法

气管插管全身麻醉。

(三)手术体位

1.水平仰卧位

额部、眉弓入路,主要为前颅凹肿瘤。

2.侧头仰卧位

翼点、额颞部入路,主要为中颅凹肿瘤。

3.侧卧位

颞叶肿瘤。

(四)手术配合

(1)常规消毒、铺巾,连接电刀、吸引器、双极电凝仪。

(2)刀切开皮肤、皮下组织及帽状腱膜层,纱布按压,双极电凝及头皮夹夹闭止血。

(3)电刀切开帽状腱膜下组织及骨膜,用骨膜剥离器剥离骨膜,8×20圆针、1-0丝线悬吊皮瓣,并用双极充分止血。

(4)安装好颅钻,协助术者钻骨孔,骨孔内有出血时用骨蜡封闭止血。

(5)线锯导板和线锯锯开颅骨,用脑膜剥离器于骨瓣下剥离硬脑膜,取下骨瓣。将骨瓣用生理盐水纱布包好保存备用。

(6)骨蜡封闭骨缘,6×14圆针、3-0丝线悬吊硬脑膜并用脑棉覆盖保护。

(7)术者洗手后,用脑膜钩、尖刀片切开硬脑膜,随后用脑膜镊提起,脑膜剪剪开脑膜,脑棉覆盖正常脑组织,显露肿瘤部位。

(8)将显微镜调节至最佳状态,探查肿瘤并分离,持瘤镊、双极电凝、显微剪刀切除肿瘤,有出血时用双极电凝和脑棉压迫止血。取净肿瘤、创面充分止血后填放速即纱纤丝,清点物品无误,用 6×14 圆针、3-0 丝线缝合硬脑膜,放置引流管于硬膜下或硬膜外。

(9)用颅骨固定材料将骨瓣复位,然后依次缝合帽状腱膜、肌肉、皮下组织、皮肤。

(五)手术配合注意事项

(1)术前 1 天看望患者,掌握患者情况,充分做好术前准备。

(2)严格查对患者及患者所带用物,防止患者坠床。

(3)合理摆放患者的手术体位,并避免肢体受压。

(4)术中严密观察患者的生命体征,备好止血药物,保证输血、输液的通畅。

(5)撤回的脑棉要保证数量的准确及形状的完整。

(6)监督手术人员的无菌操作,掌握手术进行情况,及时提供手术所需物品。

八、小脑半球肿瘤切除术

(一)术前准备

1.器械敷料

脑瘤器械包、颅钻、咬骨钳、显微器械、后颅凹牵开器、开颅单、基础敷料包、手术衣、盆、持物钳、灯把手。

2.一次性物品

1-0 丝线、2-0 丝线、3-0 丝线、开颅缝针、手套、电刀手柄、吸引器连接管、手术薄膜、敷贴、双极电凝线、头皮夹、骨蜡、吸收性明胶海绵、速即纱纤丝、保护套。

3.仪器

双极电凝仪、颅钻、磨钻、显微镜。

(二)麻醉方法

气管插管全身麻醉。

(三)手术体位

侧卧位。

(四)手术配合

(1)常规消毒、铺巾,连接好电刀、吸引器、双极电凝仪。

(2)切开皮肤,头皮夹止血,电刀切开枕骨粗隆上骨膜及下正中白线,向深层至枕大孔边缘。用骨膜剥离器向两侧分离附着于枕骨的肌肉及肌腱,显露寰椎后结节和枢椎棘突并分离至两侧椎板上的肌肉。用骨蜡及双极电凝止血,后颅凹牵开器撑开切口。

(3)用颅钻在枕骨鳞部钻 2~3 个孔,咬骨钳将枕骨逐步咬除,上至横窦,侧至乙状窦,下至枕骨大孔后缘,必要时咬开寰椎后弓。

(4)切开硬脑膜,用双极止血,6×14 圆针、3-0 丝线悬吊硬脑膜。

(5)显露颅后窝结构,探查肿瘤并分离,持瘤镊、显微剥离器、显微剪刀等切除肿瘤,创面充分止血后填放速即纱纤丝。

(6)清点物品无误,严密缝合硬脑膜,必要时放置引流管。8×20 圆针、1-0 丝线严密缝合肌肉,再依次缝合筋膜、皮下组织和皮肤。

（五）手术配合注意事项

（1）术中保证颈后充分伸展，以利于显露术野。

（2）保持手术床的平整，尽量使用凝胶垫，以免皮肤受压破损。

（3）妥善固定体位，避免肢体过度受压。

（4）术中密切观察心率、血压等，监测病情变化。

九、动脉瘤夹闭术（以翼点入路为例）

（一）术前准备

1.器械敷料

脑瘤器械包、颅钻、咬骨钳、显微器械、开颅单、基础敷料包、手术衣、盆、持物钳、灯把手。

2.一次性物品

1-0 丝线、2-0 丝线、3-0 丝线、开颅缝针、手套、电刀手柄、吸引器连接管、手术薄膜、双极电凝线、头皮夹、骨蜡、吸收性明胶海绵、速即纱纤丝、保护套、20 mL 注射器、潘氏引流管、动脉瘤夹钳、动脉瘤夹、临时阻断夹。

3.仪器

双极电凝仪、颅钻、显微镜。

（二）麻醉方法

气管插管全身麻醉。

（三）手术体位

侧头仰卧位。

（四）手术配合

（1）常规消毒、铺巾，连接电刀、吸引器、双极电凝仪。

（2）常规开颅，悬吊硬脑膜并剪开硬脑膜，安置显微镜。

（3）钩刀或尖刀打开蛛网膜，分离大脑侧裂的蛛网膜及动脉瘤周围的蛛网膜。

（4）用显微剪刀、精细剥离器剥离，若有粘连增厚处用剪刀锐性分离，切忌撕拉，以免牵动动脉瘤壁。

（5）夹闭动脉瘤时，应先用动脉瘤探针探查暴露瘤颈，选择合适的动脉瘤夹夹闭。

（6）必要时用罂粟碱棉片覆盖动脉被阻断处数分钟，以解除痉挛。

（7）彻底止血后，放置速即纱纤丝。

（8）清点物品无误，缝合硬脑膜，将骨瓣复位，逐层缝合头皮组织，加压包扎。

（五）手术配合注意事项

（1）术前探望患者了解病情，并嘱患者注意休息，避免情绪激动及剧烈活动，保持大便通畅等，防止血压过高。

（2）接患者时动作轻柔，避免患者主动用力，减少头部活动，保持平车平稳运行。

（3）若患者出现突然头痛、呕吐、颈项强直等动脉瘤破裂征象应立即通知医师处理。

（4）术中传递器械应稳准轻，传递棉片时直接递于术野，以便于术者使用。

（5）动脉瘤夹应妥善保管，用过的夹子要及时收回，防止丢失。

（6）术中动脉瘤一旦破裂出血，要沉着冷静，及时更换粗吸引器头，备好双套吸引器、吸收性明胶海绵和棉片，备好临时阻断夹，若使用临时阻断夹要提醒医师阻断时间。

（7）严密观察病情,保证各种仪器功能的良好,及时提供各种止血药物,必要时遵医嘱使用甘露醇。

十、颅骨骨瘤切除术

（一）术前准备

1.器械敷料

开颅器械包、颅钻、咬骨钳、凿刀或骨凿、骨锤、磨钻、开颅单、基础敷料包、手术衣、盆、持物钳、灯把手。

2.一次性物品

1-0 丝线、2-0 丝线、3-0 丝线、开颅缝针、手套、电刀手柄、吸引器连接管、手术薄膜、双极电凝线、头皮夹、骨蜡、保护套、5 mL 注射器、20 mL 注射器。

3.仪器

颅钻。

（二）麻醉方法

局部浸润麻醉或静脉复合麻醉。

（三）手术体位

根据骨瘤部位选择相应体位:仰卧位或侧卧位。

（四）手术配合

1.切口

根据骨瘤的大小和部位,选择直切口、S 形切口、弧形切口或骨成形瓣切口。切开皮肤、帽状腱膜与肌层,充分暴露骨瘤边缘。

2.骨瘤暴露

切开骨瘤表面骨膜,用骨膜剥离器剥开骨膜,充分暴露出骨瘤与所侵犯的颅骨。如骨面出血,用骨蜡涂抹止血。

3.骨瘤切除

根据骨瘤的情况,可用骨凿沿颅骨外板切线方向凿除骨瘤、保留内板。骨凿凿平困难时,用颅钻钻数个骨孔或用磨钻打磨,以不钻透内板为度。再用咬骨钳咬除骨孔间的骨瘤组织,并用骨凿凿平或磨平,凿平后在瘤床四周,用脑棉覆盖,以保护健康组织。用 10%甲醛溶液(或苯酚)浸润的脑棉片涂抹瘤床,然后用生理盐水清洗,以电凝灼烧瘤床。

需要同时切除骨瘤及内板时,在骨瘤四周正常颅骨上钻 4~6 个孔,围绕骨瘤用咬骨钳依次咬除颅骨。或用线锯锯开骨瘤骨瓣,用骨膜剥离器撬起骨瘤骨瓣,取下骨瓣。骨缘有出血时以骨蜡止血。骨缺损处可用颅骨修补材料行一期修补。

4.切口缝合

彻底止血后,在切口下放置引流管(条),逐层缝合头皮切口。

（五）手术配合注意事项

（1）根据手术需要合理摆放患者体位。

（2）掌握好颅骨钻孔深度,避免误伤脑组织。

十一、三叉神经痛神经血管减压术

(一)术前准备

1.器械敷料

脑瘤器械包、颅钻、咬骨钳、显微器械、后颅凹牵开器、开颅单、基础敷料包、手术衣、盆、持物钳、灯把手。

2.一次性物品

1-0 丝线、2-0 丝线、3-0 丝线、开颅缝针、手套、电刀手柄、吸引器连接管、手术薄膜、双极电凝线、头皮夹、骨蜡、吸收性明胶海绵、保护套、20 mL 注射器、潘氏引流管、垫片。

3.仪器

双极电凝仪、颅钻、显微镜。

(二)手术体位

侧卧位。

(三)麻醉方法

气管插管全身麻醉。

(四)手术配合

(1)常规消毒,铺无菌巾,在乳突后做皮肤直切口或倒钩形拐棍切口。

(2)常规开颅,游离骨瓣并开骨窗。

(3)悬吊硬脑膜后,将硬脑膜瓣状切开,调好显微镜,备好显微器械。

(4)游离并显露三叉神经根,将小脑半球牵向下内方,放出脑脊液。用剥离器剥开岩静脉,剪开贴附在神经根上的蛛网膜。

(5)游离压迫神经根的血管,分离动脉与神经根后,在两者之间插入一小块垫片。

(6)充分止血后,缝合硬脑膜,常规关颅。

(五)手术配合注意事项

根据手术需要准备相应的垫片。

十二、脑积水脑室-腹腔分流术

(一)术前准备

1.器械敷料

开颅器械包、颅钻、脑室-腹腔分流棒、剖腹单、结扎单、基础敷料包、手术衣、盆、持物钳、灯把手。

2.一次性物品

1-0 丝线、2-0 丝线、3-0 丝线、开颅缝针、手套、电刀手柄、吸引器连接管、手术薄膜、敷贴、双极电凝线、骨蜡、吸收性明胶海绵、保护套、5 mL 注射器、脑室-腹腔分流管。

3.仪器

双极电凝仪、颅钻。

(二)麻醉方法

气管插管全身麻醉。

(三)手术体位

侧头仰卧位,手术侧肩部垫高,并充分暴露颈部手术区。

(四)手术配合

(1)标记枕骨隆凸上 4 cm 中线旁开 3.5 cm 为穿刺点,以此为中心标出与矢状面平行、长约 2.5 cm 的皮肤切口,标记出颈、胸部皮下隧道的行程及剑突下切口的位置。

(2)消毒枕颈、胸腹部皮肤,铺无菌巾,贴手术薄膜。

(3)全层切开头皮,双极电凝止血,骨膜剥离器剥离骨膜后,月乳突牵开器牵开暴露颅骨,颅钻钻孔。

(4)电灼硬脑膜,取分流管脑室端,在导丝支持下穿刺侧脑室枕角,穿刺方向指向同侧眉间旁开 1~2 cm,退出导丝有脑脊液流出,再送入 4~5 cm,在脑皮质下总长度 9~10 cm,用蚊式钳夹住固定在支架上。

(5)取脑室-腹腔分流棒自枕部切口沿皮下向胸锁关节处剥离,并做切口,退出管芯,将分流管引出(注:导管的末端要向上挑起,以免损伤深部的血管)。分流棒沿胸锁关节处切口向下经皮下剥离,于剑突下切口,退出管芯,将分流管引出。

(6)用长血管钳由头皮顶部切口的帽状腱膜下向枕骨骨窗处做一隧道,分流管的脑室端下口接泵室的流入端,泵室的流出端与腹腔端分流管的上口连接,连接处用 3-0 丝线扎紧。泵室用 6×14 圆针、3-0 丝线固定在骨膜上,轻轻拉下分流管,将泵室放入隧道,挤压泵室,观察有无脑脊液流出,无误后骨窗处填塞吸收性明胶海绵,关闭头皮切口。

(7)于剑突下逐层打开腹膜,用卵圆钳夹住分流管末端放入右侧髂窝,调整好分流管。清点物品无误后,逐层关闭腹部切口。

(8)乙醇棉球消毒皮肤,包扎切口。

(五)手术配合注意事项

(1)安装分流管前先检查分流管是否通畅,泵室要充满液体。

(2)严格无菌操作。

(3)每步操作均要保证分流管远端裂隙处有脑脊液流出。

十三、枕大孔区畸形颅后凹减压术

(一)术前准备

1.器械敷料

脑瘤器械包、颅钻、咬骨钳、显微器械、后颅凹牵开器、开颅单、基础敷料包、手术衣、盆、持物钳、灯把手。

2.一次性物品

1-0 丝线、2-0 丝线、3-0 丝线、开颅缝针、手套、电刀手柄、吸引器连接管、手术薄膜、敷贴、双极电凝线、头皮夹、骨蜡、吸收性明胶海绵、保护套、20 mL 注射器、潘氏引流管、人工硬脑膜。

3.仪器

双极电凝仪、颅钻、显微镜。

(二)手术体位

侧卧位,枕部正中切口。

(三)麻醉方法

气管插管全身麻醉。

(四)手术配合

(1)常规消毒、铺巾。刀切开皮肤后,用电刀、双极沿中线依次切开项肌。

(2)调整后颅凹牵开器的位置,充分游离骨瓣。连接颅钻,在颅骨上钻孔。更换咬骨钳,将枕骨充分咬除,咬开枕骨大孔后缘及寰椎后弓,必要时可以咬除第2颈椎部分椎板。

(3)将枕大孔附近的筋膜、增厚的软组织切除。

(4)切开硬脑膜,连接并安装显微镜。

(5)显微镜下分离枕大池附近的蛛网膜,将束带样的纤维索条切断。

(6)有小脑扁桃体下疝的要解除脑脊液梗阻,镜下松解小脑扁桃体周围粘连。严重时要切除小脑扁桃体中下部。

(7)充分止血后,用人工硬脑膜扩大修补硬脑膜。必要时放置引流管。

(8)常规关闭切口,覆盖敷料。

(五)手术配合注意事项

(1)术前安置体位时,头部不宜过伸及后仰,以免延髓受压加重。

(2)术中操作应轻稳,防止手术加重脑损伤。

(3)术毕安放颈托,搬动患者时,要固定好头部,不能扭曲、过度仰伸,做到轴线翻身。

十四、脊髓髓外硬膜下肿瘤切除术

(一)术前准备

1.器械敷料

脑瘤器械包、咬骨钳、显微器械、后颅凹牵开器、椎间盘专用器械、剖腹单、基础敷料包、中单、手术衣、盆、持物钳、灯把手。

2.一次性物品

1-0丝线、2-0丝线、3-0丝线、开颅缝针、手套、电刀手柄、吸引器连接管、手术薄膜、敷贴、双极电凝线、头皮夹、骨蜡、吸收性明胶海绵、速即纱纤丝、保护套、20 mL注射器、潘氏引流管。

3.仪器

双极电凝仪、显微镜。

(二)麻醉方法

气管插管全身麻醉。

(三)手术体位

侧卧位或俯卧位。

(四)手术配合

(1)常规消毒铺巾,连接电刀、双极电凝仪及吸引器。

(2)取正中线切口,用刀切开皮肤,电刀切开皮下组织及深筋膜直至棘上韧带,用骨膜剥离器向两侧分离,显露棘突。

(3)用电刀向下切开筋膜及肌肉,后颅凹牵开器牵开切口。

(4)用骨膜剥离器将棘上韧带肌肉与棘突椎板分离,干纱布填塞压迫止血。

(5)取出纱布,调整牵开器伸入棘突两旁,牵开肌肉,显露棘突及椎板。

(6)切断棘间韧带,用棘突咬骨钳将需要切除椎板的棘突咬掉,并用骨蜡封闭止血。

(7)切除椎板间的黄韧带,用椎板咬骨钳咬除椎板。

(8)硬脊膜探查后彻底止血,打开硬脊膜,并用 5×12 圆针、3-0 丝线悬吊。

(9)显微镜下探查并确定肿瘤位置,用显微剪刀剪开蛛网膜,分离摘除肿瘤。

(10)充分止血,填放速即纱纤丝。清点物品无误后,缝合硬脑膜,放置引流管。

(11)用 8×20 圆针、1-0 丝线缝合肌肉,再逐层缝合切口。消毒皮肤,包扎切口。

(五)手术配合注意事项

(1)术前看望患者,了解患者的基本情况,做好术前准备。

(2)摆放体位时,避免肢体受压。俯卧位时要保证患者的呼吸不受限制。

(3)术中要及时清除咬骨钳上的骨块,保持器械清洁及性能的良好。

(4)颈椎手术时,术中要严密观察呼吸情况。

十五、导航定位下脑室外引流术

(一)术前准备

1.器械敷料

细孔引流包、导航器械。

2.一次性物品

2-0 丝线、手套、5 mL 注射器、20 mL 注射器、颅外引流器。

3.仪器

导航仪。

(二)麻醉方法

局部浸润麻醉或局部浸润麻醉+静脉复合。

(三)手术体位

水平仰卧位。

(四)手术配合

(1)连接导航仪电源,启动导航系统,将患者头颅 CT 扫描影像通过 CD 传输到工作站,由电脑完成三维图像重建。

(2)为患者佩戴被动参考架,用主动导航棒完成注册,导航定位穿刺点及路径,并标记。

(3)常规消毒、铺巾。更换穿刺手术用的被动导航棒+探针,并进行注册。手术区局部浸润麻醉后,用手摇钻钻骨孔,在导航系统实时监测下用穿刺手术用的被动导航棒+探针将引流管置入脑室,撤出穿刺手术用的被动导航棒+探针,用 7×17 三角针、2-0 丝线固定引流管,连接引流袋,包扎伤口。

(五)手术配合注意事项

佩戴被动参考架时,应避免额部皮肤皱褶,并保持参考架中心凹槽的无菌。

十六、脑内镜下第三脑室底造瘘术

(一)术前准备

1.器械敷料

开颅器械包、颅钻、脑内镜器械、开颅单、基础敷料包、手术衣、盆、持物钳、灯把手。

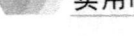

2.一次性物品

2-0 丝线、3-0 丝线、开颅缝针、手套、电刀手柄、吸引器连接管、手术薄膜、敷贴、双极电凝线、骨蜡、吸收性明胶海绵、保护套、输液器、普通引流管。

3.仪器

双极电凝仪、颅钻、脑室镜设备。

(二)麻醉方法

气管插管全身麻醉。

(三)手术体位

水平仰卧位,头部抬高 15°。

(四)手术配合

(1)标记右额冠状缝前 1 cm、中线右 3 cm 为中心,做一 2 cm 切口。

(2)常规消毒,铺无菌巾。沿标线切开皮肤、皮下,剥离骨膜,乳突牵开器牵开创面,显露颅骨,颅钻钻孔,十字剪开硬脑膜。

(3)用脑穿针皮质造瘘穿刺右侧脑室额角,镜鞘沿造瘘管通道进入侧脑室额角,导入内镜,先观察侧脑室、室间孔及周围解剖标志(由膈静脉、丘纹静脉、脉络丛组成的"Y"形结构前方即为室间孔),通过室间孔进入第三脑室,造瘘点选择第三脑室底中线位于双侧乳头体与漏斗隐窝之间变薄的无血管区,使用微型抓钳和活检钳直接穿破底部或用双极电凝进行造瘘,范围约 1 cm,看到基底动脉及大脑后动脉为造瘘成功的标志。

(4)手术全程用 37 ℃平衡液冲洗,见创面无活动性出血后,清点器械敷料无误后关闭切口。

(五)手术配合注意事项

(1)严格无菌操作。

(2)使用脑内镜及专用器械应仔细,轻拿轻放,防止损坏,用毕及时撤离。

(3)连接、撤除脑镜时,严禁只握持镜身,应稳妥扶住镜尾,以免损坏镜子。

十七、皮质脑电图监测下致痫灶切除术(前颞叶切除)

(一)术前准备

1.器械敷料

脑瘤器械包、颅钻、咬骨钳、显微器械、开颅单、基础敷料包、手术衣、盆、持物钳、灯把手。

2.一次性物品

1-0 丝线、2-0 丝线、3-0 丝线、开颅缝针、手套、电刀手柄、吸引器连接管、手术薄膜、双极电凝线、头皮夹、骨蜡、吸收性明胶海绵、速即纱纤丝、保护套、20 mL 注射器、潘氏引流管、皮质电极、深部电极、电极导线。

3.仪器

双极电凝仪、颅钻、显微镜、脑电图监测仪。

(二)麻醉方法

气管插管全身麻醉。

(三)手术体位

侧头仰卧位,床头抬高于心脏水平面以上。

（四）手术配合

（1）常规消毒铺巾,连接电刀、双极电凝仪、吸引器及电极导线。

（2）经额颞部常规开颅,用咬骨钳咬除蝶骨嵴深部,并咬除颞骨鳞部的下缘直达颅中窝。

（3）剪开硬脑膜后,肉眼观察颞叶表面有无异常病变。

（4）皮质电极依次置于额叶下部及颞上、中、下回并进行描记,同时用深部电极描记杏仁核和海马有无棘波发放。

（5）根据描记结果,确定颞叶切除范围。

（6）切除颞叶顺序,首先切开大脑外侧裂的蛛网膜,将额叶与颞叶分开,向前至蝶骨,向下至颅中窝底,向后至海马钩回前端。然后从颞下外侧缘向上横断切开颞叶皮质至颞叶中回,切断颞叶的上、中、下回。用脑压板牵开脑组织,直向内切开颞叶白质,进入侧脑室下角。继续切开梭状回达侧副沟为止。分开大脑外侧裂和颞叶岛盖显露岛叶,将颞叶向外侧牵开,充分暴露海马脚。用双极电凝切开脑组织达脑室壁,直达下角尖为止。经杏仁核中央将其切开沿脉络丛外侧从后向前切开海马,暴露出海马旁回的上表面,在海马和海马旁回的后部,于冠状位将海马尖端之后的海马横行切断,提起海马旁回横切直达小脑幕为止。

（7）术毕深部电极描记,如有异常脑电发放,再行切除。

（8）术野充分止血,清点物品无误后,严密缝合硬脑膜,放置引流管,骨瓣复位,缝合头皮。

（五）手术配合注意事项

（1）妥善保管皮层和深部电极,及时擦拭,动作轻柔,稳妥放置电极导线,严防锐利器械划伤或重物挤压电极。

（2）脑电图监测仪尽可能避免与其他仪器、设备共用一个电源,以免造成对电极的干扰,影响监测效果。

（赵月英）

第六节　普外科手术的护理

普外科是外科领域中历史最长、发展较全面的学科。该学科内容广泛,是外科其他各专业学科的基础;其范围较大,除了各个专业学科,如颅脑外科、骨科、整形外科,泌尿外科等之外,其余未能包括在专科范围内的内容均属于普通外科的范畴。普外科手术以腹部外科为基础,还包括了甲状腺疾病、乳腺疾病,周围血管疾病等。在实际工作中,普外科又可分出一些学科,如胃肠外科、肛肠外科、肝胆外科、胰腺外科、周围血管外科等。下面以几个经典的普外科手术为例,介绍手术的护理配合。

一、急性肠梗阻手术的护理配合

小肠分为十二指肠、空肠和回肠三部分,十二指肠起自胃幽门,与空肠交接处为十二指肠悬韧带(Treitz 韧带)所固定。回肠末端连接盲肠,并具回盲瓣。空肠和回肠全部位于腹腔内,仅通过小肠系膜附着于腹后壁。肠梗阻是指肠内容物不能正常运行、顺利通过肠道,是外科常见急腹症之一,常为物理性或功能性阻塞,发病部位主要为小肠。小肠梗阻是指小肠肠腔发生机械性阻塞或小肠正常生理位置发生不可逆变化,如肠套叠、肠嵌闭和肠扭转等。绝大多数机械性肠梗阻需作外科手术治疗,缺血性肠梗阻和绞窄性肠梗阻更需及时急诊手术处理。

(一)主要手术步骤及护理配合

1.手术前准备

手术患者取仰卧位,行全身麻醉。切口周围皮肤消毒范围为:上至剑突、下至大腿上 1/3,两侧至腋中线。按照腹部正中切口手术铺巾法建立无菌区域。

2.主要手术步骤

(1)经腹正中切口开腹:22 号大圆刀切开皮肤,电刀切开皮下组织、腹白线、腹膜,探查腹腔。

(2)分离:切开相应肠系膜,分离、切断肠系膜血管,传递血管钳 2 把钳夹血管,解剖剪剪断,慕丝线结扎或缝扎。

(3)分别切断肠管近远端:传递肠钳钳夹肠管,15 号小圆刀于两肠钳间切断,移除标本,传递碘伏棉球擦拭残端(图 4-4)。

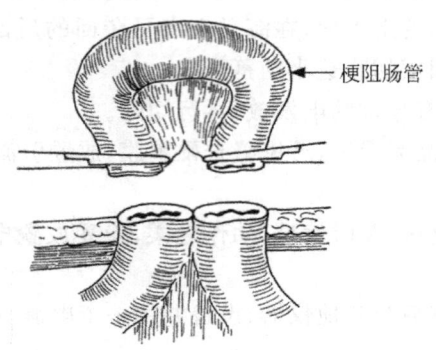

图 4-4　切断肠管

(4)行肠肠吻合:对拢肠两断端,传递圆针慕丝线连续缝合或传递管型吻合器吻合(图 4-5)。

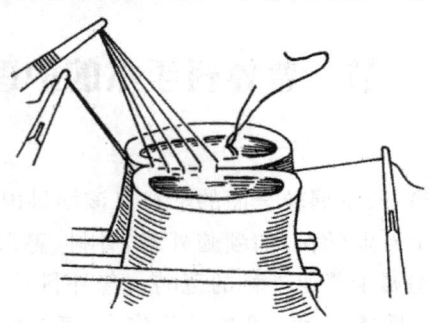

图 4-5　肠肠吻合

(5)关闭肠系膜裂隙:传递圆针慕丝线或可吸收缝线间断缝合(图 4-6)。

(6)关闭腹腔:传递温生理盐水冲洗腹腔;放置引流管,三角针慕丝线固定;传递可吸收缝线或圆针慕丝线关腹。

(二)围术期特殊情况及处理

1.急诊手术,病情危急

手术室值班护士接到急诊手术通知单,立即安排手术间,联系相关病房做好术前准备,安排人员转运患者(病情危重的手术患者必须由手术医师陪同送至手术室)。

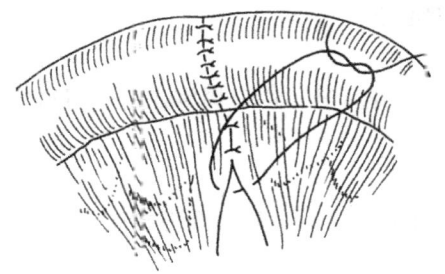

图 4-6 关闭肠系膜裂隙

手术室护士按照手术要求,备齐手术器械及仪器等设备,如高频电刀、超声刀、负压吸引装置,检查仪器功能,并调试至备用状态。同时应预计可能出现的突发事件和可能需要的物品,以备不时之需。如这位患者为剖腹探查手术,除了肠道切除和吻合外,可能存在肠道破裂、腹腔污染的可能,因此必须备齐大量冲洗液体。

同时应通知手术医师及麻醉师及时到位,三方进行手术患者手术安全核查,保证在最短时间内开始手术。

2.肠道吻合的护理配合

肠道吻合器是临床常用的外科吻合装置之一,在手术使用时,主要做好以下护理配合。

(1)型号选择:应按照医师要求,根据肠腔直径和吻合位置,目测或利用测量器,选择不同型号的吻合器,目前常用的肠道吻合器型号有 25～34 号,并分直线和弯型吻合器。

(2)严格核对:手术医师要求使用 32 号直线型管型吻合器吻合肠腔,由于吻合器价格较高,为一次性高值耗材,巡回护士在打开吻合器外包装之前必须再次与手术医师认真确认吻合器的型号、规格,检查有效期及外包装完整性,均符合要求方可打开使用。

(3)配合使用:洗手护士将抵钉座组件取下交予手术医师,手术医师将抵钉座与吻合器头部分别放入将欲吻合的消化管两端,旋转吻合器手柄末端调节螺母,通过弹簧管及吻合器头部伸出的芯轴,将抵钉座连接固定于吻合器头部。医师进行击发,完成肠管钉合并切除消化管腔内多余的组织。

(4)使用后处置:吻合完成后,配合医师共同检查切下的组织切缘是否完整成环,以保证不出现吻合口瘘。吻合器使用后,按照一次性医疗废弃物标准处理,严禁任何人员将使用过的吻合器带出手术室。

二、甲状腺手术的护理配合

甲状腺是人体最大的内分泌腺体,位于甲状软骨下方,紧贴于气管两旁,由中央的峡部和左右两个侧叶构成。甲状腺由两层被膜包裹,内层被膜称甲状腺固有被膜,紧贴腺体并伸入到腺实质内;外层被膜称甲状腺外科被膜,易于剥离,两层被膜之间有甲状腺动、静脉、淋巴结、神经和甲状旁腺等,因此手术时分离甲状腺应在此两膜间进行。当单纯性甲状腺肿压迫气管、食道、喉返神经等引起临床症状,或巨大单纯甲状腺肿物影响患者生活工作,或结节性甲状腺肿有甲状腺功能亢进或恶变,或甲状腺良性肿瘤都应行甲状腺大部或部分(腺瘤小)切除,其中甲状腺腺瘤是最常见的甲状腺良性肿瘤。

(一)主要手术步骤及护理配合

1.手术前准备

手术患者取垂头仰卧位,行全身麻醉。切口周围皮肤消毒范围为:上至下唇,下至乳头连线,两侧至斜方肌前缘。

2.主要手术步骤

(1)切开皮肤、皮下组织及肌肉:传递 22 号大圆刀在胸骨切迹上两横指处切开皮下组织及颈阔肌。

(2)分离皮瓣:传递纱布,缝合在上下皮瓣处,牵引和保护皮肤;传递组织钳提起皮肤,电刀游离上、下皮瓣。

(3)暴露甲状腺:纵向打开颈白线,传递甲状腺拉钩牵开两侧颈前带状肌群,暴露甲状腺。

(4)处理甲状腺血管:传递圆针慕丝线缝扎甲状腺上动脉和上静脉、甲状腺下动脉和下静脉。

(5)处理峡部:传递血管钳或直角钳分离并钳夹峡部,传递 15 号小圆刀或解剖剪切除峡部。

(6)切下甲状腺组织:传递血管钳或蚊氏钳,沿预定切线依次钳夹,传递 15 号小圆刀切除,取下标本,切除时避免损伤喉返神经。传递慕丝线结扎残留甲状腺腺体,传递圆针慕丝线间断缝合甲状腺被膜。

(7)冲洗切口,置引流管,关切口:生理盐水冲洗,传递吸引器吸尽冲洗液并检查有无活动性出血;放置负压引流管置于甲状腺床,传递三角针慕丝线固定;传递圆针慕丝线依次缝合颈阔肌、皮下组织,三角针慕丝线缝合皮肤,或使用无损伤缝线进行皮内缝合,或使用专用皮肤吻合皮钉吻合皮肤。

(二)围术期特殊情况及处理

1.甲状腺次全切除术患者体位

甲状腺次全切除术的手术患者应放置垂头仰卧位,该体位适用于头面部及颈部手术。在手术患者全麻后,巡回护士与手术医师、麻醉师一同放置体位。放置垂头仰卧位时除了遵循体位放置一般原则外,还需注意:①在仰卧位的基础上,双肩下垫一肩垫平肩峰,抬高肩部20°,使头后仰颈部向前突出,充分暴露手术野。②颈下垫颈枕,防止颈部悬空。③头下垫头圈,头两侧置小沙袋,固定头部,避免术中移动。④双手平放于身体两侧并使用中单将其保护、固定。⑤双膝用约束带固定。

2.甲状腺手术术中发生电刀故障

术中发生高频电刀报警,电刀无法正常工作使用,巡回护士应先检查连接线各部分完整性及电刀连接线与电刀主机、电极板连接线与电刀主机的连接处,避免连接线折断或连接部位接触不紧密的情况发生;查看电极板与手术患者身体部位贴合是否紧密,是否放置在合适部位,当进行以上处理后问题仍未解除,应更换电刀头,如仍无法正常使用,更换高频电刀主机,及时联系厂家维修。此外,当手术医师反映电刀输出功率不够,要求加大功率时,巡回护士不可盲目加大功率,造成手术患者发生电灼伤隐患;应积极寻找原因,检查电刀各连接线连接是否紧密的同时,提醒洗手护士及时清除电刀头端的焦痂,保持良好传导性能。

3.手术并发症

手术患者在拔管后突然自觉呛咳、胸闷、心悸、呼吸困难、血氧饱和度下降等情况,说明很可能由于手术止血不彻底,形成了切口内血肿。应立即通知手术医师及麻醉师进行抢救,并查看手术患者情况:若伤口敷料有渗血、颈部肿胀、负压引流内有大量新鲜血液,则可初步判断为切口内出血所致,应立即备好手术器械,准备二次手术止血。手术室护士首先应配合麻醉师再次气管插管,保持呼吸道通畅;传递线剪或拆钉器,协助手术医师打开切口,清除血肿,解除对气管的压迫,寻找并结扎出血的血管或组织,如手术患者情况仍无改善,则立即行气管切开。

三、肝移植手术的护理配合

移植术是指将一个体的细胞、组织或器官用手术或其他方法,移植到自体或另一个体的某一部位。人体移植学科的发展是 20 世纪医学最杰出的成就之一。从最早开展的输全血,到肾、肝、心、胰腺和胰岛、肺、甲状旁腺等器官组织的移植,一直发展到心肺、心肝、胰肾联合移植和腹内多器官联合移植,移植手术的操作技术和移植效果都取得了巨大成就。

近年来,伴随外科技术、器官保存水平、免疫抑制剂运用等各医疗领域技术发展,作为移植手术中难度较高的肝移植也取得了飞速发展,成为治疗末期肝病的首选方法。目前,全世界肝移植中心已超过 30 个,每年平均以 8 000 例次为基数持续上升。标准的肝移植术式为原位肝移植。近年来创新多种术式,包括减体积性肝移植、活体部分肝移植、劈离式肝移植、背驼式原位肝移植(图 4-7)等,其中活体肝移植是指从健康捐肝人体上切取部分肝脏作为供肝移植给患者的手术方式,其已成为众多先天性胆道闭锁患儿治疗的唯一选择。

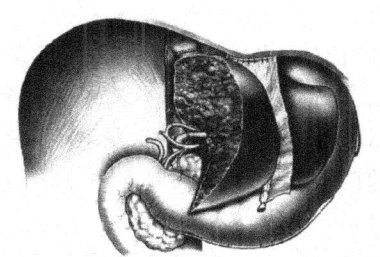

图 4-7　背驮式肝移植

(一)主要手术步骤及护理配合

1.手术前准备

(1)物品准备:准备肝移植器械、肝移植双支点自动拉钩、肝移植显微器械及常用敷料包。准备高频电刀、负压吸引装置、氩气刀、变温毯、保温箱、DSA-C 臂机、各种止血物品。

(2)患者准备:患者放置仰卧位,行全身麻醉。手术医师进行切口周围皮肤消毒,范围为上至颈,下至大腿中上 1/3,包括会阴部,两侧至腋中线。

(3)核对:手术划皮前巡回护士、手术医师和麻醉师三方进行 Time Out 核对患者身份、手术方式、术前备血情况等。

2.供体手术主要手术步骤

活体肝移植包括供体手术和受体手术两部分,供体手术通常为左半肝切除,具体操作如下。

(1)上腹部 L 形切口进腹:传递 22 号大圆刀划开皮肤;传递两把有齿镊、高频电刀配合常规进腹。

(2)安装肝移植悬吊拉钩:传递大纱布保护切口,按顺序安装悬吊拉钩。

(3)切除胆囊,进行胆道造影:传递小分离钳、无损伤镊、解剖剪游离胆囊和胆囊管,丝线结扎。传递硅胶管和抽有造影剂的 20 mL 针筒配合术中造影。

(4)解剖第一肝门:传递小分离钳、解剖剪进行游离;传递橡皮悬吊带牵引左肝动脉、门静脉左支。

(5)阻断左肝动脉、门静脉左支:传递无损伤镊、血管阻断夹进行阻断。

(6)切除肝脏实质:传递氩气刀或 CUSA 刀配合,遇到所有肝内管道结构,传递小分离钳、无损伤镊、解剖剪进行游离、钳夹、剪断,传递丝线进行结扎、缝扎或钛夹夹闭。

(7)处理左肝管:传递小分离钳进行游离;传递橡皮悬吊带牵引左肝管,穿刺造影确认左肝管位置后,传递解剖剪剪断并缝扎。

(8)游离左肝静脉:传递小分离钳、解剖剪,游离左肝静脉;传递橡皮悬吊带牵引。

(9)供肝血管离断、切除供肝:传递小分离钳、解剖剪剪断左肝动脉;传递 2 把门静脉阻断钳、解剖剪断门静脉左支;传递肝静脉阻断钳、解剖剪剪断左肝静脉。

(10)止血、关腹:传递无损伤缝针关闭血管及胆道残端;传递引流管;传递圆针慕丝线缝合肌肉和皮下组织,三角针慕丝线缝皮。

3.受体手术主要手术步骤

(1)上腹部 Mercede 切口(Mercede 切口又称"人字形"切口,先在肋缘下 2 横指做弧形切口,再做一纵形切口向上至剑突下)进腹:传递 22 号大圆刀划开皮肤;传递两把有齿镊、电刀配合常规进腹。

(2)肝周韧带及第一肝门、第二肝门的游离解剖:传递小分离钳、解剖剪、电刀进行游离解剖;遇血管分支准备结扎、缝扎或钛夹传递;传递橡皮悬吊带对肝动脉、门静脉、肝静脉进行牵引。

(3)切除病肝、准备供肝植入:传递阻断钳和血管阻断夹进行血管阻断。

(4)依次行供受体肝静脉、门静脉、肝动脉及胆道的吻合:传递无损伤镊、笔式持针器和无损伤缝针进行配合;在吻合肝动脉时,巡回护士须及时准备术中用显微镜;洗手护士传递显微镜、显微剪刀配合动脉吻合。

(5)止血,放置引流管,关腹:准备各类止血用物,传递引流管进行放置;传递碘伏与生理盐水 1∶10 配制的冲洗溶液及大量灭菌注射用水进行腹腔及伤口冲洗;传递圆针慕丝线关腹。

4.术后处置

巡回护士协助麻醉师妥善固定气管导管;连接腹腔引流管与集尿袋,并妥善固定,观察引流液色、质、量。仔细检查手术患者皮肤状况,尤其是骶尾部、足跟、肩胛骨、手臂肘部和枕部。监测手术患者体温,控制室温,做好保暖措施,预防术后低体温发生。巡回护士与麻醉师、手术医师一同送患者入 ICU。若手术患者为肝炎病毒携带者,则术后按一般感染手术术后处理原则进行用物和环境处理。

(二)围术期特殊情况及处理

1.肝移植手术过程中变温毯操作

(1)变温毯(以"Blanketrol Ⅱ型变温毯"为例)操作步骤如下。①手术前:检查蓄水池内水量及水位→安装耦合接头,阴阳相接→确认连接管已接好→放平水毯。②手术时:插入电源插头→打开总电源,开关处于"On"→机器自检,控制面板显示"CK STEPT"→按下"TEMPSET"开关→按上下箭头调节所需水温→按下"Manual Control"启动变温毯。

(2)使用"Blanketrol Ⅱ型变温毯"的注意事项:①蓄水池内只能使用蒸馏水,禁止使用去离子水,大部分的去离子水不是 pH 等于 7 的中性水。如果去离子水是酸性,它将导致电池效应,铜质制冷机将开始腐蚀,最终导致制冷机系统泄漏。②禁止使用乙醇,因为乙醇会腐蚀变温毯。③蓄水池应每月更换蒸馏水,保护蓄水池不受细菌污染。④变温毯禁止在无水条件下操作,避免该情况引起对内部组件的破坏。⑤禁止蓄水池内过分充水,当变温毯里的水流回进处于关闭状态的系统当中,过分充水可能导致溢出。⑥禁止在患者和变温毯之间放置额外的加热设备,引起皮肤损伤。⑦患者和变温毯之间的区域应该保持干燥以避免患者意外受伤。⑧使用变温毯每隔20分钟,或者在医师的指导下,巡回护士应检查患者的体温和与变温毯接触区域的皮肤状况,同时检查变温毯里的水温,对小儿患者、温度敏感者、血管疾病患者必须更为频繁地进行检查。⑨关闭变温毯电源开关时,应待水毯内的水回流到蓄水器内(让管子和变温毯连接10分钟以上)再拔出电源线。

2.手术过程中使用氩气刀的注意事项

每次使用前,先检查钢瓶内氩气余量。操作时一定要先开氩气再开机,先关氩气再关机。术中使用时将电刀头缩回并打开氩气,将氩气喷头对准渗血部位,按下电凝开关。注意提醒手术医师氩气刀适当的工作距离,氩气刀刀头与创面最佳工作距离一般为1～1.5 cm,禁止将氩气刀刀头直接接触创面工作。使用时注意观察氩气刀喷射时氩弧颜色:正常为蓝色,出现发红则说明工作距离太近。选择合适喷射角度使氩气喷头与受损组织呈45°～60°最佳。每次使用完毕后,检查钢瓶内氩气余量,当余量不足时应充足备用。

(赵月英)

第七节 胸外科手术的护理

一、肺叶切除术

(一)术前准备

1.器械敷料

肺器械包、肺专用器械、开胸单、基础敷料包、手术衣、盆、持物钳、灯把手。

2.一次性物品

1-0丝线、2-0丝线、3-0丝线、3-0无损伤线、开胸缝针、手套、电刀手柄或氩气刀手柄、吸引器连接管、手术薄膜、敷贴、胸腔引流管、导尿包、Foley导尿管。

(二)麻醉方法

双腔气管全身麻醉。

(三)手术体位

患者取健侧90°侧卧位。

(四)手术配合

1.常规开胸

(1)常规消毒铺巾,乙醇棉球脱碘,纱布擦干,粘贴手术薄膜,铺开胸单。

(2)胸部后外侧切口,切开皮肤,电刀依次切开皮下组织、肌肉、洗手,若需去肋骨者,用肩胛骨拉钩牵开肌肉,确定要去除的肋骨。电刀切开肋骨骨膜,骨膜剥离器剥离,肋骨导引游离肋骨并用肋骨剪剪断,移去肋骨,切开胸膜。

(3)骨膜剥离器剥离前后肋骨残端,用方头咬骨钳咬齐,肋间血管用10×28圆针1-0丝线贯穿缝扎。

（4）若不去肋骨，可用电刀直接切开肋间肌肉，暴露胸膜。

（5）剪刀剪开胸膜，胸壁两侧各垫一纱布垫予以保护，安置开胸器。

2.切除肺叶

（1）开胸后，洗手探查，如有粘连可行钝性或锐性分离。

（2）处理肺裂：用长镊子、长组织剪刀进行游离，如肺裂发育不全则可用两把直无损伤血管钳钳夹，组织剪剪开，8×20 圆针 2-0 丝线缝扎。

（3）处理肺动脉：用长镊子、长组织剪刀、米氏钳游离肺动脉（肺癌患者先处理肺静脉），肺动脉近端 1-0 丝线结扎后用 7×17 圆针 2-0 丝线缝扎，远端用无损伤血管钳钳夹，剪刀剪断，1-0 丝线结扎。处理肺动脉分支时，先用 1-0 或 2-0 丝线结扎，再用 6×14 圆针 2-0 丝线缝扎，远端用无损伤血管钳钳夹，剪刀剪断，1-0 丝线结扎。

（4）同法处理肺静脉。

（5）处理支气管：将支气管游离至一定长度后，两把直角钳钳夹，周围用一纱布保护，尖刀切断，移出肺组织。安尔碘棉球消毒残端，6×14 圆针 3-0 丝线在残端两侧各缝一牵引线，开放支气管残端，吸净支气管内分泌物，3-0 涤纶编织线间断缝扎。

（6）温生理盐水（肺癌患者用灭菌蒸馏水）冲洗胸腔，麻醉师配合膨肺，检查支气管残端是否漏气，若有漏气，可用 3-0 涤纶编织线缝扎。

3.关胸

（1）用电刀或氩气刀电灼胸腔出血点，放置胸腔引流管，并固定（若为肺上叶切除，还需在前胸壁 2～3 肋间放置一菌状引流管或一细胸腔引流管，以备排气）。

（2）清点物品，逐层关闭切口：用 10×28 圆针 1-0 丝线间断缝合切口两侧胸膜，暂不打结，撤除胸下软垫，手术床复位后，切口张力减小，再放置肋骨合拢器，闭合肋骨后打结，关闭胸膜。用 10×28 圆针 1-0 丝线间断缝合两层肌肉。用乙醇棉球消毒皮肤，10×28 圆针 2-0 丝线间断缝合皮下组织，10×28 角针 3-0 丝线间断缝合皮肤。

（3）乙醇棉球消毒切口皮肤，干纱布覆盖切口，覆盖敷贴，连接好水封瓶。

（五）手术配合注意事项

（1）手术前严格执行查对制度，保证手术患者、手术部位及手术方式准确无误。

（2）保证输液输血通畅，静脉通路一般建立在健侧肢体。

（3）体位摆放时要注意，尽量使肢体处于功能位，避免过度外展（男患者要注意外生殖器的保护，防止压伤）。

（4）手术切口较深，术中随时调节灯光。

（5）缝合支气管残端后，备好温盐水（肺癌患者备好温灭菌注射用水），以备检查支气管残端是否漏气。

（6）根据需要备好止血材料及气管残端闭合器。

（7）严格执行无菌技术及无瘤技术操作规程，防止感染及肿瘤医源性转移。

（8）搬送患者时，应将引流管夹闭，并防止滑脱。

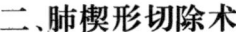

二、肺楔形切除术

(一)术前准备

1.器械敷料

肺器械包、肺专用器械、开胸单、基础敷料包、手术衣、盆、持物钳、灯把手。

2.一次性物品

1-0 丝线、2-0 丝线、3-0 丝线、开胸缝针、手套、电刀手柄或氩气刀手柄、吸引器连接管、手术薄膜、敷贴、胸腔引流管、导尿包、Foley 导尿管。

(二)麻醉方法

双腔气管插管全身麻醉。

(三)手术体位

患者取健侧 90°侧卧位。

(四)手术配合

(1)常规消毒铺单、开胸。

(2)洗手探查。在确定肿瘤的部位后,于两侧距肿瘤 1~2 cm 自周边向肺中心斜行夹两把长弯血管钳,两钳尖垂直相交,切除病变组织,保留侧 7×17 圆针、2-0 丝线褥氏间断缝合肺创面,撤除血管钳,7×17 圆针、3-0 丝线在切除的肺边缘再行连续缝合。

(3)温盐水冲洗胸腔,麻醉师配合膨肺,检查肺叶是否漏气。若有漏气或渗血,可用 6×14 圆针、3-0 丝线缝扎。

(4)清点物品,放置胸腔引流管,常规关胸,包扎切口。

(五)手术配合注意事项

同肺叶切除术。

三、胸腔镜肺大疱切除术

(一)术前准备

1.器械敷料

胸腔镜肺器械包、胸腔镜器械(0°电子镜、10 mm Trocar 3 个、分离钳 1 把、电凝线及电凝勾 1 套)、开胸单、基础敷料包、手术衣、盆、持物钳、灯把手。

2.一次性物品

1-0 丝线、2-0 丝线、3-0 丝线、开胸缝针、手套、电刀手柄或氩气刀手柄、吸引器连接管、手术薄膜、敷贴、胸腔引流管、导尿包、Foley 导尿管、肺切割缝合器。

3.仪器及设备

胸腔镜。

(二)麻醉方法

双腔气管插管全身麻醉。

(三)手术体位

患者取健侧 90°侧卧位。

(四)手术配合

(1)常规消毒、铺单。

(2)连接胸腔镜系统并妥善固定。

(3)腋中线第 7 或 8 肋间切开长约 1 cm 切口,置入 1 个 Trocar 为胸腔镜置入孔。腋前线第 4 或 5 肋间、腋后线第 6 或 7 肋间各切开长约 1 cm 切口分别置入 2 个 Trocar,为器械操作孔。

(4)胸腔镜探察胸腔内情况,发现病变部位后,用卵圆钳夹住,分离钳进行分离,根据需要选择不同型号的肺切割缝合器,切下病变组织。如创面有出血用电钩止血或用 6×14 圆针、2-0 丝线缝扎。

(5)温盐水冲洗胸腔,麻醉师协助膨肺,检查肺叶有无漏气。若有漏气,用 6×14 圆针、3-0 丝线缝扎。放置胸腔引流管,并固定。

(6)撤离胸腔镜及器械并妥善放置。

(7)清点物品,逐层关闭切口。8×20 圆针、1-0 丝线缝合胸膜肌肉,8×20 圆针、3-0 丝线缝合皮下组织,6×14 角针、3-0 丝线做皮内缝合。

(8)乙醇棉球消毒切口皮肤,覆盖敷贴,连接好水封瓶。

(五)手术配合注意事项

(1)术前仔细清点物品,以备紧急中转开胸手术。

(2)连接胸腔镜时,应严格按胸腔镜操作规程执行,妥善安置镜子、光源及器械。

(3)手术过程中,洗手护士应及时收回胸腔镜器械并始终使其处于功能位。

(4)术毕及时撤离胸腔镜及器械并放于稳妥处。

(5)其余同肺叶切除术 1～3 条。

四、胸腔镜纵隔肿瘤切除术

(一)术前准备

1.器械敷料

胸腔镜纵隔器械包、胸腔镜器械(0°电子镜、10 mm Trocar 3 个、分离钳 1 把、电凝线及电凝勾 1 套)、开胸单、基础敷料包、手术衣、盆、持物钳、灯把手。

2.一次性物品

1-0 丝线、2-0 丝线、3-0 丝线、开胸缝针、手套、电刀手柄或氩气刀手柄、吸引器连接管、手术薄膜、敷贴、胸腔引流管、导尿包、Foley 导尿管、肺切割缝合器。

3.仪器及设备

胸腔镜。

(二)麻醉方法

双腔气管插管全身麻醉。

(三)手术体位

患者取健侧 90°侧卧位。

(四)手术配合

大体同胸腔镜肺大疱切除术,只是在切口选择上有所不同,第一个切口在第 3、4 肋间,其他 2 个切口应根据肿瘤位置选择,以利于手术操作为原则。

(五)手术配合注意事项

同胸腔镜肺大疱切除术。

五、纵隔肿瘤切除术

(一)术前准备

1.器械敷料

纵隔器械包、正中开胸器械包、开胸单、基础敷料包、手术衣、盆、持物钳、灯把手。

2.一次性物品

1-0丝线、2-0丝线、3-0丝线、开胸缝针、手套、电刀手柄或氩气刀手柄、吸引器连接管、手术薄膜、敷贴、胸腔引流管、导尿包、Foley导尿管、骨蜡、钢丝。

(二)麻醉方法

双腔气管插管全身麻醉。

(三)手术体位

根据肿瘤位置采取水平仰卧位或侧卧位。

(四)手术配合——以胸腺瘤切除术为例

(1)常规消毒铺单,取胸骨正中切口(自胸骨上窝至剑突下),逐层切开皮肤、皮下组织、筋膜、胸骨前骨膜,胸骨锯沿胸骨中线劈开胸骨,骨蜡止血。

(2)盐水纱布垫2块保护切口,放置开胸器显露手术野,洗手探查,沿肿瘤向两侧钝性分离胸膜反折,以显露胸腺瘤。

(3)提起胸腺瘤,长组织剪分离,血管钳钳夹止血,2-0丝线结扎或电凝止血。

(4)避开无名静脉,切除胸腺瘤或一并切除部分胸腺组织,如合并有重症肌无力应将脂肪组织一并彻底切除,2-0丝线间断缝合胸腺残端。

(5)温盐水冲洗胸腔,检查有无活动性出血并止血,于胸骨后放置胸腔引流管并固定。

(6)清点物品,钢丝闭合固定胸骨,逐层缝合切口并包扎。

(五)手术配合注意事项

(1)纵劈胸骨对呼吸循环的影响较大,术中应严格监测呼吸、循环的变化,发现问题及时处理。

(2)术中分离肿瘤粘连时,可能会造成大血管的破裂及循环系统的变化,应密切观察,沉着应对,并保证输液和输血通畅。

(3)术中出血及渗血较多时,应准备无损伤钳、涤纶编织线及各种止血材料等。

(4)其余同肺叶切除术1～3条。

六、食管癌根治食管胃主动脉弓下吻合术

(一)术前准备

1.器械敷料

食管器械包、左侧开胸单、基础敷料包、手术衣、盆、持物钳、灯把手。

2.一次性物品

1-0丝线、2-0丝线、3-0丝线、开胸缝针、手套、电刀手柄或氩气刀手柄、吸引器连接管、手术薄膜、敷贴、胸腔引流管、导尿包、Foley导尿管。

(二)麻醉方法

双腔气管插管全身麻醉。

(三)手术体位

患者取右侧 90°卧位。

(四)手术配合

(1)常规消毒铺单、开胸。

(2)切断下肺韧带至下肺韧带水平,将肺向上牵拉,探查。

(3)游离食管,于膈上纵行切开纵隔胸膜,游离牵引食管及迷走神经,显露食管下段,长弯血管钳游离并用 2-0 或 1-0 丝线结扎食管动脉,用中弯血管钳将束带穿过食管做牵引。

(4)提起膈肌,打开膈肌顶端,向前外及后内延长打开至肋缘和食管裂孔处,10×28 圆针、1-0 丝线缝扎止血。

(5)腹腔探查,游离胃,沿胃大弯剪断胃结肠韧带、胃脾韧带及胃短血管,1-0 丝线结扎,将胃上翻,分离胃小弯。胃大小弯的游离均应超过幽门,注意保留胃右、胃网膜右血管及其血管弓以保证胃的血供。

(6)清扫淋巴结处理胃左动脉,近端双 1-0 丝线结扎,7×17 圆针、1-0 丝线缝扎。

(7)于贲门处断胃,游离食管至食管肿瘤上缘 3～5 cm 处断食管,移出食管行胃食管吻合。

(8)将胃管置入胃内,妥善固定胃管,将胃与纵隔胸膜、侧胸壁缝合固定,减少吻合口的张力。

(9)温灭菌注射用水冲洗胸腹腔,检查有无出血。清点物品,关闭膈肌,放置胸腔引流管,再次清点物品,常规关胸。

(五)手术配合注意事项

(1)麻醉前连接好吸引器,防止患者麻醉时胃内容物反流误吸。

(2)术中巡回护士应在医师指导下调整胃管的位置并妥善固定,防止脱出。

(3)关闭膈肌及胸腔前后,均应清点物品,以防物品遗留胸腹腔内。

(4)其余同肺叶切除术 1～3 条。

七、经胸食管裂孔疝修补术

(一)术前准备

1.器械敷料

食管器械包、左侧开胸单、基础敷料包、手术衣、盆、持物钳、灯把手。

2.一次性物品

1-0 丝线、2-0 丝线、3-0 丝线、开胸缝针、手套、电刀手柄或氩气刀手柄、吸引器连接管、手术薄膜、敷贴、胸腔引流管、导尿包、Foley 导尿管。

(二)麻醉方法

双腔气管插管全身麻醉。

(三)手术体位

患者取右侧 90°卧位。

(四)手术配合

(1)常规消毒铺单、开胸。

(2)显露食管下端,在"食管下三角区"找出疝囊位置。纵行切开纵隔胸膜,分离出食管下端并用纱布环绕,仔细探查胃贲门部疝入的情况及食管裂孔的大小。

(3)将疝内容物还纳入腹腔。疝囊颈部用 1-0 丝线做一荷包缝合,暂不打结,切除多余疝囊,收紧荷包线后打结,残端用 2-0 丝线间断缝合加固,使胸腔和腹腔完全隔离。

（4）食管后方用 1-0 丝线将右膈肌角为缘与外缘间断全层缝合后依次收紧,使膈肌角收拢并打结。

（5）食管下端与食管裂孔之间用 2-0 丝线间断缝合固定。

（6）去掉纱布条,使食管下端恢复到原位,用 3-0 丝线间断缝合切开的纵隔胸膜。

（7）温盐水冲洗胸腔,检查有无出血点并止血后,放置胸腔引流管。

（8）清点物品,常规关胸。

（五）手术配合注意事项

同食管癌根治食管胃主动脉弓下吻合术。

八、食管憩室切除术

（一）术前准备

1.器械敷料

食管器械包、左侧开胸单、基础敷料包、手术衣、盆、持物钳、灯把手。

2.一次性物品

1-0 丝线、2-0 丝线、3-0 丝线、开胸缝针、手套、电刀手柄或氩气刀手柄、吸引器连接管、手术薄膜、敷贴、胸腔引流管、导尿包、Foley 导尿管。

（二）麻醉方法

双腔气管插管全身麻醉。

（三）手术体位

患者取右侧 90°卧位。

（四）手术配合

1.颈段食管憩室

（1）麻醉后取仰卧位,肩部垫高,枕部垫一头圈,头偏向右侧。

（2）取左胸锁乳突肌前缘斜切口,长约 8 cm,切开颈阔肌、肩胛舌骨肌和筋膜,将胸锁乳突肌和颈动脉鞘向外牵开,气管向内牵开。

（3）显露憩室,用肺钳将其底部夹住,稍加牵引,游离憩室至颈根部。环绕颈根部切开肌层达黏膜下。

（4）保留 2～3 cm 宽的边缘,切除憩室,黏膜用 3-0 丝线间断缝合,3-0 丝线间断缝合肌层。

（5）温盐水冲洗切口,检查有无出血并止血,逐层缝合切口。

2.膈上食管憩室

（1）麻醉后取右侧卧位。

（2）取左胸后外侧第 8 肋间切口进胸,放置开胸器。切断下肺韧带,向前上方提起肺叶,游离下段食管后,牵开憩室。

（3）憩室切除方法同上。

（4）温盐水冲洗胸腔,检查有无出血并止血,放置胸腔引流管。

（5）清点物品,常规关胸。

（五）手术配合注意事项

同食管癌根治食管胃主动脉弓下吻合术。　　　　　　　　　　　　　　　　**（赵月英）**

第八节　泌尿外科手术的护理

一、睾丸切除术

(一)术前准备

1.器械敷料

小儿阑尾器械、剖腹单、基础敷料包、手术衣、持物钳、灯把手。

2.一次性物品

1-0 丝线、2-0 丝线、3-0 丝线、小儿阑尾针、4-0 羊肠线、手套、电刀手柄、吸引器连接管、吸引器头、敷贴。

(二)手术体位

水平仰卧位。

(三)麻醉方法

硬膜外麻醉。

(四)手术配合

(1)常规消毒铺巾。

(2)切口:术前已确诊为睾丸肿瘤,行同侧腹股沟斜切口;非睾丸肿瘤者行阴囊外上部切口;双侧非睾丸肿瘤切除者采用阴囊正中切口。如未明确睾丸病变性质者,采用阴囊高位切口。

(3)分离精索:如为睾丸肿瘤,经腹股沟切口。依次切开皮肤、皮下及腹外斜肌腱膜,牵开腹内斜肌,分离精索,直至腹股沟内环附近,于内环略下方先分离、结扎切除输精管,再用血管钳钳夹并切断精索血管,用 1-0 丝线于近端结扎,7×17 圆针、2-0 丝线缝扎。

(4)切除睾丸:将精索远端向上牵拉,用手指沿远端精索伸入阴囊内,于睾丸壁层鞘膜外进行分离,将阴囊内容物拉出切口之外,于睾丸底部钳夹,切断并结扎睾丸韧带。

(5)引流缝合:彻底止血后,于阴囊底部另做一小切口,放入橡皮片引流,再缝合切口。用 2-0 丝线间断缝合腹外斜肌腱膜,3-0 丝线缝合切口。阴囊正中切口用 4-0 肠线缝合。

(五)手术配合注意事项

(1)手术前严格执行查对制度,认真做好患者的心理护理。

(2)手术结束后将阴囊托起,或加压包扎,以防阴囊内出血血肿形成。

二、阴茎下曲矫正及尿道成形术

(一)术前准备

1.器械敷料

小儿阑尾器械、尿道成形专用器械、剖腹单、基础敷料包、手术衣、持物钳、灯把手。

2.一次性物品

1-0 丝线、2-0 丝线、3-0 丝线、2-0 羊肠线、5-0 可吸收线、小儿缝合针、50 mL 注射器、电刀手柄、吸引器连接管、手套、敷贴、6# 或 8# Foley 导尿管、引流袋、膀胱造瘘管或膀胱穿刺套装

（14#Foley导尿管）。

（二）手术体位

水平仰卧位。

（三）麻醉方法

硬膜外麻醉或气管内插管全身麻醉。

（四）手术配合

（1）常规消毒铺巾。

（2）自尿道外口插入 6# 或 8# Foley 导尿管，50 mL 注射器向膀胱内注入生理盐水使膀胱充盈。

（3）于耻骨联合上 2 cm 处行膀胱穿刺造瘘，置入膀胱造瘘管，6×14 角针 2-0 丝线固定。如果用膀胱穿刺套装，直接置入 14# Foley 导尿管，打气囊固定即可。

（4）用 1-0 丝线牵引包皮于龟头侧，取阴茎腹侧正中切口，绕过尿道外口延至阴茎头，将阴茎腹侧皮肤向外侧分离，彻底切除尿道周围的瘢痕组织，充分伸直阴茎。

（5）修剪尿道外口组织至正常宽度。

（6）取阴囊正中带蒂皮瓣长约 3 cm、宽约 1 cm，注意保护皮瓣血运，上翻于阴茎，皮瓣呈对边吻合，用 5-0 可吸收线连续缝合，成形的新尿道与原尿道外口间斜吻合。于冠状沟环切包皮，游离阴茎皮肤。包皮正中戳孔，转移至腹侧，包埋成形尿道。5-0 可吸收线缝合阴囊、阴茎皮肤及包皮，包扎切口。

（五）手术配合注意事项

（1）患儿体位宜妥善固定，注意保护皮肤防止损伤。

（2）手术前做好患者的心理护理。

（3）备好各种用物，确保各仪器处于功能位。

三、腹腔镜精索静脉高位结扎术

（一）术前准备

1.器械敷料

腹腔镜胆囊器械、腹腔镜器械（10 mm 电子镜、10 mm Trocar 1 个、5 mm Trocar 2 个、气腹针 1 个、分离钳 2 把、剪刀 1 把、二氧化碳管 1 套）、剖腹单、基础敷料包、手术衣、持物钳。

2.一次性物品

1-0 丝线、3-0 丝线、腹腔镜缝针、敷贴、手套、5 mL 注射器。

3.仪器

腹腔镜、气腹机。

（二）麻醉方法

气管插管全身麻醉。

（三）手术体位

水平仰卧位。

（四）手术配合

（1）常规消毒铺巾。

（2）脐下缘穿刺 1 个 10 mm Trocar 观察通道，直视下于左、右两侧麦氏点各穿刺 1 个 5 mm

Trocar。

(3)镜下观察内环口及输精管位置后,于腹股沟外环头侧,精索静脉上方剪开或撕开后腹膜1～2 cm。

(4)牵拉患侧睾丸,可见精索静脉随之移动,游离精索静脉后在其上下端 1-0 丝线双重结扎,腹膜后切口可不予缝合。

(5)关闭气腹,缝合穿刺口,敷贴粘贴切口。

(五)手术配合注意事项

(1)术前认真访视患者,做好患者的心理护理。

(2)术中严格执行查对制度。

(3)术前应备齐用物,确保各种仪器处于功能位。

四、腹腔镜鞘状突高位结扎术

(一)术前准备

1.器械敷料

腹腔镜胆囊器械、腹腔镜器械(3 mm 镜子、5 mm Trocar 2 个、气腹针 1 个、分离钳 1 把、穿刺针 1 个、二氧化碳管 1 套)、剖腹单、基础敷料包、手术衣、持物钳。

2.一次性物品

1-0 丝线、手套、敷贴、5 mL 注射器。

3.仪器

腹腔镜、气腹机。

(二)麻醉方法

静脉复合麻醉。

(三)手术体位

水平仰卧位,臀部垫高。

(四)手术配合

(1)常规消毒铺巾。

(2)于脐孔上缘、左侧腹直肌外缘平脐水平,切开皮肤 3 mm,穿刺建立操作通道。

(3)置入腹腔镜探查腹腔,可见患侧鞘状突呈喇叭口状,腹膜突入腹股沟管。

(4)于患侧内环口体表投影处切开皮肤 2 mm,刺入带线穿刺针。在操作钳的辅助下,于腹膜外缝合鞘状突内侧半圈,刺破腹膜进入腹腔,分离钳拉住缝线,留线拔针,缝线两端留在体外。再次将带线穿刺针刺入缝合外侧半圈后,把第二根线内侧线端插入第一根线线圈内,拔出穿刺针。然后抽出第一根线时将第二根线带出。将鞘膜囊内气体或液体挤回腹腔,皮下打结,完成鞘状突的荷包缝合。

(5)关闭气腹,包扎切口。

(五)手术配合注意事项

(1)术中注意小儿气腹压力。保持呼吸通畅。

(2)其余同阴茎下曲矫正术。

五、腹腔镜肾上腺肿瘤剜除术

(一)术前准备

1.器械敷料

腹腔镜肾上腺器械、腹腔镜器械(气腹针 1 个、10 mm Trocar 1 个、5 mm Trocar 3 个、10 mm电子镜、分离钳 2 把、剪刀 1 把、扇形拉钩 1 把、普通钛夹及施夹器 1 把、冲洗吸引器 1 套、电凝线及电凝钩 1 套、超声刀刀头及手柄 1 套)开胸单、基础敷料包、手术衣。

2.一次性物品

1-0 丝线、2-0 丝线、3-0 丝线、手套、手术薄膜、敷贴、潘氏引流管、吸引器连接管。

3.仪器

腹腔镜、气腹机、超声刀。

(二)麻醉方法

气管插管全身麻醉。

(三)手术体位

经腹腔入路常采用 70°侧卧位,经腹膜后入路多采取 90°侧卧位。

(四)手术配合——腹膜后肾上腺切除术

1.Trocar 位置

放置第一只 10 mm Trocar 于患侧腋中线髂嵴上 2 cm 处,作为观察镜通道。腹膜后间隙建立后,在腹腔镜直视下于腋前线及腋后线肋缘下 1~2 cm 处,穿刺置入两只 5 mm Trocar 作为腹腔镜操作通道。

2.腰大肌显露

将腹腔镜镜头指向背侧,稍加分离即可清晰地显露腰大肌。

3.肾上腺的显露

肾筋膜前叶与融合筋膜之间、肾筋膜后叶与侧椎筋膜之间、腰方肌与腰大肌前方均为无血管平面。以电钩或吸引器于无血管三角区向头侧分离,可直达肾脂肪囊上极。于肾脂肪囊内做钝性分离,即可显露肾上腺外侧支。

4.肾上腺的游离

解剖肾上腺外侧上角,电凝锐性分离肾上腺侧面、下面、前面,完全游离肾上腺。

5.确认和结扎肾上腺静脉

于左肾上腺下内方左肾静脉及肾上腺之间可分离出左中央静脉,右肾上腺静脉位于右肾上腺及腔静脉之间,同样可选择结扎或钛夹夹闭肾上腺静脉。

6.肾上腺切除及取出

解剖分离肾上腺的上面和后面,最后完整切除肾上腺或腺瘤。标本通过第一穿刺孔或体表小切口取出。

(五)手术配合注意事项

(1)仪器设备应于手术前妥善放置在适当位置,并调整好参数,以利手术顺利进行。

(2)术中严格执行查对制度。密切观察病情。保持静脉通路通畅。

(3)体位摆放要以充分暴露手术野、使患者舒适为原则,固定要牢固,腰桥对准手术部位。

(4)各种导光纤维用后擦拭干净盘好,不可打折成角。

(5)镜子等精密仪器应轻拿轻放,避免震动。

(6)缝合切口前将腰桥摇平,以减轻腰部张力。

(7)腹腔镜器械应严格按照内镜消毒规范认真刷洗消毒。

六、腹腔镜肾囊肿去顶减压术

(一)术前准备

1.器械敷料

腹腔镜肾囊肿器械、腹腔镜器械(气腹针 1 个、10 mm Trocar 1 个、5 mm Trocar 2 个、10 mm电子镜、分离钳 2 把、剪刀 1 把、冲洗吸引器 1 套、电凝线及电凝钩 1 套、超声刀刀头及手柄 1 套)开胸单、基础敷料包、盆、手术衣。

2.一次性物品

1-0 丝线、2-0 丝线、3-0 丝线、手套、敷贴、潘氏引流管、5 mL 注射器。

(二)麻醉方法

气管插管全身麻醉。

(三)手术体位

经腹腔途径常采用 70°侧卧,而经腹膜后入路多采取 90°侧卧位。

(四)手术配合

1.经腹腹腔镜肾囊肿去顶减压术

(1)Trocar 位置:于患侧锁骨中线脐水平下 4 cm 处建立第一只 Trocar,作为观察镜通道。在腹腔镜的直视下于锁骨中线外侧 2 cm 肋缘下 2 cm 及 5 cm 处穿刺置入两只 Trocar 作为操作套管。

(2)切开侧腹膜:于结肠脾曲外侧缘以电钩切开侧腹膜,使结肠充分下移,稍加分离则可暴露肾脂肪囊。

(3)肾囊肿显露:根据局部的隆起初步判定囊肿位置,切开肾周筋膜及脂肪囊,暴露肾脏。沿肾被膜分离找到肾囊肿并逐步分离至囊肿完全显露。

(4)囊肿去顶:用电钩于囊肿中心切一小切口,吸出积液。用抓钳提起囊壁,在距肾皮质 0.5 cm处剪除囊壁。将腹腔镜伸入囊内,观察囊内情况,如有囊内间隔或复合囊肿,在明确与肾盂无相通后,可行切除或再次去顶减压。以电凝棒将残留囊壁电灼,以防止复发。

(5)止血:电凝残留囊壁边缘,创面冲洗后彻底止血,放置引流管,清点用物,缝合切口。

2.腹膜后腹腔镜肾囊肿去顶减压术

(1)Trocar 位置:放置第一只 Trocar 于患侧腋中线髂嵴上 2 cm 处,作为观察镜通道。腹膜后间隙建立后,在腹腔镜的直视下于腋前线及腋后线肋缘下 2 cm 处穿刺置入两只 Trocar 作为腹腔镜操作通道。

(2)腰大肌显露:在腹膜后间隙稍加分离即可清晰地显露腰大肌。

(3)肾囊肿的显露:以电钩通过肾筋膜后叶与侧锥筋膜之间无血管平面向头侧分离,直至肾脂肪囊清晰显露。切开肾脂肪囊后,沿肾被膜分离即可找到肾囊肿并逐步分离至囊肿完全显露。

(4)囊肿去顶:用电钩切开囊肿中心,吸出积液。剪除囊壁后将腹腔镜伸入囊内,观察囊内情况,以电凝棒电灼残留囊壁黏膜以防止复发。

(5)止血:电凝残留囊壁边缘,创面彻底止血,放置引流管,清点用物,缝合切口。

（五）手术配合注意事项

同腹腔镜肾上腺肿瘤剜除术。

七、肾切除术

（一）术前准备

1.器械敷料

剖腹器械、肾切除专用器械、开胸单、手术衣、基础敷料包、盆。

2.一次性物品

1-0 丝线、2-0 丝线、3-0 丝线、剖腹针、电刀手柄、吸引器连接管、手套、敷贴、手术薄膜、潘氏引流管、引流袋。

（二）手术体位

90°侧卧位。

（三）麻醉方法

气管插管全身麻醉。

（四）手术配合

（1）常规消毒铺巾。

（2）于腰部肋缘下切开,自肋脊角开始,斜行向下至髂嵴上方两横指处为止。

（3）切开皮肤、皮下组织、电刀止血、两块纱布垫保护切口两侧,洗手换刀。

（4）拉钩撑开切口,暴露腰部肌层,切开背阔肌、腹外斜肌,用弯血管钳止血,1-0 丝线结扎。用腹腔拉钩暴露切口,切开腰筋膜及腹横肌深达肾周围脂肪囊。

（5）腹腔自动拉钩撑开,推开腹膜,切开肾周围脂肪囊,以手指剥离周围脂肪、筋膜及粘连,切勿撕破肾包膜囊,完全游离肾脏至肾蒂部。

（6）分离输尿管,剥开周围粘连至输尿管下段,用大弯血管钳夹住、切断输尿管,残端用丝线双重结扎。

（7）肾脏及上段输尿管全部游离后,用三把肾蒂钳夹住肾蒂血管,仔细检查后离断肾蒂。8×20圆针、1-0 丝线缝扎肾蒂血管,松去钳子,再重复缝扎一次。

（8）肾蒂结扎后,仔细检查,如无出血,即可冲洗切口,放置引流管。

（9）清点器械、敷料、常规缝合切口。以 10×28 圆针、1-0 丝线缝合腰背筋膜及肌肉,3-0 丝线缝合皮下,10×28 角针、3-0 丝线缝皮。

（10）纱布覆盖切口,敷贴固定,引流管连接引流袋。

（五）手术配合注意事项

（1）术前认真检查肾蒂钳,保证功能良好。

（2）其余同腹腔镜肾上腺肿瘤剜除术。

八、肾部分切除术

（一）术前准备

1.器械敷料

剖腹器械、肾切除专用器械、开胸单、基础敷料包、手术衣、盆。

2.一次性物品

1-0 丝线、2-0 丝线、3-0 丝线、电刀手柄、吸引器连接管、手套、敷贴、手术薄膜、剖腹缝针、潘氏引流管、引流袋。

（二）麻醉方法

气管插管全身麻醉。

（三）手术体位

90°侧卧位。

（四）手术配合

（1）常规消毒铺巾。

（2）做标准肾脏切口或腰部斜切口。

（3）手指钝性游离肾脏,周围粘连多时,注意勿撕破肾包膜。暴露病变区域,分离肾门周围组织直至肾门充分暴露。

（4）分离上段输尿管及肾蒂周围组织,露出肾蒂血管,用肾蒂钳夹住肾蒂,暂时阻断血液循环,减少术中出血,记录阻断时间,定时开放。

（5）根据需切除的区域,确定刀切平面,用长刀柄、小圆刀片,环形或纵行切开病变区的肾包膜。用黏膜剥离子推下肾包膜,切除肾脏病变部分。

（6）肾结石患者应注意预防结石遗留,可用手轻轻探查肾盂,但勿使肾盂裂伤。

（7）放开肾蒂钳,仔细观察有无出血,注意肾脏颜色。肾脏若全部游离,需用 6×14 圆针、2-0 丝线间断缝合肾包膜几针,固定肾脏。

（8）清理切口,清点器械、敷料,放置负压引流管,逐层关闭切口。

（五）手术配合注意事项

（1）及时记录肾脏阻断时间,每 30 分钟放松 1 次,必要时应提醒手术者,以免阻断时间过长,引起肾脏坏死。

（2）余同肾切除术。

九、腹腔镜单纯性肾切除术

（一）术前准备

1.器械敷料

腹腔镜肾器械、腹腔镜器械（气腹针 1 个、12 mm Trocar 1 个、10 mm Trocar 1 个、5 mm Trocar 2 个、10 mm 电子镜、分离钳 2 把、剪刀 1 把、扇形拉钩 1 把、普通钛夹及施夹器 1 把、冲洗吸引器 1 套、电凝线及电凝钩 1 套、超声刀刀头及手柄 1 套、后腹膜腔囊扩张气囊、12 mm hemolock夹钳）开胸单、手术衣、基础敷料包、盆。

2.一次性物品

1-0 丝线、2-0 丝线、3-0 丝线、电刀手柄、吸引器连接管、手套、敷贴、手术薄膜、剖腹缝针、潘氏引流管、引流袋、50 mL 注射器。

3.仪器

腹腔镜、气腹机、超声刀。

（二）手术体位

经腹腔入路常采用 70°侧卧位,经腹膜后入路多采取 90°侧卧位。

(三)麻醉方法

气管插管全身麻醉。

(四)手术配合

1.经腹腹腔镜肾切除术

(1)Trocar的位置:观察通道多建立于患侧髂前上棘上方二横指处。气腹建立后,直视下于患侧锁骨中线外侧 2～3 cm、脐上 2 cm 处穿刺 5 mm Trocar 作为操作通道。需镜下打结或牵开脏器时可于腋前线适当位置置入第四个 Trocar 辅助。

(2)切开后腹膜:于升(降)结肠反折处切开后腹膜,右侧从盲扬部向上切开至肝水平,左侧从髂总血管处切开至脾脏下缘,钝性分离腹膜,使结肠充分下坠,显露 Gerota 筋膜。

(3)输尿管游离:输尿管常位于性腺静脉深面,在肾下极内侧稍加分离即可显露,小心地将右输尿管游离出来。

(4)肾脏前方的游离:切开 Gerota 筋膜并解剖显露肾上极,柔和分离,将肾上腺与肾脏分离开,小心仔细向下分离达肾脏的前面。

(5)肾蒂的解剖和处理:仔细分离肾静脉的分支后分别以钛夹夹闭或结扎。以抓钳、吸引器或电钩等器械完成对肾蒂的解剖分离。肾蒂离断时应先动脉再静脉,肾动脉可以以 3 个 Hemolock 夹夹闭后切断,肾动脉近端留置 2 个 Hemolock 夹。

(6)肾脏的切除:向后侧逐步解剖分离肾蒂残端,向上后方抬起肾脏以充分游离肾脏后方,直接在肾被膜表面操作,完成对整个肾脏的游离。用钛夹夹住或丝线结扎输尿管,在钛夹间切断输尿管,完成肾脏的切除。

(7)标本取出:将切除的标本放入标本袋内,可采用 2、3 穿刺孔间小切口将标本取出。

2.腹膜后腹腔镜肾切除术

(1)Trocar的位置:观察通道多建立于患侧腋中线髂前上棘上方二横指处。采用球囊扩张或直接扩张法建立腹膜后腔隙。气腹建立后,直视下于患侧腋前线及腋后线肋缘下 3 cm 处穿刺 5 mm Trocar 作为操作通道。需镜下打结时可于腋中线肋缘下置入第四个 Trocar 辅助。

(2)输尿管的显露及游离:腹腔镜进入后腹膜腔后,可清楚地看到腰大肌,通过肾筋膜后叶与侧锥筋膜之间无血管平面向腰大肌内侧稍向深处分离,即可显露输尿管,钝性分离输尿管周围组织使输尿管游离。

(3)游离肾蒂并处理:沿输尿管内缘向上游离即可到达肾盂和肾蒂。首先游离暴露出肾动脉并以钛夹夹闭或结扎。肾静脉常位于肾动脉下方,离断肾动脉后可游离肾静脉,而后分别游离切断肾上腺静脉等其他小分支。肾静脉可经结扎后或以切割缝合器离断。

(4)肾脏的游离:消除血运的肾脏将变软、变小,所以在 Gerota 筋膜下可轻易地将整个肾脏游离。

(5)切断输尿管:用钛夹夹闭输尿管,切断输尿管,完成肾脏的切除。

(6)标本取出:将切除的标本放入标本袋内可采用 2、3 穿刺孔间小切口将标本取出,放置引流管。

(五)手术配合注意事项

同腹腔镜肾上腺肿瘤剜除术。

十、腹腔镜根治性肾切除术

(一)术前准备
同腹腔镜单纯性肾切除术。

(二)麻醉方法
气管插管全身麻醉。

(三)手术体位
经腹腔入路常采用 70°侧卧位,经腹膜后入路多采取 90°侧卧位。

(四)手术配合
1.Trocar 的位置

观察通道多建立于患侧腋中线髂前上棘上方二横指处。采用球囊扩张或直接扩张法建立腹膜后腔隙。气腹建立后,直视下于患侧腋前线及腋后线肋缘下 3 cm 处穿刺 5 mm Trocar 作为操作通道。需镜下打结时可于腋中线肋缘下置入第四个 Trocar 辅助。

2.输尿管的显露及游离

明确判定腰大肌后,在肾下极 Gerota 筋膜外,通过前述的肾筋膜后叶无血管区向腰大肌内侧稍向深处分离,即可显露输尿管,并使之游离。

3.肾蒂显露及游离

肾蒂血管游离必须在 Gerota 筋膜外进行,同时应注意肾门淋巴结情况,尽力做到整块切除。肾蒂离断仍要遵循先动脉再静脉的原则,避免术中肿瘤血行播散。动静脉的离断方法与单纯性肾切除相同。

4.切断输尿管

将输尿管尽量向远侧游离后,以钛夹夹闭或丝线结扎输尿管并切断输尿管。

5.肾脏的游离切除

由于在 Gerota 筋膜外为疏松结缔组织构成的无血管区,以电凝钩将整个肾脏及肾脂肪囊游离,完成肾脏的切除。游离顺序多为肾脏背侧、上极、腹侧至下极。

6.淋巴结清扫

彻底清扫肾门周围淋巴结。

7.标本取出

将切除的肾脏、肾周脂肪及肾门淋巴结放入标本袋内,采用 2、3 穿刺孔间小切口将标本完整取出。

(五)手术配合注意事项
同腹腔镜单纯性肾切除术。

十一、输尿管切开取石术

(一)术前准备
1.器械敷料

剖腹器械包、膀胱专用器械、剖腹单、基础敷料包、手术衣。

2.一次性物品

手套、1-0 丝线、2-0 丝线、3-0 丝线、手术薄膜、敷贴、潘氏引流管、8# 普通尿管、双 J 管(F6、

F7)、导丝、液状石蜡、5-0 可吸收线、20 mL 注射器。

（二）麻醉方法

硬膜外麻醉或腰麻。

（三）手术体位

输尿管上段取石术的体位同肾切除术，中段及下段取石术取水平仰卧位，患侧可稍垫高。

（四）手术配合

1.显露上段输尿管

（1）切口：上起第 12 肋间或略下，下至髂前上棘内上方。

（2）切开肌层：切开腹外斜肌、腹内斜肌及腹横肌。在切断腹横肌时，注意避免损伤肋下神经、血管、髂腹下神经和髂腹股沟神经。

（3）显露输尿管：进入腹膜后间隙之后，可见输尿管位于腹膜后的腰大肌之前，精索内动、静脉（或卵巢动、静脉）横越输尿管，应加保护，避免损伤。

2.显露中段输尿管

（1）切口：上起髂嵴中点上方两横指，顺腹外斜肌至腹直肌外缘。

（2）切开肌层：切开腹外斜肌、腹内斜肌及腹横肌，进入腹膜后间隙。

（3）显露输尿管：将腹膜及腹腔内容物向内拉开，此处输尿管常与腹膜粘连，易与腹膜一起被拉开而不易找到。精索内（卵巢）血管在此段输尿管的外下侧跨过髂动、静脉。

3.显露下段输尿管

（1）切口：上起髂前上棘内侧约 2 cm 处，向下向腹中线做弧形切口，至耻骨联合上 1 cm 处。

（2）切开肌层：沿肌纹切开腹外斜肌，切断腹内斜肌及腹横肌，再横行切断联合肌腱，必要时可切开腹直肌前鞘。肌肉切开后，在切口下角可看到腹壁下动、静脉，应避免损伤。必要时也可将其结扎、切断，以利手术进行。

（3）显露输尿管：在输尿管下段，女性有子宫动、静脉，男性有输精管和精索内动、静脉跨越，分离时应注意保护。

4.明确结石部位

用手指沿输尿管触摸，常可摸到一处鼓起的硬性团块，即为结石嵌顿之处。如不能明确，应随时参考 X 线片，然后钝性分离该段输尿管周围组织。

5.切开输尿管取石

在结石上、下端各用一纱布带牵拉输尿管，以防结石滑走。在输尿管周围放纱布垫，以防切开输尿管时脓液或尿液外溢污染周围组织。纵行切开结石处的输尿管，用弯止血钳或镊子取出结石。

6.探查

用吸引器吸尽外溢的尿液。经输尿管切口插入输尿管导管，上至肾盂、下至膀胱，探查输尿管有无结石、狭窄或其他原因造成的梗阻。

7.缝合输尿管

用 5-0 可吸收线间断缝合输尿管 2～3 针。缝线仅可穿过外层和肌层，避免穿过黏膜，取出切口周围的保护纱布垫，将周围的脂肪组织覆盖输尿管缝合处，用 1～2 针可吸收线固定脂肪组织。

8.缝合切口

检查伤口无出血及异物存留,在输尿管切口旁置引流管。将手术台放平,逐层缝合肌肉、皮下组织及皮肤。

(五)手术配合注意事项

(1)取出结石要妥善保管。

(2)余同腹腔镜肾上腺肿瘤剜除术 1~3 条。

十二、后腹腔镜输尿管切开取石术

(一)术前准备

1.器械敷料

腹腔镜输尿管器械包、腹腔镜器械(气腹针 1 个、10 mm Trocar 1 个、5 mm Trocar 3 个、10 mm电子镜、分离钳 2 把、剪刀 1 把、扇形拉钩 1 把、持针器 1 把、冲洗吸引器 1 套、电凝线及电凝钩 1 套、超声刀刀头及手柄 1 套)开胸单、基础敷料包、盆、手术衣。

2.一次性物品

手套、1-0 丝线、2-0 丝线、3-0 丝线、手术薄膜、敷贴、潘氏引流管、8# 普通尿管、双 J 管(F6、F7)、双 J 管导丝、输尿管导管、后腹腔扩张气囊、液状石蜡、5-0 可吸收线、20 mL 注射器。

3.仪器

腹腔镜、气腹机、超声刀。

(二)麻醉方法

气管插管全身麻醉。

(三)手术体位

同腹腔镜肾癌切除术。

(四)手术配合

(1)于髂嵴上方置入第一个 Trocar。建立后腹腔、充入二氧化碳,压力为 1.6~1.9 kPa。直视下置入其他 Trocar,腹腔镜探查手术野,了解有无活动性出血和腹膜损伤。根据术前定位,在结石段输尿管相应平面切开肾周筋膜,在脂肪囊内寻找输尿管。

(2)游离输尿管:在结石上方用钳子轻夹输尿管,防止结石滑至肾盂。用腹腔镜精细剪刀在结石段输尿管上方全层剪开输尿管壁,松动并取出结石。探查输尿管内有无残余结石及其他病变,并做相应处理。

(3)置入双 J 管:经穿刺套管将双 J 管前端置入后腹腔,拔出套管针重新置入,将双 J 管尾端置于套管外,经输尿管切口将双 J 管插入输尿管内。

(4)用 5-0 可吸收线全层缝合输尿管切口。检查手术野无活动性出血,腹膜后留置潘氏引流管,经腋中线切口引出体外。放出后腹腔内气体,常规缝合切口。

(五)手术配合注意事项

(1)妥善保管取出的结石。

(2)余同腹腔镜肾上腺肿瘤剜除术。

十三、后腹腔镜输尿管癌根治术

(一)术前准备

同腹腔镜肾癌切除术,另备电切器械一套(12°膀胱镜、封闭鞘、可旋转外管鞘、内管鞘、被动式工作把手)、电切环、艾力克。

(二)麻醉方法

气管插管全身麻醉。

(三)手术体位

先截石位,电切输尿管口,再改健侧 90°侧卧位。

(四)手术配合

1.取截石位

探查整个膀胱,确定有无肿瘤及其他病变,对患侧输尿管口进行电切,围绕管口电切一周,切至脂肪层。

2.改健侧 90°侧卧位

手术步骤同腹腔镜根治性肾切除术。

(五)手术配合注意事项

(1)术中设置电切功率 90 W,电凝功率 70 W,球状电极电凝功率 100 W。

(2)同腹腔镜根治性肾切除术。

十四、膀胱切开取石术

(一)术前准备

1.器械敷料

剖腹器械、膀胱专用器械、剖腹单、基础敷料包、盆、手术衣、持物钳。

2.一次性物品

1-0 丝线、2-0 丝线、3-0 丝线、剖腹针、手套、电刀手柄、手术薄膜、敷贴、菌状引流管、潘氏引流管、液状石蜡、2-0 肠线(或 2-0 可吸收线)、20 mL 注射器。

(二)麻醉方法

硬膜外麻醉。

(三)手术体位

水平仰卧位,骶尾部垫高。

(四)手术配合

(1)术前留置尿管,注入生理盐水 200～300 mL 充盈膀胱并用血管钳夹闭导尿管。

(2)切口:耻骨上正中切口。

(3)切开膀胱:用纱布推开腹膜后,将膀胱壁四角用 4 把组织钳夹住提起,切开膀胱,显露结石。

(4)取出结石:取石钳取出结石。仔细探查膀胱,确认无结石残留。

(5)膀胱造瘘:2-0 肠线(或 2-0 可吸收线)全层缝合膀胱,置菌状引流管行膀胱造瘘。膀胱前间隙置潘氏引流管。

(6)清点器械敷料,关腹。

（五）手术配合注意事项

(1)术中密切观察患者生命体征的变化。

(2)保持静脉通路通畅。术中防止电烫伤。

(3)缝合膀胱前要清点器械敷料。

(4)取出结石要妥善保管。

十五、膀胱部分切除术

（一）术前准备

1.器械敷料

剖腹器械、膀胱专用器械、剖腹单、基础敷料包、盆、手术衣。

2.一次性物品

1-0 丝线、2-0 丝线、3-0 丝线、剖腹针、手套、手术薄膜、敷贴、22#菌状引流管、潘氏引流管、液状石蜡、2-0 肠线（或 2-0 可吸收线）、20 mL 注射器、无菌导尿包。

（二）麻醉方法

硬膜外麻醉。

（三）手术体位

水平仰卧位。

（四）手术配合

(1)术前留置导尿管，注入生理盐水 200～300 mL 充盈膀胱，并用血管钳夹闭导尿管。

(2)切口：耻骨上正中切口。

(3)切开膀胱：用纱布推开腹膜后，将膀胱壁四角用 4 把组织钳夹住提起，然后切开膀胱，显露肿瘤。

(4)切除病变：用高频电刀或组织剪在距肿瘤边缘 2 cm 处，将以肿瘤为核心的膀胱壁做部分切除。粘连的腹膜一并切除。如果肿瘤位于输尿管口，应将输尿管口连同下端输尿管一并切除，将输尿管重新吻合于膀胱壁无肿瘤部位。

(5)止血：病变部膀胱壁切除后，如有活动出血，即予缝扎或电凝止血。

(6)冲洗膀胱：用灭菌蒸馏水冲洗，以破坏残存肿瘤细胞。

(7)膀胱造瘘：2-0 肠线全层缝合膀胱，膀胱内置 22#菌状引流管行膀胱造瘘。膀胱前间隙置潘氏引流管。

(8)清点器械敷料，关腹。

（五）手术配合注意事项

同膀胱切开取石 1～3 条。

十六、全膀胱切除术

（一）术前准备

1.器械敷料

剖腹器械、膀胱专用器械、剖腹单、基础敷料包、盆、手术衣。

2.一次性物品

1-0 丝线、2-0 丝线、3-0 丝线、剖腹针、手套、电刀手柄、3L 手术薄膜、敷贴、菌状引流管、潘氏引流管、8#普通尿管、F6输尿管导管、双J管(F6、F7)、双J管导丝、液状石蜡、2-0肠线、5-0可吸收线、20 mL注射器。

(二)麻醉方法

气管插管全身麻醉。

(三)手术体位

水平仰卧位,骶尾部垫高。

(四)手术配合

1.切口

下腹正中切口或弧形横切口。

2.探查腹腔

切开前腹膜,探查肝脏及腹膜后和盆腔淋巴结有无转移,如肝脏无转移,可行手术。盆腔以上淋巴结如有肿大,应首先将高位的肿大淋巴结送冰冻切片检查,明确有无转移;有转移者不宜手术。

3.切断输尿管

在盆腔边缘切开后腹膜,游离两侧输尿管至膀胱入口处,远端结扎及缝扎,留待与膀胱一并切除。近端内插入输尿管导管,用丝线固定导管,将其放入橡皮手套内以免尿液污染创口。

4.分离膀胱

继续将膀胱顶部和后部腹膜剥离,当腹膜与膀胱壁粘连,疑有局部浸润时,应在距粘连部边缘2 cm以上处环形剪开腹膜,使粘连部腹膜保留在膀胱壁上,留待一并切除。然后,从后腹膜侧切口将腹膜向侧壁分离,分别切断、1-0丝线结扎闭塞的脐动脉和输精管。沿两侧输精管下段向内、向下分离,直至膀胱底部。将膀胱上动脉切断和结扎。将髂总动脉分叉处以下的淋巴结与输精管一起向下分离。钝性分离膀胱和前列腺,直至前列腺顶部。分离前列腺和直肠之间的Denovillier筋膜时,注意防止损伤直肠前壁。将耻骨前列腺韧带分离切断,结扎其间的阴茎背深静脉。

5.切断尿道

将尿道内导尿管拔出,尿道用长钳钳夹后切断,将近端向上翻起,远端用2-0肠线缝扎。

6.局部清理

将膀胱及前列腺侧韧带和供应膀胱及前列腺的膀胱下动脉切断、结扎。将前列腺、精囊、膀胱及局部淋巴结(髂血管附近、股神经之内及腹主动脉分叉之下的淋巴结)一并取出。

7.乙状结肠或回肠代膀胱

双侧输尿管乙状结肠用5-0可吸收线吻合或回肠膀胱吻合,内置F6双J管。肠管端端吻合。

8.腹壁造瘘

代膀胱腹壁造瘘。如不行肠代膀胱,将双侧输尿管直接用5-0可吸收线行腹壁造瘘。

9.引流缝合

在膀胱窝置潘氏引流管,切口逐层缝合。

(五)手术配合注意事项

(1)术中严格无菌操作,接触肠道器械应单独放置。

(2)手术时间较长,术中加强患者的反肤护理。

（3）保持通畅的静脉通路,术中加强病情观察。

（4）术前备好各种引流管。

十七、腹腔镜根治性全膀胱切除术

（一）术前准备

1.器械敷料

腹腔镜膀胱器械包、腹腔镜器械（气腹针 1 个、10 mm Trocar 1 个、5 mm Trocar 4 个、10 mm电子镜、分离钳 2 把、剪刀 1 把、扇形拉钩 1 把、普通钛夹及施夹器 1 把、冲洗吸引器 1 套、电凝线及电凝钩 1 套、超声刀刀头及手柄 1 套、血管结扎束手柄 1 套）剖腹单、基础敷料包、手术衣。

2.一次性物品

电刀手柄、吸引器连接管、5-0 可吸收线、手套、1-0 丝线、2-0 丝线、3-0 丝线、手术薄膜、敷贴、普通引流管、潘氏引流管、8#普通尿管、单 J 管（F6、F7）、单 J 管导丝、液状石蜡、5-0 肠线、20 mL注射器等。

3.仪器

腹腔镜、高频电刀、超声刀、血管结扎束。

（二）麻醉方法

气管插管全身麻醉。

（三）手术体位

30°头低足高卧位,臀部垫高。

（四）手术配合

（1）建立人工气腹,气腹压力在 1.6～1.9 kPa,置入观察镜及操作器械。

（2）进入腹腔后,沿着膀胱直肠陷凹腹膜返折处横向打开腹膜,分离腹膜找到输精管,仔细分离后用 1-0 丝线结扎离断输精管。

（3）提起输精管,在膀胱背侧游离出精囊。在精囊下方分离横行剪开狄氏筋膜,暴露直肠前脂肪组织,在前列腺后方分离至前列腺尖部。

（4）借助输精管与输尿管交叉的解剖关系,提起输精管在其后外方分离出输尿管,至近膀胱入口处,远端结扎后离断输尿管。

（5）在耻骨后间隙的疏松结缔组织中分离出膀胱前壁,直至盆内筋膜返折处和耻骨前列腺韧带,用电凝钩依次打开。

（6）用 2-0 可吸收线在前列腺尖部两侧缝扎阴茎背静脉复合体后切断,进一步游离至前列腺尖部。

（7）超声刀结合单、双极电凝或血管结扎束切断膀胱前列腺侧韧带,其内包括膀胱上动脉、膀胱下动脉等血管,电凝彻底止血。处理前列腺侧韧带,以创造操作空间。

（8）提起膀胱,紧贴前列腺尖部离断膜部尿道,用 2-0 可吸收线缝合尿道断端。

（9）沿髂总血管及髂外血管至腹股沟内环处将血管周围的淋巴脂肪组织切除,应仔细电凝,防止创面广泛渗血。

（10）扩大脐下观察镜 Trocar 孔,小切口长为 4～6 cm,将切除的膀胱连同清扫的淋巴脂肪组织取出。

（11）留置盆腔内引流管。

（五）手术配合注意事项

（1）体位摆放要以充分暴露手术野、使患者舒适为原则。

（2）腹腔镜器械应严格按照内镜清洗消毒规范认真刷洗消毒。

（3）余同腹腔镜肾上腺肿瘤剜除1～3条。

十八、腹腔镜前列腺癌根治术

（一）术前准备

1.器械敷料

腹腔镜前列腺器械、腹腔镜器械（0° 10 mm 电子镜、气腹针、10 mm Trocar 1 个、5 mm Trocar 4 个、分离钳 2 把、剪刀 1 把、扇形拉钩 1 把、转换器 1 个、普通钛夹及施夹器各 1 个、超声刀头及手柄 1 套、电凝线及电凝钩 1 套）、剖腹单、基础敷料包、手术衣、盆。

2.一次性物品

1-0 丝线、2-0 丝线、3-0 丝线、腹腔镜针、吸引器管、手套、手术薄膜、敷贴、潘氏引流管、液状石蜡、5 mL 注射器、20 mL 注射器、PDS 缝线、2-0 可吸收线、22# 硅胶 Foley 导尿管。

3.仪器

腹腔镜、超声刀、双极电凝或血管结扎束、气腹机。

（二）麻醉方法

气管插管全身麻醉。

（三）手术体位

30°头低足高位,臀部垫高。

（四）手术配合

（1）建立操作通道：一般采用 5 部位穿刺法,脐下置入直径为 10 mm 观察镜 Trocar,4 个器械操作 Trocar 分别置入左、右麦氏点,腹直肌两侧外缘平髂嵴水平,必要时可在耻骨联合上两横指处置入另一个 5 mm Trocar。

（2）麻醉成功后,在脐下刺入气腹针,建立人工气腹,气腹压力 1.6～1.9 kPa。

（3）置入观察镜后,在腹腔镜监视下,分别置入器械操作 Trocar。

（4）横向打开膀胱直肠陷窝最下方的腹膜返折处,找到输精管,在精囊后方向下游离。

（5）提起两侧输精管,在精囊后平面分离前列腺后间隙,可见紧张的狄氏筋膜并切开,分离直肠前列腺间隙至前列腺尖部。

（6）在耻骨后间隙分离,电凝切开盆内筋膜返折处和耻骨前列腺韧带。

（7）2-0 可吸收线在前列腺尖部两侧缝扎阴茎背静脉复合体后切断,进一步游离至前列腺尖部。

（8）剪刀在前列腺膀胱交接处剪开膀胱颈,将尿管提起,仔细剪开膀胱颈后壁,将游离的精囊和输精管残端提出,暴露出前列腺后间隙。

（9）超声刀凝断前列腺后壁两侧的血管束,钝性分离前列腺后壁,注意保留前列腺后外侧的海绵体神经血管束。

（10）进一步游离前列腺尖部,用剪刀整齐剪断。用 2-0 可吸收线在膀胱和尿道之间吻合,先在 5～7 点做连续缝合,置入 22# 硅胶 Foley 导尿管,然后依次在 2 点、11 点两处间断缝合打结。

(11)前列腺特异抗原＞10 ng/mL 的患者行盆腔淋巴结清扫术。

(12)将切除的标本装入自制的标本袋,从脐下扩大的 Trocar 切口取出。从一侧的麦氏点 Trocar 口放置耻骨后引流管。

(五)手术配合注意事项

(1)腹腔镜器械刷洗应严格按照内镜消毒规范认真刷洗。

(2)余同腹腔镜肾上腺肿瘤剜除 1~5 条。

十九、经尿道膀胱肿瘤电切术

(一)术前准备

1.器械敷料

电切器械、27#电切镜 1 套(12°镜子、封闭鞘、可旋转外管鞘、内管鞘、被动式工作把手、电切环)、剖腹单、基础敷料包、手术衣、持物钳。

2.一次性物品

手套、无菌保护套、一次性灌注连接管、3L 手术薄膜、20 mL 注射器、22#三腔硅胶尿管,无菌液状石蜡。

3.电切灌注液

5％的甘露醇液。等离子电切,使用灌注液为 0.9％的生理盐水注射液。

4.仪器

摄像显示系统、冷光源、奥林巴斯电刀。

(二)手术体位

截石位,臀部超过床沿 5 cm。

(三)麻醉方法

硬膜外麻醉或气管插管全身麻醉。

(四)手术配合

(1)建立静脉通路,麻醉成功后摆截石位。电刀负极板紧密粘贴在患者腿部,调节好电刀的功率,脚踏板置于术者的右侧。连接好专用接水槽。

(2)常规消毒铺巾。电切器械安装后涂无菌液状石蜡备用。

(3)正确连接电切镜各导线。灌注连接管同时连接两袋灌注液,将灌注液调整至适宜高度,保证一定的压力。

(4)置入电切镜,探查膀胱的情况,寻找肿瘤并认真观察输尿管口的位置。

(5)观察清楚后行经尿道膀胱肿瘤电切术,将肿瘤完全切除,深达深肌层,范围超过肿瘤 2 cm。

(6)肿瘤切除干净后,用艾力克冲洗,保留好标本。

(7)检查有无出血后置三腔硅胶尿管。送患者回病房交接。

(五)手术配合注意事项

(1)电切过程中应嘱咐患者不能随意活动,控制咳嗽,以免发生膀胱穿孔。

(2)术中如出现闭孔反射,应辅助按压同侧下肢。必要时备好局麻药,做闭孔神经封闭用。

(3)使用电刀时应注意防止电烫伤。

(4)经尿道前列腺电切综合征是经尿道前列腺电切术最危险的并发症,严重者可引起死亡。

应严密观察病情,及时发现处理经尿道前列腺电切综合征。

(5)术中随时观察并调节电切功率大小,一般功率为100 W,电凝功率为80 W,球状电极电凝功率为100 W。等离子电切功率为280 W,电凝功率为80 W,球状电极电凝功率为150 W。

(6)术中及时更换电切液,保持术野的清晰。

(7)各种导光纤维使用时及术后处理,不可打折成角。

(8)镜子等精密仪器应彻底清洗,轻拿轻放,避免震动。

(9)妥善保留好标本送病理检验。

二十、经尿道前列腺电切术

(一)术前准备

同经尿道膀胱肿瘤电切术。

(二)手术体位

同经尿道膀胱肿瘤电切术。

(三)麻醉方法

同经尿道膀胱肿瘤电切术。

(四)手术配合

(1)建立静脉通路,麻醉成功后摆截石位。电刀负极板紧密粘贴在患者腿部,调节好电刀的功率,脚踏板置于术者的右侧。连接好专用接水槽。

(2)常规消毒铺巾,电切器械安装后涂无菌液状石蜡备用。

(3)正确连接电切镜各种导线。灌注连接管同时连接两袋灌注液,将灌注液调整至适宜高度,保证一定的压力。

(4)提起阴茎经尿道缓慢置入电切镜,首先观察膀胱的情况,注意有无憩室、肿瘤和结石,观察三角区和左右输尿管口位置与增大腺体的关系。观察尿道内口形态、前列腺、尿道长度、精阜、侧叶与精阜的关系。

(5)观察清楚后进行经尿道前列腺电切术,电切的过程中要保持灌注液的持续灌注,以保证术野的清晰。灌注液的温度为30～35 ℃,因低温灌注液对心血管系统的影响很大,加温后可减少心血管并发症。

(6)密切观察病情,警惕经尿道前列腺电切综合征的发生。

(7)腺体切除后用艾力克吸出切除的组织。然后观察是否有出血并彻底止血,检查排尿控制情况。

(8)留置导尿管与无菌尿袋相接,收集切除的组织送病理。

(9)协助患者穿好衣裤后送回病房。

(五)手术配合注意事项

(1)前列腺电切的患者多为老年患者,因此应做好心理护理、皮肤护理。术前详细了解有无心血管及其他系统的疾病。

(2)余同经尿道膀胱肿瘤电切术。

二十一、输尿管镜气压弹道碎石术

(一)术前准备

1.器械敷料

电切器械,基础敷料包、手术衣、持物钳。

2.一次性物品

手套、液状石蜡、16#Foley 导尿管、3L 脑科手术薄膜、无菌保护套、20 mL 注射器、F5 双 J 管、3 L 生理盐水。

3.仪器

摄像及显示系统、冷光源、WOLF 输尿管镜、瑞士产 EMS 第三代气压弹道联合超声碎石机、压力灌注泵、空气压缩机、输尿管镜异物钳、直径 1 mm 气压弹道探针、弹道连接帽、回弹帽、斑马导丝。

(二)麻醉方法

硬膜外麻醉或静脉复合麻醉。

(三)手术体位

截石位。

(四)手术配合

(1)常规消毒铺巾。检查并正确连接各仪器,调节好功率,连接注水泵。

(2)输尿管镜置入膀胱后,患侧输尿管口置入斑马导丝,在其引导下将输尿管镜缓慢的置入输尿管内。

(3)行输尿管镜检查,发现结石行弹道碎石,持物钳取出结石。

(4)输尿管内留置双 J 管。

(5)退出输尿管镜,留置导尿管。护送患者回病房。

(五)手术配合注意事项

(1)卧位摆放时注意避免腓总神经受压损伤。

(2)嘱硬膜外麻醉患者术中不能随意活动,控制咳嗽等,以免发生输尿管的损伤。

(3)碎石过程中减慢水流速度,将体位调整为头高足低位,以免结石被冲入肾盂内。

(4)输尿管镜及异物钳等精密仪器做好维护及保养。

二十二、经皮肾镜气压弹道联合超声碎石术

(一)术前准备

1.器械敷料

经皮肾镜器械、电切器械包、基础敷料包、手术衣、持物钳。

2.一次性物品

1-0 丝线、10×28 角针、手套、液状石蜡、无菌引流袋、3L 脑科手术薄膜、无菌保护套、16#Foley导尿管、20#T 形管、F5 双 J 管、F7 输尿管导管、3 L 生理盐水。

3.仪器

摄像及显示系统、冷光源、WOLF 输尿管镜、经皮肾镜、瑞士产 EMS 第三代气压弹道联合超声碎石机、水压灌注泵、B 超机、空气压缩机、直径 3 mm 的中空超声探针、直径 2 mm 气压弹道

探针、筋膜扩张器、穿刺针、F16 剥皮鞘、套叠式金属扩张器、斑马导丝。

(二)麻醉方法

全身麻醉,特殊情况下采用局麻。

(三)手术体位

截石位和俯卧位,或取 90°侧卧位。

(四)手术配合

(1)在上肢建立通畅的静脉通路,配合做好心电监护和气管插管全身麻醉。摆好截石位。通过尿道,在输尿管镜下行患侧输尿管逆行置 F7 输尿管导管。目的是术中注水形成人工肾积水以利于穿刺,并防止肾结石堵塞输尿管,留置 Foley 导尿管。

(2)取俯卧位,肾区腹侧用软枕垫高 30°,胸部放置一软枕,头脚稍低,双手自然放于头侧,头下垫一软头圈并偏向一侧,定时将头转向另一侧防止面部器官受压损伤。

(3)常规消毒铺巾后,在患者肾区粘贴 3 个脑科手术薄膜。

(4)检查摄像系统和光源系统,迅速接好各种导线及导水管。碎石采用 EMS Ⅲ代气压弹道超声碎石机。气压弹道能量设为 100%,频率设为 12 Hz,超声能量设为 70%,占空比设为 70%。随时调节灌洗液的流量和水压,流量和压力太小,常会造成肾镜视野不清,影响器械操作;流量和压力过大,会造成结石被灌洗液冲走,使其位置不易固定,不利于取石,并增加水中毒的概率。

(5)灌洗液的连接:将 3 L 生理盐水灌洗液悬挂于输液架上,用无菌冲洗管一端连接灌洗液经过水压灌注泵,另一端连接于肾镜的进水阀门开关上。

(6)使用 4.5M Hz 的 B 超穿刺探头检查,穿刺点一般选择在 12 肋下或 11 肋间、肩胛下角线至腋后线范围。B 超引导下沿穿刺线将 17.5 G 穿刺针置入肾盏后组,拔出针芯,助手向留置的输尿管导管内注入无菌生理盐水,形成"人工肾积液",见尿液溢出。如无尿液溢出,则自针鞘向肾内注水,如推注无阻力并在 B 超监视下见液体进入肾盏,说明针鞘远端位于肾盏内;如推注有阻力则应在 B 超监测下调整穿刺针的深度。自针鞘置入斑马导丝,退出针鞘。首先用筋膜扩张器扩张至 F16,保留导丝和 F16 剥皮鞘,输尿管镜观察是否位于肾盏内。如未进入肾盏,则将输尿管镜沿导丝置入肾盏内,再将剥皮鞘沿输尿管镜推入肾盏。然后将套叠式金属扩张器安装至 F16,通过导丝置入肾盏,退出剥皮鞘,套叠式扩张至 F22。沿扩张器将肾镜外鞘推入肾盏,保留导丝和肾镜外鞘,拔出套叠式扩张器,置入经皮肾镜。寻找结石,行经皮肾镜气压弹道联合超声碎石术。一般首先用直径 3 mm 的中空的超声探针边粉碎结石边将碎石吸出体外。如结石硬度较高,则改用直径 2 mm 气压弹道探针将结石碎成小块,再用超声碎石系统将结石进一步粉碎吸出。最后顺行向输尿管内置入 F5 双 J 管,留置 20# T 形管行肾造瘘。退出镜鞘,10×28 角针 2-0 丝线缝扎固定造瘘管。

(7)手术结束,关闭显示器、冷光源、摄像机、B 超机、水压灌注泵、空气压缩机、气压弹道联合超声碎石机,拔出电源。妥善放置各种导线及冲洗管。术后搬动患者过床时,注意造瘘管的移位及脱落以免造成出血。患者麻醉清醒后将其安全送回病房。

(五)手术配合注意事项

(1)涂红霉素眼膏,保护眼角膜。全身麻醉患者全身肌肉松弛,摆放体位时保护好各关节,以免发生脱位。俯卧位时注意面部的保护,避免长时间受压,应将头部置于软头圈上,并定期更换方向。

(2)患者的保温:非手术区加盖小棉被;灌注液加温至 30～35 ℃。

（3）为了保证术野的清晰，术中应保证生理盐水的连续灌注。

（4）术中注意患者体位的舒适与安全。及时观察尿液及灌注液的颜色，出血多时遵医嘱用止血药或中止手术。密切观察患者呼吸、脉搏、血压、心电图、血氧饱和度、灌洗液的出入量等，及时观察患者有无稀释性低钠血症的征象。

（5）弹道与超声功率的设置：弹道的能量输出为100%，使用连续冲击波模式；超声的能量输出为70%，占空比为70%。

（6）使用超声吸引时，一定要保持吸引有效，以确保超声碎石的效果与超声探针的保护。

（7）仪器的保护：肾镜使用时应轻拿轻放，用后擦干上油；超声手柄与探针连接要紧密，以保证超声的有效传递；空气加压泵用后将余气放净，以免残留空气中的水分对仪器产生损伤；各导线用后擦净盘好放置，勿折弯。

（8）器械与管道使用前应严格灭菌。用后刷洗干净，管腔内保持干燥。

（9）术中搬动患者要注意各种引流管的保护，以免脱出。

（刘　莹）

第五章

急诊科护理

第一节　常用的急救技术

危重患者的急救技术是急救成功的关键,它直接影响到患者的生命安全和生命质量。护理人员必须熟练掌握常用的急救技术,保证急救工作及时、准确、有效地进行。

一、吸氧法

氧气疗法是指通过给氧,增加吸入空气中氧的浓度,提高肺泡内的氧浓度,进而提高动脉血氧分压(PaO_2)和动脉血氧饱和度(SaO_2),增加动脉血氧含量(CaO_2),纠正各种原因造成的缺氧状态,促进组织的新陈代谢,维持机体生命活动的一种治疗方法。其是临床常用的急救技术之一。

(一)缺氧的分类

根据发病原因不同,缺氧可分为四种类型。不同类型的缺氧具有不同的血氧变化特征,氧疗的效果也不尽相同。

1.低张性缺氧

低张性缺氧是指由于吸入气体中氧分压过低、肺泡通气不足、气体弥散障碍、静脉血分流入动脉而引起的缺氧。主要特点是CaO_2降低,SaO_2降低,组织供氧不足。常见于慢性阻塞性肺部疾病、呼吸中枢抑制、先天性心脏病等。

2.血液性缺氧

血液性缺氧是指由于血红蛋白数量减少或性质改变使血红蛋白携氧能力降低而引起的缺氧。主要特点是CaO_2降低,PaO_2一般正常。常见于严重贫血、一氧化碳中毒、高铁血红蛋白症、输入大量库存血等。

3.循环性缺氧

循环性缺氧是指由于动脉血灌注不足、静脉血回流障碍引起的缺氧。主要特点是PaO_2、SaO_2、CaO_2均正常,而动-静脉氧压差增加。常见于休克、心力衰竭、大动脉栓塞等。

4.组织性缺氧

组织性缺氧是指由于组织细胞生物氧化过程障碍,利用氧能力降低而引起的缺氧。主要特

点是 PaO_2、SaO_2、CaO_2 均正常,而静脉血氧含量和氧分压较高,动-静脉氧压差小于正常。常见于氰化物中毒、组织损伤、大量放射线照射等。

以上四种类型的缺氧中,氧疗对低张性缺氧的疗效最好,吸氧能提高 PaO_2、SaO_2、CaO_2,使组织供氧增加。氧疗对心功能不全、严重贫血、一氧化碳中毒、休克等患者也有一定的疗效。

(二)缺氧的症状和程度判断及给氧的标准

1.判断缺氧程度

对缺氧程度的判断,除患者的临床表现外,主要根据血气分析检查结果来判断(表 5-1)。

表 5-1　缺氧的症状和程度判断

程度	发绀	呼吸困难	神志	血气分析			
				氧分压(PaO_2)		二氧化碳分压($PaCO_2$)	
				kPa	mmHg	kPa	mmHg
轻度	轻	不明显	清楚	6.6~9.3	50~70	>6.6	>50
中度	明显	明显	正常或烦躁不安	4.6~6.6	35~50	>9.3	>70
重度	显著	严重,三凹征明显	昏迷或半昏迷	4.6 以下	35 以下	>12.0	>90

注:动脉血气分析正常值:PaO_2 10.7~13.3 kPa(80~100 mmHg),$PaCO_2$ 4.7~6.0 kPa(35~45 mmHg),SaO_2 95%。

2.给氧指征

(1)轻度缺氧:一般不需要给氧,如果患者有呼吸困难可给予低流量的氧气(1~2 L/min)。

(2)中度缺氧:须给氧。当患者 PaO_2<6.7 kPa(50 mmHg),均应给氧。对于慢性阻塞性肺疾病并发冠心病患者,其 PaO_2<8.0 kPa(60 mmHg)时即需要给氧。

(3)重度缺氧:是给氧的绝对适应证。

(三)氧气疗法的种类及适用范围

动脉血二氧化碳分压($PaCO_2$)是评价通气状态的指标,是决定以何种方式给氧的重要依据。

1.低浓度氧疗

低浓度氧疗又称控制性氧疗,吸氧浓度低于 40%,用于低氧血症伴二氧化碳潴留的患者。例如,慢性阻塞性肺部疾病和慢性呼吸衰竭的患者,呼吸中枢对二氧化碳增高的反应很弱,呼吸的维持主要依靠缺氧刺激外周化学感受器;如果给予高浓度的氧气吸入,低氧血症迅速解除,同时也解除了缺氧兴奋呼吸中枢的作用,因此可导致呼吸进一步抑制,加重二氧化碳的潴留,甚至发生二氧化碳麻醉。

2.中等浓度氧疗

中等浓度氧疗吸氧浓度为 40%~60%,主要用于有明显通气/灌注比例失调或显著弥散障碍的患者,特别是血红蛋白浓度很低或心排血量不足者,如肺水肿、心肌梗死、休克等。

3.高浓度氧疗

高浓度氧疗吸氧浓度在 60% 以上,应用于单纯缺氧而无二氧化碳潴留的患者,如心肺复苏后的生命支持阶段、成人型呼吸窘迫综合征等。

(四)供氧装置

供氧装置有氧气筒、氧气压力表和管道氧气装置(中心供氧装置)。

1.氧气筒装置

(1)氧气筒为柱形无缝钢筒,筒内可耐高压达 14.7 MPa,容纳氧气约 6 000 L。

（2）总开关：在筒的顶部，可控制氧气的放出。使用时，将总开关向逆时针方向旋转 1/4 周，即可放出足够的氧气，不用时可按顺时针方向将总开关旋紧。

（3）氧气筒装置气门：在氧气筒颈部的侧面，有一气门与氧气表相连，是氧气自筒中输出的途径。

2.氧气表装置

（1）组成：由以下几部分组成。①压力表：从表上的指针能测知筒内氧气的压力，以 MPa 或 kgf/cm²（非法定计量单位，1 ksf/cm² ≈ 0.1 MPa）表示。压力越大，则说明氧气储存量越多。②减压器：是一种弹簧自动减压装置，可将来自氧气气筒内的压力降至 0.2～0.3 MPa，使流量平衡，保证安全，便于使用。③流量表：可以测知每分钟氧气的流出量，用 L/min 表示，以浮标上端平面所指刻度读数为标准。④湿化瓶：用于湿润氧气，以免呼吸道黏膜被干燥的气体所刺激。瓶内装入 1/3～1/2 的冷开水，通气管浸入水中，出气管和鼻导管相连。湿化瓶应每天换水 1 次。⑤安全阀：由于氧气表的种类不同，安全阀有的在湿化瓶上端，有的在流量表下端。当氧气流量过大、压力过高时，安全阀的内部活塞即自行上推，使过多的氧气由四周小孔流出，以保证安全。

（2）装表法：①吹尘：将氧气筒置于架上，取下氧气筒帽，用手将总开关按逆时针方向打开，使少量氧气从气门处流出，随即迅速关好总开关，以达清洁该处的目的，避免灰尘吹入氧气表内。②接氧气表：是将氧气表的旋紧螺帽口与氧气筒气门处的螺丝接头衔接，将表稍向后倾，用手按顺时针方向初步旋紧，然后再用扳手旋紧，使氧气表直立于氧气筒旁。③接湿化瓶：连接通气管和湿化瓶。④接管与检查：连接出气橡胶管于氧气表上，检查流量调节阀关好后，打开氧气筒总开关，再打开流量调节阀，检查氧气流出是否通畅、有无漏气及全套装置是否适用。最后关上流量调节阀，推至病房待用。

（3）卸表法。①放余气：旋紧氧气筒总开关，打开氧气流量调节阀，放出余气，再关好流量调节阀，卸下湿化瓶和通气管。②卸氧气表：一手持表，一手用扳手将氧气表上的螺帽旋松，然后再用手旋开，将表卸下。

3.管道氧气装置

管道氧气装置即中心供氧装置。氧气通过中心供氧站提供，中心供氧站通过管道将氧气输送至各病区床单位、门诊、急诊科。中心供氧站通过总开关进行管理，各用氧单位有分开关，并配有氧气表，患者需要时，打开床头流量表开关，调整好氧流量即可使用。

（五）氧气成分、浓度及关于用氧的计算

1.氧气成分

根据条件和患者的需要，一般常用 93％氧气，也可用 5％二氧化碳和纯氧混合的气体。

2.氧气吸入浓度

氧气在空气中占 20.93％，二氧化碳为 0.03％，其余 79.04％为氮气、氢气和微量的惰性气体。掌握吸氧浓度对纠正缺氧起着重要的作用，低于 25％的氧浓度则和空气中氧含量相似，无治疗价值；高于 70％的浓度，持续时间超过 1 天，则可能发生氧中毒，表现为恶心、烦躁不安、面色苍白、进行性呼吸困难。故掌握吸氧浓度至关重要。

3.氧浓度和氧流量的换算方法

吸氧浓度（％）＝21＋4×氧流量（L/min）。

4.氧气筒内的氧气量的计算

氧气筒内的氧气量（L）＝氧气筒容积（L）×压力表指示的压力（kgf/cm²）÷1 kgf/cm²。

5.氧气筒内氧气的可供应时间的计算

氧气筒内的氧气可供应的时间(h)＝(压力表压力－5)(kgf/cm²)×氧气筒容积(L)÷1 kgf/cm²÷氧流量(L/min)÷60分钟。

公式中5是指氧气筒内应保留压力值。

(六)鼻导管给氧法

鼻导管给氧法有单侧鼻导管给氧法和双侧鼻导管给氧法两种。①单侧鼻导管给氧法:是将一细鼻导管插入一侧鼻孔,经鼻腔到达鼻咽部,末端连接氧气的供氧方法。此法节省氧气,但可刺激鼻腔黏膜,长时间应用,患者感觉不适。因此目前不常用。②双侧鼻导管给氧法:是将特制双侧鼻导管插入双鼻孔内,末端连接氧气的供氧方法。插入深约1 cm,导管环稳妥固定即可。此法操作简单,对患者刺激性小,适用于长期用氧的患者。其是目前临床上常用的给氧方法之一。

1.目的

(1)改善各种原因导致的缺氧状况。

(2)提高 PaO_2 和 SaO_2。

(3)促进组织代谢,维持机体生命活动。

2.评估

(1)患者:了解患者病情,缺氧原因、缺氧程度及缺氧类型,患者呼吸道是否通畅、鼻腔黏膜情况、有无鼻中隔偏曲等。

(2)操作者双手不可接触油剂。

(3)用物氧气筒是否悬挂有"有氧"及"四防"标志。

(4)环境病房有无烟火及易燃品。

3.计划

(1)用物准备。①治疗盘内备:治疗碗(内放鼻导管、纱布数块)、小药杯(内盛冷开水)、通气管、棉签、乙醇、弯盘、胶布、玻璃接管、湿化瓶(内装 1/3～1/2 湿化液)、安全别针、扳手。②治疗盘外备:氧气筒及氧气压力表装置、吸氧记录单、笔。

(2)患者准备:体位舒适,情绪稳定,理解目的,愿意配合。

(3)环境准备:清洁,安静,光线充足,室温适宜,1 m之内无热源,5 m之内无明火,远离易燃易爆品。

4.评价

(1)患者缺氧症状得到改善,无鼻黏膜损伤,无氧疗不良反应发生。

(2)氧气装置无漏气,护士操作规范,用氧安全。

(3)患者知晓用氧安全注意事项,能主动配合操作。

5.健康教育

(1)指导患者及其家属认识氧疗的重要性和配合氧疗的方法。

(2)指导患者及探视者用氧时禁止吸烟,保证用氧安全。

(3)告知患者及其家属不要自行摘除鼻导管或者调节氧流量。

(4)告知患者如感到鼻咽部干燥不适或者胸闷憋气,应及时通知医务人员。

6.其他注意事项

(1)注意用氧安全,切实做好"四防",即防震、防火、防热、防油。氧气筒内压力很高,在搬运

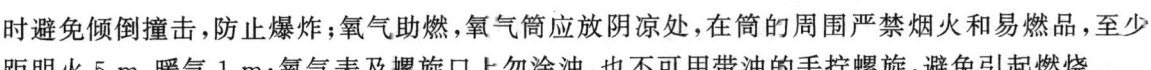

时避免倾倒撞击,防止爆炸;氧气助燃,氧气筒应放阴凉处,在筒的周围严禁烟火和易燃品,至少距明火 5 m,暖气 1 m;氧气表及螺旋口上勿涂油,也不可用带油的手拧螺旋,避免引起燃烧。

(2)氧气筒的氧气不可全部用尽,当压力表上指针降至 0.5 MPa(5 kgf/cm²)时,即不可再用,以防灰尘进入筒内,再次充气时发生爆炸的危险。

(3)对未用和已用完的氧气筒应分别注明"满"或"空"的字样,便于及时储备,以应急需。

(4)保护鼻黏膜防止交叉感染:①用鼻导管持续吸氧者,每天更换鼻导管两次以上,双侧鼻孔交替使用,以减少对鼻黏膜的刺激。②及时清洁鼻腔,防止导管阻塞。③湿化瓶一人一用一消毒,连续吸氧患者应每天更换湿化瓶、湿化液及一次性吸氧管。

(七)鼻塞给氧法

鼻塞给氧法是将鼻塞塞于一侧鼻孔内的给氧方法。鼻塞是用塑料或有机玻璃制成带有管腔的球状物,大小以恰能塞鼻孔为宜。此法可避免鼻导管对鼻黏膜的刺激,两侧鼻孔可交替使用,患者较为舒适,适用于慢性缺氧者长期氧疗时。

(八)面罩给氧法

将面罩置于患者口鼻部供氧,用松紧带固定,氧气自下端输入,呼出的气体从面罩侧孔排出的方法是面罩给氧法。由于口、鼻部都能吸入氧气,效果较好,同时此法对呼吸道黏膜刺激性小,简单易行,患者较为舒适。可用于病情较重,氧分压明显下降者。面罩给氧时必须要足够的氧流量,一般为 6~8 L/min。

(九)氧气袋给氧法

氧气袋为一长方形橡胶袋,袋的一角有橡胶管,上有调节器以调节流量。使用时将氧气袋充满氧气,连接湿化瓶、鼻导管,调节好流量,让患者头部枕于氧气袋上,借助重力使氧气流出。主要用于家庭氧疗、危重患者的急救或转运途中。

(十)头罩给氧法

头罩给氧法适用于新生儿、婴幼儿的给氧,将患儿头部置于头罩里,将氧气接于进气孔上,可以保证罩内一定的氧浓度。此法简便,无刺激,同时透明的头罩也易于观察病情变化。

(十一)氧疗监护

1.缺氧症状改善

患者由烦躁不安变为安静、心率变慢、血压上升、呼吸平稳、皮肤红润温暖、发绀消失,说明缺氧症状改善。

2.实验室检查

实验室检查可作为氧疗监护的客观指标。主要观察氧疗后 PaO_2、$PaCO_2$、SaO_2 等指标的变化。

3.氧气装置

有无漏气,管道是否通畅。

4.氧疗的不良反应及预防

当氧浓度高于 60%、持续时间超过 24 小时,可能出现氧疗的不良反应。

常见的不良反应有以下几种。

(1)氧中毒:长时间高浓度氧气吸入的患者可导致肺实质的改变,如肺泡壁增厚、出血。氧中毒患者常表现为胸骨后不适、疼痛、灼热感,继而出现干咳、恶心呕吐、烦躁不安、进行性呼吸困难,继续增加吸氧浓度患者的 P_aO_2 不能保持在理想水平。

预防措施：预防氧中毒的关键是避免长时间、高浓度吸氧；密切观察给氧的效果和不良反应；定时进行血气分析，根据分析结果调节氧流量。

（2）肺不张：呼吸空气时，肺内含有大量不被血液吸收的氮气，构成肺内气体的主要成分。当高浓度氧疗时，肺泡气中氮逐渐被氧所取代，一旦发生支气管阻塞时肺泡内的气体更易被血液吸收而发生肺泡萎缩，从而引起吸收性肺不张。患者表现为烦躁不安，呼吸、心率增快，血压上升，继而出现呼吸困难、发绀，甚至昏迷。

预防措施：控制吸氧浓度；鼓励患者深呼吸、有效咳嗽、经常翻身叩背以促进痰液排出，防止分泌物阻塞。

（3）呼吸道分泌物干燥：如持续吸入未经湿化且浓度较高的氧气，超过48小时，支气管黏膜因干燥气体的直接刺激而产生损害，使分泌物黏稠、结痂、不易咳出。特别是气管插管或气管切开的患者，因失去了上呼吸道对气体的湿化作用则更易发生。

预防措施：氧气吸入前一定要先湿化，必要时配合做超声波雾化吸入。

（4）眼晶状体后纤维组织增生：仅见于新生儿，尤其是早产儿。当患儿长时间吸入高浓度氧时，可导致患儿视网膜血管收缩，从而发生视网膜纤维化，最后导致不可逆的失明。

预防措施：新生儿吸氧浓度应严格控制在40%以下，并控制吸氧的时间。

（5）呼吸抑制：常发生于低氧血症伴二氧化碳潴留的患者吸入高浓度的氧气之后。由于$PaCO_2$长期升高，呼吸中枢失去了对二氧化碳的敏感性，呼吸的调节主要依靠缺氧对外周感受器的刺激来维持，如果吸入高浓度氧，虽然缺氧得到某种程度的改善，但却解除了缺氧对呼吸的刺激作用，使呼吸中枢抑制加重，甚至呼吸停止。

预防措施：低浓度低流量持续给氧，并检测PaO_2的变化，维持患者的PaO_2在8.0 kPa（60 mmHg）左右。

二、吸痰法

吸痰法是指利用机械吸引的方法，经口、鼻腔、人工气道将呼吸道的分泌物吸出，以保持呼吸道通畅的一种治疗方法。临床上主要用于年老体弱、危重、昏迷、麻醉未清醒前、气管切开等不能有效咳嗽、排痰者。

（一）吸痰装置

临床上常用的吸痰装置有电动吸引器和中心负压吸引装置两种，它们利用负压吸引原理，连接导管吸出痰液。

1.电动吸引器

（1）构造：主要由电动机、偏心轮、气体过滤器、压力表及安全瓶和储液瓶组成。安全瓶和储液瓶是两个容量为1 000 mL的容器，瓶塞上各有两个玻璃管，并通过橡胶管相互连接。

（2）原理：接通电源后，电动机带动偏心轮，从吸气孔吸出瓶内的空气，并由排气孔排出，这样不断地循环转动，使瓶内产生负压，将痰吸出。

2.中心负压吸引装置

目前各大医院均设中心负压吸引装置，吸引管道连接到各病房床单位，使用十分方便。

（二）电动吸引器吸痰法

1.目的

清除呼吸道分泌物，保持呼吸道通畅；预防肺不张、坠积性肺炎、窒息等并发症的发生。

2.评估

(1)患者:评估患者鼻腔有无分泌物堵塞,有无鼻息肉、鼻中隔偏曲等情况;评估患者的意识及有无将呼吸道分泌物排出的能力,以判断是否具有吸痰的指征,是否需要同时备压舌板或开口器及舌钳。

(2)环境:病房是否安静,温、湿度是否适宜。

(3)用物:吸痰管型号是否合适,吸痰用物是否保持无菌状态;备好不同型号的无菌吸痰管或消毒吸痰管(成人 12～14 号,小儿 8～12 号);将内盛消毒液的瓶子系于吸引器一侧(内放吸痰后的玻璃接管);电动吸引器性能是否良好,各管道连接是否正确。

3.计划

(1)患者准备:体位舒适,情绪稳定,理解目的,愿意配合。

(2)操作者准备:根据患者情况及痰液的黏稠度调节负压(成人 39.9～53.3 kPa,儿童 <39.9 kPa)。

(3)用物准备:①无菌治疗盘内备:无菌持物镊或血管钳、无菌纱布、无菌治疗碗,必要时备压舌板、开口器、舌钳。②治疗盘外备:盖罐 2 个(分别盛 0.9% 氯化钠注射液和消毒吸痰管数根,也可用一次性无菌吸痰管)、弯盘、无菌手套。③吸痰装置:电动吸引器 1 台、多头电插板。

4.评价

(1)患者呼吸道内分泌物及时清除,气道通畅,缺氧症状得到缓解。

(2)护士操作规范,操作中未发现呼吸道黏膜损伤。

5.健康教育

(1)告诉清醒患者不要紧张并教会患者正确配合吸痰。

(2)告知患者适当饮水,以利痰液排出。

6.其他注意事项

(1)电动吸引器连续使用不得超过 2 小时。

(2)储液瓶内应放少量消毒液,使吸出液不致黏附于瓶底,便于清洗消毒;储液瓶内吸出液应及时倾倒,液面不应超过储液瓶的 2/3 满,以免痰液被吸入电动机而损坏机器。

(3)按照无菌技术操作原则,治疗盘内吸痰用物应每天更换 1～2 次,吸痰管每次更换,储液瓶及连接导管每天清洁消毒,避免交叉感染。

(4)小儿吸痰时,吸痰管要细,吸力要小。

(5)痰液黏稠者,可以配合翻身叩背、雾化吸入等方法,增强吸痰效果。

(6)经鼻气管内吸引时插入导管长度:成人 20 cm、儿童 14～20 cm、婴幼儿 8～14 cm。

(7)颅底骨折患者严禁从鼻腔吸痰,以免引起颅内感染及脑脊液被吸出。

(三)中心负压吸引装置吸痰法

使用中心负压吸引装置吸痰时,只需将吸痰导管和负压吸引管道相连接,开动吸引开关即可抽吸痰液。因中心负压吸引装置无脚踏开关,手控开关打开后即为持续吸引,因此每次插管前均需反折吸痰管,以免负压吸附黏膜,引起损伤。

(四)注射器吸痰法

一般用 50 mL 或 100 mL 注射器连接吸痰管进行抽吸。适用于紧急状态下吸痰。

三、洗胃法

洗胃是将胃管插入患者胃内,反复注入和吸出一定量的溶液,以冲洗并排出胃内容物,减轻或避免吸收毒物的胃灌洗方法。

(一)目的

1.解毒

清除胃内毒物或刺激物,减少毒物吸收,还可利用不同灌洗液进行中和解毒,用于急性食物或药物中毒。服毒后 6 小时内洗胃效果最有效。

2.减轻胃黏膜水肿

幽门梗阻患者,饭后常有滞留现象,引起上腹胀闷、恶心、呕吐等不适,通过洗胃可将胃内潴留食物洗出,减轻潴留物对胃黏膜的刺激,从而减轻胃黏膜水肿。

3.为手术或检查做准备

如行胃部、食管下段、十二指肠等手术前,洗胃可减少术中并发症,便于手术操作。

(二)口服催吐法

口服催吐法适用于清醒又能合作的患者。

1.用物

治疗盘内备量杯(按需要备 10 000～20 000 mL 洗胃溶液,温度为 25～38 ℃)、压舌板、橡胶围裙、盛水桶、水温计。

2.操作方法

(1)患者取坐位或半坐卧位,戴好橡胶围裙,盛水桶置患者座位前。

(2)嘱患者在短时间内自饮大量灌洗液,即可引起呕吐,不易吐出时,可用压舌板压其舌根部引起呕吐。如此反复进行,直至吐出的灌洗液澄清无味为止。

(3)协助患者漱口、擦脸,必要时更换衣服,卧床休息。

(4)记录灌洗液名称及量,呕吐物的量、颜色、气味,患者主诉,必要时送检标本。

(三)自动洗胃机洗胃法

自动洗胃机洗胃法是利用电磁泵作为动力源,通过自控电路的控制,使电磁阀自动转换动作,先向胃内注入冲洗药液,随后从胃内吸出内容物的洗胃过程。自动洗胃机台面上装有电子钟、调节药量的开关(顺时针为开,冲洗时压力在 39.2～58.8 kPa,流量约 2.3 L/min)、停机、手吸、手冲、自动清洗键等,洗胃机侧面装有药管、胃管、污水管口等,机内备滤清器(防止食物残渣堵塞管道),背面装有电源插头。用自动洗胃机洗胃能迅速、彻底地清除胃内毒物。

1.评估

(1)患者:①评估患者意识及有无配合的能力以方便操作及减轻患者的痛苦。②了解患者中毒情况、既往健康状况以便掌握洗胃禁忌证,增加洗胃的安全性。③患者口腔黏膜情况,有无活动义齿等。

(2)用物:自动洗胃机性能是否良好。

(3)环境:病房是否安静、整洁、宽敞。

2.计划

(1)环境准备:环境安静、整洁、宽敞,避免人群围观,必要时备屏风以保护患者隐私。

(2)操作者准备:洗手,戴口罩,必要时戴手套。

(3)用物准备。①备洗胃溶液:根据毒物性质准备洗胃溶液,毒物性质不明时可选用温开水或等渗盐水洗胃;一般用量为 10 000~20 000 mL,温度为 25~38 ℃。②备洗胃用物:备无菌洗胃包(内有胃管、纱布、镊子或使用一次性胃管)、止血钳,液状石蜡、棉签、弯盘、治疗巾、橡胶围裙或橡胶单、胶布、检验标本容器或试管、量杯、水温计、压舌板、50 mL 注射器、听诊器、手电筒,必要时备开口器、牙垫、舌钳于治疗碗中;水桶两只(分别盛放洗胃液、污水)。③备洗胃机:接通电源,连接各种管道,将三根橡胶管分别与机器的药水管(进液管)、胃管、污水管(出液管)连接,将已配好的洗胃液倒入洗胃液桶内,药管的一端放入洗胃液桶内;污水管的一端放入空水桶内。调节药量流速,备用。

(4)患者准备:有义齿者取下,体位舒适,清醒者愿意配合。

3.实施

自动洗胃机洗胃步骤见表5-2。

表 5-2 自动洗胃机洗胃法

流程	步骤详解	要点与注意事项
1.备物核对	携用物至床旁,核对并再次解释	◇尊重患者,取得合作,昏迷者取得家属配合
2.插胃管		
(1)卧位	协助患者取合适的卧位:清醒或中毒较轻者可取坐位或半坐卧位;中毒较重者取侧卧位,昏迷患者取去枕仰卧位,头偏向一侧	◇左侧卧位可减慢胃排空,延缓毒物进入十二指肠
(2)保护衣被	围橡胶单于胸前	
(3)插胃管	弯盘放于口角处,润滑胃管,由口腔插入,方法同鼻饲法	◇昏迷者使用张口器和牙垫协助打开口腔 ◇插管时动作要轻柔,切忌损伤食管黏膜或误入气管
(4)验证固定	确定胃管在胃内,用胶布固定	◇同鼻饲法
3.连接胃管	洗胃机胃管的一端与已插好的患者的胃管相连	
4.自动洗胃	(1)按"手吸"按钮,吸出胃内容物 (2)按"自动"按钮,机器即开始对胃进行自动冲洗,直至洗出液澄清无味为止	◇以彻底有效清除胃内毒物 ◇冲洗时"冲"灯亮,吸引时"吸"灯亮 ◇提示胃内残留毒物已基本洗净
5.观察	洗胃过程中,随时注意洗出液的性质、颜色、气味、量及患者的面色、脉搏、呼吸和血压的变化	◇如患者有腹痛、休克、洗出液呈血性,应立即停止洗胃,通知医师采取相应的急救措施
6.拔管	洗毕,反折胃管、拔出	◇防止管内液体误入气管
7.整理记录	(1)协助患者漱口、必要时更换衣服,取舒适卧位,整理床单位 (2)清理用物,洗手 (3)记录灌洗液名称、量,洗出液的颜色、气味、性质、量,患者的反应	◇使患者清洁、舒适 ◇自动洗胃机三管(进液管、胃管、污水管)同时放入清水中,按"清洗"键清洗各管腔,洗毕将各管同时取出,待机器内水完全排尽后,按"停机"键关机

4.评价

(1)患者痛苦减轻,毒物或胃内潴留物被有效清除,症状缓解。

(2)护士操作规范,操作中患者未发生并发症。

5.健康教育

(1)告知患者及其家属洗胃后的注意事项。

(2)对自服毒物者应给予针对性的心理护理。

6.其他注意事项

(1)急性中毒者,应先迅速采用口服催吐法,必要时进行洗胃,以减少毒物被吸收。

(2)当所服毒物性质不明时,应先抽吸胃内容物送检,以明确毒物性质,同时可选用温开水或0.9%氯化钠注射液洗胃,待毒物性质明确后,再采用拮抗剂洗胃。

(3)若服强酸或强碱等腐蚀性毒物,则禁忌洗胃,以免导致胃穿孔。可按医嘱给予药物或物理性对抗剂,如喝牛奶、豆浆、蛋清(用生鸡蛋清调水至 200 mL)、米汤等,以保护胃黏膜。

(4)食管、贲门狭窄或梗阻,主动脉弓瘤,最近曾有上消化道出血,食管静脉曲张,胃癌等患者均禁忌洗胃,昏迷患者洗胃宜谨慎。

(5)每次灌洗液量以 300～500 mL 为宜,如灌洗液量过多可引起急性胃扩张,胃内压增加,加速毒物吸收;也可引起液体反流致呛咳、误吸。并且要注意每次入量和出量应基本平衡,防止胃潴留。

(6)洗胃结束后应立即清洗洗胃机各管腔,以免被污物堵塞或腐蚀。

(四)电动吸引器洗胃法

电动吸引器洗胃法是利用负压吸引原理,吸出胃内容物和毒物的方法。用于急救急性中毒患者。

1.操作方法

(1)接通电源,检查吸引器功能。

(2)将灌洗液倒入输液瓶,悬挂于输液架上,夹紧输液管。

(3)同自动洗胃机洗胃法插入、固定胃管。

(4)取"Y"形管(三通管),将其主干与输液管相连,两个分支分别连接胃管末端、吸引器的储液瓶引流管。

(5)开动吸引器,吸出胃内容物,留取第一次标本送检。

(6)将吸引器关闭,夹住引流管,开放输液管,使溶液流入胃内 300～500 mL。夹住输液管,开放引流管,开动吸引器,吸出灌入的液体。

(7)如此反复灌洗,直到吸出的液体澄清无味为止。

2.注意事项

负压应保持在 13.3 kPa(100 mmHg)左右,以防损伤胃黏膜。其余同自动洗胃机洗胃。

(五)漏斗胃管洗胃法

漏斗胃管洗胃法是利用虹吸原理,将洗胃溶液灌入胃内后,再吸引出来的方法。适用于家庭和社区现场急救缺乏仪器的情况下。

1.操作方法

(1)同自动洗胃机洗胃法插入、固定胃管。

(2)将胃管漏斗部分放置低于胃部,挤压橡胶球,吸出胃内容物。

(3)举漏斗高过头部30～50 cm,将洗胃液缓慢倒出300～500 mL于漏斗内,当漏斗内尚余少量溶液时,迅速将漏斗降至低于胃的位置,倒置于盛水桶内,利用虹吸作用引出胃内灌洗液;流完后,再举漏斗注入溶液。

(4)反复灌洗,直至洗出液澄清为止。

2.注意事项

若引流不畅,可将胃管中段的皮球挤压吸引,即先将皮球末端胃管反折,然后捏皮球,再放开胃管。其余同自动洗胃机洗胃。

(六)注洗器洗胃法

注洗器洗胃法适用于幽门梗阻、胃手术前准备及术后吻合口水肿、吻合口狭窄者。

1.用物

治疗盘内放治疗碗、胃管、镊子、50 mL注洗器、纱布、液状石蜡及棉签,另备橡皮单、治疗巾、弯盘、污水桶、灌洗液及量按需要准备。

2.操作方法

插入洗胃管方法同前,证实胃管在胃内并固定后,用注洗器吸尽胃内容物,注入洗胃液约200 mL后抽出弃去,反复冲洗,直到洗净为止。

3.注意事项

(1)为幽门梗阻患者洗胃,可在饭后4～6小时或空腹进行。应记录胃内潴留量,以了解梗阻情况,胃内潴留量=洗出量－灌入量。

(2)胃手术后吻合口水肿宜用3‰氯化钠洗胃,每天两次,有消除水肿的作用。

（刘　明）

第二节　气道异物阻塞

一、概述

气道异物阻塞(FBAO)是导致窒息的紧急情况,如不及时解除,数分钟内即可死亡。FBAO造成心脏停搏并不常见,但有意识障碍或吞咽困难的老人和儿童发生人数相对较多。FBAO是可以预防而避免发生的。

二、原因及预防

任何人突然呼吸骤停都应考虑到FBAO。成人通常在进食时易发生,肉类食物是造成FBAO最常见的原因。易导致FBAO的诱因有吞食大块难咽食物、饮酒后、老年人戴义齿或吞咽困难、儿童口含小颗粒状食物及物品。注意以下事项有助于预防FBAO:①进食切碎的食物,细嚼慢咽,尤其是戴义齿者。②咀嚼和吞咽食物时,避免大笑或交谈。③避免酗酒。④阻止儿童口含食物行走、跑或玩耍。⑤将易误吸入的异物放在婴幼儿拿不到处。⑥不宜给小儿需要仔细咀嚼或质韧而滑的食物(如花生、坚果、玉米花、果冻等)。

三、临床表现

异物可造成呼吸道部分或完全阻塞,识别气道异物阻塞是及时抢救的关键。

(一)气道部分阻塞

患者有通气,能用力咳嗽,但咳嗽停止时,出现喘息声。这时救助者不宜妨碍患者自行排出异物,应鼓励患者用力咳嗽,并自主呼吸。但救助者应守护在患者身旁,并监视患者的情况,如不能解除,即求救 EMS 系统。

FBAO 患者可能一开始表现为通气不良,或开始通气好,但逐渐恶化,表现乏力、无效咳嗽、吸气时高调噪声、呼吸困难加重、发绀。对待这类患者要同气道完全阻塞患者一样,须争分夺秒的救助。

(二)气道完全阻塞

患者已不能讲话,呼吸或咳嗽时,双手抓住颈部,无法通气。对此征象必须能够立即明确识别。救助者应马上询问患者是否被异物噎住,如果患者点头确认,必须立即救助,帮助解除异物。由于气体无法进入肺脏,如不能迅速解除气道阻塞,患者很快出现意识丧失,甚至死亡。如果患者已意识丧失、猝然倒地,则应立即实施心肺复苏。

四、治疗

(一)解除气道异物阻塞

对气道完全阻塞的患者必须争分夺秒地解除气道异物。通过压迫使气道内压力骤然升高的方法,产生人为咳嗽,把异物从体内排除。具体可采用以下方法。

1.腹部冲击法(HeimLish 法)

此法可用于有意识的站立或坐位患者。急救者站在患者身后,双臂环抱患者腰部,一手握拳,握拳手的拇指侧抵住患者腹部,位于剑突下与脐上的腹中线部位,再用另一手握紧拳头,快速向内向上使拳头冲击腹部,反复冲击腹部直到把异物排出。如患者意识丧失,即开始 CPR。

采用此法后,应注意检查有无危及生命的并发症,如胃内容物反流造成误吸、腹部或胸腔脏器破裂。除必要时,不宜随便使用。

2.自行腹部冲击法

气道阻塞患者本人可一手握拳,用拇指抵住腹部,部位同上,再用另一只手握紧拳头,用力快速向内、向上使拳头冲击腹部。如果不成功,患者应快速将上腹部抵压在一硬质物体上,如椅背、桌缘、护栏,用力冲击腹部,直到把异物排出。

3.胸部冲击法

患者是妊娠末期或过度肥胖者时,救助者双臂无法环抱患者腰部,可用胸部冲击法代替HeimLish法。救助者站在患者身后,把上肢放在患者腋下,将胸部环抱住。一只手拳的拇指侧放在胸骨中线,避开剑突和肋骨下缘,另一只手握住拳头,向后冲压,直至把异物排出。

(二)对意识丧失者的解除方法

1.解除 FBAO 中意识丧失

救助者立即开始 CPR。在 CPR 期间,经反复通气后,患者仍无反应,急救人员应继续 CPR,严格按 30:2 按压/通气比例。

2.发现患者时已无反应

急救人员初始可能不知道患者发生了FBAP,在反复通气数次后,患者仍无反应,应考虑到FBAO。可采用以下方法。

(1)在CPR过程中,如果有第二名急救人员在场,一名实施救助,另一名启动EMSS,患者保持平卧。

(2)用舌-上颌上提法开放气道,并试用手指清除口咽部异物。

(3)如果通气时患者胸廓无起伏,重新摆正头部位置,注意开放气道状态,再尝试通气。

(4)异物清除前,如果通气仍未见胸廓起伏,应考虑进一步抢救措施(如Kelly钳,Magilla镊,环甲膜穿刺/切开术)开通气道。

(5)如异物取出,气道开通后仍无呼吸,需继续缓慢人工通气。再检查脉搏、呼吸、反应。如无脉搏,即行胸外按压。

五、急救护理

急性呼吸道异物短时间内可危及生命,护士必须有强烈的风险意识,争分夺秒地协助抢救治疗工作。

(一)做好抢救准备

备氧气、吸引器、电动负压吸引器、纤维支气管镜、直接喉镜、气管插管及气管切开包等急救物品。使用静脉留置针建立静脉通道。完善术前准备,与手术室联系,做好气管、支气管镜检查的准备。询问过敏史。一旦出现极度呼吸困难,立即协助医师抢救,给予氧气吸入。

(二)病情观察

密切观察患者的呼吸情况,判断异物所在部位及运动情况。异物进入喉部及声门下时,患者有剧烈呛咳、喉喘鸣、声嘶、面色发绀、吸气性呼吸困难,可在数分钟内引起窒息。发现上述情况立即报告医师抢救。观察双肺呼吸动度是否相同、两侧呼吸音是否一致,吸气时胸骨上窝、锁骨上窝、肋间隙有无凹陷,有无喘鸣、口唇发绀,咳嗽及咳嗽的性质,有无颈静脉曲张及颈胸部皮下气肿。持续监护生命体征和血氧饱和度,记录各项目的基础数据。观察有无颅内压增高或颅内出血的征象,注意瞳孔大小、神经反射,有无惊厥、四肢震颤及肌张力增高或松弛等。

(三)尽量保持患者安静

安排在单人间,保持环境安静。使患者卧床,安定情绪,避免紧张,集中进行检查和治疗,尽量避免刺激。减少患儿哭闹,避免因大哭导致异物突然移位阻塞对侧支气管或卡在声门后引起窒息或增加耗氧量。禁饮食。

(四)向患者及家属介绍手术过程及注意事项

确定实施经气管镜取异物者,遵医嘱给予阿托品等术前用药。向患者及家属介绍手术的过程,术中、术后可能发生的并发症,配合治疗及护理的注意事项等。检查手术知情同意书是否签字。

(五)术后护理

(1)全麻术后麻醉尚未清醒前,设专人护理,取平卧位,头偏向一侧,防止误吸分泌物,以及时吸净患者口腔及呼吸道分泌物,保持呼吸道通畅,持续吸氧。

(2)严密观察呼吸的节率、频率及形态,保持呼吸道通畅,血氧饱和度应保持在95%~100%。观察有无口唇发绀、烦躁不安、鼻翼翕动,注意呼吸有无喉鸣或喘鸣音,监测心电和血氧饱和度。检查口腔中有无分泌物和血液,观察双侧胸部呼吸动度是否对称一致。触诊患者颈部、胸部有无皮下气肿,如有应及时通知医师处理,并标记气肿的范围,以便动态观察。检查患者牙齿有无松动或脱落,并详细记录。

(3)了解术中情况和处理结果,包括异物是否取出、异物的种类、有无异物残留,术中是否发生呼吸暂停、出血、心力衰竭、气胸等并发症,便于有预见性和针对性的护理。

(4)并发症的观察与护理。①喉头水肿:婴幼儿患者,施行支气管镜取出异物术后,可发生喉头水肿。如患儿出现声音嘶哑、烦躁不安、吸气性呼吸困难等症状,应考虑有喉头水肿。此时密切观察呼吸,有无口唇、面色发绀等窒息的前驱症状。遵医嘱给予吸氧,应用足量抗生素及激素,定时雾化吸入。经上述处理仍无缓解,并呈进行性加重,以及时告知医师,必要时行气管切开术解除梗阻。②气胸和纵隔气肿:术后患者出现咳嗽、胸闷、不同程度的呼吸困难应考虑可能并发气胸。立即听诊双肺呼吸音,密切观察呼吸情况、血氧饱和度等,以及时通知医师。做好紧急胸腔穿刺放气和胸腔闭式引流的准备,并做好相应护理。③支气管炎、肺炎:注意呼吸道感染的早期征象。反复出现体温升高、咳嗽、气促、多痰等,在确定无异物残留的情况下应考虑并发支气管炎、肺炎等感染。应鼓励患者咳嗽,帮助其每小时翻身 1 次,定时拍背,促进呼吸道分泌物排出,必要时超声雾化吸入,湿化气道、稀释痰液,便于咳出。根据医嘱给予抗生素治疗。

(六)健康指导

呼吸道异物是最常见的儿童意外危害之一,但可以预防。应加强宣传教育,使人们认识呼吸道异物的危险性,掌握预防知识。

(1)避免给幼儿吃花生、瓜子、豆类等带硬壳的食物,避免给孩子玩能够进入口、鼻孔的细小玩具。

(2)教育儿童进食应保持安静,避免其间逗笑、哭闹、嬉戏或受惊吓,以免深吸气时将食物误吸入气道。

(3)教育儿童不要口中含物玩耍。成人要纠正口中含物作业的不良习惯。

(4)加强对昏迷及全麻患者的护理,防止呕吐物吸入下呼吸道,活动义齿应取下。

(刘　明)

第三节　休　克

休克是人体在各种病因打击下引起的以有效循环血量急剧减少,组织器官的氧和血液灌流不足,末梢循环障碍为特点的一种病理综合征。

目前休克分为低血容量性休克、感染性休克、创伤性休克、心源性休克、神经源性休克和过敏性休克六类。在外科中常见的是低血容量性休克、感染性休克和创伤性休克。

一、特级护理

对休克患者 24 小时专人护理,制订护理计划,在实施过程中根据患者休克的不同阶段和病情变化,以及时修改护理计划。随时做好重症护理记录。

二、严密观察病情变化

除每 15～30 分钟为患者测量脉搏、呼吸、血压外,还应观察以下变化。

(一)意识和表情

休克患者的神态改变如烦躁、淡漠、恐惧,昏迷是全身组织器官血液灌注不足的一种表现,应将患者仰卧位,头及躯干部抬高 20°～30°,下肢抬高 15°～20°,防止膈肌及腹腔脏器上移,影响心肺功能,并可增加回心血量,改善脑血流灌注量。

(二)皮肤色泽及温度

休克时患者面色及口唇苍白,皮肤湿冷,四肢发凉,皮肤出现出血点或瘀斑,可能为休克已进入弥散性血管内凝血阶段。

(三)血压、脉压及中心静脉压

休克时一般血压常低于 10.7/6.7 kPa(80/50 mmHg),脉压<4.0 kPa(<30 mmHg)。因其是反应血容量最可靠的方法,对心功能差的患者,可放置 Swan-Ganz 导管,监测右心房压、肺动脉压、肺毛细血管嵌压及心排血量,以了解患者的血容量及心功能情况。

(四)脉搏及心率

休克患者脉搏增快,随着病情发展,脉搏减速或出现心律不齐,甚至脉搏摸不到。

(五)呼吸频率和深度

注意呼吸的次数和节律,如呼吸增快、变浅,不规则为病情恶化,当呼吸每分钟增至 30 次以上或下降至 8 次以下,为病情危重。

(六)体温

休克患者体温一般偏低,感染性休克的患者,体温可突然升高至 40 ℃以上,或骤降至常温以下,均反映病情危重。

(七)瞳孔

观察双侧瞳孔的大小,对光反射情况,如双侧瞳孔散大,对光反射消失,说明脑缺氧和患者病情严重。

(八)尿量及尿比重

休克患者应留置导尿管,每小时测尿量一次,如尿量每小时少于 30 mL,尿比重增高,说明血容量不足;每小时尿量在 30 mL 以上,说明休克有好转。若输入相当量的液体后尿量仍不足平均每小时 30 mL,则应监测尿比重和血肌酐,同时注意尿沉渣的血细胞、球型等。疑有急性肾小球坏死者,更应监测血钠、尿钠和尿肌酐,以便了解肾脏的损害情况。

三、补充血容量注意输液速度

休克主要是全身组织、器官血液灌注不足引起。护士应在血压及血流动力学监测下调节输液速度。当中心静脉压低于正常值时,应加快输液速度;高于正常值时,说明液体输入过多、过快,应减慢输液速度,防止肺水肿及心、肺功能衰竭。

四、保持呼吸道通畅

休克(尤其是创伤性休克)有呼吸反常现象,应随时注意清除患者口腔及鼻腔的分泌物,以保持呼吸道通畅,同时给予氧气吸入。昏迷患者口腔内应放置通气管,并注意听诊肺部,监测动脉血气分析,以便及时发现缺氧或通气不足。吸氧浓度一般为 40%～50%,每分钟 6～8 L 的流量。

五、应用血管活性药物的护理

(一)从低浓度慢速开始

休克患者应用血管活性药,应从低浓度慢速开始,每 5 分钟监测血压 1 次,待血压平稳后改为每 15～30 分钟监测 1 次。并按等量浓度严格掌握输液滴数,使血压维持在稳定状态。

(二)严防液体外渗

静脉滴入升压药时,严防液体外渗,造成局部组织坏死。出现液体外渗时,应立即更换输液部位,外渗部位应用 0.25% 普鲁卡因做血管周围组织封闭。

六、预防并发症的护理

(一)防止坠床

对神志不清、烦躁不安的患者,应固定输液肢体,并加床挡防止坠床,必要时将四肢以约束带固定于床旁。

(二)口腔感染

休克、神志不清的患者,由于唾液分泌少容易发生口腔感染,床旁应备口腔护理包。根据口腔 pH 选择口腔护理液,每天做 4 次口腔护理,保持口腔清洁,神志不清的患者做口腔护理时,要认真检查黏膜有无异常。

(三)肺部感染

休克、神志不清的患者由于平卧位,活动受限,易发生坠积性肺炎。因此,应每天 4 次雾化吸入,定时听诊双肺部以了解肺部情况,必要时给予吸痰。

(四)压疮

休克患者由于血液在组织灌注不足,加之受压部位循环不良,极易发生压疮。因此,应保持皮肤护理,保持皮肤清洁、干燥、卧位舒适,定时翻身,按摩受压部位及骨突处,检查皮肤有无损伤,并严格接班。

(刘 明)

第四节 昏 迷

昏迷是一种严重的意识障碍,随意运动丧失,对体内外(如语言、声音、光、疼痛等)一切刺激均无反应并出现病理反射活动的一种临床表现。在临床上,可由多种原因引起,并且是病情危重的表现之一。因此,如遇到昏迷的患者,应及时判断其原因,选择正确的措施,争分夺秒地抢救,以挽救患者生命。

昏迷的原因分为颅内、颅外因素。①颅内因素:中枢神经系统炎症(脑膜炎、脑脓肿、脑炎等),脑血管意外(脑出血、脑梗死、蛛网膜下腔出血),占位性病变(脑肿瘤、颅内血肿),脑外伤,癫痫。②颅外病因:严重感染(败血症、伤寒、中毒性肺炎等),心血管疾病(休克、高血压脑病、阿-斯

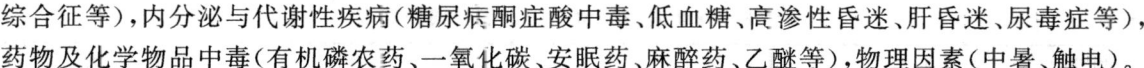

综合征等),内分泌与代谢性疾病(糖尿病酮症酸中毒、低血糖、高渗性昏迷、肝昏迷、尿毒症等),药物及化学物品中毒(有机磷农药、一氧化碳、安眠药、麻醉药、乙醚等),物理因素(中暑、触电)。

一、昏迷的临床表现

昏迷是病情危重的标志,病因不同其临床表现也各异。

(1)伴有抽搐者,见于癫痫、高血压脑病、脑水肿、尿毒症、脑缺氧、脑缺血等。

(2)伴有颅内压增高者,见于脑水肿、脑炎、脑肿瘤、蛛网膜下腔出血等。

(3)伴有高血压者见于高血压脑病、脑卒中、嗜铬细胞瘤危象。

(4)伴有浅弱呼吸者见于肺功能不全、药物中毒、中枢神经损害。

(5)患者呼出气体的气味对诊断很有帮助,如尿毒症患者呼出气体有氨气味,酮症酸中毒有烂苹果味,肝昏迷有肝臭味,酒糟中毒者有酒精味,DDV 中毒有 DDV 味。

二、护理评估

(一)健康史

应向患者的家属或有关人员详细询问患者以往有无癫痫发作、高血压病、糖尿病,以及严重的心、肝、肾和肺部等疾病。了解患者发病现场情况,发病之前有无外伤或其他意外事故(如服用毒物、高热环境下长期工作、接触剧毒化学药物和煤气中毒等),最近患者的精神状态和与周围人的关系。

(二)身体状况

1.主要表现

应向患者家属或有关人员详细询问患者的发病过程、起病时有无诱因、发病的急缓、持续的时间、演变经过;昏迷是首发症状还是由其他疾病缓慢发展而来的,昏迷前有无其他表现(指原发病的表现,如有无剧烈头痛、喷射样呕吐;有无心前区疼痛;有无剧烈的咳嗽、咳粉红色痰液、严重的呼吸困难、发绀;有无烦躁不安、胡言乱语;有无全身抽搐;有无烦渴、多尿、烦躁、呼吸深大、呼气呈烂苹果味等),以往有无类似发作史,昏迷后有无其他的表现。

2.体格检查

(1)观察检查生命体征。①体温:高热提示有感染性或炎症性疾病。过高可能为中暑或中枢性高热(脑干或下丘脑损害)。过低提示为休克、甲状腺功能低下、低血糖、冻伤或镇静安眠药过量。②脉搏:不齐可能为心脏病。微弱无力提示休克或内出血等。过速可能为休克、心力衰竭、高热或甲亢危象。过缓可能为房室传导阻滞或阿-斯综合征。缓慢而有力提示颅内压增高。③呼吸:深而快的规律性呼吸常见于糖尿病酸中毒,称为 Kussmual 呼吸;浅而快速的规律性呼吸见于休克、心肺疾病或安眠药中毒引起的呼吸衰竭;脑的不同部位损害可出现特殊的呼吸类型,如潮式呼吸提示大脑半球广泛损害,中枢性过度呼吸提示病变位于中脑被盖部,长吸式呼吸为脑桥上部损害所致,丛集式呼吸为脑桥下部病变所致,失调式呼吸是延髓特别是其下部损害的特征性表现。④血压:过高提示颅内压增高、高血压脑病或脑出血。过低可能为脱水、休克、心肌梗死、镇静安眠药中毒、深昏迷状态等。昏迷时不同水平脑组织受损的表现见表 5-3。

表 5-3　昏迷对不同水平脑组织受损的表现

脑受损部位	意识	呼吸	瞳孔	眼球运动	运动功能
大脑	嗜睡、昏睡、昏迷、去皮质状态	潮式呼吸	正常	游动、向病灶侧凝视	偏瘫、去皮质强直
间脑	昏睡、昏迷、无动性缄默	潮式呼吸	小	游动、向病灶侧凝视	偏瘫、去皮质强直
中脑	昏睡、昏迷、无动性缄默	过度换气	大、光反应消失	向上或向下偏斜	交叉偏、去大脑强直
脑桥	昏睡、昏迷、无动性缄默	长吸气性、喘息性	小如针尖样	浮动向病灶对侧凝视	交叉偏、去大脑强直较轻
延髓	昏睡、昏迷、无动性缄默	失调性、丛集性呼吸	小或大	眼-脑反射消失	交叉性瘫呈迟缓状态

（2）神经系统检查。①瞳孔：正常瞳孔直径为 2.5～4 mm，<2 mm 为瞳孔缩小，>5 mm 为瞳孔散大。双侧瞳孔缩小见于吗啡中毒、有机磷杀虫药中毒、巴比妥类药物中毒、中枢神经系统病变等，如瞳孔针尖样缩小（<1 mm），常为脑桥病变的特征，1.5～2.0 mm 常为丘脑或其下部病变。双侧瞳孔散大见于阿托品、山莨菪碱、多巴胺等药物中毒，中枢神经病变见于中脑功能受损；双侧瞳孔散大且对光反射消失表示病情危重。两侧瞳孔大小若相差 0.5 mm 以上，常见于小脑天幕病及 Horner 征。②肢体瘫痪：可通过自发活动的减少及病理征的出现来判断昏迷患者的瘫痪肢体。昏迷程度深的患者可重压其眶上缘，疼痛可刺激健侧上肢出现防御反应，患侧则无；可观察患者面部疼痛的表情判断有无面瘫；也可将患者双上肢同时托举后突然放开任其坠落，瘫痪侧上肢坠落较快，即坠落试验阳性；偏瘫侧下肢常呈外旋位，且足底的疼痛刺激下肢回缩反应差或消失，病理征可为阳性。③脑膜刺激征：伴有发热者常提示中枢神经系统感染；不伴发热者多为蛛网膜下腔出血。如有颈项强直应考虑有无中枢神经系统感染、颅内血肿或其他造成颅内压升高的原因。④神经反射：昏迷患者若没有局限性的脑部病变，各种生理反射均呈对称性减弱或消失，但深反射也可亢进。昏迷伴有偏瘫时，急性期患侧肢体的深、浅反射减退。单侧病理反射阳性，常提示对侧脑组织存在局灶性病变，如果同时出现双侧的病理反射阳性，表明存在弥漫性颅内损害或脑干病变。⑤姿势反射：观察昏迷患者全身的姿势也很重要，临床上常见两种类型：一种为去大脑强直，表现为肘、腕关节伸直，上臂内旋和下肢处于伸展内旋位。提示两大脑半球受损且中脑及间脑末端受损。另一种为去皮质强直，表现为肘、腕处于屈曲位，前臂外翻和下肢呈伸展内旋位。提示中脑以上大脑半球受到严重损害。这两种姿势反射，可为全身性，亦可为一侧性。

（3）检查患者有无原发病的体征：有无大小便失禁，呼气有无特殊气味，皮肤颜色有无异常，肢端是否厥冷，肺部听诊有无湿啰音，听诊心脏的心音有无低钝，有无心脏杂音，腹肌有无紧张，四肢肌肉有无松弛，四肢肌力有无减退，眼球偏向哪侧，眼底检查有无视盘水肿。

（三）心理状况

由于患者病情发展快，病情危重，抢救中紧张的气氛，繁多的抢救设施，常引起患者家属的焦虑，而病情的缓解需要时间，家属常因关心患者而产生对治疗效果不满意。

（四）实验室检查

1.CT 或 MRI 检查

怀疑脑血管意外的患者可采取本项目，可显示病变的性质、部位和范围。

2.脑脊液检查

怀疑脑膜炎、脑炎、蛛网膜下腔出血的患者可选择,可提示病变的原因。

3.血糖、尿酮测定

怀疑糖尿病酮症酸中毒、高渗性昏迷、低血糖的患者可选择本项目,能及时诊断,并在治疗中监测病情变化。此外,根据昏迷患者的其他病因选择相应的检查项目,以尽快作出诊断,为挽救患者生命争取时间。

(五)判断昏迷程度

由于昏迷患者无法沟通,导致询问病史困难,因此,护士能够正确地进行病情观察和判断就显得非常重要,首先应先确认呼吸和循环系统是否稳定,而详细完整的护理体检应等到对患者昏迷的性质和程度判断后再进行。

1.临床分级法

主要是给予言语和各种刺激,观察患者反应情况,加以判断,如呼叫姓名、推摇肩臂、压迫眶上切迹、针刺皮肤、与之对话和嘱其执行有目的的动作等。注意区别意识障碍的不同程度:①嗜睡:是程度最浅的一种意识障碍,患者经常处于睡眠状态,唤醒后定向力基本完整,但注意力不集中,记忆稍差,如不继续对答,很快又入睡。②昏睡:处于较深睡眠状态,不易唤醒,醒时睁眼,但缺乏表情,对反复问话仅能做简单回答,可答时含混不清,常答非所问,各种反射活动存在。③昏迷:意识活动丧失,对外界各种刺激或自身内部的需要不能感知。按刺激反应及反射活动等可分三度(表5-4)。

表 5-4　昏迷的临床分级

昏迷分级	疼痛刺激反应	无意识自发动作	腱反射	瞳孔对光反射	生命体征
浅昏迷	有反应	可有	存在	存在	无反应
中昏迷	重刺激可有	很少	减弱或消失	迟钝	轻度变化
深昏迷	无反应	无	消失	消失	明显变化

2.昏迷量表评估法

(1)格拉斯哥昏迷计分法:(GCS)是在 1974 年英国 Teasdale 和 Jennett 制定的。以睁眼(觉醒水平)、言语(意识内容)和运动反应(病损平面)三项指标的 15 项检查结果来判断患者昏迷和意识障碍的程度。以上三项检查共计 15 分,凡积分低于 8 分,预后不良;5～7 分预后恶劣;积分＜4 分者罕有存活。即以 GCS 分值越低,脑损害的程度越重,预后亦越差。而意识状态正常者应为满分(15 分)。

此评分简单易行,比较实用。但临床发现:3 岁以下小孩不能合作;老年人反应迟钝,评分偏低;语言不通、聋哑人、精神障碍患者等使用受到限制;眼外伤影响判断;有偏瘫的患者应根据健侧作为判断依据。此外,有人提出,Glasgow 昏迷计分法用于评估患者意识障碍的程度,不能反映出极为重要的脑干功能状态(表 5-5)。

表 5-5　GCS 计分法

记分项目	反应	计分
Ⅰ.睁眼反应	自动睁眼	4
	呼唤睁眼	3

续表

记分项目	反应	计分
	刺激睁眼	2
	任何刺激不睁眼	1
Ⅱ.语言反应	对人物、时间、地点定向准确	5
	不能准确回答以上问题	4
	胡言乱语、用词不当	3
	散发出无法理解的声音	2
	无语言能力	1
Ⅲ.运动反应	能按指令动作	6
	对刺痛能定位	5
	对刺痛能躲避	4
	刺痛时肢体屈曲(去皮质强直)	3
	刺痛时肢体过伸(去大脑强直)	2
	对刺痛无任何反应	1
总分		

(2)Glasgow-Pittsburgh 昏迷观察表：在 GCS 的临床应用过程中，有人提出尚需综合临床检查结果进行全面分析，同时又强调脑干反射检查的重要性。为此，Pittsburgh 又加以改进补充了另外四个昏迷观察项目，即对光反射、脑干反射、抽搐情况和呼吸状态，称之 Glasgow-Pittsburgh 昏迷观察表，见表 5-6。合计为七项 35 级，最高为 35 分，最低为 7 分。在颅脑损伤中，35～28 分为轻型，27～21 分为中型，20～15 分为重型，14～7 分为特重型颅脑损伤。该观察表即可判定昏迷程度，也反映了脑功能受损水平。

表 5-6　Glasgow-Pittsburgh 昏迷观察表

	项目	评分		项目	评分
Ⅰ.睁眼反应	自动睁眼	4		大小不等	2
	呼之睁眼	3		无反应	1
	疼痛引起睁眼	2	Ⅴ.脑干反射	全部存	5
	不睁眼	1		睫毛反射消失	4
Ⅱ.语言反应	言语正常(回答正确)	5		角膜反射消失	3
	言语不当(回答错误)	4		眼脑及眼前庭反射消失	2
	言语错乱	3		上述反射皆消失	1
	言语难辨	2	Ⅵ.抽搐情况	无抽搐	5
	不语	1		局限性抽搐	4
Ⅲ.运动反应	能按吩咐动作	6		阵发性大发作	3
	对刺激能定位	5		连续大发作	2
	对刺痛能躲避	4		松弛状态	1

续表

项目		评分	项目		评分
	刺痛肢体屈曲反应	3	Ⅶ.呼吸状态	正常	5
	刺痛肢体过伸反应	2		周期性	4
	无反应(不能运动)	1		中枢过度换气	3
Ⅳ.对光反应	正常	5		不规则或低换气	2
	迟钝	4		呼吸停止	1
	两侧反应不同	3			

三、护理诊断

(一)意识障碍

与各种原因引起的大脑皮质和中脑的网状结构发生有度抑制有关。

(二)清理呼吸道无效

与患者意识丧失不能正常咳嗽有关。

(三)有感染的危险

与昏迷患者的机体抵抗力下降、呼吸道分泌物排出不畅有关。

(四)有皮肤完整性受损的危险

与患者意识丧失而不能自主调节体位、长期卧床有关。

四、护理目标

(1)患者的昏迷减轻或消失。

(2)患者的皮肤保持完整,无压疮发生。

(3)患者无感染的发生。

五、昏迷的救治原则

昏迷患者的处理原则。主要是维持基本生命体征,避免脏器功能的进一步损害,积极寻找和治疗病因。具体包括以下内容。

(1)积极寻找和治疗病因。

(2)维持呼吸道通畅,保证充足氧供,应用呼吸兴奋剂,必要时进行插管行辅助呼吸。

(3)维持循环功能,强心,升压,抗休克。

(4)维持水、电解质和酸碱平衡。对颅内压升高者,应迅速给予脱水治疗。每天补液量1 500~2 000 mL,总热量为1 500~2 000 kcal。

(5)补充葡萄糖,减轻脑水肿,纠正低血糖。用法是每次50%葡萄糖溶液60~100 mL静脉滴注,每4~6小时1次。但疑为高渗性非酮症糖尿病昏迷者,最好等血糖结果回报后再给葡萄糖。

(6)对症处理。防治感染,控制高血压、高热和抽搐,注意补充营养。注意口腔呼吸道、泌尿道和皮肤护理。

(7)给予脑细胞代谢促进剂。

六、护理措施

(一)急救护理

(1)立即使患者安静平卧,下颌抬高以使呼吸通畅。

(2)松解腰带、领扣,随时清除口咽中的分泌物。

(3)呼吸暂停者立即给氧或口对口人工呼吸。

(4)注意保暖,尽量少搬动患者。

(5)血压低者注意抗休克。

(6)有条件尽快输液。

(7)尽快呼叫急救站或送医院救治。

(二)密切观察病情

(1)密切观察患者的生命指征,神志、瞳孔的变化,神经生理反射有无异常,注意患者的抽搐、肺部的啰音、心音、四肢肢端温度、尿量、眼底视神经、脑膜刺激征、病理反射等,并及时、详细记录,随时对病情作出正确的判断,以便及时通知医师并及时进行相应的护理,并预测病情变化的趋势,采取措施预防病情的恶化。

(2)如患者出现呼吸不规则(潮式呼吸或间停呼吸)、脉搏减慢变弱、血压明显波动(迅速升高或下降)、体温骤然升高、瞳孔散大、对光反射消失,提示患者病情恶化,须及时通知医师,并配合医师进行抢救。

(三)呼吸道护理

协助昏迷患者取平卧位,头偏向一侧,防止呕吐物误吸造成窒息(图 5-1)。帮助患者肩下垫高,使颈部舒展,防止舌后坠阻塞呼吸道,保持呼吸道通畅。立即检查口腔、喉部和气管有无梗阻,以及时吸引口、鼻内分泌物,痰黏稠时给予雾化吸入。用鼻管或面罩吸氧,必要时需插入气管套管,机械通气。一般应使 PaO_2 至少高于 10.7 kPa(80 mmHg),$PaCO_2$ 为 4.0~4.7 kPa(30~35 mmHg)。

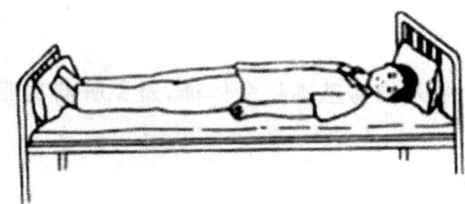

图 5-1 昏迷患者的卧位

(四)基础护理

1.预防感染

每 2~3 小时翻身拍背一次,并刺激患者咳嗽,以及时吸痰。口腔护理 3~4 次/天,为防止口鼻干燥,可用 0.9%氯化钠水溶液纱布覆盖口鼻。患者眼睑不能闭合时,涂抗生素眼膏加盖纱布。做好会阴护理,防止泌尿系统感染。

2.预防压疮

昏迷患者由于不能自主调整体位,肢体长期受压容易发生压疮,护理人员应每天观察患者的骶尾部、股骨大转子、肩背部、足跟、外踝等部位,保持床单柔软、清洁、平整,勤翻身,勤擦洗,骨突处做定时按摩,协助患者被动活动肢体,并保持功能位,有条件者可使用气垫床。

3.控制抽搐

可镇静止痉,目前首选药物是地西泮,10～20 mg 静脉滴注,抽搐停止后再静脉滴注苯妥英钠 0.5～1.0 g,可在 4～6 小时内重复给药。

4.营养支持

给昏迷患者插胃管,采取管喂补充营养,应保证患者每天摄入高热量、高蛋白、高维生素、易消化的流质饮食,如牛奶、豆浆或混合奶、菜汤、肉汤等。B 族维生素有营养神经的作用,应予以补充。鼻饲管应每周清洗、消毒一次。

5.清洁卫生

(1)每天帮患者清洁皮肤,以及时更换衣服,保持床铺的清洁干燥;如患者出现大小便失禁,应及时清除脏衣服,用清水清洁会阴部皮肤,迅速更换干净的衣服,长期尿失禁或尿潴留的患者,可留置尿管,定期开放(每 4 小时一次),每天更换一次尿袋,每周更换一次尿管,每天记录尿量和观察尿液颜色,如患者意识转清醒后,应及时拔出尿管,鼓励和锻炼患者自主排尿;如患者出汗,应及时抹干净,防止患者受凉。

(2)每天对患者进行口腔清洁,观察口腔和咽部有无痰液或其他分泌物、呕吐物积聚,如发现有,应及时清理口咽部和气管,防止患者误吸造成窒息。

(五)协助医师查明和去除病因

(1)遵医嘱采取血液、尿液、脑脊液、呕吐物等标本进行相应的检查,以查明患者昏迷的病因。

(2)及时建立静脉通道,为临床静脉用药提供方便。

(3)针对不同病因,遵照医嘱采取相应的医疗措施进行抢救。如有开放性伤口应及时止血、缝合、包扎;如消化道中毒者,以及时进行催吐、洗胃、注射解毒剂;如糖尿病酮症酸中毒患者,以及时应用胰岛素治疗并迅速补充液体;如癫痫持续状态患者,应及时应用苯妥英钠等药物。

(4)遵照医嘱维持患者的循环和脑灌注压,对直接病因已经去除的患者,可行脑复苏治疗(应用营养脑细胞的药物)以促进神经功能的恢复。

(六)健康教育

应向患者家属介绍如何照顾昏迷的患者,应注意哪些事项,如病情恶化,应保持镇静,以及时与医师和护士联系。患者意识清醒后,应向患者和家属宣传疾病的知识,指导他们如何避免诱发原发病病情恶化的因素,并指导患者学会观察病情,以及时发现恶化征象,以及时就诊,以防止昏迷的再次发生。

七、护理评价

(1)患者的意识是否转清醒。

(2)患者的痰液是否有效排出。

(3)呼吸道是否保持通畅。

(4)皮肤是否保持完整,有无压疮,肺部有无感染发生。

〔刘 明〕

第五节　急性肝衰竭

一、定义

急性肝衰竭是原来无肝病者肝脏受损后短时间内发生的严重临床综合征,病死率高,最常见的病因是病毒性肝炎。

二、病因及发病机制

(一)病因

在中国引起肝衰竭的主要病因是肝炎病毒(主要是乙型肝炎病毒),其次是药物及肝毒性物质(如乙醇、化学制剂等)。在欧美国家,药物是引起急性、亚急性肝衰竭的主要原因。

(二)发病机制

1.内毒素与肝损伤

内毒素使肝脏能量代谢发生障碍。还可诱导中性粒细胞向肝内聚集,并激活中性粒细胞,参与导致大块肝细胞坏死的炎症过程。内毒素作用于肝窦内皮细胞及微血管,引起肝微循环障碍,导致缺血缺氧性损伤。

2.细胞因子与肝损伤

细胞因子不仅是肝坏死过程的主要因素,还与肝衰竭时肝细胞再生抑制状态有关。

3.细胞凋亡

肝细胞凋亡在肝衰竭病理形成过程中也起着重要的作用。

4.多器官功能衰竭与肝衰竭

肝衰竭是多器官功能衰竭的主要起因,而多器官功能衰竭又可加重肝衰竭。

三、临床表现

(一)神经、精神症状

早期以性格和行为改变为主,如情绪激动、精神错乱、行为荒诞等,少数患者可被误诊为精神病。晚期出现肝性脑病、肝臭,各种反射迟钝或消失,肌张力改变,踝阵挛阳性。

(二)黄疸

典型病例先是尿色加深,2～3 天以后皮肤巩膜出现黄疸,迅速加深,少数患者的黄疸可出现在神经、精神症状前,但较轻微,以后随病情恶化而加深。

(三)出血

因肝脏内凝血因子合成障碍,导致弥散性血管内凝血、血小板减少。

(四)肝脏缩小

多数急性肝衰竭肝脏呈进行性缩小,此为诊断本病的重要体征。

(五)腹水

多数患者迅速出现腹水,大多属于漏出液,少数为渗出液或血性。

(六)脑水肿、脑疝综合征

发生率为24%~82%,单纯脑水肿表现为呕吐、头痛、烦躁、血压轻度上升。合并脑疝则出现去大脑强直、抽搐、瞳孔对光反应减弱或消失、呼吸节律不齐、呼吸骤停等。

(七)肝、肾综合征

表现为少尿或无尿、氮质血症、稀释性低血钠、低尿钠,尿中可无蛋白质及管型。

四、实验室及其他检查

肝炎病毒学检查:肝功能检查转氨酶升高或发生胆-酶分离现象;血生化检查凝血酶原时间延长。

五、紧急救护

(一)去除诱因

针对引起急性肝衰竭的不同诱因,给予治疗和护理。

(二)保肝治疗

(1)应用细胞活性药物,如ATP、辅酶A、肌苷、1,6-二磷酸果糖等。

(2)胰岛素-胰高血糖素疗法。

(3)促肝细胞生长素促使肝细胞再生。

(4)前列腺素E可扩张血管,改善肝微循环,稳定肝细胞膜,防止肝细胞坏死。

(5)适量补充新鲜血、新鲜血浆及清蛋白,有利于提高胶体渗透压,促进肝细胞的再生和补充凝血因子。

(三)对症处理

1.肝性脑病

避免使用麻醉、镇痛、催眠等中枢抑制药物,以及时控制感染和上消化道出血,注意纠正水、电解质和酸碱平衡紊乱。降低血氨:

(1)禁止经口摄入蛋白质,尤其动物蛋白,以减少氨的形成。

(2)抑制肠道产氨细菌生长,可口服或鼻饲新霉素1~2 g/d,甲硝唑0.2 g,每天4次。

(3)清除肠道积食、积血或其他含氮物质,应用乳果糖或拉克替醇,口服或高位灌肠,可酸化肠道,促进氨的排出,减少肠源性毒素吸收。

(4)视患者的电解质和酸碱平衡情况酌情选择谷氨酸钠、谷氨酸钾、精氨酸等药物。

(5)使用支链氨基酸或支链氨基酸与精氨酸混合制剂,以纠正氨基酸失衡。

2.出血

(1)预防胃应激性溃疡出血,可用H_2受体拮抗剂或质子泵抑制剂。

(2)凝血功能障碍者注射维生素K,可促进凝血因子的合成。血小板减少或功能异常者可输注血小板悬液。

(3)胃肠道出血者可用冰盐水加血管收缩药物局部灌注止血。

(4)活动性出血或需接受损伤性操作者,应补充凝血因子,以输新鲜血浆为宜。

(5)一旦出现弥散性血管内凝血、颅内出血,须积极配合抢救。

(四)急性并发症的处理

1.肝、肾综合征

(1)及时去除诱因,如避免强烈利尿及大量放腹水,不使用损害肾功能的药物。

(2)在改善肝功能的前提下,适当输注右旋糖酐 40、清蛋白等胶体溶液,以提高循环血容量。

(3)补充血容量的同时给予利尿药,常用 20% 甘露醇,无效时可用呋塞米,可消除组织水肿、腹水,减轻心脏负荷,清除有害代谢产物。

(4)应用血管活性药,可选用多巴胺、酚妥拉明等药物,以扩张肾血管,增加肾血流量。

(5)经上述治疗无效时,宜尽早进行血液透析,清除血内有害物质,减轻氮质血症、纠正高钾血症和酸中毒。

2.感染

一旦出现感染,可单用或联合应用抗生素,但不应使用有肝、肾毒性的药物。

3.脑水肿

颅内压增高者给予高渗性脱水药。

(五)血液净化疗法

可清除因肝功能严重障碍而产生的各种有害物质,使血液得以净化,帮助患者度过危险期。血浆置换是较为成熟的血液净化方法,可以去除与血浆蛋白结合的毒物,补充血浆蛋白、凝血因子等人体所需物质,从而减轻急性肝衰竭患者的症状。

(六)肝替代治疗

(1)人工肝支持治疗:人工肝是指通过体外的机械、物理化学或生物装置,清除各种有害物质,补充必需物质,改善内环境,暂时替代衰竭肝的部分功能的治疗方法,能为肝细胞再生及肝功能恢复创造条件或等待机会进行肝移植。

(2)肝移植。

六、观察要点

(1)判断神志是否清醒,性格和行为有无异常,以便及时发现肝性脑病的先兆。

(2)密切观察生命体征变化,注意每天测量腹围、体重。

(3)黄疸:了解黄疸的程度,有无逐渐加重。

(4)出血:注意皮肤、黏膜及消化道等部位有无出血,抽血及穿刺后要长时间压迫穿刺点,防止渗血。

(5)监测中心静脉压、血气分析变化。

(6)监测肝功能、凝血功能变化。

(7)对接受谷胰高血糖素、胰岛素疗法患者,用药期间随时监测血糖水平,以便随时调整药物的用量。

(8)应用谷氨酸钾时须监测钾、钠、氯含量,保持电解质平衡。

七、护理

(一)充分休息与心理护理

患者应绝对卧床休息,腹水患者采取半卧位。鼓励患者保持乐观情绪,以最佳心理状态配合治疗。

（二）饮食护理

给予低脂、低盐、高热量、清淡、易消化的食物。戒烟酒,忌辛辣刺激性食物,少量多餐可进食流质或半流质,以保证营养充分吸收,促进肝细胞再生和修复。有腹水者控制钠盐摄入,肝性脑病者忌食蛋白。

（三）口腔护理

饭前饭后可用5%碳酸氢钠漱口。

（四）皮肤护理

保持皮肤清洁干燥,黄疸较深、瘙痒严重者可给予抗组胺药物。

（五）并发症的护理

1.肝肾综合征

严格控制液体入量,避免使用损害肝、肾功能的药物。注意观察尿量的变化及尿的颜色和性质,准确记录每天出入液量。

2.感染

加强支持疗法,调整免疫功能。

3.大量腹水

(1)安置半卧位,限制钠盐和每天入水量。

(2)遵医嘱应用利尿药,避免快速和大量利尿,用药后注意监测血电解质。

(3)每天称体重,测腹围,记录尿量,密切观察腹水增长及消退情况。

(4)腹腔穿刺放腹水一次量不能超过3 000 mL,防止水电解质紊乱和酸碱失衡。

4.脑水肿

密切观察患者有无头痛、呕吐、眼底视盘水肿及意识障碍等表现。一旦发生,应协助患者取平卧位,抬高床头15°～30°,以利颅内静脉回流,减轻脑水肿。使用脱水药、利尿药后易出现电解质紊乱,应定时监测。

（六）安全防护

对于昏迷患者加护床挡,烦躁患者慎用镇静药,必要时可用水合氯醛灌肠。

（七）肠道护理

灌肠可清除肠内积血,使肠内保持酸性环境,减少氨的产生和吸收,协助患者采取左侧卧位,用37～38 ℃温水100 mL加食醋50 mL灌肠1～2次/天,或乳果糖500 mL加温水500 mL保留灌肠,使血氨降低。肝性脑病者禁用肥皂水灌肠。

（刘 明）

第六节 急性呼吸衰竭

呼吸衰竭是指由于各种原因引起的肺通气和/或换气功能严重障碍,以致不能进行有效的气体交换,导致缺氧和/或二氧化碳潴留,从而引起一系列生理功能和代谢功能紊乱的临床综合征。一般认为在海平面、标准大气压、休息状态、呼吸空气条件下(FiO_2=21%),动脉血氧分压(PaO_2)<8.0 kPa(60 mmHg)和/或二氧化碳分压(PaCO_2)>6.7 kPa(50 mmHg)时,作为呼吸衰竭的血气诊断标准。根据血气变化,将呼吸衰竭分为两型:Ⅰ型(换气性)指 PaO_2 下降而 $PaCO_2$ 正常或降低,多为急性呼吸衰竭的表现;Ⅱ型(通气性)指 PaO_2 下降伴有 $PaCO_2$ 升高,多为慢性呼吸衰竭或兼有急性发作的表现。急性呼吸衰竭是指由于某些突发的致病因素,使肺通气和/或换气功能迅速出现严重障碍,在短时间内引起呼吸衰竭。因机体不能很快代偿,若不及时抢救,会危及患者生命。

一、病因与发病机制

(一)病因

1.呼吸道及肺疾病

严重支气管哮喘、原发性或继发性肺炎、急性肺损伤(ALI)、急性呼吸窘迫综合征(ARDS)、肺水肿、上呼吸道异物堵塞、喉头水肿、慢性支气管炎急性发作及肺气肿等。

2.中枢神经及传导系统疾病

急性脑炎、颅脑外伤、脑出血、脑梗死、脑肿瘤、安眠药中毒及吸入有害气体等。

3.周围神经传导系统及呼吸肌疾病

脊髓灰质炎、重症肌无力、颈椎外伤、有机磷农药中毒等。

4.胸部病变

胸廓狭窄、胸外伤、自发性气胸、手术损伤、急剧增加的胸腔积液等。

5.肺血管性疾病

急性肺栓塞、肺血管炎、多发性肺微血管栓塞等。

(二)发病机制

急性呼吸衰竭的发生主要有肺泡通气不足、通气/血流比例(V/Q)失调、气体弥散障碍、肺内分流四种机制。

1.肺泡通气不足

肺泡通气不足其结果引起低氧和高碳酸血症。机制主要有以下几点。

(1)呼吸驱动不足:如中枢神经系统病变或中枢神经抑制药过量抑制呼吸中枢,使呼吸驱动力减弱,导致肺容量减少和肺泡通气不足。

(2)呼吸负荷过重:胸廓或横膈机械性运动能力下降,致肺泡通气下降及气道阻力增加,胸肺顺应性下降。

(3)呼吸泵功能障碍:由于呼吸肌本身的病变导致呼吸运动受限,如呼吸肌疾病、有机磷农药中毒等。

2.通气/血流比例(V/Q)失调

正常人肺泡通气量(V)约为 4 L/min,流经肺泡的血流(Q)约为 5 L/min,V/Q 约为 0.8。有效的气体交换主要取决于 V/Q 保持在 0.8 水平。当 V/Q<0.8 时,肺泡通气不足、血流过剩,肺动脉内混合静脉血未经充分氧合即进入肺静脉,引起低氧血症。当 V/Q>0.8 时,肺泡过度通气,肺泡内气体不能与血液进行充分的气体交换而成为无效通气,结果也导致低氧血症。严重的通气/血流比例失调亦可导致二氧化碳潴留。

3.气体弥散障碍

氧和二氧化碳可自由通过肺泡毛细血管膜进行气体交换,氧的弥散能力约为二氧化碳的1/20。当肺不张、肺水肿、肺气肿、肺纤维化导致气体弥散面积减少、弥散距离加大时,往往影响氧的弥散从而引起低氧血症。

4.肺内分流

肺动脉内的静脉血未经氧合直接流入肺静脉,引起低氧血症,是通气/血流比例失调的特例。常见于肺动脉-静脉瘘。

二、病情评估

(一)临床表现

急性呼吸衰竭患者除原发病表现外,还表现为低氧血症、高碳酸血症或两者兼有,可使机体各组织器官发生不同程度的功能改变。

1.呼吸系统改变

呼吸困难是临床最早出现的症状,表现为呼吸频率加快、呼吸费力、辅助呼吸肌活动增强、胸闷、发绀等。严重时表现为呼吸节律改变,如潮式呼吸、叹息样呼吸、陈-施呼吸。呼吸系统病变所致者,肺部有喘鸣音、湿啰音或呼吸音降低等原发病体征。

2.循环系统改变

早期心率加快,血压正常或轻度升高,严重时心率减慢,心律失常,血压下降。晚期由于严重缺氧和二氧化碳潴留可引起心肌损害,发生心力衰竭、休克、心搏骤停。

3.神经系统改变

大脑皮质对缺氧最敏感。轻度缺氧时出现头晕、注意力下降。明显缺氧时出现焦虑不安、躁动、定向力障碍和精神错乱。明显高碳酸血症时出现中枢神经系统抑制症状,如嗜睡、昏睡,严重缺氧和高碳酸血症均可导致昏迷。

4.其他系统改变

急性缺氧可造成凝血功能障碍,造血功能衰竭,弥散性血管内凝血。急性缺氧和二氧化碳潴留可致胃肠黏膜充血、水肿、糜烂而引起胃肠道出血。也可引起肾血管收缩、肾血流量减少、肾小球滤过率下降而致肾功能不全。

(二)辅助检查

1.实验室检查

尽早抽动脉血进行血气分析,PaO_2、$PaCO_2$ 和 pH 是最重要的血气参数。定时检查有助于判断呼吸衰竭的程度、类型、代偿情况,以及酸碱平衡紊乱程度和类型。

2.胸部 X 线检查

有助于明确病因、病变范围和程度。根据 X 线检查能了解心脏及血管的状态,分析气胸和血胸的存在及有无肺栓塞、肺炎、肺水肿等。

3.心电图检查

急性呼吸衰竭者可出现心动过速和其他各种心律失常。急性大块肺栓塞者,心电图检查可表现为心动过速,并有电轴右偏、完全性右束支传导阻滞和肺型 P 波。

三、急救护理

(一)紧急处理

1.保持气道通畅

患者缺氧与二氧化碳潴留,主要是由于通气功能障碍所致,而通气功能障碍主要原因是气道

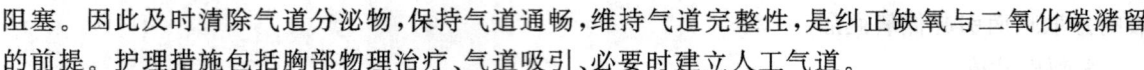

阻塞。因此及时清除气道分泌物,保持气道通畅,维持气道完整性,是纠正缺氧与二氧化碳潴留的前提。护理措施包括胸部物理治疗、气道吸引、必要时建立人工气道。

(1)胸部物理治疗:包括指导患者有效咳嗽、协助翻身、体位引流、背部叩击和振动,以促进痰液排出,有助于改善通气和血流灌注,促进某些肺段的痰液引流。

(2)气道吸引:吸引导管可经鼻或经口通过咽部到达呼吸道进行分泌物和痰液抽吸。吸痰时会造成短暂的缺氧,应注意心率、心律、血氧饱和度的变化。

(3)建立人工气道:对昏迷舌根后坠的患者采用口咽通气管或鼻咽通气管支撑舌体,使其离开咽后壁,从而在短期内保持气道通畅。对需机械通气的患者,采用经鼻或经口气管内插管。经鼻气管插管易于固定,清醒患者易于耐受,用于需气管内插管时间较长者;经口气管插管操作简便,常用于紧急情况,但不易固定,易引起牙齿脱落与口腔黏膜破损。对需长期机械通气者,应行气管造口。气管造口包括气管切开术与经皮扩张气管导管留置术,均需严格无菌操作。

2.氧疗

缺氧是引起呼吸衰竭的直接原因,氧疗是急性呼吸衰竭的重要治疗措施。氧疗要根据缺氧原因和程度调整氧流量与氧浓度,严格掌握适应证,防止不良反应发生。Ⅰ型呼吸衰竭,原则上是按需给氧,根据血气分析结果及时调整氧浓度,一般为50%～60%。Ⅱ型呼吸衰竭,应采用控制性氧疗,持续性低流量吸氧。一般1～3 L/min,浓度为25%～30%。氧疗途径采用鼻塞法、面罩法等,对危重患者常规氧疗无效时,以及早考虑机械通气给氧。

3.机械通气

机械通气是治疗急性呼吸衰竭重要而有效的措施。但因引起急性呼吸衰竭的病因各异,所造成的病理生理改变不同,故应根据具体病情特点来选择不同的通气模式。机械通气护理:保持呼吸机正常运行;保持各连接口紧密;了解通气量是否合适;及时解除报警原因;积极防治机械通气并发症;防止感染与交叉感染。

4.病因治疗

原发病治疗至关重要。有些病例在去除病因后可逆转呼吸衰竭,如急性上呼吸道阻塞时,治疗关键是建立人工气道;严重肺部感染或全身感染所致者,应尽早给予有效抗生素治疗;心源性肺水肿所致者,可给予硝酸甘油、利尿药或正性肌力药治疗;气胸或大量胸腔积液所致者,应行胸腔穿刺或置导管引流。

(二)用药观察

1.呼吸兴奋药

(1)尼可刹米:用于各种原因引起的中枢性呼吸抑制,特别是肺性脑病时常用。能兴奋脑干呼吸中枢或刺激颈动脉体的化学感受器,反射性兴奋呼吸中枢,提高呼吸中枢对二氧化碳的敏感性。静脉注射给药,每次0.375 g,必要时每1～2小时重复一次,也可用1.875～3.75 g静脉微量注射泵维持。

(2)纳洛酮:主要用于解除外源性阿片(吗啡和美沙酮等)对中枢神经系统的抑制,对麻醉、镇静催眠药过量和酒精中毒也有效。能与脑干特异性阿片受体竞争性结合,阻断内源性和外源性阿片的呼吸抑制作用。推荐剂量为0.4～0.8 mg,静脉注射,作用维持时间短。对长效呼吸抑制药如美沙酮过量者,首次静脉注射后,继续以0.4～2.0 mg/h速度静脉滴注,持续12～24小时。

应用呼吸兴奋药时注意:①保持气道通畅。②有心功能不全或急性呼吸窘迫综合征(ARDS)时不宜使用。③观察不良反应,如尼可刹米可致心动过速、血压升高、肌肉震颤或僵直、咳嗽、呕吐、出汗等症状。

2.糖皮质激素

严重支气管哮喘患者对支气管扩张药无效时,给予糖皮质激素治疗。氢化可的松 2 mg/kg,静脉注射,继而 0.5 mg/(kg·h),静脉滴注;或甲泼尼龙 40～125 mg 静脉注射,每 6 小时 1 次。吸入性糖皮质激素对严重支气管哮喘无效。ARDS 患者发病后 7～10 天应用糖皮质激素可减少肺纤维化。

应用糖皮质激素时注意:①用糖皮质激素期间应经常检测血糖,以便及时发现类固醇性糖尿病。②防止各种感染的发生,特别是防止多重感染的发生。③为减少对胃肠道的刺激,加用胃黏膜保护药物。

3.镇静药

预防呼吸衰竭患者的氧输送与氧消耗比例失常。

(1)丙泊酚:用于维持镇静,为短效静脉全身麻醉药,起效迅速,无明显蓄积,停药后苏醒快而完全。根据患者病情及所需镇静深度,可在静脉注射 0.2～0.7 mg/kg 负荷量后,以 0.3～4.0 mg/(kg·h)持续静脉微量注射泵输入,保持患者镇静,可使患者耐受机械通气。小儿禁用丙泊酚镇静。

(2)咪达唑仑:咪达唑仑为最新的苯二氮䓬类药物,起效和消除迅速。咪达唑仑 1～2 mg 静脉注射,根据病情需要也可持续静脉微量注射泵输入。

应用镇静药时注意:①应用镇静药时必须建立人工气道和机械通气。②定时评估患者精神状态,防止镇静过深。③丙泊酚可致血压下降需动态观察血压变化。

4.肌肉松弛药

应用于人机对抗时,消除自主呼吸;减少心肺功能不全者的氧消耗。常选用非去极化性肌肉松弛药。常用药物有潘库溴铵、阿曲库铵和维库溴铵。应用肌肉松弛药时注意:①必须在机械通气下使用。②必须先镇静后肌松。

5.祛痰药

呼吸系统感染常产生黏稠痰液。祛痰药能降低气道分泌物的黏滞性,有利于气道分泌物的清除。常用药物:氨溴索(沐舒坦),可静脉注射也可雾化吸入。应用祛痰药时注意与胸部物理治疗相结合。

(三)病情观察

1.观察生命体征

(1)呼吸:观察呼吸节律、频率、幅度。正常人呼吸频率为 16～20 次/分,新生儿为 30～40 次/分,呼吸幅度均匀,节律规则。成人自主呼吸频率超过 20 次/分,提示呼吸功能不全。超过 30 次/分,常需要机械辅助通气。呼吸节律改变提示脑干呼吸中枢病变或脑水肿。听诊两肺呼吸音是否对称,听诊顺序:肺尖-前胸-侧胸-背部,左右对比,有无痰鸣音、哮鸣音、湿啰音,是否伴咳嗽、咳痰,注意患者对治疗的反应。

(2)心率:观察心率、心律变化。缺氧早期心脏发生代偿作用,导致心率增快。严重缺氧可出现各种类型的心律失常如窦性心动过缓、期前收缩、心室纤颤等。如进一步加重,可发展为周围循环衰竭甚至心搏停止。气道吸引时可引起短暂缺氧会诱发各种心律失常,需及时发现和纠正。

(3)体温:建立人工气道及应用机械通气期间,患者鼻咽喉自然防御屏障功能丧失、咳嗽咳痰能力减弱或丧失、气道吸引及全身抵抗力下降等增加感染机会,体温波动较大。观察体温变化,有助于判断感染控制情况。当体温升高超过 38.5 ℃时,积极做好降温处理,遵医嘱留取细菌培养标本。

(4)意识:意识反映脑血流灌注和脑组织氧供情况。氧供正常时,患者意识清楚,定向力、计算力良好,能配合治疗。轻度缺氧时,患者兴奋、焦虑和烦躁不安。严重缺氧时出现意识模糊、嗜睡甚至昏迷。当患者出现意识异常时,注意安全防护,适当约束肢体,防止坠床与意外拔管。

2.血氧饱和度

原理:通过红外光传感器来测量毛细血管内氧合血红蛋白的含量。通过血氧饱和度估计氧分压,血氧饱和度<95%,氧分压<10.7 kPa(80 mmHg),显示轻度缺氧;血氧饱和度<90%,氧分压<8.0 kPa(60 mmHg),显示中度缺氧;血氧饱和度<75%,氧分压<5.3 kPa(40 mmHg),显示重度缺氧。影响脉搏血氧饱和度测定结果有末梢循环不良,如低血压、血管收缩药、低温、动脉压迫等;指甲条件,如灰指甲、涂抹指甲油等。对水肿或末梢循环较差的患者,应经常检查更换检测部位。注意血氧饱和度高低不能真正反映组织供氧情况,只能作为参考。

3.血气指标

动态测定血气指标有助于判断血液氧合及酸碱平衡状态,可作为诊断呼吸衰竭、指导机械通气参数调节、纠正酸碱失衡的重要依据。氧分压(PaO_2)反映机体氧合情况,对诊断缺氧和判断缺氧程度有重要价值。二氧化碳分压($PaCO_2$)是判断肺通气功能的重要参数。机械通气开始前及治疗后 30 分钟常规测定血气指标,以了解治疗效果。根据血气数据调整呼吸机参数。

(刘　明)

第七节　急性肺栓塞

一、定义

急性肺栓塞(acute pulmonary embolism,APE)是指内源性或外源性栓子堵塞肺动脉或其分支引起肺循环障碍的病理综合征。如发生肺出血或坏死则称为肺梗死。急性肺栓塞是世界上误诊率和病死率较高的疾病之一,对人类的健康造成了严重的威胁。

二、临床表现

(一)症状

临床症状多种多样,但缺乏特异性。常见症状:①不明原因的呼吸困难及气促,尤以活动后明显,为肺栓塞最多见的症状。②胸痛,包括胸膜炎性胸痛或心绞痛样胸痛。③晕厥,可为肺栓塞的唯一或首发症状。④烦躁不安、惊恐甚至濒死感。⑤咯血,常为小量咯血,大咯血少见。⑥咳嗽、心悸等。各病例可出现以上症状的不同组合。临床上有时出现所谓"三联征",即同时出现呼吸困难、胸痛及咯血,但仅见于约 20%的患者。

(二)体征

1.呼吸系统

呼吸急促最常见,发绀,肺部有时可闻及哮鸣音和/或细湿啰音,肺野偶可闻及血管杂音,合并肺不张或胸腔积液时出现相应的体征。

2.循环系统

心动过速;血压变化,严重者可出现血压下降,甚至休克;颈静脉充盈或异常搏动;肺动脉瓣区第二心音亢进或分裂,三尖瓣区收缩期杂音。

3.其他

可伴发热,多为低热,少数患者体温达 38 ℃以上。

三、病因及发病机制

(一)病因

临床上常见的栓子包括深静脉血栓、感染性病灶、右心房或右心室附壁血栓、空气栓、羊水栓等。引起肺栓塞的基础疾病及诱因有深静脉血栓形成、创伤、肿瘤、制动、妊娠和分娩、口服避孕药、肥胖等。

(二)发病机制

急性肺栓塞所致病理生理改变及其严重程度受多种因素影响,包括栓子的大小和数量、多次栓塞的时间间隔、是否同时存在其他心肺疾病、个体反应的差异及血栓溶解的快慢等。其病理生理改变主要包括血流动力学改变、右心功能不全、心室间相互作用及呼吸生理变化等。轻者可无任何异常改变,重者肺循环阻力突然升高,肺动脉压突然升高,心排血量急骤下降,患者出现休克,甚至死亡。

四、辅助检查

(一)动脉血气分析

动脉血气分析显示低氧血症、低碳酸血症,肺泡-动脉血氧分压差增大。

(二)实验室检查

急性肺栓塞时,血浆 D-二聚体升高,且多种病因可导致其升高,故在临床中对肺栓塞有较大的排除价值,若其含量低于 $500\ \mu g/L$,则可基本排除肺栓塞。

(三)影像学检查

肺动脉造影为过去诊断急性肺栓塞的"金标准",但属于有创检查。近年来,CT、MRI 的发展使急性肺栓塞的诊断率明显提高。

(四)心电图检查

心电图缺乏特异性表现,但若发现心电图动态性变化多较单一固定性异常,对肺栓塞有更大的临床意义。

(五)深静脉血栓的检查

静脉超声检查和静脉造影可辅助诊断深静脉血栓,后者是深静脉血栓诊断的"金标准"。

五、诊断要点

肺栓塞的临床表现多样,有时隐匿,缺乏特异性,确诊需特殊检查。检出肺栓塞的关键是提高诊断意识,对有疑似表现、特别是高危人群中出现疑似表现者,应及时安排相应检查。诊断程序一般包括疑诊、确诊、求因 3 个步骤。

(一)疑诊

如患者出现上述临床症状、体征,特别是存在前述危险因素的病例出现不明原因的呼吸困难、胸痛、晕厥、休克,或伴有单侧或双侧不对称性下肢肿胀、疼痛等,应进行如下检查:动脉血气分析、心电图、X 线胸片、超声心动图和血浆 D-二聚体检查。

(二)确诊

在临床表现和初步检查提示肺栓塞的情况下,应安排肺栓塞的确诊检查:放射性核素肺通气/灌注扫描、螺旋 CT 和电子束 CT,磁共振成像和肺动脉造影。

(三)求因

对疑诊肺栓塞的病例,无论其是否有深静脉血栓性成症状,均应进行体检,并行静脉超声、放射性核素或 X 线静脉造影、CT 静脉造影、MRI 静脉造影、肢体阻抗容积图等检查,以帮助明确是否存在深静脉血栓性成及栓子的来源。

六、治疗要点

(一)一般处理

对患者进行严密监护,监测呼吸、心率、血压、静脉压、心电图及动脉血气的变化;卧床休息,保持大便通畅,避免用力,以防血栓脱落;可适当使用镇静、止痛、镇咳等相应的对症治疗。

(二)呼吸循环支持治疗

纠正低氧血症。出现心功能不全但血压正常者,可使用多巴酚丁胺和多巴胺;若出现血压下降,可增大剂量或使用其他血管加压药物,如去甲肾上腺素等。

(三)抗凝治疗

可防止血栓的发展和再发。主要抗凝血药有肝素、华法林。

(四)溶栓治疗

可迅速溶解血栓、恢复肺组织的血液灌注,降低肺动脉压、改善右心室功能。常用的溶栓药物有尿激酶(UK)、链激酶(SK)和阿替普酶(rt-PA)。

七、护理问题

(一)气体交换受损

其与肺通气、换气功能障碍有关。

(二)疼痛

其与肺栓塞有关。

(三)低效型呼吸形态

其与肺的顺应性降低、气道阻力增加不能维持自主呼吸有关。

(四)焦虑/恐惧

其与担心疾病预后有关。

(五)睡眠形态紊乱

其与呼吸困难、咳嗽、咯血等有关。

(六)活动无耐力

其与日常活动供氧不足、疲乏有关。

(七)体液不足

其与痰液排出、出汗增加、摄入减少有关。

(八)营养失调

低于机体需要量与食欲下降、摄入不足、消耗增加有关。

(九)有皮肤完整性受损的危险

其与长期卧床有关。

八、护理措施

(一)病情观察

评估患者的呼吸频率、节律和深度,呼吸困难程度,呼吸音的变化,患者意识状态、瞳孔、皮肤温度及颜色,询问患者胸闷、憋气、胸部疼痛等症状有无改善。严密监测患者的呼吸、血压、心率、血氧饱和度、心律失常的变化情况,如有异常及时通知医师。昏迷患者应评估瞳孔、肌张力、腱反射及病理反射。观察痰液的量、颜色及性状,以及时了解尿常规、血电解质检查结果。准确记录24 小时出入量。

(二)抢救配合

急性肺栓塞属临床急症,抢救不及时可危及患者生命。应加强患者病情的观察和血流动力学的监测,严密观察心率、心律、血氧饱和度、血压、呼吸的变化,备好抢救物品和药品,如发现患者出现剧烈胸痛、呼吸困难、咯血、面色苍白、血压下降等,立即通知医师并协助抢救。

(三)一般护理

1.环境

提供安静、舒适、整洁的休息环境,限制探视,减少交叉感染。保持室温在 20~22 ℃和相对湿度60％~70％;没有层流装置的病室应注意经常通风换气,每天通风 3 次。装有层流装置的病室,应保持层流装置的有效。

2.体位

急性肺栓塞患者应绝对卧床休息、肢体制动。若肺栓塞的位置已经确定,应取健侧卧位。床上活动时应避免突然坐起、转身及改变体位,禁止搬动患者,防止栓子的脱落。下肢静脉血栓者应抬高患肢,并高于肺平面 20~30 cm,密切观察患肢的皮肤有无发绀、肿胀、发冷、麻木等感觉障碍,发现异常及时通知医师给予处理,严禁挤压、热敷、按摩患肢,防止血栓脱落。

3.饮食护理

指导患者进食富含维生素、高蛋白、粗纤维、易消化的饮食,多饮水,保持大便通畅,避免便秘、咳嗽等,以免增加腹腔压力,影响下肢静脉血液回流。做好口腔护理,以增进食欲。

4.吸氧

及早给予氧气吸入,遵医嘱合理氧疗。采用鼻导管或鼻塞给氧,必要时面罩吸氧。氧流量控制在 4~6 L/min。注意及时根据血氧饱和度指数或血气分析结果来调整氧流量。必要时行机械通气。

5.疼痛护理

教会患者自我放松的技巧,如缓慢深呼吸、全身肌肉放松、听音乐、看书报等,以分散注意力,减轻疼痛。剧烈疼痛时,遵医嘱给予药物止痛,如吗啡、哌替啶、可待因等,以及时评价止痛效果并观察可能出现的不良反应。

6.心理护理

胸闷、胸痛、呼吸困难,易给患者带来紧张、恐惧的情绪,甚至造成濒死感。尽量帮助患者适应环境,向患者讲解治疗的目的、要求、方法,减少其焦虑和恐惧心理。采取心理暗示和现身说教,帮助患者树立信心,使其积极配合治疗。情绪过于激动可诱发栓子脱落,应指导患者保持情绪稳定。启动家庭支持系统,帮助患者树立治疗的信心。

(四)溶栓及抗凝的护理

(1)使用抗凝血药时,应严格掌握药物的剂量、用法及速度,认真核对,严密观察用药后的反应,发现异常及时通知医师,调整剂量。

(2)进行溶栓、抗凝治疗期间,最主要的并发症是出血,因此应严密观察患者有无出血倾向。注意观察患者皮肤、黏膜、牙龈及穿刺部位有无出血,有无咯血、呕血、便血等现象。观察患者的意识状态、神志的变化,发现患者出现头痛、呕吐症状,要及时报告医师并给予处理,谨防颅内出血的发生。溶栓治疗期间应准备好各种抢救物品。

(3)用药期间应监测凝血时间及凝血酶原时间,避免各种侵入性的操作。指导患者预防出血的方法,如选用质软的牙刷,防止碰伤、抓伤、勿挖鼻、用力咳嗽、排便等。

(刘　明)

第八节　急性肺水肿

急性肺水肿是由不同原因引起肺组织血管外液体异常增多,液体由间质进入肺泡,甚至呼吸道出现泡沫状分泌物。表现为急性呼吸困难、发绀,呼吸做功增加,两肺布满湿啰音,甚至从气道涌出大量泡沫样痰液。人类可发生下列两类性质完全不同的肺水肿:心源性肺水肿(亦称流体静力学或血流动力学肺水肿)和非心源性肺水肿(亦称通透性增高肺水肿、急性肺损伤或急性呼吸窘迫综合征)。

一、发病机制

(一)肺毛细血管静水压

肺毛细血管静水压(Pmv)是使液体从毛细血管流向间质的驱动力,正常情况下,Pmv约1.1 kPa(8 mmHg),有时易与肺毛细血管楔压(PCWP)相混淆。PCWP反映肺毛细血管床的压力,可估计左心房压(LAP),正常情况下较 Pmv 高 0.1~0.3 kPa(1~2 mmHg)。肺水肿时PCWP和Pmv并非呈直接相关,两者的关系取决于总肺血管阻力(肺静脉阻力)。

(二)肺间质静水压

肺毛细血管周围间质的静水压即肺间质静水压(Ppmv),与 Pmv 相对抗,两者差别越大,则毛细血管内液体流出越多。肺间质静水压为负值,正常值为 $-2.3 \sim -1.1$ kPa($-17 \sim -8$ mmHg),可能与肺组织的机械活动、弹性回缩及大量淋巴液回流对肺间质的吸引有关。理论上 Ppmv 的下降亦可使静水压梯度升高,当肺不张进行性再扩张时,出现复张性肺水肿可能与Ppmv 骤降有关。

(三)肺毛细血管胶体渗透压

肺毛细血管胶体渗透压（πmv）由血浆蛋白形成，正常值为 3.3～3.7 kPa（25～28 mmHg），但随个体的营养状态和输液量不同而有所差异。πmv 是对抗 Pmv 的主要力量，单纯的 πmv 下降能使毛细血管内液体外流增加。但在临床上并不意味着血液稀释后的患者会出现肺水肿，经血液稀释后血浆蛋白浓度下降，但过滤至肺组织间隙的蛋白也不断地被淋巴系统所转移，Pmv 的下降可与 πmv 的降低相平行，故 πmv 与 Pmv 间梯度即使发挥净渗透压的效应，也可保持相对的稳定。

πmv 和 PCWP 间的梯度与血管外肺水压呈非线性关系。当 Pmv＜2.0 kPa（15 mmHg）、毛细血管通透性正常时，πmv-PCWP≤1.2 kPa（9 mmHg）可作为出现肺水肿的界限，也可作为治疗肺水肿疗效观察的动态指标。

(四)肺间质胶体渗透压

肺间质胶体渗透压（πpmv）取决于间质中渗透性、活动的蛋白质浓度，它受反应系数（δf）和毛细血管内液体流出率（Qf）的影响，是调节毛细血管内液体流出的重要因素。πpmv 正常值为 1.6～1.9 kPa（12～14 mmHg），难以直接测定。临床上可通过测定支气管液的胶体渗透压鉴别肺水肿的类型，如支气管液与血浆蛋白的胶体渗透压比值＜60％，则为血流动力学改变所致的肺水肿，如比值＞75％，则为毛细血管渗透增加所致的肺水肿，称为肺毛细血管渗漏综合征。

(五)毛细血管通透性

资料表明，越过内皮细胞屏障时，通透性肺水肿透过的蛋白多于压力性水肿，仅越过上皮细胞屏障时，两者没有明显差别。毛细血管通透性增加，使 δ 从正常的 0.8 降至 0.3～0.5，表明血管内蛋白，尤其是清蛋白大量外渗，使 πmv 与 πpmv 梯度下降。

二、病理与病理生理

(一)心源性急性肺水肿

正常情况下，两侧心腔的排血量相对恒定，当心肌严重受损和左心负荷过重而引起心排血量降低和肺淤血时，过多的液体从肺泡毛细血管进入肺间质甚至肺泡内，则产生急性肺水肿，实际上是左心衰竭最严重的表现，多见于急性左心衰竭和二尖瓣狭窄患者。

有以下并发症的患者术中易发生左心衰竭：①左心室心肌病变，如冠心病、心肌炎等；②左心室压力负荷过度，如高血压、主动脉狭窄等；③左心室容量负荷过重，如主动脉瓣关闭不全、左向右分流的先天性心脏病等。

当左心室舒张末压＞1.6 kPa（12 mmHg），毛细血管平均压＞4.7 kPa（35 mmHg），肺静脉平均压＞4.0 kPa（30 mmHg）时，肺毛细血管静水压超过血管内胶体渗透压及肺间质静水压，可导致急性肺水肿，若同时有肺淋巴管回流受阻，更易发生急性肺水肿。其病理生理表现为肺顺应性减退、气道阻力和呼吸作用增强、缺氧、呼吸性酸中毒，间质静水压增高压迫肺毛细血管、升高肺动脉压，从而增加右心负荷，导致右心功能不全。

(二)神经源性肺水肿

中枢神经系统损伤后，颅内压急剧升高，脑血流量减少，造成下丘脑功能紊乱，解除了对视前核水平和下丘脑尾部"水肿中枢"的抑制，引起交感神经系统兴奋，释放大量儿茶酚胺，使周围血管强烈收缩，血流阻力加大，大量血液由阻力较高的体循环转至阻力较低的肺循环，引起肺静脉高压，肺毛细血管压随之升高，跨肺毛细血管 Starling 力不平衡，液体由血管渗入至肺间质和肺

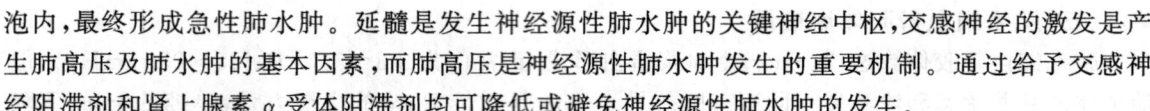

泡内,最终形成急性肺水肿。延髓是发生神经源性肺水肿的关键神经中枢,交感神经的激发是产生肺高压及肺水肿的基本因素,而肺高压是神经源性肺水肿发生的重要机制。通过给予交感神经阻滞剂和肾上腺素 α 受体阻滞剂均可降低或避免神经源性肺水肿的发生。

(三)液体负荷过重

围术期输血补液过快或输液过量,使右心负荷增加。当输入胶体液达血浆容量的 25% 时,心排血量可增多至 300%。若患者伴有急性心力衰竭,虽通过交感神经兴奋维持心排血量,但神经性静脉舒张作用减弱,对肺血管压力和容量的骤增已经起不到有效的调节作用,导致肺组织间隙水肿。

大量输注晶体液,使血管内胶体渗透压下降,增加液体从血管的滤出,聚集到肺组织间隙中,易致心、肾功能不全、静脉压增高或淋巴循环障碍患者发生肺水肿。

(四)复张性肺水肿

复张性肺水肿是各种原因所致肺萎陷后,在肺复张时或复张后 24 小时内发生的急性肺水肿。一般认为与多种因素有关,如负压抽吸迅速排出大量胸膜积液、大量气胸所致的突然肺复张,均可造成单侧性肺水肿。

临床上多见于气胸或胸腔积液 3 个月后出现进行性快速肺复张,1 小时后可表现为肺水肿的临床症状,50% 的肺水肿发生在 50 岁以上老年人。水肿液的形成遵循 Starling 公式。复张性肺水肿发生时,肺动脉压和 PCWP 正常,水肿液蛋白浓度与血浆蛋白浓度的比值>0.7,说明存在肺毛细血管通透性增加。肺萎陷越久,复张速度越快,胸膜腔负压越大,越易发生肺水肿。

肺复张性肺水肿的病理生理机制可能为:①肺泡长期萎缩,使Ⅱ型肺细胞代谢障碍,肺泡表面活性物质减少,肺泡表面张力增加,使肺毛细血管内液体向肺泡内滤出。②肺组织长期缺氧,使肺毛细血管内皮和肺泡上皮的完整性受损,通透性增加。③使用负压吸引设备,突然增加胸内负压,使复张肺的毛细血管压力与血流量增加,作用于已受损的毛细血管,使管壁内外的压力差增大;机械性力量使肺毛细血管内皮间隙孔变形,间隙增大,促使血管内液和血浆蛋白流入肺组织间隙。④在声门紧闭的情况下用力吸气,负压峰值可超 4.9 kPa($-50 \text{ cmH}_2\text{O}$),如负的胸膜腔内压传至肺间质,增加肺毛细血管和肺间质静水压之差,则增加肺循环液体的渗出。⑤肺的快速复张引起胸膜腔内压急剧改变,肺血流增加而压力升高,并产生高的直线血流速度,加大了血管内和间质的压差。当其超过一定阈值时,液体进入间质和肺泡形成肺水肿。

(五)高原性肺水肿

高原性肺水肿是一种由低地急速进入海拔 3 000 m 以上地区的常见病,主要表现为发绀、心率增快、心排血量增多或减少、体循环阻力增加和心肌受损。其发病因素是多方面的,如缺氧性肺血管收缩、肺动脉高压、高原性脑水肿、全身和肺组织生化改变。肺代偿功能异常和心功能减退是造成重度低氧血症的直接原因。高原性肺水肿为高蛋白渗出性肺水肿,炎性介质是毛细血管增加的主要原因。

(六)通透性肺水肿

通透性肺水肿指肺水和血浆蛋白均通过肺毛细血管内间隙进入肺间质,肺淋巴液回流量增加,且淋巴液内蛋白含量亦明显增加,表明肺毛细血管内皮细胞功能失常。

1.感染性肺水肿

感染性肺水肿指继发于全身感染和/或肺部感染的肺水肿,如革兰阴性杆菌感染所致的败血症和肺炎球菌性肺炎均可引起肺水肿,主要是通过增加肺毛细血管壁通透性所致。肺水肿亦可

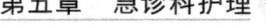

继发于病毒感染。流感病毒、水痘-带状疱疹病毒所致的病毒性肺炎均可引起肺水肿。

2.毒素吸入性肺水肿

毒素吸入性肺水肿指吸入有害性气体或毒物所致的肺水肿。有害性气体包括二氧化氮、氯、光气、氨、氟化物、二氧化硫等,毒物以有机磷农药最为常见。其病理生理为:①有害性气体引起变态反应或直接损害,使肺毛细血管通透性增加,减少肺泡表面活性物质,并通过神经体液因素引起肺静脉收缩和淋巴管痉挛,使肺组织水分增加。②有机磷通过皮肤、呼吸道和消化道进入人体,与胆碱酯酶结合,抑制该酶的作用,使乙酰胆碱在体内积聚,导致支气管痉挛、分泌物增加、呼吸肌麻痹和呼吸中枢抑制,导致缺氧和肺毛细血管通透性增加。

3.淹溺性肺水肿

淹溺性肺水肿指淡水和海水淹溺所致的肺水肿。淡水为低渗性,被大量吸入后,很快通过肺泡-毛细血管膜进入血液循环,导致肺组织的组织学损伤和全身血容量增加,肺泡-毛细血管膜损伤较重或左心代偿功能障碍时,诱发急性肺水肿。高渗性海水进入肺泡后,使得血管内大量水分进入肺泡引起肺水肿。肺水肿引起缺氧可加重肺泡上皮、毛细血管内皮细胞损害,增加毛细血管通透性,进一步加重肺水肿。

4.尿毒症性肺水肿

肾衰竭患者常伴肺水肿和纤维蛋白性胸膜炎。主要发病因素:①高血压所致左心衰竭;②少尿患者循环血容量增多;③血浆蛋白减少,血管内胶体渗透压降低,肺毛细血管静水压与胶体渗透压差距增大,促进肺水肿形成。

5.氧中毒性肺水肿

氧中毒性肺水肿指长时间吸入高浓度(>60%)氧引起肺组织损害所致的肺水肿。一般在常压下吸入纯氧12~24小时,高压下3~4小时即可发生氧中毒。氧中毒的损害以肺组织为主,表现为上皮细胞损害、肺泡表面活性物质减少、肺泡透明膜形成,引起肺泡和间质水肿,以及肺不张。其毒性作用是由于氧分子还原成水时所产生的中间产物自由基(如超氧阴离子、过氧化氢、羟自由基和单线态氧等)所致。正常时氧自由基为组织内抗氧化系统,如超氧化物歧化酶(SOD)、过氧化氢酶、谷胱甘肽氧化酶所清除。吸入高浓度氧,氧自由基形成加速,当其量超过组织抗氧化系统清除能力时,即可造成肺组织损伤,形成肺损伤。

(七)与麻醉相关的肺水肿

1.麻醉药过量

麻醉药过量引起肺水肿,可见于吗啡、美沙酮、急性巴比妥酸盐和海洛因中毒。发病机制可能与下列因素有关:①抑制呼吸中枢,引起严重缺氧,使肺毛细血管通透性增加,同时伴有肺动脉高压,产生急性肺水肿。②缺氧刺激下丘脑引起周围血管收缩,血液重新分布而致肺血容量增加。③海洛因所致肺水肿可能与神经源性发病机制有关。④个别患者的易感性或变态反应。

2.呼吸道梗阻

围术期喉痉挛常见于麻醉诱导期插管强烈刺激,亦见于术中神经牵拉反应,以及甲状腺手术因神经阻滞不全对气道的刺激。气道通畅时,胸腔内压对肺组织间隙压力的影响不大,但急性上呼吸道梗死时,用力吸气造成胸膜腔负压增加,几乎全部传导至血管周围间隙,促进血管内液进入肺组织间隙。上呼吸道梗阻时,患者处于挣扎状态,缺氧和交感神经活性极度亢进,可导致肺小动脉痉挛性收缩、肺小静脉收缩、肺毛细血管通透性增加。酸中毒又可增加对心脏做功的抑制,除非呼吸道梗阻解除,否则将形成恶性循环,加速肺水肿的发展。

3.误吸

围术期呕吐或胃内容物反流可引起吸入性肺炎和支气管痉挛,肺表面活性物质灭活和肺毛细血管内皮细胞受损,从而使液体渗出至肺组织间隙内,发生肺水肿。患者表现为发绀、心动过速、支气管痉挛和呼吸困难。肺组织损害的程度与胃内容物的 pH 直接相关,pH>2.5 的胃液所致的损害要比 pH<2.5 者轻微得多。

4.肺过度膨胀

一侧肺不张使单肺通气,全部潮气量进入一侧肺内,导致肺过度充气膨胀,随之出现肺水肿,其机制可能与肺容量增加有关。

三、临床表现

发病早期,均先有肺间质性水肿,肺泡毛细血管间隔内的胶原纤维肿胀,刺激附近的肺毛细血管旁"J"感受器,反射性引起呼吸频率增快,促进肺淋巴液回流,同时表现为过度通气。

水肿液在肺泡周围积聚后,沿着肺动脉、静脉和小气道鞘延伸,在支气管堆积到一定程度,引起支气管狭窄,可出现呼气性啰音。患者常主诉胸闷、咳嗽,有呼吸困难、颈静脉曲张,听诊可闻及哮鸣音和少量湿啰音。若不及时发现和治疗,则继发为肺泡性肺水肿。

肺泡性肺水肿时,水肿液进入末梢细支气管和肺泡,当水肿液溢满肺泡后,出现典型的粉红色泡沫痰,液体充满肺泡后不能参与气体交换,通气/血流比值下降,引起低氧血症。插管患者可表现呼吸道阻力增大和发绀,经气管导管喷出或涌出大量的粉红色泡沫痰。

四、诊断

肺水肿发病早期多为间质性肺水肿,若未及时发现和治疗,可继发为肺泡性肺水肿,加重心肺功能紊乱,故应重视早期诊断和治疗。

肺水肿的诊断主要根据症状、体征和 X 线表现,一般并不困难。临床上同时测定 PCWP 和 πmv,πmv-PCWP 正常值为(1.2±0.2)kPa[(9.7±1.7)mmHg],当 πmv-PCWP≤0.5 kPa(4 mmHg)时,提示肺内肺水增多,有助于早期诊断。复张性肺水肿常伴有复张性低血压。

五、鉴别诊断

心源性肺水肿在肺间质和肺泡腔的渗出以红细胞为主。左心衰竭导致肺淤血。非心源性肺水肿在肺间质和肺泡腔的渗出以血浆内的一些蛋白、体液为主。肺泡-毛细血管膜的通透性增加,为漏出性肺水肿。

(一)心源性肺水肿

1.主要表现

常突然发作、高度气急、呼吸浅速、端坐呼吸、咳嗽、咳白色或粉红色泡沫痰、面色灰白、口唇及肢端发绀、大汗、烦躁不安、心悸、乏力等。

2.体征

体征包括双肺广泛水泡音和/或哮鸣音、心率增快、心尖区奔马律及收缩期杂音、心界向左扩大,可有心律失常和交替脉,不同心脏病尚有相应体征和症状。

急性心源性肺水肿是一种严重的重症,必须分秒必争进行抢救,以免危及患者生命。具体急救措施:①非特异性治疗;②查出水肿的诱因并加以治疗;③识别及治疗肺水肿的基础心脏病变。

(二)非心源性肺水肿

1.主要表现

进行性加重的呼吸困难、端坐呼吸、大汗、发绀、咳粉红色泡沫痰。

2.体征

双肺可闻及广泛湿啰音,可先出现在双肺中下部,然后波及全肺。

3.X线

早期可出现 Kerley 线,提示间质性肺水肿,进一步发展可出现肺泡肺水肿的表现。

肺毛细血管楔压(PCWP)用于鉴别心源性及非心源性肺水肿。前者 PCWP＞1.6 kPa (12 mmHg),后者PCWP≤1.6 kPa(12 mmHg)。

六、治疗

治疗原则为病因治疗,是缓解和根本消除肺水肿的基本措施;维持气道通畅,充分供氧和机械通气治疗,纠正低氧血症;降低肺血管静水压,提高血浆胶体渗透压,改善肺毛细血管通透性;保持患者镇静,预防和控制感染。

(一)充分供氧和机械通气治疗

1.维持气道通畅

水肿液进入肺泡和细支气管后汇集至气管,使呼吸道阻塞,增加气道压,从气管喷出大量粉红色泡沫痰,即便用吸引器抽吸,水肿液仍大量涌出。采用去泡沫剂能提高水肿液清除效果。

2.充分供氧

轻度缺氧患者可用鼻导管给氧,每分钟 6～8 L;重度低氧血症患者,行气管内插管,进行机械通气,同时保证呼吸道通畅。约85％的急性肺水肿患者须行短时间气管内插管。

3.间歇性正压通气

间歇性正压通气(IPPV)通过增加肺泡压和肺组织间隙压力,阻止肺毛细血管内液滤出;降低右心房充盈压,减少肺内血容量,缓解呼吸肌疲劳,降低组织耗氧量。常用的参数:潮气量 8～10 mL/kg,呼吸频率 12～14 次/分,吸气峰值压力应＜4.0 kPa(30 mmHg)。

4.持续正压通气或呼气末正压通气

应用 IPPV,FiO_2＞0.6 仍不能提高 PaO_2,可用持续正压通气(CPAP)或呼气末正压通气 (PEEP)。通过开放气道、扩张肺泡、增加功能残气量,改善肺顺应性及通气/血流比值。合适的 PEEP 通常先从 0.49 kPa(5 cmH$_2$O)开始,逐步增加到 0.98～1.47 kPa(10～15 cmH$_2$O),其前提是对患者心排血量无明显影响。

(二)降低肺毛细血管静水压

1.增强心肌收缩力

急性肺水肿合并低血压时,病情更为险恶。应用适当的正性变力药物使左心室能在较低的充盈压下维持或增加心排血量,包括速效强心苷、拟肾上腺素药和能量合剂等。

强心苷药物表现为剂量相关性的心肌收缩力增强,同时可以降低房颤时的心率、延长舒张期充盈时间,使肺毛细血管平均压下降。强心药对高血压性心脏病、冠心病引起的左心衰竭所造成的急性肺水肿疗效明显。氨茶碱除增加心肌收缩力、降低后负荷外,还可舒张支气管平滑肌。

2.降低心脏前后负荷

当 CVP 为 1.5 kPa(15 cmH$_2$O),PCWP增高达 2.0 kPa(15 mmHg)以上时,应限制输液,同

时静脉注射利尿药,如呋塞米、依他尼酸等。若不见效,可加倍剂量重复给药,尤其对心源性或输液过多引起的急性肺水肿,可迅速有效地从肾脏将液体排出体外,使肺毛细血管静水压下降,减少气道水肿液。使用利尿药时应注意补充氯化钾,并避免血容量过低。

吗啡解除焦虑、松弛呼吸道平滑肌,有利于改善通气,同时具有降低外周静脉张力、扩张小动脉的作用,减少回心血量,降低肺毛细血管静水压。一般静脉注射吗啡 5 mg,起效迅速,对高血压、二尖瓣狭窄等引起的肺水肿效果良好,应早期使用。在没有呼吸支持的患者,应严密监测呼吸功能,防止吗啡抑制呼吸。休克患者禁用吗啡。

东莨菪碱、山莨菪碱及阿托品对中毒性急性肺水肿疗效满意,该类药物具有较强的解除阻力血管及容量血管痉挛的作用,可降低心脏前后负荷,增加肺组织灌注量及冠状动脉血流,增加动脉血氧分压,同时还具有解除支气管痉挛、抑制支气管分泌过多液体、兴奋呼吸中枢及抑制大脑皮质活动的作用。

患者体位对回心血量有明显影响,取坐位或头高位有助于减少静脉回心血量、减轻肺淤血、降低呼吸做功和增加肺活量,但低血压和休克患者应取平卧位。

α受体阻滞剂可使全身及内脏血管扩张、回心血量减少,改善肺水肿。可用酚妥拉明 10 mg加入 5%葡萄糖溶液 100～200 mL 静脉滴注。硝普钠通过降低心脏后负荷改善肺水肿,但对二尖瓣狭窄引起者要慎用。

(三)镇静及感染的防治

1.镇静药物

咪达唑仑、丙泊酚具有较强的镇静作用,可减少患者的惊恐和焦虑,减轻呼吸急促,将急促而无效的呼吸调整为均匀有效的呼吸,减少呼吸做功。有利于通气治疗患者的呼吸与呼吸机同步,以改善通气。

2.预防和控制感染

感染性肺水肿继发于全身感染和/或肺部感染所致的肺水肿,革兰阴性杆菌所致的败血症是引起肺水肿的主要原因。各种原因引起的肺水肿均应预防肺部感染,除加强护理外,应常规给予抗生素以预防肺部感染。常用的抗生素有氨基苷类抗生素、头孢菌素和氯霉素。

给予抗生素的同时,应用肾上腺皮质激素,可以预防毛细血管通透性增加,减轻炎症反应,促使水肿消退,并能刺激细胞代谢,促进肺泡表面活性物质产生,增强心肌收缩,降低外周血管阻力。

临床常用的药物有氢化可的松、地塞米松和泼尼松龙,通常在发病 24～48 小时内用大剂量皮质激素。氢化可的松首次静脉注射 200～300 mg,24 小时用量可达 1 g 以上;地塞米松首次用量可静脉注射 30～40 mg,随后每 6 小时静脉注射 10～20 mg,甲泼尼龙的剂量为 30 mg/kg 静脉注射,用药不宜超过 72 小时。

(四)复张性肺水肿的防治

防止跨肺泡压的急剧增大是预防肺复张性肺水肿的关键。行胸腔穿刺或引流复张时,应逐步减少胸内液气量,复张过程应在数小时以上,负压吸引不应超过 0.98 kPa(10 cmH$_2$O),每次抽液量不应超过 1 000 mL。

若患者出现持续性咳嗽,应立即停止抽吸或钳闭引流管,术中膨胀肺时,应注意潮气量和压力适中,主张采用双腔插管以免健侧肺过度扩张,肺复张后持续做一段时间的 PEEP,以保证复张过程中跨肺泡压差不致过大,防止复张后肺毛细血管渗漏的增加。

肺复张性肺水肿治疗的目的是维持患者足够的氧合和血流动力学的稳定。无症状者无须特殊处理,低氧血症较轻者予以吸氧,较重者则需气管内插管,应用 PEEP 及强心利尿剂和激素,向胸内注入 50～100 mL 气体、做肺动脉栓塞术均是可取的方法。在肺复张期间要避免输液过多、过快。

七、病情观察与评估

(1)监测生命体征,观察患者有无呼吸增快(频率可达 30～40 次/分)、心率增快、脉搏细速、血压升高或持续下降。

(2)观察有无皮肤发绀、湿冷、毛孔收缩、尿量减少等微循环灌注不足表现。

(3)观察患者有无咳粉红色泡沫痰等肺水肿特征性表现。

(4)心肺听诊有无干啰音或湿啰音。

八、护理措施

(一)体位

协助患者取坐位,双腿下垂。

(二)氧疗

遵医嘱予以吸氧 6～8 L/min,可于湿化瓶中加入 50％乙醇湿化,乙醇可使肺泡内泡沫表面张力降低而破裂、消散。若患者不能耐受,可降低乙醇浓度或间歇使用。病情严重者采用无创或有创机械通气。

(三)用药护理

1.镇静药

常用吗啡皮下或静脉注射,注意观察患者有无呼吸抑制、心动过缓、血压下降。呼吸衰竭、昏迷、严重休克者禁用。

2.利尿剂

常用呋塞米静脉推注,观察患者有无腹胀、恶心、呕吐、心律失常;有无嗜睡、意识淡漠、肌痛性痉挛;有无烦躁或谵妄、呼吸浅慢、手足抽搐等低钾、低钠血症及低氯性碱中毒等电解质紊乱表现。准确记录 24 小时尿量,监测血钾变化和心律。

3.血管扩张剂

常用硝普钠和硝酸甘油静脉滴注或微量泵泵入。硝普钠现配现用,避光输注,控制速度,严密监测血压变化,根据血压调整剂量。

4.洋地黄制剂

常用毛花苷 C 0.2～0.4 mg 稀释后缓慢静脉推注,观察心率和节律变化,心率或脉搏<60 次/分时停止用药。当出现食欲减退、恶心、心悸、头痛、黄绿视、视物模糊,心律从规则变为不规则,或从不规则变为规则时可能是中毒反应,应立即停药并告知医师。

九、健康指导

(1)告知患者避免劳累、情绪激动等诱因。

(2)告知患者限制钠盐及液体摄入。

(3)告知患者疾病相关知识,如出现频繁咳嗽、气喘、咳粉红色泡沫痰时,立即取端坐位并及时就诊。

(刘 明)

第九节　急性呼吸窘迫综合征

急性呼吸窘迫综合征(acute respiratory distress syndrome,ARDS)是指严重感染、创伤、休克等非心源性疾病过程中,肺毛细血管内皮细胞和肺泡上皮细胞损伤造成弥漫性肺间质及肺泡水肿,导致的急性低氧性呼吸功能不全或衰竭,属于急性肺损伤(acute lung injury,ALI)的严重阶段。以肺容积减少、肺顺应性降低、严重的通气/血流比例失调为病理生理特征。临床上表现为进行性低氧血症和呼吸窘迫,肺部影像学表现为非均一性的渗出性病变。本病起病急、进展快、病死率高。

ALI 和 ARDS 是同一疾病过程中的两个不同阶段,ALI 代表早期和病情相对较轻的阶段,而 ARDS 代表后期病情较为严重的阶段。发生 ARDS 时患者必然经历过 ALI,但并非所有的 ALI 都会发展为 ARDS。引起 ALI 和 ARDS 的原因和危险因素很多,根据肺部直接和间接损伤对危险因素进行分类,可分为肺内因素和肺外因素。肺内因素是指致病因素对肺的直接损伤:①化学性因素,如吸入毒气、烟尘、胃内容物及氧中毒等。②物理性因素,如肺挫伤、放射性损伤等。③生物性因素,如重症肺炎。肺外因素是指致病因素通过神经体液因素间接引起肺损伤,包括严重休克、感染中毒症、严重非胸部创伤、大面积烧伤、大量输血、急性胰腺炎、药物或麻醉品中毒等。ALI 和 ARDS 的发生机制非常复杂,目前尚不完全清楚。多数学者认为,ALI 和 ARDS 是由多种炎性细胞、细胞因子和炎性介质共同参与引起的广泛肺毛细血管急性炎症性损伤过程。

一、临床特点

ARDS 的临床表现可以有很大差别,取决于潜在疾病和受累器官的数目和类型。

(一)症状、体征

(1)发病迅速:ARDS 多发病迅速,通常在发病因素攻击(如严重创伤、休克、败血症、误吸)后 12～48 小时发病,偶尔有长达 5 天者。

(2)呼吸窘迫:是 ARDS 最常见的症状,主要表现为气急和呼吸频率增快,呼吸频率大多在 25～50 次/分。其严重程度与基础呼吸频率和肺损伤的严重程度有关。

(3)咳嗽、咳痰、烦躁和神志变化:ARDS 可有不同程度的咳嗽、咳痰,可咳出典型的血水样痰,可出现烦躁、神志恍惚。

(4)发绀:是未经治疗 ARDS 的常见体征。

(5)ARDS 患者也常出现呼吸类型的改变,主要为呼吸浅快或潮气量的变化。病变越严重,这一改变越明显,甚至伴有吸气时鼻翼翕动及三凹征。在早期自主呼吸能力强时,常表现为深快呼吸,当呼吸肌疲劳后,则表现为浅快呼吸。

(6)早期可无异常体征,或仅有少许湿啰音;后期多有水泡音,亦可出现管状呼吸音。

(二)影像学表现

1.X 线胸片检查

早期病变以间质性为主,胸部 X 线片常无明显异常或仅见血管纹理增多,边缘模糊,双肺散在分布的小斑片状阴影。随着病情进展，上述的斑片状阴影进一步扩展，融合成大片状，或两肺均匀一致增加的毛玻璃样改变，半有支气管充气征，心脏边缘不清或消失，称为"白肺"。

2.胸部 CT 检查

与 X 线胸片检查相比，胸部 CT 检查尤其是高分辨 CT（HRCT）检查可更为清晰地显示出肺部病变分布、范围和形态，为早期诊断提供帮助。由于肺毛细血管膜通透性一致性增高，引起血管内液体渗出，两肺斑片状阴影呈现重力依赖性现象，还可出现变换体位后的重力依赖性变化。在 CT 中上表现为病变分布不均匀：①非重力依赖区（仰卧时主要在前胸部）正常或接近正常；②前部和中间区域呈毛玻璃样阴影；③重力依赖区呈现实变影。这些均提示肺实质的实变出现在受重力影响最明显的区域。无肺泡毛细血管膜损伤时，两肺斑片状阴影均匀分布，既不出现重力依赖现象，也无变换体位后的重力依赖性变化。这一特点有助于与感染性疾病鉴别。

（三）实验室检查

1.动脉血气分析

$PaO_2 < 8.0$ kPa（60 mmHg），有进行性下降趋势，在早期 $PaCO_2$ 多不升高，甚至可因过度通气而低于正常；早期多为单纯呼吸性碱中毒；随病情进展可合并代谢性酸中毒，晚期可出现呼吸性酸中毒。氧合指数较动脉氧分压更能反映吸氧时呼吸功能的障碍，而且与肺内分流量有良好的相关性，计算简便。氧合指数参照范围为 $53.3 \sim 66.7$ kPa（$400 \sim 500$ mmHg），在 ALI 时 ≤ 40.0 kPa（300 mmHg），ARDS 时 ≤ 26.7 kPa（200 mmHg）。

2.血流动力学监测

通过漂浮导管，可同时测定并计算肺动脉压（PAP）、肺毛细血管楔压等，不仅对诊断、鉴别诊断有价值，而且对机械通气治疗亦为重要的监测指标。肺毛细血管楔压一般 < 1.6 kPa（12 mmHg），若 > 2.4 kPa（18 mmHg），则支持左心衰竭的诊断。

3.肺功能检查

ARDS 发生后呼吸力学发生明显改变，包括肺顺应性降低和气道阻力增高，肺无效腔/潮气量是不断增加的，肺无效腔/潮气量增加是早期 ARDS 的一种特征。

二、诊断及鉴别诊断

1999 年，中华医学会呼吸病学分会制定的诊断标准如下。

（1）有 ALI 和/或 ARDS 的高危因素。

（2）急性起病、呼吸频数和/或呼吸窘迫。

（3）低氧血症：ALI 时氧合指数 ≤ 40.0 kPa（300 mmHg）；ARDS 时氧合指数 ≤ 26.7 kPa（200 mmHg）。

（4）胸部 X 线检查显示两肺浸润阴影。

（5）肺毛细血管楔压 ≤ 2.4 kPa（18 mmHg）或临床上能除外心源性肺水肿。

符合以上 5 项条件者，可以诊断 ALI 或 ARDS。必须指出，ARDS 的诊断标准并不具有特异性，诊断时必须排除大片肺不张、自发性气胸、重症肺炎、急性肺栓塞和心源性肺水肿（表 5-7）。

表 5-7　ARDS 与心源性肺水肿的鉴别

类别	ARDS	心源性肺水肿
特点	高渗透性	高静水压
病史	创伤、感染等	心脏疾病
双肺浸润阴影	+	+
重力依赖性分布现象	+	+
发热	+	可能
白细胞增多	+	可能
胸腔积液		+
吸纯氧后分流	较高	可较高
肺毛细血管楔压	正常	高
肺泡液体蛋白	高	低

三、急诊处理

ARDS 是呼吸系统的一个急症,必须在严密监护下进行合理治疗。治疗目标:改善肺的氧合功能,纠正缺氧,维护脏器功能和防治并发症。治疗措施如下。

(一)氧疗

应采取一切有效措施尽快提高 PaO_2,纠正缺氧。可给高浓度吸氧,使 $PaO_2 \geqslant 8.0$ kPa(60 mmHg)或 $SaO_2 \geqslant 90\%$。轻症患者可使用面罩给氧,但多数患者需采用机械通气。

(二)去除病因

病因治疗在 ARDS 的防治中占有重要地位,主要是针对涉及的基础疾病。感染是 ALI 和 ARDS 常见原因也是首位高危因素,而 ALI 和 ARDS 又易并发感染。如果 ARDS 的基础疾病是脓毒症,除了清除感染灶外,还应选择敏感抗生素,同时收集痰液或血液标本分离培养病原菌和进行药敏试验,指导下一步抗生素的选择。一旦建立人工气道并进行机械通气,即应给予广谱抗生素,以预防呼吸道感染。

(三)机械通气

机械通气是最重要的支持手段。如果没有机械通气,许多 ARDS 患者会因呼吸衰竭在数小时至数天内死亡。机械通气的指征目前尚无统一标准,多数学者认为一旦诊断为 ARDS,就应进行机械通气。在 ALI 阶段可试用无创正压通气,使用无创机械通气治疗时应严密监测患者的生命体征及治疗反应。神志不清、休克、气道自洁能力障碍的 ALI 和 ARDS 患者不宜应用无创机械通气。如无创机械通气治疗无效或病情继续加重,应尽快建立人工气道,行有创机械通气。

为了防止肺泡萎陷,保持肺泡开放,改善氧合功能,避免机械通气所致的肺损伤,目前常采用肺保护性通气策略,主要措施包括以下两方面。

1.呼气末正压

适当加用呼气末正压可使呼气末肺泡内压增大,肺泡保持开放状态,从而达到防止肺泡萎陷,减轻肺泡水肿,改善氧合功能和提高肺顺应性的目的。应用呼气末正压应首先保证有效循环血容量足够,以免因胸内正压增加而降低心排血量,而减少实际的组织氧运输;呼气末正压先从低水平 0.29~0.49 kPa(3~5 cmH_2O)开始,逐渐增加,直到 $PaO_2 > 8.0$ kPa(60 mmHg)、SaO_2

＞90％时的呼气末正压水平，一般呼气末正压水平为 0.49～1.76 kPa(5～18 cmH$_2$O)。

2.小潮气量通气和允许性高碳酸血症

ARDS 患者采用小潮气量(6～8 mL/kg)通气，使吸气平台压控制在 2.94～34.3 kPa(30～35 cmH$_2$O)以下，可有效防止因肺泡过度充气而引起的肺损伤。为保证小潮气量通气的进行，可允许一定程度的 CO$_2$ 潴留[PaCO$_2$ 一般不宜高于 13.3 kPa(100 mmHg)]和呼吸性酸中毒(pH 7.25～7.30)。

(四)控制液体入量

在维持血压稳定的前提下，适当限制液体入量，配合利尿药，使出入量保持轻度负平衡(每天 500 mL 左右)，使肺脏处于相对"干燥"状态，有利于肺水肿的消除。液体管理的目标是在最低 (0.7～1.1 kPa 或5～8 mmHg)的肺毛细血管楔压下维持足够的心排血量及氧运输量。在早期可给予高渗晶体液，一般不推荐使用胶体液。存在低蛋白血症的 ARDS 患者，可通过补充清蛋白等胶体溶液和应用利尿药，有助于实现液体负平衡，并改善氧合。若限液后血压偏低，可使用多巴胺和多巴酚丁胺等血管活性药物。

(五)加强营养支持

营养支持的目的在于不但纠正现有的患者的营养不良，还应预防患者营养不良的恶化。营养支持可经胃肠道或胃肠外途径实施。如有可能应尽早经胃肠补充部分营养，不但可以减少补液量，而且可获得经胃肠营养的有益效果。

(六)加强护理、防治并发症

有条件时应在 ICU 中动态监测患者的呼吸、心律、血压、尿量及动脉血气分析等，以及时纠正酸碱失衡和电解质紊乱。注意预防呼吸机相关性肺炎的发生，尽量缩短病程和机械通气时间。加强物理治疗，包括体位、翻身、拍背、排痰和气道湿化等。积极防治应激性溃疡和多器官功能障碍综合征。

(七)其他治疗

糖皮质激素、肺泡表面活性物质替代治疗、吸入一氧化氮在 ALI 和 ARDS 的治疗中可能有一定价值，但疗效尚不肯定。不推荐常规应用糖皮质激素预防和治疗 ARDS。糖皮质激素既不能预防 ARDS 的发生，对早期 ARDS 也没有治疗作用。ARDS 发病＞14 天应用糖皮质激素会明显增加病死率。感染性休克并发 ARDS 的患者，如合并肾上腺皮质功能不全，可考虑应用替代剂量的糖皮质激素。肺表面活性物质，有助于改善氧合，但是还不能将其作为 ARDS 的常规治疗手段。

四、急救护理

在救治 ARDS 过程中，精心护理是抢救成功的重要环节。护士应做到及早发现病情，迅速协助医师采取有力的抢救措施。密切观察患者生命体征，做好各项记录，准确完成各种治疗，备齐抢救器械和药品，防止机械通气和气管切开的并发症。

(一)护理目标

(1)及早发现 ARDS 的迹象，以及早有效地协助抢救。维持生命体征稳定，挽救患者生命。

(2)做好人工气道的管理，维持患者最佳气体交换，改善低氧血症，减少机械通气并发症。

(3)采取俯卧位通气护理，缓解肺部压迫，改善心脏的灌注。

(4)积极预防感染等各种并发症，提高救治成功率。

(5)加强基础护理,增加患者舒适感。

(6)减轻患者心理不适,使其合作、平静。

(二)护理措施

(1)及早发现病情变化 ARDS 通常在疾病或严重损伤的最初 24～48 小时后发生。首先出现呼吸困难,通常呼吸浅快。吸气时可存在肋间隙和胸骨上窝凹陷。皮肤可出现发绀和斑纹,吸氧不能使之改善。

护士发现上述情况要高度警惕,以及时报告医师,进行动脉血气和胸部 X 线等相关检查。一旦诊断考虑 ARDS,立即积极治疗。若没有机械通气的相应措施,应尽早转至有条件的医院。患者转运过程中应有专职医师和护士陪同,并准备必要的抢救设备,氧气必不可少。若有指征,行机械通气治疗,可以先行气管插管后转运。

(2)迅速连接监测仪,密切监护心率、心律、血压等生命体征,尤其是呼吸的频率、节律、深度及血氧饱和度等。观察患者意识、发绀情况、末梢温度等。注意有无呕血、黑便等消化道出血的表现。

(3)氧疗和机械通气的护理:治疗 ARDS 最紧迫问题在于纠正顽固性低氧,改善呼吸困难,为治疗基础疾病赢得时间。需要对患者实施氧疗甚至机械通气。

严密监测患者呼吸情况及缺氧症状。若单纯面罩吸氧不能维持满意的血氧饱和度,应予以辅助通气。首先可尝试采用经面罩持续气道正压吸氧等无创通气,但大多需要机械通气吸入氧气。遵医嘱给予高浓度氧气吸入或使用呼气末正压呼吸(positive end expiratory pressure,PEEP)并根据动脉血气分析值的变化调节氧浓度。

使用 PEEP 时应严密观察,防止患者出现气压伤。PEEP 是在呼气终末时给予气道以一恒定正压使之不能回复到大气压的水平。可以增加肺泡内压和功能残气量改善氧合,防止呼气使肺泡萎陷,增加气体分布和交换,减少肺内分流,从而提高 PaO_2。由于 PEEP 使胸腔内压升高,静脉回流受阻,致心搏减少,血压下降,严重者可引起循环衰竭,另外正压过高,肺泡过度膨胀、破裂有导致气胸的危险。所以在监护过程中,注意 PEEP 观察有无心率增快、突然胸痛、呼吸困难加重等相关症状,发现异常立即调节 PEEP 压力并报告医师处理。

帮助患者采取有利于呼吸的体位,如端坐位或高枕卧位。

人工气道的管理有以下几方面。

妥善固定气管插管,观察气道是否通畅,定时对比听诊双肺呼吸音。经口插管者要固定好牙垫,防止阻塞气道。每班检查并记录导管刻度,观察有无脱出或误入一侧主支气管。套管固定松紧适宜,以能放入一指为准。

气囊充气适量。充气过少易产生漏气,充气过多可压迫气管黏膜导致气管食管瘘,可以采用最小漏气技术,用来减少并发症发生。方法:用 10 mL 注射器将气体缓慢注入,直至在喉及气管部位听不到漏气声,每次向外抽出气体 0.25～0.5 mL,至吸气压力到达峰值时出现少量漏气为止,再注入 0.25～0.5 mL 气体,此时气囊容积为最小封闭容积,气囊压力为最小封闭压力,记录注气量。观察呼吸机上气道峰压是否下降及患者能否发音说话,长期机械通气患者要观察气囊有无破损、漏气现象。

保持气道通畅。严格无菌操作,按需适时吸痰。过多反复抽吸会刺激黏膜,使分泌物增加。先吸气道再吸口、鼻腔,吸痰前给予充分气道湿化、翻身叩背、吸纯氧 3 分钟,吸痰管最大外径不超过气管导管内径的 1/2,迅速插吸痰管至气管插管,感到阻力后撤回吸痰管 1～2 cm,打开负压边后退边旋转吸痰管,吸痰时间不应超过 15 秒。吸痰后密切观察痰液的颜色、性状、量及患者心率、心律、血压和血氧饱和度的变化,一旦出现心律失常和呼吸窘迫,立即停止吸痰,给予吸氧。

用加温湿化器对吸入气体进行湿化。根据病情需要加入盐酸氨溴索、异丙托溴铵等,每天 3 次雾化吸入。湿化满意标准为痰液稀薄、无泡沫、不附壁能顺利吸出。

呼吸机使用过程中注意电源插头要牢固,不要与其他仪器共用一个插座;机器外部要保持清洁,上端不可放置液体;开机使用期间定时倒掉管道及集水瓶内的积水,集水瓶安装要牢固;定时检查管道是否漏气、有无打折、压缩机工作是否正常。

(4)维持有效循环,维持出入液量轻度负平衡。循环支持治疗的目的是恢复和提供充分的全身灌注,保证组织的灌流和氧供,促进受损组织的恢复。在能保持酸碱平衡和肾功能前提下达到最低水平的血管内容量。①护士应迅速帮助完成该治疗目标。选择大血管,建立 2 个以上的静脉通道,正确补液,改善循环血容量不足。②严格记录出入量、每小时尿量。出入量管理的目标是在保证血容量、血压稳定前提下,24 小时出量大于入量 500～1 000 mL,利于肺内水肿液的消退。充分补充血容量后,护士遵医嘱给予利尿剂,消除肺水肿。观察患者对治疗的反应。

(5)俯卧位通气护理:由仰卧位改变为俯卧位,可使 75% ARDS 患者的氧合改善。可能与血流重新分布,改善背侧肺泡的通气,使部分萎陷肺泡再膨胀达到"开放肺"的效果有关。随着通气/血流比例的改善进而改善了氧合。但存在血流动力学不稳定、颅内压增高、脊柱外伤、急性出血、骨科手术、近期腹部手术、妊娠等为禁忌实施俯卧位。①患者发病 24～36 小时后取俯卧位,翻身前给予纯氧吸入 3 分钟。预留足够的管路长度,注意防止气管插管过度牵拉致脱出。②为减少特殊体位给患者带来的不适,用软枕垫高头部 15°～30°,嘱患者双手放在枕上,并在髋、膝、踝部放软枕,每 1～2 小时更换 1 次软枕的位置,每 4 小时更换 1 次体位,同时考虑患者的耐受程度。③注意血压变化,因俯卧位时支撑物放置不当,可使腹压增加,下腔静脉回流受阻而引起低血压,必要时在翻身前提高吸氧浓度。④注意安全、防坠床。

(6)预防感染的护理:①注意严格无菌操作,每天更换气管插管切口敷料,保持局部清洁干燥,预防或消除继发感染。②加强口腔及皮肤护理,以防护理不当而加重呼吸道感染及发生压疮。③密切观察体温变化,注意呼吸道分泌物的情况。

(7)心理护理,减轻恐惧,增加心理舒适度:①评估患者的焦虑程度,指导患者学会自我调整心理状态,调控不良情绪。主动向患者介绍环境,解释治疗原则,解释机械通气、监测及呼吸机的报警系统,尽量消除患者的紧张感。②耐心向患者解释病情,对患者提出的问题要给予明确、有效和积极的信息,消除心理紧张和顾虑。③护理患者时保持冷静和耐心,表现出自信和镇静。④如果患者由于呼吸困难或人工通气不能讲话,可提供纸笔或以手势与患者交流。⑤加强巡视,了解患者的需要,帮助患者解决问题。⑥帮助并指导患者及家属应用松弛疗法、按摩等。

(8)营养护理:ARDS 患者处于高代谢状态,应及时补充热量和高蛋白、高脂肪营养物质。能量的摄取既应满足代谢的需要,又应避免糖类的摄取过多,蛋白摄取量一般为每天 1.2～1.5 g/kg。

尽早采用肠内营养,协助患者取半卧位,充盈气囊,证实胃管在胃内后,用加温器和输液泵匀速泵入营养液。若有肠鸣音消失或胃潴留,暂停鼻饲,给予胃肠减压。一般留置 5～7 天后拔除,更换到对侧鼻孔,以减少鼻窦炎的发生。

(三)健康指导

在疾病的不同阶段,根据患者的文化程度做好有关知识的宣传和教育,让患者了解病情的变化过程。

(1)提供舒适安静的环境以利于患者休息,指导患者正确卧位休息,讲解由仰卧位改变为俯卧位的意义,尽可能减少特殊体位给患者带来的不适。

(2)向患者解释咳嗽、咳痰的重要性,指导患者掌握有效咳痰的方法,鼓励并协助患者咳嗽、排痰。

(3)指导患者自己观察病情变化,如有不适及时通知医护人员。

(4)嘱患者严格按医嘱用药,按时服药,不要随意增减药物剂量及种类。服药过程中,需密切观察患者用药后反应,以指导用药剂量。

(5)出院指导指导患者出院后仍以休息为主,活动量要循序渐进,注意劳逸结合。此外,患者病后生活方式的改变需要家人的积极配合和支持,应指导患者家属给患者创造一个良好的身心休养环境。出院后1个月内来院复查1~2次,出现情况随时来院复查。

(刘 明)

第十节 上消化道出血

一、概论

上消化道出血是指屈氏韧带以上的消化道包括食管、胃、十二指肠、胆管及胰管的出血,胃空肠吻合术后的空肠上段出血也包括在内。大量出血是指短时间内出血量超过1 000 mL或达血容量20%的出血。上消化道出血为临床常见急症,以呕血、黑便为主要症状,常伴有血容量不足的临床表现。

(一)病因

上消化道疾病和全身性疾病均可引起上消化道出血,临床上最常见的病因是消化性溃疡、食管胃底静脉曲张破裂、急性胃黏膜损害及胃癌。糜烂性食管炎、食管贲门黏膜撕裂综合征引起的出血也不少见。其他原因见表5-8。

表 5-8 上消化道出血的常见病因

食管疾病	食管静脉曲张、食管贲门黏膜撕裂症(Mallory-Weiss综合征)、糜烂性食管炎、食管癌
胃部疾病	胃溃疡、急性胃黏膜损害、胃底静脉曲张、门静脉高压性胃黏膜损害、胃癌、胃息肉
十二指肠疾病	溃疡、十二指肠炎、憩室
邻近器官疾病	胆管出血(胆石症、肝胆肿瘤等)、胰腺疾病(假性囊肿、胰腺癌等)、主动脉瘤破裂入上消化道
全身性疾病	血液病(白血病、血小板减少性紫癜等)、尿毒症、血管性疾病(遗传性出血性毛细血管扩张症等)

(二)诊断

1.临床表现特点

(1)呕血与黑便:是上消化道出血的直接证据。幽门以上出血且出血量大者常表现为呕血。呕出鲜红色血液或血块者表明出血量大、速度快,血液在胃内停留时间短。若出血速度较慢,血液在胃内经胃酸作用后变性,则呕吐物可呈咖啡样。幽门以下出血表现为黑便,但如出血量大而迅速,幽门以下出血也可以反流到胃腔而引起恶心、呕吐,表现为呕血。黑便的颜色取决于出血的速度与肠道蠕动的快慢。粪便在肠道内停留的时间短,可排出暗红色的粪便。反之,空肠、回肠,甚至右半结肠出血,如在肠道中停留时间长,也可表现为黑便。

(2)失血性周围循环衰竭:急性周围循环衰竭是急性失血的后果,其程度的轻重与出血量及速度有关。少量出血可因机体的代偿机制而不出现临床症状。中等量以上出血常表现为头晕、心悸、口渴、冷汗、烦躁及昏厥。体检可发现面色苍白、皮肤湿冷、心率加快、血压下降。大量出血者可在黑便排出前出现晕厥与休克,应与其他原因引起的休克鉴别。老年人大量出血可引起心、脑方面的并发症,应引起重视。

(3)氮质血症:上消化道出血后常出现血中尿素氮浓度升高,24～28小时达高峰,一般不超过14.3 mmol/L(40 mg/dL),3～4天降至正常。若出血前肾功能正常,出血后尿素氮浓度持续升高或下降后又再升高,应警惕继续出血或止血后再出血的可能。

(4)发热:上消化道出血后,多数患者在24小时内出现低热,但一般不超过38 ℃,持续3～4天降至正常。引起发热的原因尚不清楚,可能与出血后循环血容量减少,周围循环障碍,导致体温调节中枢的功能紊乱,再加以贫血的影响等因素有关。

2.实验室及其他辅助检查特点

(1)血常规:红细胞及血红蛋白在急性出血后3～4小时开始下降,血细胞比容也下降。白细胞数稍有反应性升高。

(2)隐血试验:呕吐物或黑便隐血反应呈强阳性。

(3)血尿素氮:出血后数小时内开始升高,24～28小时内达高峰,3～4天降至正常。

3.诊断与鉴别诊断

根据呕血、黑便和血容量不足的临床表现,以及呕吐物、黑便隐血反应呈强阳性,红细胞计数和血红蛋白浓度下降的实验室证据,可作出消化道出血的诊断。下面几点在临床工作中值得注意。

(1)上消化道出血的早期识别:呕血及黑便是上消化道出血的特征性表现,但应注意部分患者在呕血及黑便前即出现急性周围循环衰竭的征象,应与其他原因引起的休克或内出血鉴别。及时进行直肠指检可较早发现尚未排出体外的血液,有助于早期诊断。

呕血和黑便应和鼻出血、拔牙或扁桃本切除术后吞下血液鉴别,通过询问发病过程与手术史不难加以排除。进食动物血液、口服铁剂、铋剂及某些中药,也可引起黑色粪便,但均无血容量不足的表现与红细胞、血红蛋白降低的证据,可以借此加以区别。呕血有时尚需与咯血鉴别,支持咯血的要点:①患者有肺结核、支气管扩张、肺癌、二尖瓣狭窄等病史。②出血方式为咯出,咯出物呈鲜红色,有气泡与痰液,呈碱性。③咯血前有咳嗽、喉痒、胸闷、气促等呼吸道症状。④咯血后通常不伴黑便,但仍有血丝痰。⑤胸部X线片通常可发现肺部病灶。

(2)出血严重程度的估计:由于出血大部分积存于胃肠道,单凭呕出或排出量估计实际出血量是不准确的。根据临床实践经验,下列指标有助于估计出血量。出血量每天超过5 mL时,粪便隐血试验则可呈阳性;当出血量超过60 mL,可表现为黑便;呕血则表示出血量较大或出血速度快。若出血量在500 mL以内,由于周围血管及内脏血管的代偿性收缩,可使重要器官获得足够的血液供应,因而症状轻微或者不引起症状。若出血量超过500 mL,可出现全身症状,如头晕、心悸、乏力、出冷汗等。若短时间内出血量>1 000 mL,或达全身血容量的20%时,可出现循环衰竭表现,如四肢厥冷、少尿、晕厥等,此时收缩压可<12.0 kPa(90 mmHg)或较基础血压下

降 25%,心率＞120 次/分,血红蛋白＜70 g/L。事实上,当患者体位改变时出现血压下降及心率加快,说明患者血容量明显不足、出血量较大。因此,仔细测量患者卧位与直立位的血压与心率,对估计出血量很有帮助。另外,应注意不同年龄与体质的患者对出血后血容量不足的代偿功能相差很大,因而相同出血量在不同患者引起的症状也有很大差别。

(3)出血是否停止的判断:上消化道出血经过恰当的治疗,可于短时间内停止出血。但由于肠道内积血需经数天(3 天)才能排尽,因此不能以黑便作为判断继续出血的指征。临床上出现以下情况应考虑继续出血的可能:①反复呕血,或黑便次数增多,粪质转为稀烂或暗红。②周围循环衰竭经积极补液输血后未见明显改善。③红细胞计数、血红蛋白测定与血细胞比容继续下降,网织红细胞持续增高。④在补液与尿量足够的情况下,血尿素氮持续或再次增高。

一般来讲,一次出血后48 小时以上未再出血,再出血的可能性较小。而过去有多次出血史,本次出血量大或伴呕血,24 小时内反复大出血,出血原因为食管胃底静脉曲张破裂、有高血压病史或有明显动脉硬化者,再出血的可能性较大。

(4)出血的病因诊断:过去病史、症状与体征可为出血的病因诊断提供重要线索,但确诊出血原因与部位需靠器械检查。①内镜检查:是诊断上消化道出血最常用与准确的方法。出血后24～48 小时内的紧急内镜检查价值更大,可发现十二指肠降部以上的出血灶,尤其对急性胃黏膜损害的诊断更具意义,因为该类损害可在几日内愈合而不留下痕迹。有报道,紧急内镜检查可发现 90%的出血原因。在紧急内镜检查前需先补充血容量,纠正休克。一般认为,患者收缩压≥12.0 kPa(90 mmHg)、心率＜110 次/分、血红蛋白浓度≥70 g/L 时,进行内镜检查较为安全。若有活动性出血,内镜检查前应先插鼻胃管,抽吸胃内积血,并用生理盐水灌洗至抽吸物清亮,然后拔管行胃镜检查,以免积血影响观察。②X 线钡餐检查:上消化道出血患者何时行钡餐检查较合适,各家有争论。早期活动性出血期间胃内积血或血块影响观察,且患者处于危急状态,需要进行输血、补液等抢救措施而难以配合检查。早期行 X 线钡餐检查还有引起再出血之虞,因此目前主张 X 线钡餐检查最好的出血停止和病情稳定数天后进行。③选择性腹腔动脉造影:若上述检查未能发现出血部位与原因,可行选择性肠系膜上动脉造影。若有活动性出血,且出血速度＞0.5 mL/min时,可发现出血病灶。可同时行栓塞治疗而达到止血的目的。④胶囊内镜:用于常规胃、肠镜检查无法找到出血灶的原因未明消化道出血患者,是近年来主要用于小肠疾病检查的新技术。国内外已有较多胶囊内镜用于不明原因消化道出血检查的报道,病灶检出率为50%～75%,显性出血者病变检出率高于隐性出血者。胶囊内镜检查的优点是无创、患者容易接受,可提示活动性出血的部位。缺点是胶囊内镜不能操控,对病灶的暴露有时不理想,也不能取病理活检。⑤小肠镜:推进式小肠镜可窥见 Treitz 韧带远端约100 cm 的空肠,对不明原因消化道出血的病因诊断率可达 40%～65%。该检查需用专用外套管,患者较痛苦,有一定的并发症发生率。近年应用于临床的双气囊小肠镜可检查全小肠,大大提高了不明原因消化道出血的病因诊断率。据国内外报道,双气囊全小肠镜对不明原因消化道出血的病因诊断率在 60%～77%。双气囊全小肠镜的优势在于能够对可疑病灶进行仔细观察、取活检,且可进行内镜下止血治疗,如氩离子凝固术、注射止血术或息肉切除术等。对原因未明的消化道出血患者有条件的医院应尽早行全小肠镜检查。⑥放射性核素^{99m}Tc:标记红细胞扫描注射^{99m}Tc标记红细胞后,连续扫描 10～60 分钟,如发现腹腔内异常放射性浓聚区则视为阳性。可依据放射性浓聚区所在部位及其在胃肠道的移动来判断消化道出血的可能部位,适用于怀疑小肠出血的患者,也可作为选择性腹腔动脉造影的初筛方法,为选择性动脉造影提供依据。

(三)治疗

上消化道出血病情急,变化快,严重时可危及患者生命,应采取积极措施进行抢救。这里叙述各种病因引起的上消化道出血的治疗的共同原则。

1.抗休克

上消化道出血的初步诊断一经确立,则抗休克、迅速补充血容量应放在一切医疗措施的首位,不应忙于进行各种检查。可选用生理盐水、林格液、右旋糖酐或其他血浆代用品。出血量较大者,特别是出现循环衰竭者,应尽快输入足量同型浓缩红细胞或全血。出现下列情况时有紧急输血指征:①患者改变体位时出现晕厥。②收缩压<12.0 kPa(90 mmHg)。③血红蛋白浓度<70 g/L。对于肝硬化食管胃底静脉曲张破裂出血者应尽量输入新鲜血,且输血量适中,以免门静脉压力增高导致再出血。

2.迅速提高胃内酸碱度(pH)

当胃内 pH 提高至 5 时,胃内胃蛋白酶原的激活明显减少,活性降低。而 pH 升高至 7 时,则胃内的消化酶活性基本消失,对出血部位凝血块的消化作用消失,起到协助止血的作用。自身消化作用的减弱或消失,对溃疡或破损部位的修复也起促进作用,有利于出血病灶的愈合。

3.止血

根据不同的病因与具体情况,因地制宜选用最有效的止血措施。

4.监护

严密监测病情变化,患者应卧床休息,保持安静,保持呼吸道通畅,避免呕血时血阻塞呼吸道而引起窒息。严密监测患者的生命体征,如血压、脉搏、呼吸、尿量及神志变化。观察呕血及黑便情况,定期复查红细胞数、血红蛋白浓度、血细胞比容。必要时测定中心静脉压。对老年患者根据具体情况进行心电监护。

留置鼻胃管可根据抽吸物颜色监测胃内出血情况,也可通过胃管注入局部止血药物,有助于止血。

二、急救护理

(一)护理目标

(1)保持呼吸道通畅,防止窒息。

(2)保障快速补充血容量,维护血流动力学稳定,抢救生命。

(3)保障及时应用止血药物。

(4)保障三腔二囊管压迫止血安全、有效。

(5)维护患者舒适。

(二)护理措施

1.保持呼吸道通畅,防止窒息

发现卧床患者发生大呕血时,立即帮助其取头高侧卧位,患者取俯卧位呕吐时用手托扶其前额,防止大量血液涌入鼻腔或气道导致窒息。必要时用吸引器及时清除呼吸道、口、鼻咽部的呕吐物和血液。

2.维护血流动力学和生命体征稳定

(1)建立有效的静脉通道立即穿刺体表大静脉,开通 2 条静脉通道,连接三通接头。根据医嘱输注晶体液生理盐水、林格液等来进行最初的容量补充,同时送血标本检验血型、交叉配血等。

待静脉充盈后在近端行留置针穿刺,多条通路补液,有休克者中心静脉置管,尽快补充血容量,纠正低血压休克。输液、输血速度开始要快,待血压回升后,根据血压、中心静脉压、尿量和患者心肺功能而定。大量输血前应加温使低温库存血接近体温时再输入,防止快速大量输入导致患者寒战等不良反应。输液、输血时保持通畅,管道连接处连接紧密,防止脱落。意识不清躁动者应安全约束,防止拔管。

(2)呕血暂停后,嘱患者绝对安静卧床休息,严禁自行下床以防晕厥。给予吸氧,禁饮食。休克患者平卧位,下肢抬高 30°。

(3)监测患者血压、心率、呼吸等生命体征,老年或休克患者进行心电监护、中心静脉压测定。密切观察患者表情、意识、皮肤色泽、温度与湿度。留置导尿管,记录 24 小时出入量和每小时出入量。遵医嘱定期抽取标本检测血红蛋白、红细胞、白细胞、血小板计数、肝肾功能、电解质及血氨分析等。

(4)正确估计和记录出血量(呕血及便血):一般出现临床症状时失血已超过 500 mL;超过 1 000 mL 的失血导致血压下降和脉速,如由仰卧位到直立位时,收缩压可下降 1.3~2.7 kPa(10~20 mmHg),脉搏增加 20 次/分或更多;超过 2 000 mL 的急性出血常表现为临床休克,患者烦躁不安、面色苍白、脉搏细速,冷汗,收缩压低于 12.0 kPa(90 mmHg)。

3.三腔两囊管(下称三腔管)压迫止血的护理

对出血病因明确,肝硬化门静脉高压致食管-胃底静脉曲张破裂出血者,护士要做好三腔管压迫止血的物品准备,加强护理与观察,保障疗效,杜绝因护理不当而造成的危害和意外。

(1)检查气囊是否完好,有无漏气、偏心。置管后妥善固定,导管贴近鼻翼处要以脱脂棉衬垫,避免压伤局部皮肤。标记刻度,注意检查胃囊及食管囊压力,一般胃囊压力 4.9~6.0 kPa(37~45 mmHg),食管囊压力 3.1~4.0 kPa(22.5~30.0 mmHg)。每 12 小时放气 10 分钟,防止黏膜压迫坏死。抢救车上备剪刀,以备在胃囊意外滑出时迅速剪断胃管放气,防止堵塞咽喉引起窒息或造成急性食管损伤等意外危险。

(2)观察止血效果。置管后定时抽胃内容物,必要时用生理盐水加止血药灌洗,观察抽出液的颜色,判断止血效果。连续抽出鲜血者,表明止血效果不好,应及时报告医师处理,可增加气囊气量。

(3)保持口腔清洁,每天口腔护理 3 次。及时吸尽咽喉分泌物,防止吸入性肺炎。三腔管放置时间不宜超过 48 小时,否则食管、胃底受压迫时间过长发生溃烂、坏死。患者翻身、大小便等活动后注意检查三腔管有无脱出或移位。

(4)如出血已停止,可先排空食管气囊,后排空胃气囊,再观察 12~16 小时,如再出血可随时再次压迫止血。拔管前,先给患者口服液状石蜡 15~20 mL,然后缓慢慢将管拔出,擦拭面部,帮助患者漱口。

4.止血药物的应用及护理

(1)静脉用药:制酸剂应现配现用,保证疗效,使胃内 pH>6 为最佳止血效果;垂体后叶素常用于食管-胃底静脉曲张破裂出血,应用时应逐步调整剂量,剂量过大可导致头痛、腹痛、排便次数增加,也可引起心肌缺血诱发心肌梗死等。输液时要加强巡视,并严防药液外渗导致皮肤坏死,一旦发生渗出,立即给予局部封闭治疗;常用降门静脉压的药物有生长抑素,因半衰期短,中断 5 分钟后即需要再次给予冲击量,因此需用输液泵匀速泵入,防止中断,以免影响疗效和增加患者费用。该类药物用药速度过快、浓度过大可引起恶心、呕吐,诱发再次出血。

（2）胃管用药：冰盐水洗胃或注入孟氏液、凝血酶等止血药物，注意防止呛咳、误吸和窒息。

5.药物治疗无效时，配合医师做好急诊内镜治疗和手术准备

（1）术前向患者及家属做好解释工作，讲明胃镜下止血的必要性及可能出现的问题。询问患者药物过敏史。舌咽部黏膜麻醉，用丁卡因喷咽喉部2～3次。

（2）术中配合准备冰生理盐水50～60 mL加去甲肾上腺素6 mg、凝血酶2 000 U加冰生理盐水20 mL，用于经内镜注入胃内。介入治疗过程中，随时严密观察病情，注意生命体征变化。

（3）术后护理术后应继续观察出血情况。用生理盐水漱口，清洁口腔，去除口腔内积血及麻醉药，防止误吸入气管。禁食、禁饮2小时，防止因口咽部感觉迟钝导致呛咳。2小时后若病情平稳，可进温凉流质饮食。若病情严重则禁食24～72小时。

6.预防感染并发症

严格无菌技术操作，中心静脉置管处每天用碘伏消毒、更换无菌敷料，观察局部有无红肿、渗液等。每天更换输液器和三通接头；意识不清者，每2小时翻身1次，防止皮肤损伤，翻身时注意防止胃管等脱出。

7.维护患者舒适

呕血后帮助患者漱口或做口腔护理，擦净皮肤、地面的血迹，更换被服，以及时倾倒容器内的污物，病室通风，保持空气清洁、无异味。帮助患者取舒适的治疗体位。抢救过程中要保持安静，操作准确、轻巧，尽量减少患者痛苦。

8.心理护理

消化道大出血患者见到排出大量鲜血会产生紧张、恐惧心理，不利于止血和休克的治疗。护士要陪伴、安抚和支持患者。尽快清除血迹，避免不良刺激。实施检查治疗前，向患者说明目的、过程、配合要点等，尽量减轻因强烈的不确定感带来的恐惧。

（刘　明）

第十一节　急性中毒

一、急性中毒的诊断

急性中毒的诊断主要根据中毒病史、临床表现及实验室检查。

（一）中毒病史

采集中毒病史是诊断的首要环节。生产性中毒者重点询问工种、操作过程，接触的毒物种类和数量、接触途径、同伴发病情况。非生产性中毒者，了解患者的精神状态、本人或家人经常服用的药物，收集患者可能盛放毒物的容器、纸袋和剩余毒物。仔细询问发病过程、症状、治疗药物与剂量及治疗反应等。

（二）临床表现

急性中毒常有其特征性临床表现，现将具有这些特征的常见毒物举例如下。

1.呼气、呕吐物和体表的气味

（1）蒜臭味：有机磷农药、磷。

（2）酒味：乙醇及其他醇类化合物。

（3）苦杏仁味：氰化物及含氰苷果仁。

（4）尿味：氨水，硝酸铵。

（5）其他有特殊气味的毒物：汽油，煤油，苯，硝基苯。

2.皮肤黏膜

（1）樱桃红：氰化物，一氧化碳。

（2）潮红：乙醇，抗胆碱药（含曼陀罗类）。

（3）发绀：亚硝酸盐，苯的氨基与硝基化合物。

（4）多汗：有机磷毒物，毒蘑菇，解热镇痛药。

（5）无汗：抗胆碱药。

（6）牙痕：毒蛇和毒虫咬蜇中毒。

3.眼

（1）瞳孔缩小：有机磷毒物，阿片类。

（2）瞳孔扩大：抗胆碱药，苯丙胺类，可卡因。

（3）视力障碍：有机磷毒物，甲醇，肉毒毒素。

4.口腔

（1）流涎：有机磷毒物，毒蘑菇。

（2）口干：抗胆碱药，苯丙胺类。

5.神经系统

（1）嗜睡、昏迷：镇静催眠药，抗组胺类，抗抑郁药，醇类，阿片类，有机磷毒物，有机溶剂等。

（2）抽搐惊厥：毒鼠强，氟乙酰胺，有机磷毒物，氯化烃类，氰化物，肼类（如异烟肼），士的宁。

（3）肌肉颤动：有机磷毒物，毒扁豆碱。

（4）谵妄：抗胆碱药。

（5）瘫痪：肉毒毒素，可溶性钡盐。

6.消化系统

（1）呕吐：有机磷毒物，毒蘑菇。

（2）腹绞痛：有机磷毒物，毒蘑菇，巴豆，砷、汞化合物，腐蚀性毒物。

（3）腹泻：毒蘑菇，砷、汞化合物，巴豆，蓖麻子。

7.循环系统

（1）心动过速：抗胆碱药，拟肾上腺素药，醇类。

（2）心动过缓：有机磷毒物，毒蘑菇，乌头，可溶性钡盐，洋地黄类，β 受体阻滞剂，钙通道阻滞剂。

（3）血压升高：苯丙胺类，拟肾上腺素药。

（4）血压下降：亚硝酸盐类，各种降压药。

8.呼吸系统

（1）呼吸减慢：阿片类，镇静安眠药。

（2）哮喘：刺激性气体，有机磷毒物。

（3）肺水肿：刺激性气体，有机磷农药。

急性中毒常侵犯多种器官,不同的毒物中毒侵犯的器官亦异.各种急性中毒引起的不同系统中毒的表现和相关的中毒毒物及可能的中毒机制见表 5-9。

表 5-9　急性中毒的临床表现、相关毒物和中毒机制

中毒表现	相关毒物和中毒机制
皮肤黏膜	
1.灼伤	直接腐蚀作用:强酸、强碱、甲醛、苯酚、甲酚皂溶液(来苏儿)
2.发绀	(1)肺水肿:有机磷杀虫剂、刺激性气体、安妥
	(2)高铁血红蛋白血症:亚硝酸盐、苯胺、硝基苯等
3.黄疸	(1)肝损害:四氯化碳、抗结核药、雄激素、毒蕈等
	(2)溶血性贫血:苯胺、硝基苯、有毒动植物(毒蛇、毒蕈)
眼睛	
1.瞳孔扩大	抗胆碱能作用:阿托品和莨菪碱类
2.瞳孔缩小	胆碱能作用:有机磷杀虫剂、氨基甲酸酯类杀虫剂
3.视神经损害	致代谢障碍:甲醇
呼吸系统	
1.呼吸气味	乙醇(酒味);氰化物(苦杏仁味);有机磷杀虫剂、黄磷、铊(蒜味);硫化氢(臭蛋味);氯化氢胆碱(鱼腥样臭味)
2.呼吸加快	酸中毒:水杨酸类、甲醇
3.呼吸减慢或无力	(1)窒息性毒物:一氧化碳、硫化氢、氰化物
	(2)中枢神经抑制:麻醉药、镇静安眠药、抗精神失常药
	(3)神经肌肉接头麻醉:箭毒、肉毒、蛇毒、河豚
4.呼吸困难	肺水肿;同发绀
循环系统	
1.心律失常	(1)强心苷:洋地黄、夹竹桃、蟾蜍
	(2)兴奋迷走神经:乌头、附子
	(3)兴奋交感神经拟肾上腺素药、三环类抑郁药
	(4)心肌损害:依米丁、砷剂、锑剂、磷化氢
2.心脏骤停	(1)毒物直接作用于心肌:洋地黄、奎尼丁、氨茶碱、依米丁
	(2)缺氧:窒息性毒物
	(3)低钾血症:可溶性钡盐、棉酚、排钾性利尿剂
3.低血压、休克	(1)窒息性毒物
	(2)中枢神经抑制:麻醉药、镇静安眠药、抗精神失常药
	(3)降血压药
	(4)剧烈吐泻:三氧化二砷、二氧化汞、硫酸铜
	(5)有毒动物:毒蛇、毒蜘蛛、河豚
消化系统	
急性胃肠炎症状	(1)直接刺激:三氧化二砷等金属
	(2)胆碱能作用:有机磷杀虫剂、毒蕈等

续表

中毒表现	相关毒物和中毒机制
泌尿系统	
急性肾衰竭	(1)肾小管中毒:升汞、四氯化碳、氨基糖苷类抗生素、噻嗪类利尿药、有毒动植物(毒蕈、鱼胆、斑蝥)
	(2)肾缺血:上述引起低血压、休克的毒物
	(3)肾小管堵塞:磺胺类药的磺胺结晶、砷化氢引起的血红蛋白尿
血液系统	
1.溶血性贫血	红细胞破坏增多:苯胺、硝基苯、有毒的动植物(毒蛇、毒蕈)
2.再生障碍性贫血或白细胞减少	骨髓造血抑制:抗肿瘤药、放射病
3.出血	(1)血小板减少:见上述骨髓造血抑制
	(2)血小板功能异常:阿司匹林
	(3)凝血功能异常:肝素、香豆素类、敌鼠钠盐等
神经系统	
1.昏迷	(1)中枢神经抑制:麻醉药、镇静安眠药、抗精神失常药
	(2)抑制呼吸中枢:有机溶剂
	(3)缺氧:窒息样毒物、亚硝酸盐、有机磷杀虫剂等
2.惊厥	(1)窒息性毒物
	(2)中枢神经兴奋药、抗抑郁药
	(3)其他:异烟肼、有机氯杀虫剂

(三)实验室检查

毒物的实验室过筛对确定诊断和判定毒物类型有帮助,急性口服中毒者,检验呕吐物和胃抽吸物或尿液,其阳性率大于血液,对中毒的靶器官可进行相应的功能和器械检查。对于慢性中毒,检查环境中及病尿和血液中的毒物,可帮助确诊或排除诊断。

1.毒物分析

从可疑物质、食物和水检查毒物,也可从中毒患者呕吐物、洗胃液、血、尿检查毒物或其分解产物。

2.特异性化验检查

如有机磷中毒血液胆碱酯酶活性减低,一氧化碳中毒血中可测出碳氧血红蛋白,亚硝酸盐中毒血中可检出高铁血红蛋白。

3.非特异性化验检查

根据病情进行检查:血常规、血气分析、血清电解质、血糖、肌酐、血尿素氮、肝功能、心电图、X线检查、CT检查等,从而了解各脏器的功能及并发症。

(四)急性中毒的诊断

若突然出现昏迷、惊厥、呼吸困难、发绀、呕吐等危重症状和体征,又有明确的毒物接触史,平素健康者,诊断急性中毒不难,解毒药试验治疗有效和相应毒物的实验室鉴定可帮助确诊,尤其是对毒物接触史不明确者更有意义,还要进行相应的鉴别诊断(图5-2)。

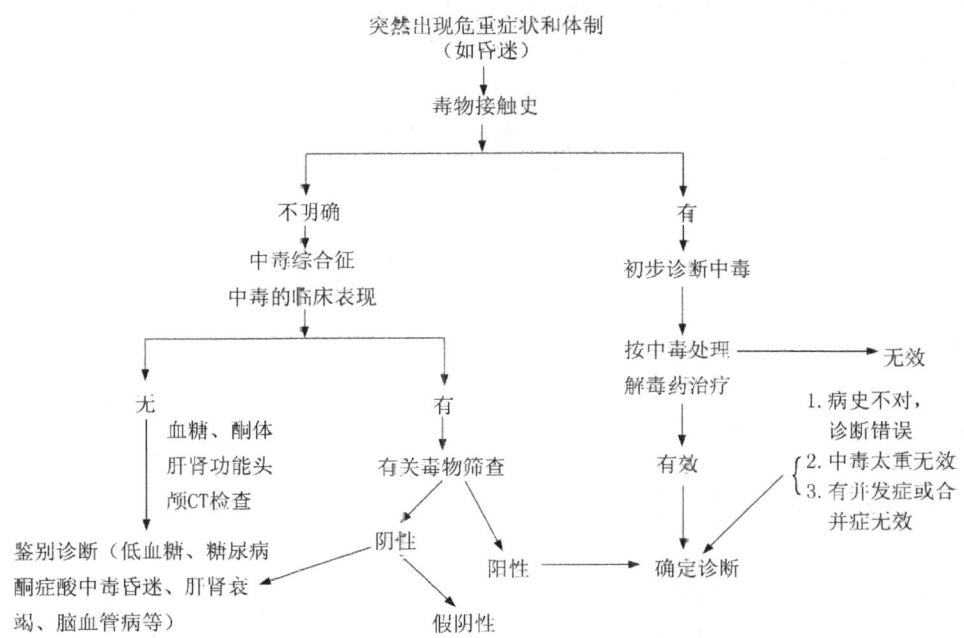

图 5-2　急性中毒的诊断思路

二、急性中毒的救治

急性中毒的救治原则是阻止毒物继续作用于人体和维持生命,包括清除未被吸收的毒物、促进已吸收进入血液毒物的排除、特异性抗毒治疗及对症支持疗法。

急救:危重患者先检查生命体征如呼吸、血压、心率和意识状态,立即采取有效急救措施,保证有效循环和呼吸功能。

(一)清除未被吸收的毒物

1.呼吸道染毒

脱离染毒环境,撤至上风或侧风方向,以 3% 硼酸、2% 碳酸氢钠拭洗鼻咽腔及含漱。

2.皮肤染毒

脱去染毒衣服,用棉花、卫生纸吸去肉眼可见的液态毒物,用镊子夹去毒物颗粒,对染毒的皮肤用 5% 碳酸氢钠液或肥皂水清洗。

3.眼睛染毒

毒物液滴或微粒溅入眼内或接触有毒气体时,用 3% 硼酸、2% 碳酸氢钠或大量清水冲洗。

4.经口中毒

(1)催吐:对神志清醒胃内尚存留有毒物者,立即催吐。常用催吐方法:用压舌板探触咽腭弓或咽后壁催吐,吐前可令其先喝适量温水或温盐水 200～300 mL,或口服 1/2 000 高锰酸钾 200～300 mL;口服吐根糖浆 15～20 mL,以少量水送服;皮下注射阿扑吗啡 3～5 mg(只用于成人)。腐蚀性毒物中毒、惊厥、昏迷、肺水肿,严重心血管疾病及肝病禁催吐,孕妇慎用。

(2)洗胃:经口中毒者,胃内毒物尚未完全排空,可用洗胃法清除毒物。一般在摄入 4～6 小时内效果最好,饱腹、中毒量大或减慢胃排空的毒物,超过 6 小时仍要洗胃。腐蚀性毒物中毒禁洗胃,昏迷者要防止误吸。常用洗胃液为 1:5 000 高锰酸钾,2%～4% 碳酸氢钠,紧急情况下用一般清水。腐蚀性毒物中毒早期用蛋清或牛奶灌入后吸出 1～2 次。若已知毒物种类,可选用含相应成分的洗胃液(表 5-10),以利于解毒,特别是活性炭作为强有力的吸附剂,能有效地吸收毒物促进排泄,近年来受到重视。

表 5-10　已知毒物对洗胃液的选择

洗胃液的种类	适用的毒物	禁用(无效)的毒物
保护剂		
5％牛奶或蛋清	一般腐蚀性毒物、硫酸铜、氯酸盐、铬酸盐	
溶解剂		
液状石蜡	脂溶性毒物:汽油、煤油等	
吸附剂		
10％活性炭悬液	大多数毒物,除外右侧无效的毒物	无效的毒物:汞、铁、锂、溴化物、碳酸氢物、无机酸和碱、乙醇
氧化解毒剂		
1∶5 000 高锰酸钾	催眠药、镇静药、阿片类、烟碱、生物碱、氰化物、砷化物、无机磷、士的宁	禁用:硫代磷酸酯如对硫磷等
中和剂		
0.3％氧化镁	硫酸、阿司匹林、草酸	
10％面糊和淀粉	碘、碘化物	
沉淀剂		
2％碳酸氢钠	有机磷杀虫剂、氨基甲酸酯类、拟菊酯类、苯、铊、汞、硫、铬、硫酸亚铁、磷	禁用:敌百虫和强酸(硫酸、硝酸、盐酸、碳酸)
保护剂		
1％～3％鞣酸	吗啡类、辛可芬、洋地黄、阿托品、草酸、乌头、黎芦、发芽马铃薯、毒蕈	
5％硫酸钠	氯化钡、碳酸钡	
5％氯化钙	氟化物	

洗胃宜用较粗的胃管,以防食物堵塞。洗胃时应先吸出胃内容物留做毒物鉴定,然后再灌入洗胃液,每次灌入 300～500 mL,反复灌洗,洗胃液总量根据情况而定,一般洗至无毒物气味或高锰酸钾溶液不变色为止,一般成人常需 2～5 L,个别可达 10 L;在拔出胃管时,应将胃管前部夹住,以免残留在管内的液体流入气管而引起吸入性肺炎和窒息。洗胃的禁忌证与催吐的相同,但昏迷患者可气管插管后洗胃,以防误吸。

(3)吸附:洗胃后从胃管灌入药用活性炭 50～100 g 的悬浮液 1～2 次。

(4)导泻:用以清除肠道内尚未吸收的毒物。灌入吸附剂后,再注入泻药如 50％硫酸镁 50 mL、20％甘露醇 50～100 mL。肾功能不全者和昏迷患者不宜使用硫酸镁,以免抑制中枢神经系统。一般不用油类泻药,以免促进脂溶性毒物吸收。近年来提出有效的导泻剂是山梨醇 1～2 g/kg。

(5)洗肠:经导泻处理如无下泻,可用盐水、温水高位灌肠数次。灌肠适用于毒物已摄入 6 小时以上,而导泻尚未发生作用者,对抑制肠蠕动的毒物(如巴比妥类、阿托品类和阿片类等)和重金属所致中毒等尤其适用,而腐蚀剂中毒时禁用。一般用 1％温肥皂水 500～1 000 mL 做高位连续灌洗,若加入活性炭会促使毒物吸附后排出。

(二)排除已吸收进入血液的毒物

1.加强利尿

大量输液加利尿剂,清除大部分分布于细胞外液、与蛋白质结合少,主要经肾由尿排除的毒物或代谢产物。利尿剂与控制尿 pH 相结合可增加毒物的离子化,减少肾小管的再吸收,加速毒物排出。碱性利尿(5%碳酸氢钠静脉滴注使尿 pH 达到 7.5~9.0)对下列毒物排泄效果好:苯巴比妥、阿司匹林、磺胺。酸性利尿(维生素 C 静脉滴注使尿 pH 达到 4.5~6.0)对苯丙胺类、奎宁、奎尼丁有效。

加强利尿时应注意水、电解质、酸碱平衡,禁忌证为心、肾功能不全、低钾等。

2.血液置换

放出中毒者含有毒物的血液,输入健康供血者的血液进行置换以排除已吸收的毒物。特别适用于溶血性毒物(如砷化氢)、形成高铁血红蛋白的毒物(如苯胺)及水杨酸类中毒。因大量输血易产生输血反应及其他并发症,目前此法已少用,但在无特效抗毒药及其他有效排除血中毒物方法的情况下,仍可采用。

3.血液透析

血液透析适用于相对分子质量在 350 以下、水溶性、不与蛋白质结合、在体内分布比较均匀的毒物中毒,毒物可经透析液排出体外。急性中毒血液透析的适应证:摄入大量可透析的毒物;血药浓度高已达致死量;临床症状重,一般治疗无效;有肝、肾功能损害;已发生严重并发症。

血液透析可清除的毒物有巴比妥类、副醛、水合氯醛、苯海拉明、苯妥英钠、苯丙胺类、乙醇、甲醇、异丙醇、乙二醇、柳酸盐、非那西丁、各种抗生素、卤素化合物、硫氰酸盐、氯酸钠(钾)、重铬酸钾、地高辛、甲氨蝶呤、奎宁等。

4.血液灌流

血液灌流适用于分子量大、非水溶性、与蛋白质结合的毒物,比血液透析效果好。适应证与血液透析同。

适用于血液灌流清除的药物有短效巴比妥类、甲硅酮、格鲁米特、地西泮类、甲丙氨酯、吩噻嗪类、阿米替林、去郁敏、丙咪嗪、地高辛、普鲁卡因胺、毒蕈毒素、有机氯农药、百草枯、有机磷农药等。

5.血浆置换

理论上对存在血浆中的任何毒物均可清除,但实际应用于与血浆蛋白结合牢固,不能以血液透析或血液灌流清除的毒物中毒。用血浆分离机可以在短时间内连续从患者体内除去含有毒物的血浆,输入等量的置换液,方法简便安全。

(三)特效解毒治疗

急性中毒诊断明确后,应及时针对不同中毒毒物使用特效解毒剂治疗,常用特效解毒剂见表 5-11。

特异的解毒药应用后会获得显著疗效,宜尽早使用。常用解毒药的种类、作用机制和用法详见表 5-12。

表 5-11　常用特效解毒剂

特效解毒剂	适应证
纳洛酮	阿片类麻醉性镇痛药中毒
氯解磷定、碘解磷定、双复磷	有机磷化合物中毒
盐酸戊乙奎醚、阿托品、东莨菪碱	有机磷化合物中毒
二巯丁二钠、二巯丙磺钠	砷、汞、锑等中毒
依地酸钙钠、喷替酸钙钠	铅、铜、镉、钴等中毒
普鲁士蓝(亚铁氰化铁)	铊中毒
去铁胺	急性铁剂过量中毒
亚甲蓝	亚硝酸钠、苯胺等中毒
维生素 K_1	抗凝血类杀鼠剂中毒
氟马西尼	苯二氮䓬类药物中毒
维生素 B_6	肼类(含异烟肼)中毒
亚硝酸钠、亚硝酸异戊酯	氰化物中毒
硫代硫酸钠	氰化物中毒
乙醇	甲醇中毒
毒扁豆碱、催醒宁	莨菪类药物中毒
乙酰半胱氨酸	对乙酰氨基酚中毒
乙酰胺	有机氟农药中毒
氧、高压氧	一氧化碳中毒
特异性地高辛抗体片段	地高辛类药物中毒
各种抗毒血清	肉毒、蛇毒、蜘蛛毒等中毒

表 5-12　常用解毒药的种类、作用机制和用法

解毒药	拮抗毒物	作用机制	用法
依地酸钙钠	铅	形成螯合物	1 g/d 静脉滴注,3 天为 1 个疗程,休息 3～4 天可重复
二巯丙醇	砷、汞	同上	2～3 mg/kg 肌内注射,第 1～2 天每 4～6 小时 1 次,第 3～10 天每天 2 次
二巯丙磺钠	砷、汞、铜、锑	同上	5％溶液 5 mL/d 肌内注射,3 天为 1 个疗程,休息 4 天后可重复
二巯丁二钠	锑、铅、汞、砷、铜	同上	1～2 g/d 静脉注射或肌内注射,连用 3 天为 1 个疗程,休息 4 天可重复
去铁胺	铁	同上	肌内注射:开始 1 g,以后每 4 小时 1 次,每次 0.5 g,注射 2 天后,每 4～12 小时 1 次,1 天总量＜6 g;静脉注射:剂量同肌内注射,速度保持 15 mg/(kg·h)
亚甲蓝	亚硝酸盐、苯胺、硝基苯	还原高铁血红蛋白	1～2 mg/kg 稀释后缓慢静脉注射,必要时 30～60 分钟后重复一次

续表

解毒药	拮抗毒物	作用机制	用法
亚硝酸钠	氰化物	形成氰化高铁血红蛋白	3%溶液10 mL缓慢静脉注射(速度2 mL/min)
硫代硫酸钠	氰化物	形成毒性低的硫氰酸盐	25%溶液50 mL缓慢静脉注射,紧接在亚硝酸钠后用
盐酸戊乙奎醚	有机磷杀虫剂	抗胆碱能作用	见有机磷中毒部分
阿托品	有机磷杀虫剂、氨基甲酸酯类	抗胆碱能作用	见有机磷中毒部分
氯解磷定	有机磷杀虫剂	复活胆碱酯酶	见有机磷中毒部分
纳洛酮	阿片类	拮抗阿片受体	肌内注射或静脉注射:每次0.4~0.8 mg,根据病情重复
氟马西尼	苯二氮䓬类	拮抗苯二氮䓬受体	开始静脉注射0.3 mg,60秒内未达到要求可重复,连续总量达20 mg

(四)对症支持疗法

急性中毒不论有无特效解毒药物,应及时给予一般内科对症支持治疗,如给氧、输液、维持电解质酸碱平衡、抗感染、抗休克等。

三、急性中毒的预防

除自杀或他杀性蓄意中毒较难预防外,一般中毒都可通过各种预防措施而收到良好的效果。

(一)加强防毒宣传

为防止中毒发生,应针对各种中毒的不同特点做好宣传教育,如冬天农村或部分城镇居民多用煤火炉取暖,应宣传如何预防一氧化碳中毒等。

(二)加强环境保护及药品和毒物管理

(1)加强环境保护措施,预防大气和水资源污染,改善生产环境条件,做到有毒车间的化学毒物不发生跑、冒、滴、漏,并进行卫生监督,以预防职业中毒和地方病的发生。

(2)加强药物的管理:医院和家庭用药一定要严格管理,特别是麻醉药品、精神病药品及其他毒物药品,以免误服(特别是小儿)或过量使用中毒。

(3)加强毒物管理:对所有毒物,不管是贮存、运输或使用等过程均应严格按规定管理,以确保安全。

(三)预防日常生活中毒

除常见的药物中毒外,主要是预防食用有毒或变质的动植物如各种毒蕈或河豚中毒等。

四、急性中毒的护理

(一)护理目标

(1)挽救患者生命。

(2)终止毒物的继续接触和吸收。

(3)减轻身体、心理痛苦。

(4)健康教育,避免再发生。

(二)护理措施

(1)接诊及护理:①护士要按事先分工有序地开始接诊和施救。首先判断意识、触摸大动脉搏动,对生命功能作出初步评估。如果判断为心脏、呼吸停止,呼叫医师并立即开始心肺复苏。除上述情况之外,测量血压、呼吸、体温,进一步评价。如发现有生命征不稳定,则首先开放和保护气道,建立静脉通道,维持血压,纠正心律失常,在生命征稳定后方能执行其他治疗措施。②接诊昏迷或意识状态改变的患者,一定要将中毒作为可能原因之一,向护送其入院的亲属、同事、医师等询问情况。常见的情况,如找不到原因的昏迷人、从火场救出的伤者、不明原因的代谢性酸中毒者,年轻人发生不明原因可能危及生命的心律失常、小儿发生无法解释的疲倦及意识不清、不明原因的急性多发性器官受损症状、群体出现类似的症状、体征等都应考虑到中毒的可能性。怀疑中毒存在时,注意询问毒物接触史、既往史、用药史、生活习惯、生活和工作环境、性格变化等。多数情况能确定中毒原因、背景、时间和初始症状。③护士应时刻保持敏锐的观察力和应变能力,如果预感到有突发特大公共卫生事件发生时,应迅速报告行政部和护理部,迅速启动紧急预案,启动以急诊科为中心的护理救治网络。对大规模患者快速分类,将患者分为重、中、轻、死亡4类并标识。在分类的同时,迅速简洁地分流患者。重症患者原则上在急诊科就地抢救;中度患者在进行一些必要的处理后转运至病房继续治疗;轻度患者在救治人员不足的情况下可暂缓处理或直接在门诊及病房观察。批量患者救治的应急状态工作要流程化,如准备床单位、准备抢救设施、输液等批量工作分别由3名(组)护士执行,可节约时间。建简易病历,固定在床尾,随做随记,便于医师、护士查阅,同时保证患者个人资料的完整性。

(2)清除毒物:①皮肤、黏膜和眼内污染毒物时或者呕吐物沾染患者皮肤时,护士要迅速除去患者衣物,用大量流水或生理盐水冲洗。②指导和帮助患者催吐。机械催吐法,先让患者一次饮入大杯清水(约500 mL),再用手指或汤匙等餐具刺激咽后壁,引起呕吐,排出毒物,反复进行直到吐出物为清水为止,此过程护士予以协助,防止患者呛咳、虚脱或病情变化。催吐禁用于昏迷、惊厥、主动脉瘤、食管静脉曲张、近期发生过心肌梗死的患者及孕妇、服汽油煤油及腐蚀性毒物者。③胃肠排空后的患者才可给服活性炭吸附毒性物质,若4~6小时后大便中没有出现活性炭,可再给予半量。但观察到患者有肠胀气、肠阻塞为禁忌。服用泻剂时注意观察患者大便次数、量、性状。

(3)密切观察病情:持续监测心电、血压、呼吸等生命体征,注意瞳孔、意识的变化,通过疼痛刺激、呼唤姓名、对话等方法判断意识状态。发现任何异常变化及时报告医师处理。

护士应该熟悉常见毒物中毒的特殊综合征。例如,有机磷中毒的特征性表现是呼吸大蒜味、流涎、多汗、肌颤、瞳孔缩小、肺水肿;急性酒精中毒表现为颜面潮红或苍白,呼气带酒味,情绪激动、兴奋多语,自控力丧失,有时粗鲁无礼。重度中毒表现为躁动不安、昏睡或昏迷、呼吸浅慢;甲醇中毒出现视力模糊,呼吸深大;洋地黄、奎宁类、毒蕈等中毒时心动过缓;巴比妥、地西泮类药物、严重CO中毒时肌力减弱;巴比妥、阿片类、氰化物中毒时呼吸骤停或屏气。各种刺激性毒物,如有机磷、强酸强碱经口服者或毒蕈、食物中毒时剧烈腹痛、腹泻伴恶心呕吐;有机磷、吗啡类、毒蕈、巴比妥类中毒瞳孔缩小;阿托品、乙醇、莨菪碱类、麻黄碱类瞳孔散大;亚硝酸盐类、氰化物、苯胺、麻醉药等皮肤黏膜发绀,而一氧化碳中毒呈樱桃红色;亚硝酸盐中毒时氧疗下仍显著发绀;蛇毒、阿司匹林、肝素等中毒时出血等。

(4)保持呼吸道通畅,有效给氧:对昏迷或意识障碍者立即使其平卧,头后仰、偏向一侧,以及时清除口、鼻腔分泌物和呕吐物,防止误吸导致窒息,保持呼吸道畅通。观察患者面色、口唇、指

（趾）甲有无发绀,监测血氧饱和度来判断缺氧情况和了解是否改善。在气道通畅的基础上,根据病情采取鼻导管、面罩等不同方法吸氧,重症患者行气管插管、气管切开术后机械通气给氧,做好相应的护理。

（5）在治疗和处置开始前留取血、尿、呕吐物、衣物等标本,注明标本收集时间,由医师、护士双签名封存,以备毒物鉴定时用和作为法律依据。

（6）迅速建立2～3条静脉通道,选肘正中等粗大静脉,大号留置针输液,固定良好,防止因患者烦躁脱落。根据患者血压、心率、中心静脉压、尿量等综合情况调整输液速度,根据治疗需要的急缓,合理安排用药顺序。

（7）留置导尿管,观察尿量、颜色、性质,准确记录出入量。尿量是反应组织灌注和有效循环血流量的指标,是临床治疗的重要依据。

（8）意识不清、兴奋、躁动者做好安全防护,经常巡视、防止意外发生。使用床栏,必要时约束肢体,以防坠床。按时翻身,防止压疮。

（9）心理护理和健康指导:急性中毒中,自杀性中毒占首位,这类患者多有巨大的心理问题,诱因可能是负性生活事件、精神抑郁、对未来失去信心等,了解自杀原因和患者心理,是心理护理的关键。自杀性中毒者常有情绪性自我贬低,存在悔恨、羞耻情绪,心理脆弱,缺乏自我调节和控制能力,不愿交流也不愿亲友探视,有时不配合抢救,甚至再次自杀。护士要加强与患者及其家庭的沟通,鼓励患者找到倾诉对象,通过沟通减轻自杀者心理冲突所致的负性情绪,引导其正确地对待失败和各种心理压力,树立宽容、积极的人生观。要尊重自杀者的人格、感情、志向,不伤害其自尊,消除其自杀未遂的羞耻感,能理智地面对现实,接受治疗。对有强烈自杀倾向的患者,必须设专人陪护,密切观察,与其家人沟通配合,防范再发生类似事件,渡过危机期。

食入不洁食物、含过量亚硝酸盐食物、未煮熟的四季豆、误食毒蕈等食物中毒常群体发病,应就有关常识指导患者。农药中毒死亡率高,要宣传农药安全使用和保管方法,降低危害。对酗酒和滥用药物者劝诫,说明危害。

（刘　明）

第十二节　超高热危象

危象不是一个独立的疾病,它是指某一疾病在病程进展过程中所表现的一组急性综合征。多数危象的发生是由于某些诱发因素对基础疾病所导致的原有内环境急剧变化,并对生命重要器官特别是大脑功能构成严重的威胁。抢救不及时,死亡率和致残率均较高。但若能够及时发现治疗,护理措施得当,危象是可以得到有效的控制的。

体温超过41 ℃称为高热。超高热危象是指高热同时伴有抽搐、昏迷、休克、出血等,多有体温调节中枢功能障碍。超高热可使肌肉细胞快速代谢,引起肌肉僵硬、代谢性酸中毒及心脑血管系统等的损害,严重者可导致患者死亡。

一、病因

(一)感染性发热

任何病原体(各种病毒、细菌、真菌、寄生虫、支原体、螺旋体、立克次体等)引起的全身各系统器官的感染。

(二)非感染性发热

凡是病原体以外的各种物质引起的发热均属于非感染性发热。常见病因如下。

1.体温调节中枢功能异常

体温调节中枢受到损害,使体温调定点上移,造成发热。常见于中暑、安眠药中毒、脑外伤、脑出血等。

2.变态反应与过敏性疾病

变态反应时形成抗原抗体复合物,激活白细胞释放内源性致热原而引起发热,如血清病、输液反应、药物热及某些恶性肿瘤等。

3.内分泌与代谢疾病

如甲亢、硬皮病等。

二、临床表现

(一)体温升高

患者体温达到或超过 41 ℃,出现呼吸急促、烦躁、抽搐、休克、昏迷等症状。

(二)发热的特点

许多发热疾病具有特殊热型,根据不同热型,可提示某些疾病的诊断,如稽留热常见于伤寒、大叶性肺炎;弛张热常见于败血症、严重化脓性感染等。

(三)伴随症状

发热可伴有皮疹、寒战、淋巴结或肝脾大等表现。

三、实验室及其他检查

有针对性地进行血常规、尿常规、便常规、脑脊液等常规检查,病原体显微镜检查,细菌学检查,血清学检查,血沉、免疫学检查、X 线、超声、CT 检查等。

四、治疗要点

(一)治疗原则

迅速降温,有效防治并发症,加强支持治疗,对因治疗。

(二)治疗措施

1.降温

迅速而有效地将体温降至 38.5 ℃是治疗超高热危象的关键。

(1)物理降温的常用方法:①冰水擦浴。对高热、烦躁、四肢末梢灼热者可用。②温水擦浴。对寒战、四肢末梢厥冷的患者,用 32～35 ℃温水擦浴,以免寒冷刺激而加重血管收缩。③乙醇擦浴。30%～50%乙醇擦拭。④冰敷。用冰帽、冰袋置于前额及腋窝、腹股沟、腘窝等处。

物理降温的注意事项:①擦浴方法是自上而下,由耳后、颈部开始,直至患者皮肤微红,体温降至38.5 ℃左右。②不宜在短时间内将体温降得过低,以防引起虚脱。③伴皮肤感染或有出血倾向者,不宜皮肤擦浴。④降温效果不佳者可适当配合药物降温等措施。

(2)药物降温的常用药物:①复方氨基比林 2 mL 或柴胡注射液 2 mL 肌内注射。②阿司匹林、对乙酰氨基酚,地塞米松等。③对高热伴惊厥的患者,可用人工冬眠药物(哌替啶 100 mg、异丙嗪 50 mg、氯丙嗪 50 mg)全量或半量静脉滴注。

药物降温的注意事项:降温药物可以减少产热和利于散热,故用药时要防止患者虚脱。及时补充水分,冬眠药物可引起血压下降,使用前应补足血容量、纠正休克,注意血压的变化。

2.病因治疗

(1)对于各种细菌感染性疾病,除对症处理外,应早期使用广谱抗生素,如有病原体培养结果及药敏试验,可针对感染细菌应用敏感的抗生素。

(2)非感染性发热,一般病情复杂,应根据患者的原发病进行有针对性的处理。

五、护理措施

(一)一般护理

保持室温在 22～25 ℃,迅速采取有效的物理降温方式,高热惊厥的患者,置于保护床内,防止坠床或碰伤,备舌钳或牙垫防止舌咬伤,建立静脉通路,保持呼吸道通畅。

(二)严密观察病情

注意观察患者生命体征、神志、末梢循环和出入量的变化,特别应注意体温的变化及伴随的症状,每4小时测一次体温,降至 39 ℃以下后,每日测体温 4 次,直至体温恢复正常。观察降温治疗的效果。避免降温速度过快,防止患者出现虚脱现象。

(三)加强基础护理

(1)患者卧床休息,保持室内空气新鲜,避免着凉。

(2)降温过程中出汗较多的患者,要及时更换衣裤被褥。保持皮肤清洁舒适。卧床的患者,要定时翻身,防止压疮。

(3)给予高热量、半流质饮食,鼓励患者多进食、多饮水、每天液体入量达 3 000 mL;保持大便通畅。

(4)加强口腔和呼吸道护理,防止感染及黏膜溃破;协助患者排痰;咳嗽无力或昏迷无咳嗽反射者,可气管切开,保持呼吸道通畅。

(刘　明)

第六章

整形美容科护理

第一节　唇裂修复术

一、概述

唇裂是口腔颌面部最常见的先天性畸形。唇裂表现为不同程度的唇部裂开,同时伴有表情、吸吮、咀嚼、呼吸、语言等功能障碍。在我国,每年新增唇腭裂患儿为 3 万～4 万,唇腭裂的总体发病率达 0.162%,并伴有上升趋势;男、女性别比例为 1.5：1。

二、类型

(一)按裂隙部位分

(1)单侧唇裂:分为不完全型和完全型。

(2)双侧唇裂:分为不完全型;完全型;混合型,即一侧完全、另一则不完全型。

(3)唇隐裂。

(二)按裂隙程度分

1.Ⅰ度

唇裂只限于红唇裂开。

2.Ⅱ度

唇裂为上唇部分裂,未裂至鼻底。浅Ⅱ度为裂隙未超过唇高的 1/2;深Ⅱ度为裂隙超过唇高的 1/2。

3.Ⅲ度

唇裂为上唇,鼻底完全裂开。

4.隐裂

皮肤、黏膜虽然未裂开,但缺少肌层。

三、病因

可能与遗传及母体妊娠期间胚胎受环境因素影响有关,可归纳为遗传因素、营养因素、感染和损伤、内分泌的影响、药物因素、物理因素、烟酒因素。

四、临床表现

唇部的解剖形态及结构异常,可伴有表情、吸吮、咀嚼、呼吸、语音等功能障碍。

五、辅助检查

(一)实验室检查

血常规检查、肝肾功能检查、尿常规检查、凝血检查、血型检查、输血八项检查、胸片、心电图。

(二)全身情况初步评估

(1)体重:3个月大的患儿要求达6 kg以上。

(2)营养、发育情况(可由儿科医师评估)。

(3)皮肤有无黄染、皮疹。

(4)请儿科医师听诊有无心脏杂音、心律不齐及肺部干湿性啰音等。检查腹部有无肝脾大,观察有无腹股沟斜疝。

(5)有无中耳炎、中耳积液。

(三)局部情况初判

口腔和鼻部的皮肤有无感染、湿疹等。按照上述流程,如果患儿在当地医院的检查结果不符合标准,建议暂缓唇腭裂修复手术治疗。待治疗指标恢复正常后,再考虑联系入院接受手术。

六、治疗原则

手术治疗,包括唇裂修复、唇裂术后的二期整复。

七、常见护理诊断/问题

(一)疼痛

与手术伤口有关。

(二)有出血倾向

与手术伤口有关。

(三)营养失调

低于机体需要量:与术后进食困难有关。

(四)焦虑

与担心手术效果有关。

(五)知识缺乏

与缺乏相关的唇裂术前、术后护理知识有关。

(六)潜在并发症

有感染的危险,与局部清洁不及时有关。

八、护理措施

(一)术前护理

1.心理支持

(1)做好患儿家属的宣教工作:注意预防感冒、腹泻、坠床、跌倒等意外发生,使家属能理解并配合治疗。

(2)做好患儿家属的安抚工作。

(3)帮助患儿家属练习用汤勺喂食患儿。

(4)纠正吃零食、吮手指的习惯。

(5)讲解预防上呼吸道感染的意义,使患儿家属照顾好患儿。

(6)强调家属关注患儿口腔清洁。

2.预防疫苗

术前2周患儿禁止预防接种,因为接种疫苗后可能出现疫苗反应,如发热、局部红肿、皮疹等,干扰愈合。另外,疫苗反应也可影响全身应激状况,增加手术风险。患儿如果需要手术,应该调整或推迟接种疫苗的时间。

3.常规术前准备

(1)禁食原则:术前6~8小时禁食水,患儿在术前4小时停止哺乳,术前2小时停止喂水,以防因麻醉或手术刺激引起术中及术后呕吐,从而污染术区或导致吸入性肺炎或窒息。

(2)备皮:一期唇裂患儿为婴幼儿,不需要备皮;二期唇裂患者的备皮范围包括唇周胡须及鼻腔鼻毛。

(3)术前晚沐浴,换干净衣服,患儿应特别注意防治因沐浴引起上呼吸道感染而影响手术。

(4)提供安静舒适的病室环境,保证患儿睡眠充足。

(5)术日晨准备:测量患者的体温、脉搏、呼吸、血压、体重。

(6)准备麻醉床、患儿手肘制动带等固定用具。

(7)备齐手术用药、病历,与手术室工作人员交班。

(二)术后护理

1.术后麻醉恢复期护理

患儿全麻术后去枕平卧4~6小时,或平抱患儿,使患儿头偏向一侧,待完全清醒后,可根据医嘱调整体位。全麻清醒4小时后可给患儿喂少量清水。如果顺利,6小时后就可以尝试给孩子开始少量进食流质或母乳。

2.手肘制动

患儿全麻术后,为防止患儿抓碰伤口,应使用手肘制动带制动肘关节,并请家长配合。

3.饮食护理

母乳喂养者可不更改喂养方式,其他喂养方式不变。非母乳喂养者一般建议术后2周内以汤匙或滴管喂养,对于拒绝汤匙喂养的患儿也可奶瓶喂养。手术当天以流质饮食为主,术后第2天可按习惯进食面条、汤饭等软食,术后4周可进食普通饮食。术后半年内不可食用坚果或过硬、带刺的食物。

4.病情观察

(1)全麻术后注意伤口出血:当患儿出现频繁的吞咽动作时,应立即检查伤口有无活动性出血,同时通知医师做进一步处理。

(2)保持患者安静,避免大声哭闹,防止术后伤口出血。

(3)手术结束后几天嘴唇会肿胀,有分泌物从口中流出,属于正常现象,可用消毒棉签轻轻擦去分泌物。

(4)关注患者的体温变化,38.5 ℃以上可进行物理降温如温水擦浴,遵医嘱口服解热镇痛药控制体温。

5.唇裂术后保持伤口清洁

手术当天有渗血,可用消毒棉签轻轻擦净,24 小时后形成血痂,可用 3% 过氧化氢溶液擦洗,待血痂溶化后再以蘸有生理盐水的棉签擦净,并在伤口上涂抗生素软膏,如有鼻涕及时使用消毒棉签擦净。

6.记录出入量

遵医嘱补液、抗感染治疗,记录出入量。

7.术后疼痛护理

关注患者主诉及生命体征,遵医嘱给予口服止痛药,缓解术后疼痛。

8.术后口腔护理

予患者漱口液漱口,不能配合含漱的患者应在进食后再以少量温开水进食,以清除口内残渣,保持口腔清洁。

九、健康教育

(1)保持口腔清洁,加强伤口护理,避免撞击伤口,伤口如有发红、分泌物、异常的疼痛、肿胀、发热等异常请随时就诊。

(2)避免任何因素导致唇部受到外力碰撞造成伤口复裂、渗血等。切勿让患儿吸手指、啃咬玩具或用手指碰伤口,双手制动 2 周,以免误伤或污染创口。

(3)进行术后饮食方案宣教:母乳喂养者可不更改喂养方式,其他喂养方式不变。非母乳喂养者一般建议术后 2 周内以汤匙或滴管喂养,对于拒绝汤匙喂养的患儿也可奶瓶喂养。手术当天以流质饮食为主,术后第 2 天可按习惯进食面条、汤饭等软食,术后 4 周可进食普通饮食。术后半年内不可食用坚果或过硬、带刺的食物。

(4)遵医嘱按时服药,定时复查。

(5)术后 5~6 天拆除缝线。手术多采用可吸收缝线,这种缝线一般在一段时间内可以逐渐吸收脱落,如 1 个月还未完全脱落,在复诊时请医师拆除。手术 2 周以后可以正常洗脸。

(6)预防和减轻瘢痕:唇弓的使用对创口的无张力愈合有一定意义;使用硅酮膜贴敷,可控制瘢痕增生;术后 1 个月开始局部伤口的按摩,采用压迫疗法和局部按摩可促进瘢痕软化,控制瘢痕挛缩。

(7)鼻模的佩戴:坚持佩戴鼻模是稳定一期唇裂鼻畸形矫治效果的必需手段。全天佩戴,一般每天取下清洗 1~2 次,最好是在白天每隔 4 小时取下鼻模进行清洁并休息 20~30 分钟。鼻模使用的时间越长越好,一般 1 年以上。

（李　静）

第二节 腭裂修复术

一、概述

唇裂和腭裂是口腔颌面部最常见的先天性畸形。腭裂表现为不同程度的腭部裂开,同时伴有咀嚼、吞咽、呼吸、语言、听力等功能障碍。在我国,每年新增唇腭裂患儿为 3 万～4 万,唇腭裂的总体发病率达 0.162%,并伴有上升趋势;男、女性别比例为 1.5∶1。

二、类型

(一)按裂隙部位分

1.软腭裂

仅软腭裂开,有时只限于悬雍垂。不分左右,一般不伴发唇裂。

2.不完全性腭裂

亦称部分腭裂。软腭完全裂开伴有部分硬腭裂;有时伴发单侧部分(不完全)唇裂,但牙槽突常完整。本型也无左右之分。

3.单侧完全性腭裂

裂隙自悬雍垂至切牙孔完全裂开,并斜向外侧直抵牙槽嵴,与牙槽裂相连;健侧裂隙缘与鼻中隔相连;牙槽突裂有时裂隙消失仅有裂缝,有时裂隙很宽;常伴发同侧唇裂。

4.双侧完全性腭裂

常与双侧唇裂同时发生,裂隙在前颌骨部分,各向两侧斜裂,直达牙槽;鼻中隔、前颌突及前唇部分孤立于中央。

(二)按裂隙程度分

1.Ⅰ度裂

只是悬雍垂裂。

2.Ⅱ度裂

部分腭裂,裂开未到切牙孔。根据裂开部位又分为浅Ⅱ度裂,仅限于软腭;深Ⅱ度裂,包括一部分硬腭裂开(不完全性腭裂)。

3.Ⅲ度裂

全腭裂开,由悬雍垂到切牙区,包括牙槽突裂,常与唇裂伴发。

三、病因

可能与遗传及母体妊娠期间胚胎受环境因素影响有关,可归纳为遗传因素、营养因素、感染和损伤、内分泌的影响、药物因素、物理因素、烟酒因素。

四、临床表现

腭部的解剖形态及结构异常,可伴有吸吮、咀嚼、吞咽、呼吸、语音、听力等功能障碍。

五、辅助检查

（1）实验室检查：血常规检查、肝肾功能检查、尿常规检查、凝血检查、血型检查、输血八项检查、胸部 X 线片、心电图。

（2）全身情况初步评估：体重，8 个月的患儿要求达 9 kg 以上；营养、发育情况（可由儿科医师评估）；皮肤有无黄染、皮疹；请儿科医师听诊有无心脏杂音、心律不齐及肺部干湿性啰音等；检查腹部有无肝脾大，观察有无腹股沟斜疝；有无中耳炎、中耳积液。

（3）局部情况初判：口腔和鼻部的皮肤有无感染、湿疹等。按照上述流程，如果患儿在当地医院的检查结果不符合标准，建议暂缓唇腭裂修复手术治疗。待治疗指标恢复正常后，再考虑联系入院接受手术。

（4）腭裂患儿需行听力检查、鼻咽纤维镜检查、语音治疗。

六、治疗原则

手术治疗，包括腭裂修复、腭咽成形术。

七、常见护理诊断/问题

（一）疼痛

与手术伤口有关。

（二）有出血倾向

与手术伤口有关。

（三）营养失调：低于机体需要量

与术后进食困难有关。

（四）焦虑

与担心手术效果有关。

（五）知识缺乏

与缺乏相关的唇腭裂术前、术后护理知识有关。

（六）潜在并发症

有感染的危险，与局部清洁不及时有关。

八、护理措施

（一）术前护理

1.心理支持

（1）做好患儿家属的宣教工作：注意预防感冒、腹泻、坠床、跌倒等意外发生，使家属能理解并配合治疗。

（2）做好患儿家属的安慰工作，帮助患儿家属练习用汤勺喂食患儿。

（3）纠正吃零食、吮手指的习惯；讲解预防上呼吸道感染的意义，使患儿家属照顾好患儿；强调家属关注患儿口腔清洁。

2.预防疫苗

术前 2 周患儿禁止预防接种，因为接种疫苗后可能出现疫苗反应，例如发热、局部红肿、皮疹

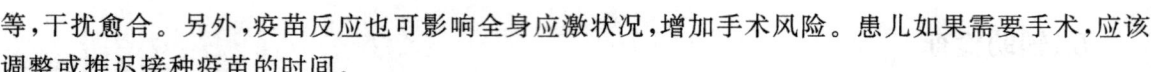

等,干扰愈合。另外,疫苗反应也可影响全身应激状况,增加手术风险。患儿如果需要手术,应该调整或推迟接种疫苗的时间。

3.常规术前准备

(1)禁食原则:术前 6～8 小时禁食水,患儿在术前 4 小时停止哺乳,术前 2 小时停止喂水,以防因麻醉或手术刺激引起术中及术后呕吐,从而污染术区或导致吸入性肺炎或窒息。

(2)若是母乳喂养,术前 3 天应开始练习使用汤匙或滴管进食,以便于患儿能在术后适应这种方式进食。

(3)术前晚沐浴,换干净衣服,患儿应特别注意防治因沐浴引起上呼吸道感染而影响手术。

(4)提供安静舒适的病室环境,保证患儿睡眠充足。

(5)术日晨准备:测量患者的体温、脉搏、呼吸、血压、体重。

(6)准备麻醉床、患儿手肘制动带等固定用具。

(7)备齐手术用药、病历,与手术室工作人员交班。

(二)术后护理

1.术后麻醉恢复期护理

患儿全麻术后去枕平卧 4～6 小时,或平抱患儿,使患儿头偏向一侧,待完全清醒后,可根据医嘱调整体位。全麻清醒 4 小时后可给患儿喂少量清水。如果顺利,6 小时后就可以尝试给患儿开始少量进食流质饮食或母乳。

2.手肘制动

患儿全麻术后,为防止患儿抓碰伤口,应使用手肘制动带制动肘关节,并请家长配合。

3.饮食护理

手术当天进食流质饮食;术后 2 周内使用汤匙或腭裂专用奶嘴喂养流质饮食,包括牛奶、豆浆、米汤、鱼汤、鸡汤等不含固体的食物;2 周后可以使用普通奶嘴喂养,术后 2～4 周改半流质饮食,包括粥、鸡蛋羹、面条等;术后 1 个月后恢复正常饮食。

4.病情观察

全麻术后注意伤口出血,当患者出现频繁的吞咽动作时,应立即检查伤口有无活动性出血,同时通知医师做进一步处理;保持患者安静,避免大声哭闹,防止术后伤口出血或腭部复裂;患儿口内如有血凝块,予以及时清除,防止脱落而窒息,注意勿使用负压吸引直接接触切口及碘仿纱条,以免因纱条脱落引起出血;关注患儿的体温变化,38.5 ℃以上可进行物理降温如温水擦浴,遵医嘱口服解热镇痛药控制体温。

5.记录出入量

遵医嘱补液、抗感染治疗,记录出入量。

6.术后疼痛护理

关注患儿哭闹情况、主诉及生命体征,遵医嘱给予口服止痛药,缓解术后疼痛。

7.术后口腔护理

予患儿漱口液漱口,不能配合含漱的患儿应在进食后再以喂少量温开水,以清除口内残渣,保持口腔清洁。

九、健康教育

(1)保持口腔清洁,加强伤口护理,避免撞击伤口,伤口如有发红、分泌物、异常的疼痛、肿胀、发热等异常请随时就诊。

（2）腭裂手术一般多采用可吸收缝线（吸收时间为 40 天左右），这种缝线一段时间内就可以逐渐吸收脱落，无须拆线。

（3）进行术后饮食方案宣教。术后 2 周内使用汤匙或腭裂专用奶嘴喂养流质饮食，包括牛奶、豆浆、米汤、鱼汤、鸡汤等不含固体的食物；2 周后可以使用普通奶嘴喂养，术后 2～4 周改半流质饮食，包括粥、鸡蛋羹、面条等；术后 1 个月后恢复正常饮食。

（4）遵医嘱按时服药，定时复查。

（5）尽量减少患儿大声哭闹。不允许患儿将手指或玩具等物品放入口中，以防伤口复裂。如果发生穿孔和复裂，更应该注意口腔卫生。

（6）在患儿没有完全恢复腭咽闭合功能之前不要教患儿过早学习说话，以免形成代偿性不良语音习惯。

（李　静）

第三节　小耳畸形矫正术

一、概述

小耳畸形是一种外耳和中耳发育异常的先天性畸形，是我国第二大颅面部先天性疾病，发病率为 5.18/10 000。一般是指耳郭畸形，部分同时合并外耳道、鼓膜、中耳听小骨畸形，90％以上的小耳畸形患者合并患侧传导性听力损失。除了耳部畸形外，约 60％的小耳畸形可伴随其他部位畸形，例如下颌骨、颧骨发育不良，面神经发育不良，大口畸形及心脏、肾脏、脊柱先天性畸形。由于临床工作中小耳畸形合并第 1、第 2 鳃弓来源结构的畸形较为多见，目前普遍将小耳畸形认为是第 1、第 2 鳃弓综合征的一部分。小耳畸形也可以是其他综合征的一部分，例如鳃耳综合征、鳃耳肾综合征、Goldenhar 综合征、Treacher-Collins 综合征。

二、病因

致病因素众多，发生机制不清，一般包括环境因素和遗传因素。小耳畸形的遗传因素是病因研究的核心，目前在综合征型小耳畸形的遗传病因方面已经取得了一定的研究成果。近年来随着研究技术如高通量测序技术的进步，非综合征型小耳畸形的胚胎学和病因学研究也将获得很大的进展。

三、临床表现

先天性小耳畸形的临床表现复杂多变，相应的分型亦有多种。目前临床普遍将先天性小耳畸形分为 4 种临床类型。Ⅰ型：耳郭的各解剖结构基本存在，总体轮廓小，常合并杯状耳或招风耳等耳畸形；Ⅱ型：耳郭的部分解剖结构可辨认，耳甲腔狭小较明显；Ⅲ型：最为常见，耳郭的解剖结构无法辨认，残耳的形态不规则，近似于花生状、腊肠状等；Ⅳ型：患侧仅为小的皮赘或分散的山丘状隆起，或耳郭轮廓全缺失、局部无任何解剖痕迹，也称无耳畸形。

四、辅助检查

（1）实验室生化检查。

（2）心电图、胸部 X 线、耳部 CT、电测听等项目，了解患者有无其他器质性疾病，判断有无手术禁忌证，以保证手术安全。

（3）术耳照相，包括正侧位、斜位、后位和耳局部像的拍摄，以便于术后比较。

（4）采用镜面像技术拍摄健耳的镜面数码图像输入电脑，打印出将要再造患耳的立体像片，作为参照物指导术中耳支架的雕刻。用透明胶片在健侧耳取模样，制成再造耳的模型作为手术定位。

五、治疗原则

通过手术行耳郭整形再造术，是目前治疗的唯一理想方法和最终治疗手段。

治疗时机的选择目前多数学者倾向于患儿的手术年龄为 6 岁左右。心理学家认为儿童是从 3～6 岁开始形成最初的个性倾向，在人的心理发展上具有很大的作用。随着年龄的增长，先天性的畸形缺陷将会给儿童及其家庭带来巨大的心理压力，患儿有可能因耳郭畸形产生"自我否定"和"自卑感"等心理障碍，严重影响人格发展。学龄前矫正耳郭畸形，有利于患儿顺利进入学校的群体活动环境和被群体所接受。而耳郭的生长在儿童时期最显著，6 岁左右耳郭的大小与成年相比仅差数毫米，耳垂部分也和成人差别不大，且此时患儿正常发育的肋软骨已够用作支架，切取肋软骨后一般不会引起胸廓发育畸形。故考虑生理和心理两个方面因素的影响，目前多数学者选择在 6 岁左右对患儿行手术治疗。

六、常见护理诊断/问题

（一）疼痛

与手术创伤有关。

（二）焦虑

与术后外耳形态不稳定、短期内形态不佳有关。

（三）有感染的危险

与术后留置引流管有关。

七、护理措施

（一）术前护理

1.补充营养

维持体液、电解质平衡，增加营养，给予高蛋白、高热量、高维生素食物。

2.疼痛护理

指导患儿正确表达疼痛，可应用视觉模拟评分法。

3.心理护理

耳畸形患儿均有不同程度的自卑感，性格多孤僻、内向、胆小。年幼儿会对陌生环境产生恐惧，害怕手术疼痛而不安。其父母面对患儿有较强的自责心理，迫切渴望矫正小耳畸形，对手术的期望值很高，但又怕整形手术失败，从而产生焦虑情绪。患儿及家长均承受较大的精神和心理压力,因此应同时做好患儿及家长的心理护理,且心理护理要贯穿于患儿治疗和康复的整个过程。术前充分告知家属,再造耳形态只会接近正常,但外形轮廓与健侧外耳仍会有差异,请患者及家属客观对待,保持心态平和,减轻顾虑,更好地配合治疗。

4.术前准备

(1)备皮:用中性肥皂清洗患侧残耳及周围皮肤,对皮肤皱褶处的污垢可用棉签仔细擦洗干净。手术当天,去除耳周 7 cm 范围内的头发并洗澡。女性患者术晨将剩余头发向健侧或向后梳理成辫,同时备好肋软骨供区及皮肤供区。术前还需将指(趾)甲剪短。

(2)饮食:全麻手术患者应禁食水 8～12 小时,局麻患者建议进食清淡饮食。特殊情况请遵医嘱。

(3)适应性训练:向患儿及家长讲解术后正确卧位的重要性,单耳再造患儿取健侧卧位,双耳再造患儿取仰卧位,指导其习惯此卧位,防止再造耳郭受压引起皮瓣血运障碍及支架外露。教会患儿腹式呼吸及有效咳嗽的方法,以利于减轻疼痛和促进呼吸道分泌物的排出。必要时还应对患儿行头部制动及床上排尿的训练。

(二)术后护理

1.病情观察

密切观察生命体征变化。

2.伤口护理

耳再造术后需要对术区行塑形包扎固定,作用在于防止皮瓣下积液及扩张的皮瓣回缩,保持术后良好的耳部外形。保持耳部敷料清洁干燥,密切观察有无渗出物及异味,如敷料有新鲜渗液,则提示有出血,少量渗血可在敷料表面加压包扎,量较大的活动性出血需由医师重新结扎止血。胸部供肋软骨区切口,术后用胸带加压固定以减少呼吸时胸廓的活动度,以减少出血。注意患儿的呼吸形态和精神状态,有无反常呼吸和胸闷的主诉,对可疑气胸者应听诊两侧肺部呼吸音,如有异常及时通知医师处理。

3.管路护理

放置负压引流管的患者要保持引流管通畅、压力均衡稳定。倾倒引流瓶时注意无菌操作,并认真记录引流液的性质、颜色、量等。

4.预防感染

感染是最严重的并发症,应严格做到无菌操作,限制探视,保持室内空气新鲜,做好消毒工作,避免交叉感染的发生。同时,监测患者的体温变化、血常规变化。

5.心理护理

患儿对手术会有一种恐惧感,害怕疼痛,害怕看到医护人员,所以护理人员应和蔼可亲,关心体贴患儿,多与患儿接触,通过非语言性沟通,如抚摸患儿的头发等,多运用鼓励赞扬的语言,还可以赠送时下流行的动画贴纸或者小玩具等鼓励患儿,以缩短与患儿之间的心理距离,转移患儿的注意力,消除患儿的恐惧感。

6.饮食指导

鼓励患者进食高蛋白、高维生素、营养丰富及易消化的食物,多补充胶质丰富的食物,以增强抵抗力,促进伤口愈合。

7.疼痛护理

护士应及时、主动地评估患者疼痛,教会患者非药物镇痛方法,讲解药物镇痛的作用及不良反应,指导患者活动时疼痛的控制方法,并注意及时评估镇痛措施的效果,观察及处理药物不良反应。

八、健康教育

(1)出院后半年内避免直接压迫再造外耳,避免外伤、冻伤、烫伤、蚊虫叮咬等。避免可能会伤及再造耳的活动,着装上以开衫为宜,避免穿着紧身套头衫,有条件者可戴耳套保护。

(2)尽量保持耳部清洁,避免感染。

(3)出院后对耳部植皮区加强养护,每天可涂抹含动物脂肪的油膏(例如万紫千红)1～2次。

(4)1个月内防止撞击胸部软骨供区。

(5)分别在1个月、3个月、6个月和12个月时进行复查。

(6)半年内再造外耳形态不稳定,根据恢复情况需6个月至1年后做Ⅱ、Ⅲ期修整,避免焦虑及不安情绪。

(7)按需复诊。

(李　静)

第四节　面部除皱术

一、概述

随着年龄增长,人体的面部皮肤、皮下组织及基层等组织会出现松弛,形成皱纹,也叫面部老化。面部除皱术又称面部提升术,是将面部松弛的皮肤向后向上提紧,切除多余的皮肤,同时将面部深部筋膜层也拉紧,从而使面部皮肤提紧、皱纹消除或减轻的面部年轻化手术。

二、面部老化的机制

(一)皮肤
质感及弹性的丧失。

(二)软组织
脂肪的移位、支撑韧带的疏松、面部肌肉附着点的下移。

(三)骨骼
颅面骨骼容积的减少。

三、面部老化的表现

(1)面颈部的皱纹。

(2)面部软组织的下垂。

(3)鼻唇沟的加深。

(4)萎缩或过多的脂肪。

四、治疗策略

对于不同程度的面部老化的治疗策略见表 6-1。

表 6-1　不同程度的面部老化的治疗策略

项目	轻度	中度	重度
上面部	肉毒素	内镜辅助额部提升	额部提升术
	胶原蛋白	眼睑整形	颞部提升术
	透明质酸	眉上提术	
中面部	肉毒素	内镜辅助中面部提升术	中面部提升
	胶原蛋白		隆颏术
	透明质酸		
下面部	肉毒素	吸脂术	颈部提升术
	胶原蛋白		
	透明质酸		

五、常见护理诊断/问题

(一)疼痛
与手术有关。

(二)焦虑
与担心术后效果有关。

(三)有受伤的危险
与术后加压包扎后头痛、头晕有关。

(四)潜在并发症:血肿、面部肿胀
与术后加压包扎不够有关。

(五)舒适的改变
与术后加压包扎有关。

六、护理措施

(一)术前护理
1.心理支持与宣教

评估患者的心理状态,经常与患者沟通,及时了解患者的求美动机和要求,根据麻醉种类不同,向患者说明术后可能发生的问题及正确配合方法,使患者对手术有所了解,减轻其心理负担,使之能积极主动地配合手术及治疗。

(1)向患者讲解手术后由于头部加压包扎,加之麻醉药物的不良反应,会出现恶心、呕吐等不适反应,并教会患者应对不适反应的方法,如术后麻醉未完全清醒时去枕平卧,头偏向一侧,避免恶心、呕吐时引起窒息,也可遵医嘱使用止吐药物,以取得患者的理解,使其有充分的思想准备,减轻思想负担。

(2)告知患者术后翻身时动作不宜过大,以免增加头晕等不适感。

（3）告知患者术后根据疼痛评分，可遵医嘱适当使用止痛药物。

2.术前准备

（1）常规化验及检查，了解患者的身体情况。

（2）女性患者避开月经期，特殊情况可肌内注射黄体酮，以延缓月经来潮。

（3）术区准备：①术前 1 天晚和术日晨使用 0.05％醋酸氯己定洗头各 1 次，吹风机吹干后戴一次性圆帽。洗头时注意勿使消毒液进入眼、耳内，避免引起不适。②术前 1 天晚和术日晨彻底洁面，避免涂抹化妆品。③根据医嘱，手术当天剃除手术野部位的头发。④患者术前沐浴，更换衣裤，保持术区皮肤清洁干燥，注意保护手术标记。

（4）肠道准备：术前禁食水 6～8 小时，或遵医嘱，必要时给予灌肠清洁肠道。

3.其他

协助医师进行术区局部照相，以便于术前、术后对比。

（二）术后护理

1.监测生命体征

严密监测血压、脉搏、呼吸、血氧饱和度，必要时给予心电监护。

2.体位护理

清醒前采取去枕平卧位，清醒后给予头高位，以加快术区血液回流，减轻头面部水肿。

3.饮食护理

4 小时后可少量进食常温白开水，6 小时后进食常温流质饮食，避免术区出血及增加伤口张力。如有呕吐，暂禁食水，必要时遵医嘱使用止吐药。48～72 小时后可进温软食，逐渐过渡到普食。

4.术区及引流管的护理

头部加压包扎 3 天，有利于创面修复愈合。随时检查敷料有无脱落或移位，有无新鲜渗血。认真观察引流液的颜色、量及性质，检查引流管是否通畅。耐心听取患者主诉。如发现异常，及时通知医师，以快速判断血肿的发生，快速采取措施解决。

5.安全护理

因术后头部的加压包扎，患者易感头痛、头晕，采取严密的安全护理措施是非常重要的，以预防在活动中发生跌倒、坠床。

（1）床头悬挂防跌倒/坠床温馨提示牌，引起患者、家属、医护人员重视。

（2）患者卧床期间使用床档保护，以免坠床。

（3）嘱患者手术当天避免下床，次日进食后由家属或医务人员搀扶下床，如头晕严重，严禁下床，避免跌倒。

（4）保持地面清洁干燥，避免滑倒。

（5）患者裤腿长短合适，避免跌倒。

6.拆线

耳前切口术后 7 天左右拆线，头皮切口需 2 周左右时间拆线。拆线前，护士使用 0.05％醋酸氯己定给予患者治疗性洗头，清洁伤口及血痂。

7.其他

拆线后协助医师进行术区局部照相，以便于术前、术后对比。

七、健康教育

(1)拆线 24 小时后可洗头,但不能强行揭掉伤口处痂皮,避免伤口感染、裂开,洗头后及时炕干头发,保持术区清洁干燥。

(2)手术部位感觉未完全恢复时,防止烫伤、冻伤。

(3)当局部发现青紫、血肿时,应及时复诊。

(4)面部感觉异常,例如麻木、面具感、脱发等一般可于术后 3～6 个月逐渐恢复。

(5)保持舒畅的心情、充足的睡眠,以利于身体的全面康复。

(6)多食高蛋白(蛋类、豆类、奶类、肉类)及高维生素(新鲜的蔬菜、水果)食物,拆线前禁食辛辣刺激性食物。

(李 静)

第五节 面瘫矫正术

一、概述

颜面神经麻痹简称面瘫,为一种常见的疾病。除少见的先天性麻痹,如第 1、第 2 鳃弓综合征及 Mobius 综合征外,多由中枢性或周围性疾病使面神经的一部分或全部受损所致。

二、分类

(一)根据面神经损害部位的不同分类

(1)中枢性。

(2)周围性。

(二)根据发病原因分类

(1)炎症:Bell 面瘫、中耳炎、脑炎。

(2)外伤或手术损伤:产钳、颞骨骨折。

(3)颜面外伤:耳下颜面神经表浅部位。

(4)手术损伤:乳突根治、听神经瘤及腮腺肿瘤切除术后。

(5)肿瘤:波及面神经的肿瘤,如听神经瘤、腺样囊性癌、神经鞘瘤、脑膜瘤。

(6)先天性胚胎发育不全、智力障碍。

(三)根据发生部位分类

单侧性、双侧性。

(四)根据损伤程度分类

完全性、不完全性。

(五)根据病程分类

1.早期面瘫

早期面肌无萎缩及治疗后部分恢复。

2.晚期面瘫

病程超过 2 年,肌肉萎缩,针灸、药物等保守治疗无效,神经吻合术移植术后 1 年后无明显恢复者。

三、手术适应证

(1)先天性面瘫。

(2)贝尔面瘫。

(3)外伤或手术损伤引起的面瘫。

(4)颅内外肿瘤引起的面瘫。

(5)脑血管意外后遗症。

四、临床表现

(一)面部表情肌瘫痪

(1)额部:额纹、扬眉等运动功能丧失。

(2)眼部:睑裂增大及闭合不全。

(3)鼻部:鼻唇沟鼻翼下垂。

(4)颊部:皮肤松弛下坠。

(5)唇部及口角唇部变薄,运动时歪斜。

(6)颈及下颌部臃肿。

(7)语言改变、含混不清。

(8)对进食的影响、食物积存。

(9)面肌痉挛。

(二)味觉改变

茎乳孔内段面神经损伤。

(三)听觉改变

低音性听觉过敏及听力增强。

五、手术方法

(一)Ⅰ期手术

跗、趾短伸肌去神经术。

(二)Ⅱ期手术

1.足部供区手术

跗、趾短伸肌游离移植术在去神经后 2 周进行。

2.面部受区手术

颞肌区、咬肌区。

六、手术目的

(1)恢复功能,改善外部形态。

(2)减轻患者的心理负担。

七、护理措施

(一)术前护理

(1)心理支持:正确认识所患的疾病,消除自卑自弃心理,及时了解患者的心理变化,耐心解释,消除顾虑,克服内心忧郁和悲观的心理。

(2)术区准备:①术前3天嘱患者用0.1%西吡氯铵漱口。有口腔疾病者应积极治疗,眼睑不能闭合者涂眼膏或眼药水保护眼睛。②术前1天晚及术日晨用0.05%醋酸氯己定洗头后吹干,并戴一次性帽子;术日晨清洁面部及口鼻腔,术区皮肤不要涂抹任何护肤品及化妆品。③协助患者修剪指甲,Ⅰ期手术前术前1天晚及术日晨用0.05%醋酸氯己定泡脚,如有足癣需以硝酸咪康唑(达克宁)提前对症处理,待足癣痊愈后手术。

(3)肠道准备:①术前1天晚嘱患者进清淡饮食,术前禁食10～12小时、禁水4～6小时。②必要时遵医嘱给予甘油灌肠剂110 mL灌肠。

(4)术前1天晚如患者难以入睡,遵医嘱予以镇静剂。

(5)拍摄术前照片:面颈部的正、侧、斜及龇牙、鼓腮、噘嘴、皱眉的照片,以便于手术前后的效果对比。

(二)术后护理

1.病室环境

Ⅱ期手术后室温控制在25～28 ℃,湿度控制在50%～60%。

2.术后体位

Ⅰ期手术足背供区应抬高患肢并制动,定期观察足部末梢血运及皮温;Ⅱ期术后清醒后半卧位,减轻头部水肿,利于引流液排出,头部抬高30°～40°。

3.饮食护理

Ⅰ期术后患者可进普食;Ⅱ期术后患者前3周进流食,尽量避免咀嚼运动,然后逐渐恢过渡到半流质饮食,3个月后复为普食。督促患者进食富含高维生素、高蛋白质的饮食,防止营养缺失。流质饮食可使用口饲,即使用注射器向口内注入流食。进食困难及营养差的患者可选择肠内、肠外营养。

4.局部护理

(1)眼睑手术区护理:注意患者有无眼球摩擦感及角膜刺激征,如眼睑闭合不全的患者可涂眼药水和眼药膏保护角膜,防止角膜溃疡发生,及时清除眼部分泌物。

(2)面部术区观察:随时观察敷料是否有脱落、松动,观察是否有渗出及渗出物的颜色、性质,出现异常及时通知医师。

(3)疼痛观察:根据疼痛评分,遵医嘱使用止痛药,如突然剧烈胀痛应及时通知医师。

(4)口腔护理:保持口腔及口角缝线清洁,必要时局部可覆盖油纱,饭后及睡前继续使用漱口水漱口。

5.引流的观察

妥善固定,保持通畅,观察引流液的性质及量并记录,更换引流管注意无菌操作。如引流量多或颜色鲜红提示有活动性出血;引流量过少提示引流管打折、贴壁;如无负压,应分段检查原因,及时通知医师处理。

6.安全宣教

患者眼部因敷料包扎视物障碍,足部活动不便,嘱患者下床活动注意安全,防止跌倒发生。

7.拆线

面部术后 7～10 天拆线,并给予 0.05％醋酸氯已定洗头,以去除头皮及毛发上的血痂;足部术后 14 天拆线。

8.拍摄

术后的照相方法同术前。

9.心理护理

患者Ⅰ期术后需卧床 2 周,卧床期间指导患者进行健侧肢体活动减少其不适;Ⅱ期手术后手术部位增多,手术范围加大,患者会产生疼痛、烦躁、恐惧等,应从心理、身体上给予患者更多的关注,加强生活护理,多与患者进行沟通及心理辅导工作,取得家属的支持及配合也会增强患者的自信心,让患者术后处于最佳的心理状态,利于疾病的恢复。

八、健康教育

(一)心理

术后恢复有个过程,切勿急躁。

(二)饮食

术后从流食过渡到半流食需 3 个月。

(三)洗浴

拆线后 24 小时可洗浴。

(四)面部康复训练

协调面部运动,使面部表情得到协调对称。用颞肌的运动牵动患侧面肌,嘱患者做咬牙运动,使颞肌产生有力的肌肉活动。如练习咀嚼、微笑时,健侧、患侧平衡用力。

(五)复诊

定期随访。

(李　静)

第六节　隆　乳　术

一、概述

隆乳术即乳房假体置入术,自 20 世纪 60 年代问世以来,已经成为整形外科的常规术式,其安全性、疗效已经得到广泛认可。乳房假体置入术可用于改善女性的躯体形态,达到美体的效果;此外,也被用于乳癌根治术后的一或二期乳房重建,通过恢复生理结构,减小手术对患者造成的心理打击,并提高患者的生存质量。然而,乳房假体置入术亦存在多种并发症,轻者术后慢性疼痛、包膜挛缩、假体移位等,严重者则出现假体破裂、感染。这些并发症降低了患者对手术的满意度及生活质量。

二、风险评估

导致乳房假体置入术术后并发症的原因是多个方面的,究其原因不外乎以下 3 个方面的因素。

(一)患者相关因素

1.患者的心理因素

不同的患者接受乳房假体置入术的动机不同,因此在术前要识别受术者的心理素质及美容动机,避免由于心理素质差异造成的不满意结果。对于适宜手术者,综合受术者的意愿、身高、胸围、职业等选择合适的手术方式和假体型号;对于不适合手术的患者应避免手术,积极给予心理引导、支持和安慰。

2.患者的身体因素

患者存在乳腺包块时在包块性质不明时可能耽误严重乳腺疾病的治疗;既往曾行乳腺整形手术者则会增加手术难度和术后矫形不满意率;乳房过度松弛则增加手术难度;女性在特殊生理时期以及抵抗力较差时则可能增加术后血肿、感染的风险;受术者持续咳嗽未治疗可能会增加伤口裂开的风险。

(二)手术操作因素

手术适应证过宽可能导致假体包膜挛缩,手术消毒未严格无菌操作会增加术后感染的风险,病手术切口选择不当、假体型号选择不合适、分离过多或过少等都可能导致术后并发症。

(三)假体因素

置入假体本身因材料、质地、形状等不同也可能导致相应并发症的发生。

三、常见护理诊断/问题

(一)疼痛

与手术有关。

(二)潜在并发症

有假体包膜挛缩的风险;有感染的风险;有血肿/积液的风险;有假体破裂的风险;有假体移位的风险。

四、护理措施

(一)术前护理

(1)心理护理:评估患者的心理需求,解除患者的思想顾虑,使之以最佳的心理状态愉快地接受手术治疗。

(2)术区皮肤准备:保持术区皮肤清洁干燥,备皮范围为胸部及双侧腋窝。

(3)胃肠道准备:术前 1 天晚嘱患者进清淡饮食,全麻手术患者应禁食水 8～12 小时。

(4)根据患者的自身特点与要求,协助医师为患者选择合适的假体,并做好手术切口及剥离范围的标记。

(5)遵医嘱备齐手术用药及敷料。

(二)术后护理

(1)饮食:全麻清醒后,患者可少量饮水,如无恶心、呕吐,可少量多次进食清淡、易消化的食物。术后第 1 天即可改普食,鼓励患者进食高热量、高蛋白、高维生素、易消化的饮食,以增强抵抗力,促进组织生长修复,有利于伤口愈合。

(2)伤口引流的护理:妥善固定引流管,避免打折、牵拉、受压、脱出。密切观察引流液的颜色、性质及量,及时更换引流,有异常情况及时通知医师。

(3)出血观察:除遵医嘱给予止血药外,护士应密切观察生命体征、病情变化,尤其是注意患者是否有局部胀痛、皮肤淤血青紫、局部皮肤张力过高及引流液的情况等,如发现异常应通知医师,并协助医师检查伤口,必要时至手术室打开伤口清除血肿并彻底止血。

(4)感染观察:遵医嘱给予抗生素治疗。密切观察患者的体温变化、术区敷料情况,注意渗出液的颜色、性质和量,监测血象结果,如有术区明显胀痛、臭味液体流出等现象及时通知医师。

(5)活动:患者术后进食后可根据情况下地活动,活动时要注意循序渐进,避免直立性低血压和低血糖的发生。术后第 1 天要及早下地活动,利于伤口引流排出和术后康复。

(6)术后为防假体移位、破裂,需限制患者上臂大范围活动,做好基础护理工作。

五、健康教育

(1)术后 7～10 天拆线,防止用力压迫、碰撞胸部,遵医嘱穿着合适的文胸。

(2)术后 3 个月内禁止做剧烈的上臂运动,尤其是两臂上举、持重物、扩胸等运动,同时避免提 5 kg 以上的重物,以防假体移位。

(3)手术切口处,拆线后 1 周遵医嘱应用抑制瘢痕增生的药物。

(4)遵医嘱选择合适的文胸。

(5)按医师要求进行复诊。

六、防范

(一)假体包膜挛缩的防范

多数文献认为包膜挛缩和硅胶弥散无关,挛缩的动力在于成纤维细胞转化为肌成纤维细胞;而聚氨酯表面的假体因其表面粗糙可抑制挛缩,故选择高质量的假体、严格手术适应证、术后坚持按摩及适当的运动均有助于减少包膜挛缩的发生和发展。

(二)感染的防范

畸形、亚急性和慢性感染的发生率为 1％～4％。感染可以发生在任何一个时期,感染后包膜挛缩的发生率升高。预防感染的主要措施:①患者的抵抗力降低时避免手术;②避免乳头切口,减少乳腺组织和导管的损伤;③假体植入胸大肌下间隙,避免接触乳腺组织;④各项操作严格无菌操作。

(三)血肿、积液的防范

血肿和积液早期都会引起局部疼痛,所以患者诉疼痛剧烈时要提高警惕,尽早发现血肿和积液,对严重者加以及时处理,防止进一步感染的发生。及时进行 B 超检查可以尽早发现血肿及积液。

(四)假体破裂的防范

假体破裂的主要因素是假体质量不佳、术后局部创伤等。诊断假体破裂的最常见的方法是 B 超,但 MRI 更为准确。假体破裂主要表现为硅凝胶漏出引起的局部组织反应和后期的硬变。因此术中选择适当的假体,动作轻柔,术后使用适当压力的弹力绷带压迫,尤其是避免乳房创伤是减少假体破裂的主要方法。

（五）假体移位的防范

一方面手术中适当分离间隙,避免分离过多或过少;另一方面术后要给予适当压力的绷带固定,都是有效避免假体移位的方法。同时要教育患者术后避免乳房创伤而形成移位。

七、处理

（一）假体包膜挛缩的处理

多数学者认为一般形成包膜挛缩,非手术效果多不理想,因此需要进行手术干预,传统方法是单纯包膜切除术或松解术。

（二）感染的处理

仔细观察患者的疼痛程度、体温、血象和引流液的性状,如体温升高、引流液中出现絮状沉淀等异常性状时要及时明确是否有感染的发生。一旦明确为感染,未形成脓腔时需要及时使用足量的敏感抗生素;一旦脓肿形成,则需要取出植入体并充分引流。

（三）假体破裂的处理

发现假体破裂后的唯一方法就是假本取出。对于怀疑出现假体破裂的患者需要尽快进行B超或MRI检查,明确是否发生破裂及水凝胶漏出。

（四）假体移位的处理

一旦发生假体移位早期可采用手法复位方式,该方法操作简单,但再移位的可能性大;严重移位且无法手法复位或反复移位者则需要再次手术调整。

（李　静）

第七节　乳房再造术

一、概述

乳房再造术是通过自体组织移植或乳房假体填充,矫正乳房疾病或乳房切除后引起的胸壁畸形和乳房缺损的整形美容外科手术。

二、常见护理诊断/问题

（一）疼痛

与手术有关。

（二）自理能力缺陷

与术后无能力自主活动有关。

（三）潜在并发症

下肢静脉血栓,与术后长期卧床有关。

三、护理措施

(一)术前护理

(1)心理护理:①医护人员对患者应予以同情和关心,使其感到温暖与亲切,解除患者不必要的顾虑,对手术建立信心。②术前向患者说明再造的乳房只是乳房形态上的模仿,没有功能,主要是改善着衣时的形态,恢复体像,必要时还要再次手术进行调整,对患者不切实际的要求应细致耐心地给予解释。

(2)手术区皮肤准备:保持术区皮肤清洁干燥,术前勤洗澡、勤换内衣。备皮前检查手术区皮肤是否完整,有无皮疹、破溃、感染等。备皮时动作要轻,避免刮伤皮肤,同时要注意勿使患者受凉。根据手术方法协助医师用记号笔标出切口线。

(3)根据患者的自身特点与要求,协助医师为患者选择适合的假体型号。

(4)胃肠道准备:常规术前 12 小时禁食、4~6 小时禁水,防止麻醉或手术过程中呕吐物误吸入气管引起窒息或吸入性肺炎。

(5)饮食:手术前 1 天晚餐嘱患者进清淡饮食,晚 12 时禁食,手术前 4~6 小时禁水。

(6)病情观察:术前测量体温、脉搏、呼吸,每天 4 次。如有发热、上呼吸道感染症状、月经来潮等应及时与主管医师联系。

(7)保证休息:保证病室安静,为患者创造良好的睡眠环境。睡眠欠佳者可遵医嘱应用镇静剂。

(8)嘱患者取下义齿、眼镜、手表及发夹、耳环、项链等饰物,交由患者家属保管。

(二)术后护理

1.妥善安置患者

患者返回病房后,协助患者移至病床上,过程中注意保护引流管及输液管,避免管路滑脱。随后立即测量血压、脉搏、呼吸并记录,根据医嘱连接氧气,固定引流管及尿管。

2.保持正确体位

全麻未清醒的患者应取平卧位,头偏向一侧,使口腔中的分泌物或呕吐物易于流出;为保证患者安全,护士应给病床加床档。患者麻醉清醒后应取半卧位,以减轻疼痛,促进术区引流;术后患者前胸及后背的创面较大,患侧上肢应制动,制动方法为将患侧上肢固定于胸带内,也可用三角巾固定于胸部。采用腹部皮瓣移植的患者,术后 72 小时应保持屈膝屈髋体位,以减轻腹部张力,下床活动时也应屈髋前屈。

3.病情观察

遵医嘱定时测量体温、脉搏、呼吸、血压,如有异常应及时通知医师。采用游离皮瓣移植的患者,应注意观察皮瓣的颜色、指压反应及皮肤温度,注意局部皮瓣的保暖。

4.伤口引流的护理

(1)护士要明确引流管放置的位置及作用,保障引流通畅,防止脱落。

(2)定时观察引流液的颜色、性质及量,如果引流液为鲜红色,而且量较多,提示有活动性出血,应及时通知医师。手术当天及术后第 1 天的引流量较多,约有 100 mL,背阔肌肌皮瓣术后第 1 天的引流量可达 200~300 mL,以后逐渐减少,引流液的颜色多呈暗红色。

(3)术后引流液澄清,引流量<20 mL,并结合患者主诉,可酌情拔除引流管。

(4)定时观察术区敷料是否清洁干燥。敷料被浸湿时及时通知医师,注意其颜色、性质及引流液的量,并标记渗出范围,必要时用无菌棉垫覆盖于渗血处,适当加压包扎,防止术区出血及感染。

5.饮食护理

该手术创伤范围较大,应鼓励患者过食高热量、高蛋白、高维生素饮食,以增强患者的抵抗力,有利于伤口愈合。

四、健康教育

(1)拆线:一般术后 7～10 天可间断拆线。拆线后 24～48 小时可酌情沐浴,但应避免用力揉擦伤口处,防止伤口裂开。

(2)术后应用胸带固定 3 周,然后穿着松紧适中的弹力衣或佩戴运动文胸 3～6 个月,以减少伤口处张力,防止瘢痕过度增生,同时避免再造术后的乳房移位。

(3)嘱患者出院后患侧上肢 3 个月内避免做剧烈运动及提重物,以防伤口裂开或再造乳房假体移位等。

(李　静)

第八节　乳房缩小整形术

一、概述

乳房的过度发育使乳房的体积过度增大,形成乳房增大症,俗称巨乳症。巨乳不仅影响女性的体态完美,而且会引起患者肩颈部不适、乳房下极糜烂等多种症状。因此,大多数患者希望通过手术来矫正。乳房缩小整形术是对女性乳房肥大患者施行的最普通的手术之一,是以切除部分乳房皮肤、乳腺组织,使乳房体积缩小和乳房位置改善,并进行乳头、乳晕整形的一类整形技术,不仅能够改善乳房外形,而且能够有效减轻由于乳房肥大所引起的各种症状,其应用已有近百年的历史。

二、麻醉方式

全身麻醉。

三、手术体位

仰卧位。

四、常见护理诊断/问题

(一)疼痛

与手术创伤有关。

(二)焦虑

与担心手术效果有关。

(三)潜在并发症

感染、出血。

五、护理措施

(一)术前护理

1.心理护理

巨乳患者长期受身体与精神的双重折磨,容易存在烦躁、焦虑、自卑等不良情绪,对手术愿望迫切且期望值较高。因此,护士应密切关注患者的情绪变化,向其耐心细致地介绍手术的过程、预期的效果以及术后的注意事项,以帮助患者缓解紧张焦虑的情绪,排解不必要的顾虑,增强患者的自信心,使其以良好客观的心态正视并接受手术。

2.皮肤护理

手术前 1 天嘱患者洗澡,更换清洁宽松的衣服,注意清洗褶皱处的皮肤,不要用力过大以免搓破皮肤。洗澡时注意保护医师标记的切口线。手术前 2 小时,根据手术区域按要求为患者剃除术区毛发。

3.饮食护理

全麻手术患者应禁食水 8～12 小时,局麻患者建议进食清淡饮食。

4.术前准备

完成常规术前检查。配合医师为患者进行术前拍照及标记切口线,以便于进行术前与术后效果对比,为术中判断切除组织量多少提供依据。

5.其他护理

嘱患者术前晚保证良好的睡眠,必要时可给予患者口服或肌内注射地西泮。手术当天进入手术室前,嘱患者去除身上的所有物品,包括眼镜、发夹、手表、首饰、义齿等,交由家属妥善保管,并嘱患者排空小便。

(二)术后护理

(1)病情观察:加强巡视,密切关注患者的病情变化;严密监测患者的体温、血压等生命体征;认真倾听患者主诉。

(2)体位:全麻术后 4 小时予患者去枕平卧位,头偏向一侧,有利于口内分泌物或呕吐物的流出,以免引起误吸;4 小时后可予患者垫枕;麻醉清醒后可逐渐抬高床头以减轻胸部的张力,减轻疼痛。

(3)全麻清醒后,患者可少量饮水,如无恶心、呕吐,可少量多次进食清淡、易消化的食物。术后第 1 天起,鼓励患者进食高热量、高蛋白、高维生素、易消化的饮食,以增强抵抗力,促进组织生长修复,有利于伤口愈合。

(4)伤口护理:术后伤口常规加压包扎,加强巡视,密切观察患者的伤口敷料有无渗血、渗液,患者主诉有无胀痛,如患者出现伤口剧烈疼痛或乳房膨胀等情况,及时通知医师。嘱患者避免双上肢大幅度活动,防止出血的发生。

(5)管路护理:术后妥善固定患者伤口引流管,并做好标识;保持伤口引流管的通畅及有效负压,避免扭曲、打折、受压;同时注意观察引流液的颜色、性状及引流量,并做好记录。

(6)预防感染:术后 3 天监测患者的体温,每天测量体温至少 4 次;一般患者术后 3 天内有手术吸收热,体温不高于 38.5 ℃,嘱患者多饮水,必要时行物理降温;如体温高于 38.5 ℃ 应及时通知医师,遵医嘱使用抗生素。

(7)疼痛护理:乳房缩小整形术创面较大,术后患者会出现不同程度的疼痛,护士应常规对患者进行疼痛评估,依据疼痛评分结果,遵医嘱是否应用止痛药及选择镇痛药物的种类。为患者进行各项护理操作时,动作要轻柔、准确,避免粗暴操作。

(8)心理护理:与患者建立友好信任的关系,主动关心并重视患者的每一个问题;保持病室安静整洁、空气清新,使患者心情舒畅;可向患者介绍几种缓解紧张情绪的方法,例如深呼吸、听音乐、转移注意力等;鼓励患者主动表达不适,以做到发现问题尽早处理。

六、出院指导

(1)术后 7～10 天开始拆线,张力大的部位间断分期拆线;一般拆线后 24 小时可洗澡,避免用力揉搓伤口处,以免伤口裂开。

(2)睡眠时应当仰卧,避免压迫乳房。

(3)3 个月内避免上肢做剧烈运动及提重物。

(4)选择合适的弹力文胸固定或穿弹力背心 3～6 个月,以减少伤口处张力,防止瘢痕过度增生。

(5)长期合理运动,特别要坚持做使胸肌发达的艺术体操、健美操,保持挺胸收腹的良好姿势,以获得优美的体形。

(6)定期复查,不适随诊,坚持随访 2 年。

(李　静)

第九节　乳房下垂矫正术

一、概述

乳房下垂多见于哺乳之后的中年妇女和经过减肥后的年轻妇女。乳房体积的大小都较正常,但松弛下垂外形似袋状,影响胸部体态,使患者在精神上产生不良影响,并因乳房向下牵坠,也可造成生活和工作中的不便。乳房下垂矫正术是将腺体、乳头、乳晕上提固定于正常的位置,切除过松的皮肤,恢复乳房的正常形态。

二、常见护理诊断/问题

(一)疼痛
与手术创伤有关。

(二)焦虑
与担心手术效果有关。

(三)潜在并发症
出血、乳头、乳晕坏死。

三、护理措施

(一)术前护理

1.心理护理

在整形外科的治疗过程中至关重要。乳房下垂患者多为中青年女性,大多经历了躯体的痛苦和精神的压抑,也有一定的自卑感,对手术寄予很大的希望,又有对手术的焦虑和恐惧。护士应以和蔼可亲的态度耐心细致地与患者交流,充分收集信息,分析掌握患者当前的各种心理状态。通过周到的照顾、专业知识的介绍、技巧性沟通等多种方法,在疏导解除患者对手术的焦虑、恐惧心理,使其有充分的信心主动积极配合手术的同时,还要着重做好以下两点。

(1)帮助患者树立客观的期望值。向患者讲解此类手术的相关知识,介绍手术的目的和方法,观看同类手术照片预见到手术效果,消除不切实际的幻想。

(2)由于整形外科医师工作忙碌,与患者接触的时间相对较短,但患者的要求可能较多、较琐碎,这样医患之间沟通不够充分;而护士与患者接触较多,有一定的时间对患者治疗的原因及要求进行详细了解,又具有专业知识,会在医患之间起到沟通桥梁的作用,使医患之间有更充分的了解。

通过以上措施,使心理护理与整形美容手术治疗的作用相辅相成,提高了患者对手术效果的满意度,体现了术前心理护理的效果。

2.术前准备

除常规的术前准备外,重点做好以下准备工作。

(1)全面的专科体格检查,例如乳腺有无炎症、肿块、破溃。

(2)现病史,例如有无高血压、糖尿病病史;凝血机制检查,除督促患者及时完成相关检查外,要确定患者是否服用抗凝药。

(3)检查是否在哺乳期、近期是否准备生育、月经确切时间(经期前3～4天及经期开始的1～2天因乳腺充血,应暂缓手术)。

(4)术前拍照时,要注意多角度、大范围拍摄,例如正面、左右侧面、左右半侧面(45°),范围要上至颏部、下至脐部、左右包括双肩和双臂,便于术前、术后整体效果的对比。

(5)术前还应测量胸围、乳头位置和乳房下垂位置及乳房下皱襞线等,以备手术设计时数据核对和术中参考。

3.手术区皮肤准备

护士会根据手术区域按要求剃去术区毛发,告知患者保持术区皮肤清洁干燥,术前洗澡、更换内衣。避免刮伤皮肤,保护医师用记号笔标出的切口线。

4.胃肠道准备

术前护士会根据情况为患者清洁肠道,例如用甘油灌肠剂 110 mL 灌肠或口服缓泻剂,以减轻术后腹胀和便秘。

5.饮食

手术前 1 天可进清淡饮食,当晚 12 时后至手术前禁食水,防止麻醉或手术过程中呕吐物误吸入气管引起窒息或吸入性肺炎。

6.保证休息

术前晚因过度紧张,难以入睡,医师会根据情况给予适量镇静剂。

（二）术后护理

（1）卧位：全麻清醒后取半卧位，防止呕吐物误入气管引起窒息和吸入性肺炎，减少术区张力，利于伤口引流。

（2）保持呼吸通畅：由于术后胸部加压包扎固定，部分限制了胸壁活动而易导致呼吸困难，护士应密切注意观察患者的呼吸频率、深度、节律是否正常，询问患者有无呼吸困难。

（3）教会患者有效咳痰的方法，并协助患者排痰，避免切口裂开及血肿发生。

（4）安抚患者情绪：术后患者伤口疼痛不适，易烦躁不安，护士应多给予安慰关心照顾或遵医嘱给予镇痛药，引导患者保持愉快的心情，利于伤口愈合。

（5）饮食：在医师和护士指导下进食，一般全麻术后完全清醒和局麻术后即可正常进食、水，建议进食高热量、高蛋白、高维生素饮食，以增强患者的抵抗力，有利于伤口愈合。

（6）妥善固定胸部敷料，乳头、乳晕及周围用柔软的无菌敷料覆盖，并用弹性绷带"8"字包扎，避开乳头、乳晕区域：①密切观察术区敷料包扎情况及有无渗血，耐心倾听患者主诉，如有术区肿胀、触痛、双侧不对称、瘀斑，应警惕血肿的形成，及时通知医师处理。②包扎力度：适当调整固定的松紧度，以不影响患者的呼吸为准，有助于止血和避免无效腔形成，耐心向患者解释敷料包扎所带来的胸闷、心前区压迫、局部胀痛不适等；暴露乳头、乳晕，用于观察乳头、乳晕的颜色、感觉和皮瓣的血运变化，防止发生坏死。术后如感到手臂麻木肿胀，应及时告知医师。③术后加压包扎48小时后再进行换药，能达到止血的作用，避免形成无效腔。

（7）引流管护理：充分引流是减少血肿的关键。要注意保持引流管的通畅及足够而稳定的负压状态，妥善固定引流管，认真观察和记录引流量、颜色、性状。引流期间要特别注意防止引流管被血块堵塞或受到挤压，保持负压引流管不折叠、不牵拉，避免引流管脱出。当引流器球体充盈时，应及时倾倒引流液，防止引流液倒流，引起逆行感染。如发生引流管堵塞，应及时通知医师并协助处理。如引流量＞50 mL/h，应警惕出血的可能性。术后72小时引流量＜10 mL可拔除引流管。

（8）密切观察术区乳房下垂矫正术患者术后乳房、乳头、乳晕的位置，密切观察乳头、乳晕的血运及感觉尤为重要。特别仔细观察毛细血管充盈反应、皮温及皮肤弹性。术后注意观察乳头、乳晕的颜色（正常未生育者呈红色，已生育者呈褐色）、弹性和感觉恢复情况，正常乳头、乳晕的充血反应时间为1～3秒。若充血反应时间超过5秒，提示皮瓣有血运障碍。如果乳头颜色苍白，提示动脉供血不足；如呈暗紫色，提示静脉回流受阻。如果疼痛剧烈、肿胀明显，应立即报告医师。同时观察双侧乳房是否对称、外形是否满意。术后10～14天拆线，尽量保持胸带固定良好，不要随便移动敷料。

（9）并发症的观察及预防。①出血：为较常见的并发症，一般于术后48小时内形成血肿，多表现为局部胀痛、跳痛感。要求术前完善凝血功能检查，避开月经期手术，术后保持引流管通畅，胸部加压包扎避免出现无效腔，术后限制活动。②乳头、乳晕坏死：为最严重的并发症之一，重在预防，密切观察乳头、乳晕的颜色、弹性。如出现血运不良，应用血管扩张药物及肝素，局部用烤灯照射等以防止皮瓣或乳头、乳晕坏死。③瘢痕增生或变宽：手术操作技术以及妥善的术后护理是预防瘢痕增生的重要手段。术后保持敷料清洁、干燥，局部制动防止水肿，拆线后指导患者白天涂瘢痕膏、夜晚瘢痕贴敷贴预防瘢痕增生。

四、出院指导

(1)强调 2 周内限制双上臂活动,防止切口裂开。

(2)2 个月禁止做剧烈运动,例如持重物或游泳。

(3)帮助并指导患者适度地顺时针和逆时针方向进行乳房按摩,2～3 次/天,10 次/分,可促进乳腺血运,加速腺体内手术创伤组织尽早软化吸收,促进乳头感觉和创面软组织的恢复及再造乳房形态的重塑。

(4)手术瘢痕有增生和成熟的过程,可在术后早期使用软化、抑制瘢痕增生的药物 6～12 个月预防瘢痕增生粘连,必要时 6 个月后手术修整瘢痕。

(5)佩戴弹性无钢圈文胸维持 2～3 个月,维持乳房的形状。

(李　静)

第十节　脂肪抽吸术

一、概述

脂肪抽吸术是利用负压吸引或超声波、高频电场等手段,通过较小的皮肤切口将局部蓄积的皮下脂肪去除,以改善形体的一种外科手段。

二、适应证

(1)局部脂肪堆积的轻、中度单纯性肥胖症患者。

(2)由遗传内分泌因素引起或其他原因不明的局限性肥胖者。

(3)多用于腹部、髂腰部、臀部、股部、颌颈部、面部、肩背部、四肢等。

三、常见护理问题

(一)疼痛
与手术切口有关。

(二)部分生活自理能力缺陷
与术后肢体移动困难有关。

(三)知识缺乏
与缺乏手术相关知识有关。

四、护理措施

(一)术前护理
(1)全麻手术患者应禁食水 8～12 小时,局麻可进清淡饮食。

(2)询问患者有无器质性病变及药物过敏史。

(3)术前 1 天行术前宣教,告知患者术后可能出现的问题,减轻患者的紧张焦虑情绪。

（4）根据手术部位准备宽松的外衣、胸腹带及弹力衣/裤等。

（5）女性患者需避开妊娠期及月经期。

（6）手术前沐浴、清洁皮肤，保证充足的睡眠。

（二）术后护理

（1）全麻患者清醒前采取去枕平卧位，清醒后给予头高位。

（2）术后4～6小时可饮水，无胃肠道不适，可从流食-半流食-普食逐渐过渡。保证患者进食高热量、高蛋白质、高维生素、粗纤维素食物，增强患者体质，促进机体康复。

（3）疼痛的护理：①评估患者的疼痛原因、部位、性质及持续时间。②告诉患者术后疼痛的必然性、可能持续的时间。③根据疼痛评分遵医嘱给予镇痛药物。④创造良好的术后休养环境，保持病室整洁、安静，适宜的温湿度，光线柔和，夜间暗化病室。⑤协助患者取适宜的舒适体位。⑥医疗护理操作时动作轻柔，避免粗暴动作，尽量集中进行。⑦告诉患者一些放松的方法，例如听音乐、聊天、看报等。

（4）术后24小时加压包扎，术区可有大量粉红色液体渗出，鼓励患者多饮水，促进体内的膨胀液代谢。

（5）术后1～2天可撤去加压敷料，伤口处可贴透气敷料（创可贴等）。

（6）遵医嘱撤除敷料后更换弹力衣/裤加压，坚持使用3个月以塑形。

五、健康教育

（1）术后1周内禁食辛辣刺激性食物，忌烟酒，避免暴饮暴食。

（2）术后短期内吸脂部位会出现青紫、凹凸不平、触痛、发硬、感觉迟钝麻木，均属正常现象，半年左右可恢复。

（3）3个月内避免剧烈活动和蒸桑拿，应局部按摩，穿弹力服加压塑形，最好穿3个月左右。

（4）应保持良好的饮食习惯，防止反弹。

（李　静）

第十一节　皮肤软组织扩张术

一、概述

皮肤软组织扩张术是将扩张器埋植于皮下或肌肉下层，通过向扩张囊内定期、定量注射生理盐水使其逐渐充盈膨胀，将局部皮肤软组织扩展延伸，从而提供充分的皮肤与软组织，以修复较大的组织缺损或为组织充填。皮肤软组织扩张术是一项比较常见的外科技术。

二、适应证

（1）瘢痕性秃发、脂溢性秃发、外伤和肿瘤原因引起的秃发。

（2）外伤、感染、慢性疾病等造成的皮肤软组织甚至骨骼缺损，如耳、鼻、乳房、阴茎再造等。

（3）畸形矫正，如先天性畸形及外伤引起的挛缩畸形。

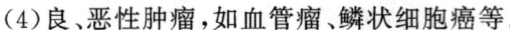

（4）良、恶性肿瘤,如血管瘤、鳞状细胞癌等。

三、手术方法

根据二期手术皮瓣设计方案选择合适形状和型号的扩张器。手术需分两期进行,一期手术为扩张器的埋入,需扩张的皮肤面积是缺损面积的 2 倍,一半用于修复缺损,另一半闭合供区。二期手术为扩张器取出及扩张后皮瓣的修复。经原切口取出扩张器切除原病灶,用扩张器提供的额外皮肤形成皮瓣,转移覆盖到原病灶切除后遗留的创面上。

四、辅助检查

（1）实验室生化检查。

（2）心电图、X 线胸片,了解患者有无其他器质性疾病,判断有无手术禁忌证,以保证手术安全。

五、常见护理诊断/问题

（一）疼痛

与手术创伤有关。

（二）有感染的危险

与术后留置引流管有关。

六、护理措施

（一）术前护理

（1）补充营养,维持体液、电解质平衡,给予高蛋白、高热量、高维生素食物。

（2）应用视觉模拟评分法,让患者学会术后正确表达疼痛。

（3）心理护理:告知患者此项手术需分两期完成,两次手术间隔一般需要 3 个月。由于放置扩张器所需的时间较长,易产生并发症,影响其正常的工作、生活,患者的心理负担及经济负担均较重,对手术效果的期望值较高,容易使患者出现紧张、焦虑、烦躁等不良情绪,影响其身心健康,护士应做好宣教、解释工作。在整个治疗过程中需要患者及家属较长时间的积极有效配合,方能取得好的疗效。

（4）术前准备。①备皮:嘱患者术前 1 天洗澡,备皮范围超过手术区域 10 cm,备皮动作轻柔,防止刮破皮肤。瘢痕凹凸不平者用眼科镊子夹取污物,用肥皂水及清水刷洗,扩张部位的皮肤应无痛疖、破溃、感染等,术区皮肤有炎症者应待炎症完全消失后再择期手术。②饮食:全麻手术患者应禁食水 8～12 小时。特殊情况遵医嘱执行。

（二）术后护理

1.病情观察

密切观察患者的生命体征变化。

2.伤口护理

观察伤口敷料包扎的松紧程度,过松起不到止血、消灭无效腔和防止血肿的作用;过紧易压迫组织,造成局部组织坏死。观察外敷料是否有渗出,如有渗出应做标记,同时注明时间,以动态观察渗出情况。

3.管路护理

放置负压引流管的患者要保持引流管通畅、压力均衡稳定。更换引流瓶时,注意无菌操作,并认真记录引流液的性质、颜色和量。

4.并发症的观察及护理

(1)血肿:是扩张器置入术后早期最常见的并发症之一。发生的原因多由于术中止血不彻底、术后引流不通畅所致。一旦出血较多或形成血凝块,唯一的处理方法是清除血肿、彻底止血、重新置入扩张器。

(2)感染:感染是造成扩张术失败的原因之一,应严格做到无菌操作,限制探视,保持室内空气新鲜,做好消毒工作,避免交叉感染的发生。同时,监测患者的体温、血常规变化等。

(3)扩张器外露:多发生在扩张晚期,一般为置入扩张器时分离间隙较小,置入后有折角,当扩张器内压力上升后,皮肤受压不均而出现扩张囊外露,如果皮瓣厚薄不均或合并感染,薄弱部位更易破溃,扩张囊很快疝出。扩张器外露不仅易引发感染,也会影响二期手术,如发生外露立立即减压,对外露的扩张囊以抗生素盐水纱布外敷包扎,同时提前行二期手术。

(4)皮肤坏死:扩张皮肤坏死是扩张术后最严重的并发症,直接影响手术的成败。主要是由于手术操作不当或在扩张皮肤过程中急于求成,向囊内注水过快、过多引起皮肤张力过大,皮瓣血液循环障碍所致。

5.饮食指导

鼓励患者进食高蛋白、高维生素、营养丰富及易消化的食物,多补充胶质丰富的食物,以增强抵抗力,促进伤口愈合。

6.疼痛护理

应用视觉模拟评分法,护士应及时、主动地评估患者疼痛,教会患者非药物镇痛方法,讲解药物镇痛的作用及不良反应,指导患者活动时疼痛的控制方法。

7.注水护理

术后切口愈合后开始向组织扩张器注入无菌生理盐水,一般注射 2～3 次/周,每次的注水量为扩张器额定容量的 10%～15%。注射时选用 4.5 号头皮输液针,严格无菌操作,缓慢推注,采取合适体位;注射中应密切观察患者反应及注射局部症状;注射后如局部皮肤张力较大、颜色苍白、无充血反应,则停止注射,若数分钟后仍不见恢复,要适当抽出部分液体并观察 30 分钟。注水后按压针眼 1 分钟,防止外渗。

七、健康教育

(1)一、二期手术之间患者在院外的时间较长,容易出现各类并发症,且影响因素较为复杂。为减少并发症的发生,各期的治疗、护理工作格外重要。开展有针对性的健康宣教,提高患者及家属的护理水平,做到有效预防、及时发现、积极处理各类并发症,加强对患者的出院指导以及院外随访工作,是保证手术成功和提高术后效果的关键。

(2)由于扩张器埋置时间长,一般注水需要 1～2 个月,在此期间被扩张的皮肤组织逐渐变薄,扩张部位皮肤的抵抗力和耐受力亦会逐渐降低。为了防止扩张皮肤破溃、扩张器外露等并发症的发生,加强患者的自我保护意识,告知沐浴、洗头时切勿烫伤或用力搓揉扩张皮肤;嘱患者不要到人多拥挤的地方,预防感冒和感染;避免剧烈活动,避免碰撞、摩擦和挤压;避免在扩张器的区域使用锐利坚硬的物品;紧贴扩张皮瓣表面的衣物应宽松、柔软;寒冷天气应注意保暖,注意不要烫伤皮瓣;夏季注意防晒;尽量不要使用化妆品;加强营养,保证充足的蛋白质和热量摄入。

(3)二期扩张器取出后可使用预防瘢痕增生。

（李　静）

第十二节　植 皮 手 术

一、概述

植皮手术即皮片移植术,只有表皮或还包含部分或全部真皮,但一般不包括皮下脂肪组织的完全离体的皮肤移植称为游离植皮术。

二、皮片分类

(1)表层皮片。

(2)中厚皮片。

(3)全厚皮片。

三、不同皮片的特点

不同皮片的特点见表 6-2。

表 6-2　不同皮片的特点

	厚度	优点	缺点	适应证	固定方法	术后处理
表层皮片	0.2~0.25 mm	皮片生命力强,供皮区愈合快	收缩大,外观不佳,挛缩严重	消灭感染性的肉芽创面和大面积烧伤创面	无缝合	四肢制动感染:3~5 天;换药非感染:10 天换药
中厚皮片	0.3~0.9 mm	兼有表层片与全厚皮片的优点	供皮区常有增厚的瘢痕遗留	应用广泛	无缝合、有缝合、褥式缝合	10~12 天拆包堆,12~14 天拆线
全厚皮片	0.9~1.1 mm	色泽、柔软度、松动性好,耐磨,耐压,收缩小	抵抗力差	面部、手部和关节部位新鲜无菌创面	有缝合	10~12 天拆包堆,12~14 天拆线

四、适应证

(1)超过全层皮肤,但无深部组织结构(例如主要的知名动脉、神经干或主支、肌腱或骨关节等)裸露的体表皮肤、软组织缺损的创面。

(2)适用于无菌、污染创面或有感染的肉芽创面。

(3)面积大,不可能直接缝合的创面。

(4)存在一定的血供的创面。

五、常见护理诊断/问题

(一)疼痛
与手术有关。

(二)躯体移动障碍
与术后制动有关。

(三)有移植物血运障碍的危险
与移植物牵拉、受压、摩擦、移位有关。

(四)焦虑
与担心术后效果有关。

(五)部分自理能力缺陷
与术后制动有关。

(六)知识缺乏
与缺乏皮片养护知识有关。

六、护理措施

(一)术前护理

1.心理支持

评估患者的心理状态,经常与患者沟通,及时了解患者的思想问题和要求,根据麻醉种类不同向患者说明术后可能发生的问题及正确的配合方法,使患者对手术有所了解,减轻其心理负担,以使之能积极主动地配合手术及治疗。

(1)向患者讲解手术后由于麻醉药物的不良反应,会出现恶心、呕吐等不适反应,并教会患者应对不适反应的方法,如术后麻醉未完全清醒时取去枕平卧、头偏向一侧的体位,避免因呕吐物引起的窒息,也可遵医嘱使用止吐药物。

(2)告知患者手术清醒后,遵医嘱可能会采取患肢抬高、患肢制动、卧床、屈膝屈髋位等限制性体位。

(3)告知患者术后可遵医嘱用药。

(4)对于术后自理能力受限者,应指导患者训练床上大小便。

2.术前准备

(1)进行常规化验及检查。

(2)女性患者避开月经期,如有需要遵医嘱给予黄体酮肌内注射,以延缓月经来潮。

(3)术区准备:①于术前1天晚和术日晨用0.05%醋酸氯己定清洁术区各1次。洗头时注意勿使消毒液进入眼、耳内,避免引起不适。②如为头面部手术于术前1天晚和术日晨彻底洁面,避免涂抹化妆品。③根据医师需要,剃除手术部位的毛发。④患者术前沐浴、更换衣裤,保持术区皮肤清洁干燥。

(4)肠道准备:全麻手术禁食水8~12小时,或遵医嘱;局麻手术患者进食少量清淡、易消化的食物。必要时给予灌肠,清洁肠道。

(5)协助医师进行术区局部照相,以便于术前、术后对比。

(二)术后护理

1.体位护理

(1)患者返回病房后给予妥善安置,判断患者的意识情况,全麻手术患者加床档予以保护。

(2)全麻患者清醒前采取去枕平卧位,清醒后给予头高位。

(3)给予供区减张体位。

(4)受区如为头面部需头高位,如为四肢需患肢抬高,以促进血液循环。

2.病情观察

(1)严密监测患者的体温、脉搏、呼吸、血压。

(2)严密观察患者的术区敷料,是否有渗血、松动,如有异常及时通知医师。

(3)受区如为四肢,需观察皮肤色泽、指压反应、皮温等末梢循环情况。

(4)遵医嘱可适量使用镇静剂、止痛剂。

(5)注意听取患者的任何不适主诉,使患者保持心情舒畅、精神放松,利于伤口愈合。

(6)协助医师换药,观察术区皮肤颜色、敷料气味等。

3.饮食护理

全麻手术后6小时内禁食,4小时内禁水。如为面部手术,6小时后进冷流食,避免术区出血及增加伤口张力,48小时后可进温软食,逐渐过渡到普食;如为非面部手术,次日可进普食,禁食辛辣刺激性食物。

4.基础护理

对于自理能力受限者,协助做好生活护理,保证做到"六洁"。放置常用物品及呼叫器于患者可及处,并且经常巡视病房。

5.安全护理

预防在活动中发生跌倒、坠床,采取严密的安全护理措施是非常重要的。

(1)床头悬挂防跌倒/坠床温馨提示牌,引起患者重视。

(2)患者卧床期间使用床档保护,以免坠床。

(3)非四肢制动嘱患者,嘱患者术后第1次下地活动时在进食后进行,并在家属或医务人员的协助下缓慢床下活动,避免跌倒。

(4)保持地面整洁干燥,避免滑倒。

(5)患者裤腿长短合适,避免跌倒。

(6)卧床者指导并协助患者床上大小便。

6.预防压疮

(1)鼓励患者进食高蛋白(蛋类、豆类、奶类、肉类)及高维生素(新鲜的蔬菜、水果)食物,增加营养。

(2)协助患者至少每2小时翻身1次,避免皮肤长期受压。

(3)保持床单位清洁干燥。

(4)必要时给予骨隆突出皮肤敷料保护。

7.预防静脉血栓

(1)指导患者多饮水,促进血液循环。

(2)指导患者床上行踝泵运动。

(3)遵医嘱穿戴抗栓袜。

(4)遵医嘱使用抗栓泵按摩健侧下肢。

(5)遵医嘱使用抗凝药物,预防血栓的形成。

8.拆线

(1)术后 7～10 天拆除加压包扎敷料。

(2)术后 10～14 天拆除缝线。

9.其他

拆线后协助医师进行局部术区照相,方便术前、术后进行对比。

七、健康教育

(1)保持伤口清洁干燥。拆线后的 72 小时伤口愈合好、无裂开,可沐浴。如有血痂,待其自然脱落,切忌自行去除。

(2)根据受区所在的部位,遵医嘱佩戴弹力敷料 3～6 个月,以减轻因张力过大而出现的瘢痕增生或挛缩。

(3)皮片移植术后 3～6 个月内避免术区局部张力过大的活动。

(4)皮片的护理:①移植成活的皮片没有分泌皮脂、汗液的功能,在干燥寒冷的条件下极易发生皲裂,应进行皮片养护。伤口愈合后每天用 20～30 ℃的毛巾热敷受区至微微发红,皮片上均匀涂揉动物脂肪油至皮肤完全吸收,早、晚各 1 次,一般终身涂抹。②伤口愈合后,伤口切口处可涂抹防瘢痕药抑制瘢痕增生。③皮片移植后,末梢神经受损,痛、触、温觉较差,感觉可功能逐斩恢复,因此需防止烫伤、烧伤、冻伤。④皮片移植后会出现皮肤色泽加深,1 年内应注意避免曝光直接照射受区,防止色素沉着,不宜用刺激性护肤用品。⑤皮片移植术后会出现皮片挛缩,属正常现象,需提前告知患者及家属,强调需定期门诊随诊。

(5)保持舒畅的心情、充足的睡眠,以利于身体的全面康复。

(6)多食高蛋白(蛋类、豆类、奶类、肉类)及高维生素(新鲜的蔬菜、水果)食物,禁忌辛辣刺激性食物。

(李　静)

第十三节　瘢痕疙瘩切除术

一、概述

瘢痕疙瘩是常见的于皮肤损伤后,在愈合的过程中胶原合成代谢功能失去正常的约束控制,持续处于亢进状态,造成结缔组织大量增生形成的软组织良性肿块。一般表现为正常皮肤隆起形状不一的肿块,并伴有局部瘙痒和疼痛感。

二、病因

(一)内因

瘢痕体质、激素水平高低。

(二)外因

烧伤、创伤、痤疮、手术、感染。

三、临床表现

正常皮肤隆起形状不一的肿块,并伴有局部瘙痒和疼痛感。瘢痕边缘明显突出于其界限外,呈粉红色或紫红色,软骨样硬度,无弹性,血液供应差,有时呈带状,与皮纹平行。部分有向外延伸的毛细血管,饮酒或进食辛辣刺激性等食物后症状加重。

四、流行病学

多发于青春期,女性的患病概率大于男性。

五、辅助检查

(1)瘢痕硬度测定。

(2)B超瘢痕厚度测定。

(3)放疗前定位。

六、治疗原则

(一)药物治疗

1.局部注射

类固醇皮质激素药(曲安奈德)。

2.局部涂搽

医用硅酮凝胶。

(二)手术治疗

瘢痕切除联合放射治疗。

七、常见护理诊断/问题

(一)焦虑

与多好发于暴露部位,影响美观,并且多数瘢痕疙瘩发痒、疼痛,影响生活质量等因素有关。

(二)疼痛

与瘢痕本身及手术有关。

(三)躯体移动障碍

与术后疼痛、活动受限有关。

(四)知识缺乏

对专业知识缺乏有关。

八、护理措施

(一)术前护理

1.心理护理

瘢痕疙瘩多好发于暴露部位,影响美观,对年轻患者而言,由此容易带来社会交往、婚姻等方面的负面影响,并且瘢痕疙瘩极易复发,许多患者在美容门诊治疗前采用过不同形式的治疗,但效果不佳甚至导致病情加重。因此患者求治心切,又疑心重重。护理人员要有足够的耐心,通过真诚的沟通交流取得患者的信任。准确评估患者的焦虑程度和期望,介绍综合治疗的优点、手术过程,讲解手术前后的注意事项和配合要点,使患者减轻心理负担,对自己的病情、治疗方案、手术方法、效果有一定的认识,增强患者战胜疾病的信心,减少患者的紧张心理。同时也要注意降低患者的期望值,告诉患者即使采用手术+放疗的方法也有一定的复发率,以取得患者的理解和配合。

2.术区皮肤准备

(1)手术前每天清水清洁胸部手术区域,对于瘢痕隐窝处的顽固污垢,患者每天用0.05%醋酸氯己定溶液湿敷术区,并用润肤油或医用汽油浸润15分钟后压棉签擦拭或用注射器抽取等渗盐水湍流式冲洗瘢痕区,凹凸不平处反复冲洗,动作轻柔,避免损伤皮肤。

(2)备皮:备皮时先检查手术区皮肤是否完整,有无破裂、皮疹、灼烧、感染等。根据手术部位向患者说明备皮范围,对于隐私部位注意遮挡。备皮时告诉患者不要紧张,以免由于肌肉紧张痉挛而刮破皮肤。在备皮时如有不适,随时告诉护士。患者取舒适体位,备皮者左手绷紧患者皮肤,右手持剃刀紧贴皮肤顺着毛发根剃除毛发。先剃正常皮肤处,再剃瘢痕周边皮肤。小心剃除瘢痕边缘与正常皮肤衔接处的毛发,夹角过小或瘢痕隐窝处毛发无法剃除时,可用小剪刀将毛发根部剪断,动作应轻柔,放慢速度,避免损伤皮肤。备皮范围为手术区域和切口周围15～20 cm的毛发。手足或靠近手足的手术患者需修剪指(趾)甲。

3.手术前胃肠道准备

(1)术前晚建议进食易消化的食物。

(2)全麻患者术前12小时禁食,4～6小时禁水。

(3)局麻患者术日晨建议少量进食易消化的食物。

(二)术后护理

1.术后麻醉恢复期护理

全麻患者术后去枕平卧4～6小时,待完全清醒后,可少量进食水。

2.体位护理

(1)瘢痕疙瘩多位于胸部、肩三角区,故术后告诉患者取平卧位以减少局部张力。尽量减少肢体的活动,以降低切口张力和缓解疼痛。

(2)对于自理活动受限者,协助做好生活护理。

3.放疗的护理

放疗的主要机制是电离辐射抑制或破坏成纤维细胞增生,减少胶原纤维合成与沉积,达到减轻瘢痕增生的目的。放疗时间应在术后24小时内,最晚不超过3天,才能取得较好的疗效,术区放疗时间一般选择术后24小时和1周。

(1)为了减少患者的顾虑及恐惧感,放疗前向患者解释放射线治疗的原理,并告知患者该治疗并不等同于肿瘤患者的长期大剂量放疗,且放疗前请放疗科会诊,医师会在某些特殊部位,如小儿或年轻女性的乳房、甲状腺、胸腺、会阴部位适当增厚皮肤表面挡铅的厚度,以降低照射深度。

(2)放疗后行伤口换药。放疗期间注意保持放射部位皮肤清洁干燥,防止局部摩擦抓挠,禁止在放疗部位贴胶布,避免各种物理、化学刺激。如出现干性皮炎减少摩擦,出现湿性反应停止放疗,使用炉甘石洗剂涂抹受损皮肤。放疗期间及放疗后皮肤有任何不适,如疼痛、瘙痒等及时报告与处理。

九、健康指导

(1)第 2 次放射治疗后 1 周返院拆除缝线。拆线后 1 周,伤口一期愈合后使用抗瘢痕药物抑制瘢痕治疗。常用药物有医用硅酮凝胶,每天 2 次均匀涂抹缝线处,涂抹半年。术区严格防晒,防止色素沉着。

(2)拆线 1 周后沐浴。建议患者穿弹力衣加压术区,避免剧烈活动及术区减张 3 个月至半年。

(李　静)

第七章

眼 科 护 理

第一节 视神经病变

一、视神经炎患者的护理

视神经炎指视神经的炎性脱髓鞘、感染、非特异性炎症等一系列视神经病变,大多为单侧。临床上常分为视神经盘炎和球后视神经炎。视盘炎多见于儿童,球后视神经炎多见于青壮年。

(一)护理评估

1.症状与体征评估

(1)视神经盘炎:发病初期,可有前额部或眼球后疼痛和压迫感。视力急剧下降,常双眼发病,可在1~2天内视力严重障碍,甚至无光感。发病初1周视力损害严重。除视力下降外,还可表现为色觉异常或视野损害,可伴有闪光感、眼眶痛,特别是眼球转动时疼痛。患眼瞳孔常散大,直接光反应迟钝或消失,间接光反应存在。炎性脱髓鞘性视神经炎患者视力可逐渐恢复,部分患者1~3个月视力恢复正常。

儿童视神经炎发病急,多因感染引起.治疗预后好。早期眼底可见视盘轻度充血,边界模糊。随着病情发展,视盘充血明显、扩大,边界极度模糊,但视盘隆起度一般不超过3D。

(2)球后视神经炎:可分为急性与慢性两类,以慢性为多见。①急性球后视神经炎:发病急,于数小时到数日内出现突然视力下降,重者无光感。眼部检查:眼部外观无异常发现,瞳孔有明显改变。单眼患病者,直接对光反射消失而间接对光反射正常。双眼患病者,直接对光和间接对光反射均消失。②慢性球后视神经炎:多为双眼或单眼视力缓慢减退,视物不清,外眼检查和瞳孔未见明显改变,早期眼底未见异常。

2.检查评估

视野检查、视觉诱发电位(visusl evoked potential,VEP)检查和色觉检查可出现阳性体征,帮助诊断。

(二)治疗要点

急性首次发病或既往已诊断多发性硬化或视神经炎的患者的复发期,可应用糖皮质激素冲

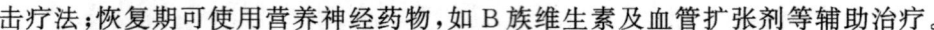

击疗法;恢复期可使用营养神经药物,如 B 族维生素及血管扩张剂等辅助治疗。

(三)主要护理诊断和问题

1.感知改变

视力下降:与视神经炎有关。

2.有受伤的危险

与视力急剧下降有关。

3.疼痛

与疾病累及神经产生疼痛有关。

4.恐惧

与担心疾病预后有关。

(四)护理目标

(1)改善视力,防止视神经萎缩。

(2)患者住院期间不发生意外。

(3)疼痛得到缓解。

(4)能以正确的心态面对疾病。

(五)护理措施

1.激素治疗的护理

大剂量糖皮质激素如甲泼尼松龙冲击治疗,它可引起一系列药物不良反应,应密切观察患者全身情况,如发现异常情况及时处理。

(1)用药期间应限制钠盐的摄入并每天测血压,每周测体重1次,定期复查肝功能、血生化,了解血钾、血钠的变化。

(2)注意消化道反应:观察患者有无腹部不适,有无腹泻、腹痛、便秘、胃痛等胃肠功能紊乱。重视患者的自觉症状,观察患者大便颜色。

(3)观察眼部情况:用药期间每天测量眼压,观察患者有无激素性青光眼、激素性白内障、激素性葡萄膜炎、视神经损伤、角膜巩膜变薄甚至穿孔。

(4)静脉注射部位的保护:患者需要长时间、大剂量的静脉输注,对血管刺激性大,要注意保护血管,由远而近,由细到粗地选择静脉,严格执行无菌技术操作。

2.颞浅动脉旁皮下注射护理

遵医嘱使用复方樟柳碱作颞浅动脉旁皮下注射时,注意避开颞浅动脉,选择正确的注射部位,呈 45°角进针,注射方向应避开眼球。注射后会有皮丘隆起,稍后会逐渐消失,嘱患者勿用力按压。

3.疼痛护理

给予疼痛评估,做好解释工作,指导分散疼痛注意力方法。遵医嘱给药,观察药效,做好评价工作。

4.安全护理

将日常生活用品放在患者触手可及之处,合理安排病房内设施摆放,畅通走道。

5.心理护理

因起病急,视力突然下降且伴眼球转动痛,患者感到焦虑不安甚至惊恐。护士应加强与患者的沟通,解释病情,帮助患者正确认识疾病发生机制及可治愈性,说明坚持长期治疗的必要性,使患者对治疗充满信心。所有治疗操作前做好解释工作,动作要熟练、准确、轻巧。

二、缺血性视神经病变患者的护理

缺血性视神经病变是视神经的营养血管发生循环障碍的急性营养不良性疾病。临床上分前段和后段缺血性视神经病变两型。多见于 60 岁以上的老年人,单眼或双眼先后发病。本节主要阐述前部缺血性视神经病变(anterior ischemic optic neuropathy,AION)。

(一)护理评估

1.症状与体征评估

了解高血压、动脉硬化、心血管疾病、糖尿病病史。突然发生无痛性、非进行性的视力减退。开始为单眼发病,可间隔数周至数年后另一眼发病,常为 50 岁以上的老年人。

2.检查评估

眼底检查、视野检查和眼底荧光血管造影检查,可发现视盘缺血表现。

(二)主要护理诊断和问题

1.感知改变:视力下降

与视神经病变、视野缺损有关。

2.焦虑

与视力突然减退,担心疾病预后有关。

(三)治疗要点

积极病因治疗;全身应用糖皮质激素,以缓解视神经营养血管的循环障碍;应用血管扩张药,改善微循环;口服乙酰唑胺,降低眼内压。

(四)护理目标

(1)视力有所好转。

(2)焦虑心理有所减轻或消失,能以正确的心态面对疾病。

(五)护理措施

(1)入院时介绍疾病相关知识,树立患者治疗信心。

(2)做好激素治疗的护理。用药期间应限制钠盐的摄入,并每天测血压,每周测体重 1 次,注意消化道反应,观察患者有无胃肠功能紊乱。观察眼部情况,每天测量眼压,观察患者有无激素性青光眼、激素性白内障等。

(3)遵医嘱静脉滴注血管扩张药,改善微循环。密切监测血压变化,预防直立性低血压等并发症的发生,做好安全护理;并做好静脉注射部位的保护。

(4)口服乙酰唑胺,以降低眼内压,相对提高眼灌注压。用药期间,嘱患者多次少量饮水,密切观察患者有无手脚麻痹、腰部疼痛、排尿困难、血尿等情况。

(5)加强营养摄入,避免辛辣刺激食物。

三、视神经萎缩患者的护理

视神经萎缩指任何疾病引起视网膜神经节细胞及其轴突的退行性病变。病因较多,有颅内、眶内的炎症、肿瘤、外伤等引起的病变,视神经、视网膜病变,代谢性疾病如糖尿病和遗传性疾病,如 Leber 病等。

(一)护理评估

1.症状与体征评估

了解以往病史如糖尿病、遗传性疾病、外伤、眼部疾病病史等情况。该病主要表现为视力减退和视盘呈灰白色或苍白。根据眼底表现及视神经损害的部位可分为原发性和继发性视神经萎缩：①原发性视神经萎缩，为筛板后的视神经、视交叉、视束及外侧膝状体的视路损害，病变过程呈上行性。如球后视神经炎、垂体肿瘤所致的视神经萎缩。②继发性视神经萎缩多因长期的视盘水肿或视神经盘炎引起的视盘、视网膜、脉络膜病变，病变过程呈上行性。

2.检查评估

眼底检查：早期视盘正常或色泽变淡，但无出血和渗出；晚期可见视盘颞侧苍白或全部苍白。视野检查及视觉诱发电位(VEP)检查可以帮助诊断。

(二)治疗要点

(1)以病因治疗为主如由脑垂体肿瘤压迫引起的，经手术治疗视力很快恢复。如因视神经管骨折引起的，及时手术治疗视力可以恢复。

(2)视神经病变引起的视神经萎缩，早期及时给予适当的糖皮质激素；中、晚期则应给予神经营养类药、活血化瘀扩张血管类药及神经生长因子；此外针刺治疗也有一定效果，但必须坚持较长期的治疗；手术治疗主要针对病因，如垂体肿瘤可行肿瘤摘除术，术后加上放射治疗；如视神经管骨折者可行视神经减压术、骨折修复术。

(三)主要护理诊断和问题

1.感知改变：视力下降

与视神经萎缩有关。

2.有受伤的危险

与视力下降有关。

(四)护理目标

(1)患者视力下降速度延缓。

(2)患者住院期间未受到伤害。

(五)护理措施

(1)遵医嘱给予糖皮质激素等，观察药物不良反应。

(2)行视神经减压术的患者，护士要做好手术前后护理。①术前做好解释及各项检查。②术后严密观察病情变化，观察患者是否有高热、头痛、脑膜刺激征等颅内感染症状；是否有呕吐、抽搐，及时清除口鼻腔分泌物，保持呼吸道通畅。③用无菌生理盐水浸湿的纱布覆盖口腔，保持呼吸道湿润。④定时观察患者视力、视野及眼球运动情况。

(3)安全护理合理安排病房内设施摆放，畅通走道。将日常生活用品放在患者触手可及之处，加强巡视，及时了解患者需求并提供帮助，嘱家属做好陪护工作。

(4)观察血压变化，尤其是高血压患者，要保持血压稍高于正常人，不宜将血压降至过低。

(5)心理护理鼓励患者树立治疗信心，保持轻松舒畅心情。

（何　燕）

第二节　视网膜病变

一、视网膜动脉阻塞

(一)概述

视网膜动脉阻塞是指视网膜中央动脉或其分支阻塞。视网膜中央血管为终末血管,当动脉阻塞后,该血管供应的视网膜营养中断.势必引起视网膜的功能障碍,如果处理不及时,终将失明。

(二)病因与发病机制

本病多发生在有高血压、糖尿病、血液病、心血管疾病的老年人。导致视网膜血管发生阻塞的直接原因主要为血管栓塞、血管痉挛、血管壁的改变和血栓的形成及血管外部的压迫等。

(三)护理评估

1.健康史

询问患者发病到就诊时间。询问患者是否患有高血压、动脉粥样硬化、糖尿病、细菌性心内膜炎等疾病;必要时了解患者有无口服避孕药物、偏头痛、梅毒史。

2.症状及体征

视网膜中央动脉主干阻塞者表现为突然发生一眼无痛性视力急剧下降甚至无光感,分支阻塞者则为视野某一区域突然出现遮挡。外眼检查正常,但主干阻塞的患眼瞳孔中等散大,直接光反射消失,而间接光反射存在。

眼底检查可见视网膜呈灰白色,黄斑区可透见其深面的脉络膜红色背景,与其周围灰白水肿的视网膜形成鲜明的对比,成为樱桃红点。分支阻塞者,该动脉分布区的视网膜呈灰白色水肿有时可以见到栓子阻塞的部位。

3.心理-社会状况评估

患者因突然视物不清甚至完全失明,需要接受一系列抢救治疗措施,使得患者容易产生不同程度的恐惧、紧张、焦虑心理,故应该注意评估患者的年龄、文化层次和对疾病的认知度,评估患者的情绪和心理状态。

4.辅助检查

(1)眼底荧光素血管造影检查:显示视网膜动脉充盈时间延长及阻塞动脉内有无灌注,可以作为诊断该疾病的依据。

(2)视野检查:提示病变程度和范围。

(3)内科检查:包括血压、血沉、血常规、血糖、超声心电图、颈动脉超声多普勒。

(四)护理诊断

1.感知改变

与视网膜动脉阻塞导致的突然视力丧失或视野缺损有关。

2.自理缺陷

与视功能障碍有关。

3.焦虑

与视力突然下降或视野遮挡有关。

(五)护理措施

(1)一旦确诊应争分夺秒配合医师进行抢救。患者在短时间内很难接受视力丧失这一现实，护士应注意主动安抚患者，稳定其情绪，解释发病原因及治疗方法，帮助患者树立战胜疾病的自信心，取得患者的主动配合。

(2)指导患者正确压迫和按摩眼球，即闭眼后用手掌大鱼际在上眼睑压迫眼球5～10秒，放松数秒，重复5～10次，至少15分钟。

(3)据医嘱正确使用血管扩张剂，用药过程中严密监测血压情况，特别是全身使用扩血管药物的患者，嘱其卧床休息，避免低头、突然站立等动作，以防发生直立性低血压。

(4)吸氧：白天每小时吸氧一次，晚上每4小时吸氧一次，每次10分钟，吸入包含95％氧及5％二氧化碳的混合气体，能增加脉络膜毛细血管血液的氧含量，从而缓解视网膜的缺氧状态，二氧化碳还可扩张血管。

(5)对因治疗：进行全身检查，特别注意颈动脉及心血管系统的异常体征，以寻找病因，积极治疗全身疾病，预防另一只眼发病；观察患者的视力恢复状况，并做好记录，发现视力异常情况及时报告医师，并协助做好相应处理。

(6)健康教育：指导患者养成健康的生活和饮食习惯，不用冷水洗头，避免过度疲劳；积极治疗高血压、动脉硬化、糖尿病等内科疾病，减少诱发因素；嘱患者定期随访，若出现头胀、眼痛、视力锐减等，应立即就诊。

二、视网膜静脉阻塞

(一)概述

视网膜静脉阻塞是比较常见的眼底血管病，临床上根据阻塞部位的不同，分为视网膜中央静脉阻塞和视网膜分支静脉阻塞两种。本病较视网膜中央动脉阻塞更多见，常为单眼发病，左、右眼发病率无差别。

(二)病因与发病机制

本病的病因比较复杂，与高龄、高血压、高血脂、血液高黏度和血管炎等引起血流动力学、血管壁、血液流变学的改变有密切关系。本病的特点是静脉扩张迂曲，沿静脉分布区域的视网膜有出血、水肿和渗出。

(三)护理评估

1.健康史

询问患者是否患有高血压、动脉粥样硬化、糖尿病、红细胞沉积率增加、开角型青光眼等疾病；询问患者是否服用避孕药。

2.症状及体征

视网膜中央静脉阻塞可分为轻型(非缺血型)和重型(缺血型)两种类型。其主要临床表现为不同程度的视力减退，瞳孔对光反射迟钝。眼底检查可见患眼视网膜静脉粗大、迂曲，血管呈暗红色，大量的火焰状出血，视网膜静脉管壁的渗漏引起视网膜水肿，病程久者可见一些黄白色硬性脂质渗出及黄斑囊样水肿。视力损害的程度则依据黄斑区出血及囊样水肿的有无及轻重而不同，一般视力损害较严重。

视网膜分支静脉阻塞,主要表现为视力不同程度下降。阻塞点远端视网膜静脉扩张、迂曲,该区视网膜水肿、火焰状出血。阻塞严重者,有时可见棉绒斑、黄斑区常发生管壁渗漏,引起阻塞侧的黄斑囊样水肿,周围视野多无影响,中心视力依据黄斑区水肿及出血的程度而异,一般较总干阻塞者稍好。

3.心理-社会状况评估

注意评估患者的情绪和心理状态,以及患者的年龄、文化层次、饮食习惯和对疾病的认知度。

4.辅助检查

(1)FFA检查:主要了解血管阻塞的程度,黄斑区是否有渗漏,视网膜无灌注区的范围,以及有无新生血管形成等情况,对诊断、治疗和判断该病的预后有重要作用。

(2)血液检查:可协助区分缺血型视网膜中央静脉阻塞和非缺血型视网膜中央静脉阻塞。

(四)护理诊断

1.感知改变

与视网膜出血、渗出等因素导致的视力丧失有关。

2.焦虑

与视力下降、担心预后有关。

3.自理缺陷

与视力下降有关。

4.潜在并发症

玻璃体积血、增殖性玻璃体视网膜病变、视网膜脱离、新生血管性青光眼。

(五)护理措施

(1)用药护理:据医嘱指导患者正确用药,观察药物的疗效及不良反应,使用抗凝血药物时应检查纤维蛋白原及凝血酶原时间,低于正常时,及时通知医师停药。使用糖皮质激素时要注意监测患者血糖的变化。

(2)心理护理:评估患者的焦虑程度,耐心听取患者的主诉,讲解疾病相关知识,增强患者疾病恢复的自信心,保持愉快的心情,能主动配合治疗。

(3)为患者提供安静、整齐、通风良好的休息环境,病情轻者可适当活动,如散步等。但应注意少低头,减少头部活动,重者需卧床休息。

(4)观察患者有无高眼压的表现,如出现头痛、眼痛、畏光、流泪等异常时,应及时通知医师进行处理。

(5)健康教育:指导患者保持充足的睡眠,避免眼睛的过度疲劳,饮食以清淡易消化为主,少吃油炸、高脂、高糖食物。积极治疗内科疾病,防止进一步加重病情。嘱患者定期随访,一般3～4周随访1次。

三、中心性浆液性脉络膜视网膜病变

(一)概述

中心性浆液性脉络膜视网膜病变是一种常见于中青年男性的散发性、自限性眼病,病变局限于眼底后极部,预后较好。

(二)病因与发病机制

由于视网膜色素上皮的屏障功能发生障碍,致使脉络膜毛细血管漏出的血浆通过受损的色素上皮进入视网膜下,液体积聚于视网膜神经上皮与色素上皮之间,从而形成后极部视网膜的盘状脱离。进行糖皮质激素治疗、熬夜、用眼过度、精神兴奋紧张等容易诱发本病。

(三)护理评估

1.健康史

询问患者有无视网膜或脉络膜的原发疾病史;了解患者是否进行过糖皮质激素的治疗、近期有无用眼过度疲劳、精神紧张或长时间熬夜等。

2.症状及体征

本病多发生于健康的 20～45 岁男性,也可见于女性妊娠期;患者突发单眼或双眼视力模糊,但常不低于 0.5,且可用凸透镜部分矫正;同时患眼自觉视物变小、变远,眼前固定暗影;眼底检查可见黄斑中心凹反射消失,黄斑区可见灰白色视网膜后沉着物,后极部视网膜盘状脱离。

3.心理-社会状况评估

该病起病较急,伴有不同程度的视力下降,患者常有紧张、焦虑的不良情绪,注意评估患者对疾病的认知度、患者的性格特点及心理状况等。

4.辅助检查

(1)FFA 检查:可以具体显示色素上皮的损害程度和病变范围,了解病情进展。

(2)OCT 检查:有助于诊断并了解病变范围。

(四)护理诊断

1.感知改变

与黄斑区沉着物等因素导致的视力障碍、视物变形有关。

2.焦虑

与疾病反复发作、病程长等因素有关。

3.知识缺乏

缺乏此病的防治知识。

(五)护理措施

(1)主动与患者交流,讲解疾病相关知识,缓解其紧张焦虑的不良情绪,帮助患者保持稳定情绪,以积极乐观的心态接受治疗和护理;有视物变小、变形者应减少活动,防止碰撞。

(2)定期检测患者的视力及其眼底情况,以便了解病情的进展。

(3)健康教育:注意用眼卫生,不要长时间用眼,不熬夜,避免过度劳累,建立规律的作息时间。病情重者尽量不用眼,闭目养神,使眼得到休息;病情轻者连续用眼看物时间不可超过 30 分钟。进食补充视网膜组织所必需的维生素类食物(如动物肝脏、奶类、菠菜、胡萝卜等),富含维生素 A 的食物,以及植物油、坚果等富含维生素 E 的食物,同时戒除烟酒及刺激性食物。

(4)告知患者该病禁用糖皮质激素类药物。嘱患者定期随访,一般 6～8 周检查 1 次。

四、视网膜脱离

(一)概述

视网膜脱离是指视网膜的色素上皮层和神经上皮层之间的分离,可分为孔源性(原发性)视网膜脱离、渗出性(继发性)视网膜脱离及牵拉性视网膜脱离三种类型。

(二)病因与发病机制

孔源性视网膜脱离是因视网膜神经上皮层发生裂孔,液化的玻璃体经此裂孔进入视网膜神经上皮与色素上皮之间积存,从而导致视网膜脱离,多见于老年人、高度近视、无晶体眼、眼外伤后等;非裂孔性视网膜脱离是由于脉络膜渗出所致的视网膜脱离,又称渗出性视网膜脱离,多见于视网膜血管病变、脉络膜病变葡萄膜炎等;牵拉性视网膜脱离指因增殖性玻璃体视网膜病变的增殖条带牵拉而引起的没有裂孔的视网膜脱离,多见于视网膜缺血、眼球穿通伤等。

(三)护理评估

1.健康史

(1)评估患者是否为高度近视眼、白内障摘除术后的无晶体眼、老年人和眼外伤患者、中心性浆液性脉络膜视网膜病变、葡萄膜炎、后巩膜炎、妊娠高血压综合征、恶性高血压及特发性葡萄膜渗漏综合征等疾病。

(2)了解患者的发病情况,如发病时间等。

(3)评估患者重要脏器的功能以及对手术的耐受程度。

2.症状及体征

(1)孔源性视网膜脱离主要表现为眼前闪光感和眼前黑影飘动,某一象限视野缺损,累及黄斑时中心视力下降或视物变形等。眼底可见视网膜隆起合并裂孔,玻璃体常有变性、混浊、积血、浓缩或膜形成。

(2)渗出性视网膜脱离主要表现为不同程度的视力减退和视野缺损。眼底可见视网膜隆起视网膜下积液可随体位而向低位移动,玻璃体混浊。如果黄斑区受到影响则有中心视力减退。

(3)牵拉性视网膜脱离可无症状,也可出现视力减退和视野缺损,眼底检查可见视网膜表面出现玻璃体膜、玻璃体积血或混浊。

3.心理-社会状况评估

多数患者由于视力障碍,担心预后不好,心理上容易产生紧张、焦虑、悲观的情绪,应注意评估患者的年龄、性别、职业、性格特征等,评估患者对疾病的认知程度。

4.辅助检查

(1)散瞳检查眼底:采用双目间接检眼镜结合巩膜压迫法及裂隙灯三面镜检查,可以发现视网膜裂孔,并确定裂孔的数目、大小、形态以及分布情况,视网膜隆起和受牵拉的部位。

(2)眼部 B 超检查:确定视网膜脱离的部位、大小等。

(3)眼部荧光血管造影:了解视网膜的渗出情况。

(四)护理诊断

1.感知改变

与视网膜的脱离导致视力下降及视野缺损有关。

2.焦虑

与视功能损害及担心预后有关。

3.潜在并发症

术后高眼压、感染等。

(五)护理措施

视网膜脱离的治疗原则是手术封闭裂孔,根据视网膜裂孔的大小或数量选择不同的手术方式使视网膜复位。

1.手术前护理

(1)按内眼手术护理常规做术前准备。

（2）向患者讲解视网膜脱离的相关知识,说明充分散瞳,详细查明脱离及裂孔的部位、大小、个数,选择适宜的术式是手术治疗成功的关键,使患者能稳定情绪积极配合检查。若病程短并且视网膜下积液较多、不易查找裂孔时,应卧床休息,戴小孔眼镜,使眼球处于绝对安静状态,2~3天后再检查眼底。

（3）嘱患者安静卧床,并使裂孔区处于最低位,减少视网膜脱离范围扩大的机会。

（4）以低盐、富含维生素饮食为原则,保持大便通畅。

2.手术后护理

（1）包扎双眼,安静卧床休息一周。玻璃体注气患者为帮助视网膜复位和防止晶状体混浊应低头或给予俯卧位,以裂孔位于上方位为原则,待气体吸收后行正常卧位。

（2）药物治疗的护理:术后患眼继续散瞳至少1个月。玻璃体注气患者若出现眼痛应及时给予止痛药或降眼压药,必要时适当放气。

（3）出院前嘱患者继续戴针孔眼镜3个月,半年内勿剧烈运动或从事重体力劳动,尤其避免拖、拉、提重物等用力动作,选择座位平稳的交通工具。按时用药,按时复查。如有异常,随时来诊。

（杜志丹）

第三节 白 内 障

白内障指晶状体混浊。白内障目前已成为主要致盲性眼病之一。根据发病原因,可分为年龄相关性、代谢性、外伤性、并发性白内障等。按发病时间可分为先天性、获得性白内障。根据混浊部位不同,可分为皮质性、核性、囊膜下性白内障。按晶状体混浊形态,可分为点状、冠状和绕核性(带状、板层)白内障等。

白内障患者的发病机制较为复杂,与营养、代谢、环境和遗传等多种因素有关,是机体内外各种因素对晶状体长期综合作用的结果。

一、年龄相关性白内障患者的护理

年龄相关性白内障多发生在50岁以上的老年人,故又称老年性白内障,是最主要的致盲原因之一。

(一)护理评估

1.症状与体征评估

了解患者有无糖尿病、外伤等病史。临床上主要表现为双眼同时或先后发生的渐进性无痛性视力下降。由于晶状体纤维肿胀,患者可出现单眼复视或多视、虹视、畏光和眩光、屈光状态改变等表现。按晶状体混浊开始形成部位分为皮质性、核性、囊膜下性白内障。

（1）皮质性白内障最常见,按其发展过程可分为四期。

初发期:晶状体周边部皮质出现混浊,多呈楔形,尖端向着中心,瞳孔区的晶状体大部分仍透明,一般无视力障碍。晶状体混浊发展缓慢,可经数年才进入下一期。

膨胀期:又称未成熟期,混浊逐渐向中央发展,并伸入瞳孔区,晶状体有不均匀的灰白色混浊,视力明显减退,晶状体皮质吸收水分而肿胀,可诱发急性闭角型青光眼。用手电筒斜照法检查时,可见瞳孔区内光线头照侧有虹膜新月形投影,为此期的特点。

成熟期:晶状体完全混浊,呈乳白色。视力仅剩眼前手动或光感。虹膜新月形投影消失。前房深度恢复正常。

过熟期:晶状体皮质溶解液化变成乳汁状物,核失去支撑下沉,随着体位变化而移位。直立时核下沉,避开瞳孔区,视力有所提高;低头时核上浮遮挡瞳孔区,视力突然减退。

常见并发症:①膨胀期:急性闭角型青光眼。②过熟期:晶状体过敏性葡萄膜炎、晶状体溶解性青光眼、晶状体脱位等。

(2)核性白内障较少见,发病较早,一般40岁左右开始,进展缓慢。早期不影响视力,以后随着晶状体核密度增加,屈光指数明显增强,常表现为近视增加或老视减轻。

(3)囊膜下性白内障因混浊位于视轴区,早期即可影响视力。

2.检查评估

散瞳后通过裂隙灯显微镜或检眼镜检查即可发现晶状体混浊。眼电生理及光定位检查可排除视网膜或视神经疾病。角膜曲率及眼轴长度检查可计算手术中植入人工晶状体的度数。

(二)治疗要点

目前尚无疗效肯定的药物,以手术治疗为主。如果视力下降影响患者生活、工作,可早日进行手术治疗。主要手术方法如下。

1.白内障囊外摘除术(extracapsular cataract extractcion,ECCE)

手术中将混浊晶状体摘除,保留完整的后囊膜,可同时联合人工晶状体(intra ocular lers,IOL)植入。

2.白内障超声乳化吸出术(phacoemulsification,PHACO)

通过超声乳化手柄高频震荡,使晶状体核呈乳糜状,通过小切口将之吸出,保留后囊膜。优点是手术时间短、切口小而不用缝线、炎症反应轻、视力恢复快,角膜散光小,可同时进行 IOL 植入,并可在表面麻醉下进行手术。

3.激光乳化白内障吸出术

利用激光对混浊晶状体核和皮质进行切割而后吸出,是继超声乳化手术之后切口更小、组织损伤更小的手术方法。

(三)主要护理诊断和问题

(1)感知改变:视力障碍与晶状体混浊有关。

(2)潜在并发症:继发性闭角型青光眼、术后伤口感染。

(四)护理目标

(1)视力得到提高。

(2)无并发症发生或并发症得到及时治疗。

(五)护理措施

1.白内障早期,根据医嘱指导用药

谷胱甘肽滴眼液、法可林眼液、吡诺克辛钠滴眼液(卡他灵眼液)、口服维生素 C、维生素 E 等药物,以延缓白内障进展。

2.白内障早期非手术患者,要告诉患者定期门诊随访

如果自觉头痛、眼痛、视力下降等,应立即到医院诊治,警惕急性青光眼先兆。

3.手术前护理

(1)做好眼科手术常规。术前患眼常规滴用抗生素眼药水3天,术日晨行泪道冲洗、结膜囊冲洗、滴抗生素眼药水、散瞳等。

(2)指导患者抑制咳嗽和打喷嚏方法,如用舌尖顶压上腭,以免影响手术。

(3)对于语言不通、听力差的患者,应做好眼位配合训练,即手术前与患者约定眼球转动指令,如医师拍患者下巴示意眼球下转、拍额头示意眼球上转等,以便于手术中配合。

4.手术后护理

(1)按眼科手术后护理常规,换药、点滴眼药时,要严格执行无菌操作,保持创口干燥。

(2)病情观察:注意视力、眼压、血糖、血压等变化,观察术后并发症:①出血:多见于切口或虹膜血管出血;糖尿病、视网膜裂孔或低眼压等可引起玻璃体积血。前房积血多见于1周内。②眼压升高:一般术后可有短暂升高,24小时可恢复。患者自觉头痛、眼部胀痛,测量时发现眼压值升高等,根据医嘱给予降低眼压药。③眼内炎:表现为眼痛、视力下降、球结膜水肿、睫状充血、局部创口分泌物增加、前房积脓、玻璃体混浊,是白内障术后最严重并发症,应立即报告医师处理。④出院后继续观察:后发性白内障、角膜散光、慢性葡萄膜炎等。

5.安全护理

(1)向患者介绍医院环境。

(2)浴池、厕所等安置方便设施,如扶手、坐便器等,并教会患者使用。

(3)医院常用物品固定摆放,活动空间不设障碍物,以免患者跌倒。

(4)教会患者使用床旁传呼系统,鼓励其寻求帮助。

6.健康指导

(1)向患者及家属讲解有关的护理常识,要保持个人卫生,勤洗手,禁止用手揉眼;避免负重与剧烈运动;保持大便通畅;洗头洗澡时,不要让脏水流入眼内,避免引发感染。

(2)术后配镜指导。白内障摘除术后,无晶状体眼呈高度远视状态。未植入人工晶状体者,可指导其矫正方法:框架眼镜、角膜接触镜。植入人工晶状体者,若为单焦人工晶状体,3个月后屈光状态稳定时,可予以验光佩戴近用或远用镜。

二、糖尿病性白内障患者的护理

糖尿病性白内障是指白内障的发生与糖尿病有直接关系的白内障,临床上分为两大类,一类为真性糖尿病性白内障,另一类为糖尿病患者的年龄相关性白内障。

(一)护理评估

1.症状与体征评估

因晶状体混浊,可有不同程度视力下降。

(1)真性糖尿病性白内障大多发生于严重的幼年型糖尿病患者,多为双眼,前后囊下呈白点状或雪片状混浊,迅速扩展为全部晶状体混浊,可伴有屈光变化。当血糖升高时,可表现为近视;血糖降低时则呈远视。

(2)糖尿病患者的年龄相关性白内障与非糖尿病患者症状相似,但发生较早,进展较快,容易成熟。

2.检查评估

血糖检测结果可了解糖尿病情况。裂隙灯显微镜或检眼镜检查可了解晶状体混浊情况。眼电生理及光定位检查可排除视网膜或视神经疾病。角膜曲率及眼轴长度检查可计算手术植入人工晶状体的度数。

(二)治疗要点

积极治疗糖尿病。在血糖控制正常的情况下,可行白内障摘除术和人工晶状体植入术。如果有糖尿病性视网膜病变也应在白内障手术之前治疗,手术后应继续治疗眼底病变。

(三)主要护理诊断和问题

(1)感知改变:视力障碍与晶状体混浊有关。

(2)潜在并发症:术后感染及出血、高眼压、角膜水肿等。

(3)知识缺乏:缺乏糖尿病和糖尿病性白内障的治疗、护理知识。

(四)护理目标

(1)视力得到改善。

(2)患者未出现感染和出血,恢复良好。

(3)患者及家属对糖尿病和糖尿病性白内障的知识有所了解。

(五)护理措施

1.密切观察血糖变化

血糖控制正常后方可手术。

2.心理疏导

根据患者心理状况,进行心理疏导,帮助患者树立战胜疾病的信心。向患者讲解治疗原发病的重要性,并指导糖尿病治疗,如药物、饮食、运动治疗。

(1)用药指导:密切观察血糖变化,遵医嘱应用降血糖药物,并观察药物的不良反应,如低血糖反应等。

(2)饮食指导:应以控制总热量为原则,实行低糖、低脂(以不饱和脂肪酸为主)、适当蛋白质、高纤维素(可延缓血糖吸收)、高维生素饮食。饮食治疗应特别强调定时定量。

(3)运动指导:强调因人而异、循序渐进、相对定时定量、适可而止。一般每天坚持半小时左右运动。运动量简易计算方法:运动中脉率达到(170—年龄)。运动时间:餐后1小时运动可达到较好降糖效果,最好不要空腹运动,以免发生低血糖。

三、先天性白内障患者的护理

先天性白内障是胎儿发育过程中,晶状体发育生长障碍的结果,表现为各种形态与部位的晶状体混浊。按晶状体混浊的形态、部位不同,分为前极、后极、冠状、点状、绕核性、核性、膜性和全白内障,其中绕核性白内障为最常见的类型。

(一)护理评估

1.症状与体征评估

了解病儿出生时视力情况,可为单眼或双眼发病。视力障碍程度因晶状体混浊发生部位和形态不同而异,有的患者视力影响不明显,有的患者视力下降明显,甚至只剩光感。因患儿年龄太小,不能自诉,常依赖父母观察才发现。常合并其他眼病如斜视、眼球震颤、先天性小眼球等。

2.检查评估

实验室检查如染色体、血糖、尿糖和酮体检查等,可以帮助了解病因。

（二）治疗要点

治疗目标是恢复视力,减少弱视和盲的发生。

（1）对视力影响不大者,一般不需治疗,可定期随访。

（2）对明显影响视力者,应尽早选择晶状体切除、晶状体吸出、白内障囊外摘除或白内障超声乳化术等手术治疗,以减少形觉剥夺性弱视的发生。白内障手术后要积极治疗弱视。

（3）无晶状体眼患者需进行屈光矫正和视功能训练。屈光矫正方法有:框架眼镜、角膜接触镜、人工晶状体植入。

（三）主要护理诊断和问题

1.潜在并发症

弱视、斜视及眼球震颤。

2.家庭应对无效

家庭主要成员缺乏该病的预防和治疗知识。

（四）护理目标

（1）无斜弱视的发生,或斜弱视患儿得到有效治疗,家长掌握正确弱视训练方法。

（2）家长了解疾病相关知识。

（五）护理措施

内源性先天性白内障具有遗传性,注意优生优育。外源性先天性白内障应做好孕妇早期保健护理,特别是母体怀孕后头 3 个月内。

（易春梅）

第四节 青 光 眼

一、开角型青光眼患者的护理

开角型青光眼（primary open angle glaucoma,POAG）的特点为眼压升高,但房角始终是开放的,并有特征性的视神经盘凹陷进行性扩大、加深和视野缺损表现。

（一）护理评估

1.症状与体征

了解有无阳性青光眼家族史、糖尿病、视网膜静脉阻塞等病史。POAG 发病缓慢,初期症状隐匿,不易察觉。早期眼压不稳定,波动大,少数患儿可在眼压升高时,出现眼部胀痛、雾视等;多数患儿无任何自觉症状,直到晚期,视功能遭受严重损害时才出现视力下降、头痛、眼痛等症状。

眼底变化:视盘的大小是评价青光眼性视神经病变非常重要的指标之一。①视神经盘青光眼性损害,典型表现为视盘凹陷扩大和加深。②视神经盘沿局限性变窄或缺失,特别是在上、下方盘沿,当视盘杯盘比（C/D）＞0.6,或双眼视盘杯盘比值相差＞0.2 时为异常。③视盘或盘沿浅层出血。④视网膜神经纤维层缺损。

2.辅助检查

（1）房角镜检查:通过房角镜检查可看到房角呈宽而开放状态。

（2）眼压：早期表现为眼压波动大，不稳定。如果 24 小时眼压测定超过 4.0 kPa（30 mmHg），波动＞1.3 kPa（10 mmHg）可帮助诊断；随病情进展，眼压进一步升高。如果怀疑高眼压症，可再做角膜厚度测量，以排除高眼压假象。

（3）视野：视野检查是开角型青光眼诊断和病情评估的重要指标之一。一般情况下，视野改变与视神经盘凹陷等改变的严重性一致。早期最常见表现为旁中心暗点、鼻侧阶梯；随着病情发展，可出现弓形暗点、环形暗点、向心性缩小；晚期仅存颞侧视岛和管状视野。

（4）黄斑功能异常：黄斑功能异常表现为获得性色觉障碍、视觉对比敏感度下降及电生理部分指标异常。

（5）眼底彩照：眼底彩照可了解视盘损害程度。

（二）治疗要点

降低眼压达到靶眼压、改善视网膜神经血循环以及保护视网膜神经节细胞。主要治疗方法有药物治疗、激光治疗和手术治疗，以滤过性手术为首选。

1.药物治疗

治疗开角型青光眼最早的药物是增加小梁网途径房水引流的药物，如拟胆碱作用药物、肾上腺受体激动剂如地匹福林等；最广泛应用药物有减少房水生成药，如 β 肾上腺能受体阻滞剂，如噻吗洛尔滴眼；最新的药物是增加葡萄膜巩膜途径房水引流药物如前列腺素衍生物：拉坦前列素（适立达）、乌诺前列素、曲伏前列素（苏为坦），是目前最有效的眼局部降眼压药。

2.激光治疗

氩激光小梁成形术和选择性激光小梁成形术，利用激光在房角小梁网上产生生物效应改善房水流出易度，降低眼压。

3.视神经保护治疗

目前临床应用的有钙通道阻带剂如倍他洛尔、尼莫地平、硝苯地平和抗氧化剂如维生素 C、维生素 E、α_2 肾上腺素能受体兴奋剂如溴莫尼定（阿法根、沐欣），植物类药如葛根素、当归素等。

（三）护理诊断和问题

1.视力下降

视力下降与眼压升高、视神经纤维受损有关。

2.自理能力缺陷

自理能力缺陷与视神经损害寻致视力和视野改变有关。

3.知识缺乏

主要是缺乏本病有关的防治知识。

4.焦虑

焦虑与担心本病预后不良有关。

（四）护理目标

（1）视力不再继续下降或下降延缓。

（2）生活能完全自理或自理能力提高。

（3）患儿获取开角型青光眼的预防与护理知识。

（4）焦虑心理减轻或消除。

（五）护理措施

（1）对于视野缺损明显的患儿给予生活上的帮助，注意房内的物品固定放置；活动的空间尽量宽敞,不设置障碍物,以免绊倒。

(2)密切观察眼压、视功能变化及青光眼症状。

(3)评估患儿对疾病知识的了解程度,有针对性地进行讲解和心理疏导,增强治疗信心。强调遵医嘱坚持用药和按时复诊的重要性。

二、先天性青光眼患者的护理

先天性青光眼是由于胎儿发育过程中,前房角发育异常,影响了小梁网及 Schlemm 管系统的房水引流功能,导致眼压升高。根据发病年龄的早晚分为婴幼儿型青光眼和青少年型青光眼。

(一)护理评估

1.症状体征

(1)婴幼儿型青光眼:婴幼儿型青光眼主要见于新生儿或婴幼儿时期。畏光、流泪、眼睑痉挛,是本病的三大特征性症状。患儿角膜直径增大,横径常>12 mm,呈轴性近视,前房加深,眼底可见青光眼性视盘凹陷,且出现早、进展快。

(2)青少年型青光眼:青少年型青光眼多在 6~30 岁发病,早期一般无自觉症状,发展到一定程度可出现虹视、眼胀、头痛等症状。眼压升高,但波动较大。其房角多数是开放的,部分患儿可发现房角异常,视野、眼底表现与开角型青光眼相似。有轴性近视。

2.辅助检查

做裂隙灯、眼压、前房角镜等检查,婴幼儿常需在全麻下进行。

(二)治疗要点

以手术治疗为主,婴幼儿常用术式有房角切开术、小梁切开术等,青少年型参照原发性开角型青光眼,多行小梁切除术。

(三)护理诊断和问题

1.视力下降

视力下降与视神经受损有关。

2.家庭应对无效

家庭应对无效与家庭主要成员缺乏该病的防治知识有关。

3.自理能力缺陷

自理能力缺陷与视力障碍有关。

(四)护理目标

(1)视力不再继续下降或下降延缓。

(2)患儿家属获取先天性青光眼的治疗与护理知识。

(3)生活自理能力提高,在家属协助下能完成日常生活。

(五)护理措施

(1)做好疾病科普宣传,向新生儿家属介绍先天性青光眼的早期表现,如幼儿出现畏光、流泪和不愿睁眼者,应尽早到医院检查。

(2)严密观察眼压、视力等青光眼症状。

(3)眼球明显增大的患儿,应嘱家属做好保护,避免剧烈运动,同时提供生活上帮助。

(4)手术治疗患儿,按照全麻和眼科手术护理常规,做好围术期护理。为防止患儿搔抓患眼,术眼加盖眼罩保护。

(易春梅)

第八章

神经科护理

第一节　病毒性脑膜炎

病毒性脑膜炎是一组由各种病毒感染引起的脑膜急性炎症性疾病,临床以发热、头痛和脑膜刺激征为主要表现。本病大多呈良性过程。

一、病因及发病机制

多数的病毒性脑膜炎由肠道病毒引起。该病毒属于微小核糖核酸病毒科,有 60 多个不同亚型,包括脊髓灰质炎病毒、柯萨奇病毒 A 和 B、埃可病毒等,其次为流行性腮腺炎、单纯疱疹病毒和腺病毒。

肠道病毒主要经粪-口途径传播,少数通过呼吸道分泌物传播;大部分病毒在下消化道发生最初的感染,肠道细胞上有与肠道病毒结合的特殊受体,病毒经肠道入血,产生病毒血症,再经脉络丛侵犯脑膜,引发脑膜炎症改变。

二、临床表现

(1)本病以夏秋季为高发季节,在热带和亚热带地区可终年发病。儿童多见,成人也可罹患。多为急性起病,出现病毒感染的全身中毒症状如发热、头痛、畏光、肌痛、恶心、呕吐、食欲减退、腹泻和全身乏力等,并可有脑膜刺激征。病程在儿童常超过 1 周;成人病程可持续 2 周或更长时间。

(2)临床表现可因患者的年龄、免疫状态和病毒种类不同而异,如幼儿可出现发热、呕吐、皮疹等症状,而脑膜刺激征轻微甚至缺如;手-足-口综合征常发生于肠道病毒 71 型脑膜炎,非特异性皮疹常见于埃可病毒 9 型脑膜炎。

三、辅助检查

脑脊液压力正常或增高,白细胞数正常或增高,可达$(10\sim100)\times10^6/L$,早期可以多形核细胞为主,8～48 小时后以淋巴细胞为主。蛋白质可轻度增高,糖和氯化物含量正常。

四、治疗

本病是一种自限性疾病,主要是对症治疗、支持治疗和防治并发症。对症治疗:如头痛严重者可用止痛药,癫痫发作可选用卡马西平或苯妥英钠等,脑水肿在病毒性脑膜炎不常见,可适当应用甘露醇。对于疱疹病毒引起的脑膜炎,应用阿昔洛韦抗病毒治疗可明显缩短病程和缓解症状,目前针对肠道病毒感染临床上使用或试验性使用的药物有人免疫球蛋白和抗微小核糖核酸病毒药物普来可那立。

五、护理评估

(一)健康史
发病前有无发热及感染史(呼吸道、消化道)。

(二)症状
发热、头痛、呕吐、食欲减退、腹泻、乏力、皮疹等。

(三)身体状况
(1)生命体征及意识,尤其是体温及意识状态。

(2)头痛:头痛部位、性质、有无逐渐加重及突然加重,脑膜刺激征是否阳性。

(3)呕吐:呕吐物性质、量、频率,是否为喷射样呕吐。

(4)其他症状:有无人格改变、共济失调、偏瘫、偏盲、皮疹。

(四)心理状况
(1)有无焦虑、恐惧等情绪。

(2)疾病对生活、工作有无影响。

六、护理诊断/问题

(一)体温过高
体温过高与感染的病原有关。

(二)意识障碍
意识障碍与高热、颅内压升高引起的脑膜刺激征及脑疝形成有关。

(三)有误吸的危险
有误吸的危险与脑部病变引起的脑膜刺激征及吞咽困难有关。

(四)有受伤的危险
有受伤的危险与脑部皮质损伤引起的癫痫发作有关。

(五)营养失调:低于机体需要量
营养失调:低于机体需要量与高热、吞咽困难、脑膜刺激征所致的入量不足有关。

(六)生活自理能力缺陷
生活自理能力缺陷与昏迷有关。

(七)有皮肤完整性受损的危险
有皮肤完整性受损的危险与昏迷抽搐有关。

(八)语言沟通障碍
语言沟通障碍与脑部病变引起的失语、精神障碍有关。

(九)思维过程改变

思维过程改变与脑部损伤所致的智力改变、精神障碍有关。

七、护理措施

(一)高热的护理

(1)注意观察患者发热的热型及相伴的全身中毒症状的程度,根据体温高低定时监测其变化,并给予相应的护理。

(2)患者在寒战期及时给予增加衣被保暖;在高热期则给予减少衣被,增加其散热。患者的内衣以棉制品为宜,且不宜过紧,应勤洗勤换。

(3)在患者头、颈、腋窝、腹股沟等大血管走行处放置冰袋,及时给予物理降温,30分钟后测量降温后的效果。

(4)当物理降温无效、患者持续高热时,遵医嘱给予降温药物。给予药物降温后特别是有昏迷的患者,要观察其神志、瞳孔、呼吸、血压的变化。

(5)做好基础护理,使患者身体舒适;做好皮肤护理,防止降温后大量出汗带来的不适;给予患者口腔护理,以减少高热导致口腔分泌物减少引起的口唇干裂、口干、舌苔,以及呕吐、口腔残留食物引起的口臭带来的不适感及舌尖、牙龈炎等感染;给予会阴部护理,保持其清洁,防止卧床所致的泌尿系统感染;床单位清洁、干燥、无异味。

(6)患者的饮食应以清淡为宜,给予细软、易消化、高热量、高维生素、高蛋白、低脂肪饮食。鼓励患者多饮水、多吃水果和蔬菜。意识障碍不能经口进食者及时给予鼻饲,并计算患者每千克体重所需的热量,配置合适的鼻饲饮食。

(7)保持病室安静舒适,空气清新,室温18~22 ℃,湿度50%~60%适宜。避免噪声,以免加重患者因发热引起的躁动不安、头痛及精神方面的不适感。降低室内光线亮度或给患者戴眼罩,减轻因光线刺激引起的燥热感。

(二)病情观察

(1)严密观察患者的意识状态,维持患者的最佳意识水平。严密观察病情变化,包括意识、瞳孔、血压、呼吸、体温等生命体征的变化,结合其伴随症状,正确判断、准确识别因智力障碍引起的表情呆滞、反应迟钝,或因失语造成的不能应答,或因高热引起的精神萎靡,或因颅压高所致脑疝引起的嗜睡、昏睡、昏迷,应及时并准确地反馈给医师,以利于患者得到恰当的救治。

(2)按时给予脱水降颅压的药物,以减轻脑水肿引起的头痛、恶心、呕吐等脑膜刺激征,防止脑疝的发生。

(3)注意补充液体,准确记录24小时出入量,防止低血容量性休克而加重脑缺氧。

(4)定时翻身、叩背、吸痰,及时清理口鼻呼吸道分泌物,保持呼吸道通畅,防止肺部感染。

(5)给予鼻导管吸氧或储氧面罩吸氧,保证脑组织氧的供给,降低脑组织氧代谢。

(6)避免噪声、强光刺激,减少癫痫发作,减少脑组织损伤,维护患者意识的最佳状态。

(7)癫痫发作及癫痫持续状态的护理详见癫痫患者的护理。

(三)精神症状的护理

(1)密切观察患者的行为,每天主动与患者交谈,关心其情绪,及时发现有无暴力行为和自杀倾向。

(2)减少环境刺激,避免引起患者恐惧。

(3)注意与患者沟通交流和护理操作技巧,减少不良语言和护理行为的刺激,避免患者意外事件的发生。①在与患者接触时保持安全距离,以防有暴力行为患者的伤害。②在与患者交流时注意表情,声音要低,语速要慢,避免使患者感到恐惧,从而增加患者对护士的信任。③运用顺应性语言劝解患者接受治疗护理,当患者焦虑或拒绝时,除特殊情况外,可待其情绪稳定后再处理。④每天集中进行护理操作,避免反复的操作引起患者的反感或激惹患者的情绪。⑤当遇到患者有暴力行为的倾向时,要保持沉着、冷静的态度,切勿大叫,以免使患者受到惊吓后产生恐惧,引发攻击行为而伤害他人。

(4)当患者烦躁不安或暴力行为不可控时,及时给予适当约束,以协助患者缓和情绪,减轻或避免意外事件的发生。约束患者时应注意以下几点:①约束患者前一定要向患者家属讲明约束的必要性,医师病程和护理记录要详细记录,必要时签知情同意书,在患者情绪稳定的情况下也应向家属讲明约束原因。②约束带应固定在患者手不可触及的地方。约束时注意患者肢体的姿势,维持肢体功能性位置,约束带松紧度适宜,注意观察被约束肢体的肤色和活动度。③长时间约束至少每2小时松解约束5分钟。必要时改变患者体位,协助肢体被动运动。若患者情况不允许,则每隔一段时间轮流松绑肢体。④患者在约束期间家属或专人陪伴,定时巡视病房,并保证患者在护理人员的视线之内。

(四)用药护理

(1)遵医嘱使用抗病毒药物,静脉给药注意保持静脉通路通畅,做好药物不良反应宣教,注意观察患者有无谵妄、震颤、皮疹、血尿,定期抽血监测肝、肾功能。

(2)使用甘露醇等脱水降颅压的药物,应保证输液快速滴注,并观察皮肤情况,药液有无外渗,准确记录出入量。

(3)使用镇静、抗癫痫药物,要观察药效及药物不良反应,定期抽血,监测血药浓度。

(4)使用退热药物,注意及时补充水分,观察血压情况,预防休克。

(五)心理护理

(1)要做好患者心理护理,介绍有关疾病知识,鼓励患者配合医护人员的治疗,树立战胜疾病的信心,减轻恐惧、焦虑、抑郁等不良情绪,以促进疾病康复。

(2)对有精神症状的患者,给予家属帮助,做好患者生活护理,减少家属的焦虑。

(六)健康教育

(1)指导患者和家属养成良好的卫生习惯。

(2)加强体质锻炼,增强抵抗疾病的能力。

(3)注意休息,避免感冒,定期复查。

(4)指导患者服药。

(刘丹萍)

第二节 脑 卒 中

脑血管病(cerebral vascular disease,CVD)是一组由脑血管发生血液循环障碍而引起的脑功能障碍的疾病。脑卒中又称中风或脑血管意外,是一组以急性起病、局灶性或弥漫性脑功能缺失为共同特征的脑血管病,通常指包括脑出血、脑梗死、蛛网膜下腔出血。脑卒中主要由于血管壁异常、血栓、栓塞及血管破裂等所造成的神经功能障碍性疾病。我国脑卒中呈现高发病率、高复发率、高致残率、高死亡率的特点。据世界卫生组织调查结果显示,我国脑卒中发病率高于世界平均水平。世界卫生组织 MONICA 研究表明,我国的脑卒中发生率正以每年 8.7% 的速率上升。我国居民第三次死因调查报道显示,脑血管病已成为国民第一位的死因。我国脑卒中的死亡率高于欧美国家 4~5 倍,是日本的 3.5 倍,甚至高于泰国、印度等发展中国家。MONICA 研究也表明,脑卒中病死率为 20%~30%。世界卫生组织对中国脑卒中死亡的人数进行了预测。如果死亡率维持不变,到 2030 年,我国每年将有近 400 万人口死于脑卒中。如果死亡率增长 1%,到 2030 年,我国每年将有近 600 万人口死于脑卒中,我国现幸存脑卒中患者近 700 万,其中致残率高达 75%,约有 450 万患者不同程度丧失劳动能力或生活不能自理。脑卒中复发率超过 30%,5 年内再次发生率达 54%。

一、脑出血的护理评估

脑出血(intra cerebral hemorrhage,ICH)是指原发于脑内动脉、静脉和毛细血管的病变出血,以动脉出血为多见,血液在脑实质内积聚形成脑内血肿。脑内出血临床病理过程与出血量和部位有关。小量出血时,血液仅渗透在神经纤维之间,对脑组织破坏较少;出血量较大时,血液在脑组织内积聚形成血肿,血肿的占位效应压迫周围脑组织,撕裂神经纤维间的横静脉使血肿进一步增大,血液成分特别是凝血酶、细胞因子 IL-1、TNF-α、血红蛋白的溶出等致使血肿周围的脑组织可在数小时内形成明显脑水肿、缺血和点状的微出血,血肿进一步扩大,导致邻近组织受压移位甚至形成脑疝。脑内血肿和脑水肿可向内压迫脑室使之移位,向下压迫丘脑、下丘脑,引起严重的自主神经功能失调症状。幕上血肿时,中脑受压的危险性很大;小脑血肿时,延髓易于受下疝的小脑扁桃体压迫。脑内血肿可破入脑室或蛛网膜下腔,形成继发性脑室出血和继发性蛛网膜下腔出血。

(一)病因分析

高血压动脉硬化是自发性脑出血的主要病因,高血压患者约有 1/3 的机会发生脑出血,而 93.91% 脑出血患者中有高血压病史。其他还包括脑淀粉样血管病、动脉瘤、动脉-静脉畸形、动脉炎、血液病等。

(二)临床观察

高血压性脑出血以 50 岁左右高血压患者发病最多。由于与高血压的密切关系以致在年轻高血压患者中,个别甚至仅 30 余岁也可发生。脑出血虽然在休息或睡眠中也会发生,但通常是在白天情绪激动、过度用力等体力或脑力活动紧张时即刻发病。除有头昏、头痛、工作效率差、鼻出血等高血压症状外,平时身体一般情况常无特殊。脑出血发生前常无预感。极个别患者在出血前数小时或数天诉有瞬时或短暂意识模糊、手脚动作不便或说话含糊不清等脑部症状。高血压性脑出血常突然发生,起病急骤,往往在数分钟到数小时内病情发展到高峰(图 8-1)。

1.壳核出血

大脑基底节为最常见的出血部位,约占脑出血的 60%。由于损伤到内囊故称为内囊出血。除具有脑出血的一般症状外,内囊出血的患者常有头和眼转向出血病灶侧,呈"凝视病灶"状和"三偏"症状,即偏瘫、偏身感觉障碍和偏盲。

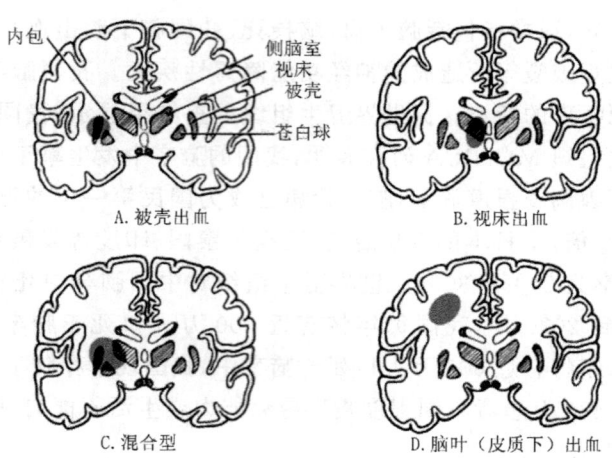

图 8-1 高血压性脑出血

（1）偏瘫：出血病灶对侧的肢体偏瘫，瘫痪侧鼻唇沟较浅，呼气时瘫侧面颊鼓起较高。瘫痪肢体由弛缓性瘫痪逐渐转为痉挛性瘫痪，上肢呈屈曲内收，下肢强直，腱反射转为亢进，可出现踝阵挛，病理反射阳性，呈典型上运动神经元性偏瘫。

（2）偏身感觉障碍：出血灶对侧偏身感觉减退，用针刺激肢体、面部时无反应或反应较另一侧迟钝。

（3）偏盲：在患者意识状态能配合检查时还可发现病灶对侧同向偏盲，主要是由于经过内囊的视放射受累所致。

另外，主侧大脑半球出血可伴有失语症，脑出血患者亦可发生顶叶综合征，如体象障碍（偏瘫无知症、幻多肢、错觉性肢体移位等）、结构性失用症、地理定向障碍等。记忆力、分析理解、计算等智力活动往往在脑出血后明显减退。

2.脑桥出血

常突然起病，出现剧烈头痛、头晕、眼花、坠地、呕吐、复视、讷吃、吞咽困难、一侧面部发麻等症状。起病初意识可部分保留，但常在数分钟内进入深度昏迷。出血往往先自一侧脑桥开始，表现为交叉性瘫痪，即出血侧面部瘫痪和对侧上下肢弛缓性瘫痪。头和两眼转向非出血侧，呈"凝视瘫肢"状。脑桥出血常迅速波及两侧，出现两侧面部和肢体均瘫痪，肢瘫大多呈弛缓性。少数呈痉挛性或呈去脑强直。双侧病理反射呈阳性。头和两眼位置回到正中，两侧瞳孔极度缩小。这种"针尖样"瞳孔见于 1/3 的脑桥出血患者，为特征性症状，是由于脑桥内交感神经纤维受损所致。脑桥出血常阻断下丘脑对体温的正常调节而使体温急剧上升，呈持续高热状态。由于脑干呼吸中枢的影响常出现不规则呼吸，可于早期就出现呼吸困难。脑桥出血后，如两侧瞳孔散大、对光反射消失、呼吸不规则、脉搏和血压失调、体温不断上升或突然下降，则提示病情危重。

3.小脑出血

小脑出血多发生在一侧小脑半球，可导致急性颅内压增高，脑干受压，甚至发生枕大孔疝。起病急骤，少数病情凶险异常，可即刻出现神志深度昏迷，短时间内呼吸停止；多数患者于起病时神志清楚，常诉一侧后枕部剧烈头痛和眩晕，呕吐频繁，发音含糊；瞳孔往往缩小，两眼球向病变对侧同向凝视，病变侧肢体动作共济失调，但瘫痪可不明显，可有脑神经麻痹症状、颈项强直等。病情逐渐加重，意识渐趋模糊或昏迷，呼吸不规则。

4.脑室出血

脑室出血(intraventricular hemorrhage,IVH)多由于大脑基底节处出血后破入侧脑室,以致血液充满整个脑室和蛛网膜下腔系统。小脑出血和脑桥出血也可破入第四脑室,这种情况极其严重。意识往往在1~2小时内陷入深度昏迷,出现四肢抽搐发作或四肢瘫痪。双侧病理反射呈阳性。四肢常呈弛缓性瘫痪,所有腱反射均引不出,可阵发出现强直性痉挛或去脑强直状态。呕吐咖啡色残渣样液体,高热、多汗和瞳孔极度缩小,呼吸深沉带有鼾声,后转为浅速和不规则。

(三)辅助检查

1.CT检查

CT检查可显示血肿部位、大小、形态,是否破入脑室,血肿周围有无低密度水肿带及占位效应、脑组织移位等。24小时内出血灶表现为高密度,边界清楚(图8-2)。48小时以后,出血灶高密度影周围出现低密度水肿带。

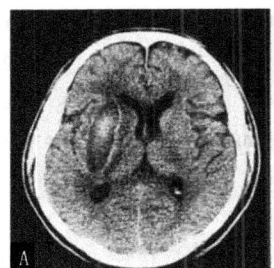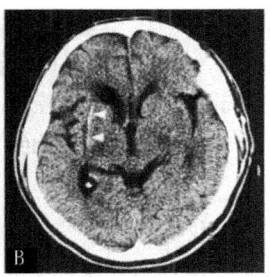

图 8-2　壳核外囊型脑出血的演变 CT

注:脑出血发病40天后CT平扫(图8-3A)显示右侧壳核外囊区有一个卵圆形低密度病灶,其中心密度略高,同侧侧脑室较对侧略小。2.5个月后复查CT(图8-3B)平扫可见原病灶部位呈裂隙状低密度,为后遗脑软化灶,并行伴有条状血肿壁纤维化高密度(白箭头),同侧侧脑室扩大

2.DSA检查

脑血管DSA对颅内动脉瘤、脑血管畸形等的诊断均有重要价值(图8-3)。颈内动脉造影正位像可见大脑前、中动脉间距在正常范围,豆纹动脉外移(黑箭头)。

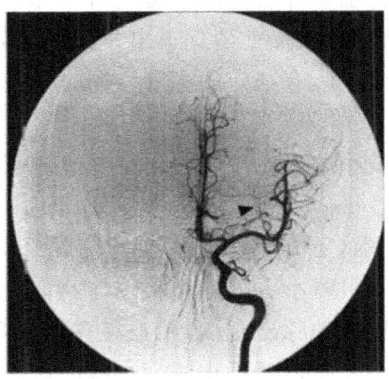

图 8-3　内囊出血 DSA

3.MRI检查

MRI具有比CT更高的组织分辨率,且可直接多方位成像,无颅骨伪影干扰,又具有血管流空效应等特点,使对脑血管疾病的显示率及诊断准确性,比CT更胜一筹。CT能诊断的脑血管疾病,MRI均能做到;而对发生于脑干、颞叶和小脑等的血管性疾病,MRI比CT更佳;对脑出

血、脑梗死的演变过程，MRI 比 CT 显示更完整；对 CT 较难判断的脑血管畸形、烟雾病等，MRI 比 CT 更敏感。

4.多普勒超声检查

多普勒超声检查(TCD)最基本的参数为血流速度与频谱形态。血流速度增加可表示高血流量、动脉痉挛或动脉狭窄；血流速度减慢则可能是动脉近端狭窄或循环远端阻力增高的结果。

(四)内科治疗

(1)静脉补液：静脉给予生理盐水或乳酸 Ringer 溶液静脉滴注，维持正常的血容量。

(2)控制血糖：既往有糖尿病病史和血糖＞200 mg/L 应给予胰岛素。低血糖者最好给予 10%～20%葡萄糖静脉输液，或静脉推注 50%葡萄糖溶液纠正。

(3)血压的管理：有高血压病史的患者，血压水平应控制在平均动脉压(mean arterial pressure,MAP)17.3 kPa(130 mmHg)以下。颅内压(ICP)监测增高的患者，脑灌注压(cerebral perfusion pressure,CPP)[CPP＝(MAP－ICP)]应保持大于 9.3 kPa(70 mmHg)。刚手术后的患者应避免平均动脉压大于 14.7 kPa(110 mmHg)。心力衰竭、心肌缺血或动脉内膜剥脱，血压＞26.7/14.7 kPa(200/110 mmHg)者，应控制平均动脉压在 17.3 kPa(130 mmHg)以下。

(4)控制体温：体温大于 38.5 ℃的患者及细菌感染者，给予退烧药及早期使用抗生素。

(5)维持体液平衡。

(6)禁用抗血小板和抗凝治疗。

(7)降颅压治疗：甘露醇(0.25～0.5 g/kg 静脉滴注)，每隔 6 小时给 1 次。通常每天的最大量是 2 g/kg。

(8)纠正凝血异常：常用药物如华法林、鱼精蛋白、6-氨基己酸、凝血因子Ⅷ和新鲜血小板。

(五)手术治疗

1.开颅血肿清除术

对基底节区出血和皮质下出血，传统手术为开颅血肿清除。壳核出血一般经颞叶中回切开入路。1972 年 Suzuki 提倡经侧裂入路，以减少颞叶损害。对脑室积血较多可经额叶前角或经侧脑室三角区入路清除血肿，并行脑室外引流术。传统开颅术因时间较长，出血较多，手术常需全麻，术后并发症较多，易发生肺部感染及上消化道出血，而使年龄较大、心肺功能较差的患者失去手术治疗的机会。优点在于颅压高、有脑疝的患者可同时行去骨片减压术。

2.颅骨开窗血肿清除术

用于壳核出血、皮质下出血及小脑出血。壳核出血在患侧颞部做一向前的弧形皮肤切口，分开颞肌，颅骨钻孔后扩大骨窗至 3 cm×3 cm 大小，星形剪开脑膜，手术宜在显微镜下进行，既可减小皮质切开及脑组织切除的范围，还能窥清出血点。在颞中回做 1.5 cm 皮质切开，用窄脑压板轻轻牵开脑组织，见血肿后用吸引器小心吸除血块，其内侧壁为内囊方向不易出血，应避免压迫或电灼，而血肿底部外侧常见豆纹动脉出血点，用银夹夹闭或用双极电凝止血，其余地方出血常为静脉渗血，用吸收性明胶海绵片压迫即可止血。小脑出血如血肿不大，无扁桃体疝也可在患侧枕外隆凸水平下 2 cm，正中旁开 3 cm 为中心做皮肤切口，钻颅后咬除枕鳞部成 3 cm 直径骨窗即可清除小脑出血。该手术方法简单、快捷、失血较少，在局麻下也可完成，所以术后意识恢复较快、并发症特别是肺部感染相对减少，即使高龄、一般情况差的患者也可承受该手术。

3.钻颅血肿穿刺引流术

多采用 CT 引导下立体定向穿刺加引流术。现主要有 3 种方法：以 CT 示血肿中心为靶点，局麻下颅骨钻孔行血肿穿刺,首次抽吸量一般达血肿量的 1/3～1/2,然后注入尿激酶 6 000 U,6～12 小时后再次穿刺及注药,或同时置入硅胶引流管进行引流,以避免反复穿刺而损伤脑组织。Niizuma 用此方法治疗除脑干外的其他各部位出血 175 例,半年后随访优良率达 86%,死亡率 11%。优点在于操作简单、安全、局麻下能完成,同时应用尿激酶可较全清除血肿,高龄或危重患者均可采用,但在出血早期因血肿无液化效果不好。

4.锥颅血肿碎吸引流术

以 CT 示血肿中心为靶点,局麻下行锥颅血肿穿刺,置入带螺旋绞丝的穿刺针于血肿中心,在负压吸引下将血块粉碎吸出,根据吸除量及 CT 复查结果,血肿清除量平均可达 70%。此法简单易行,在急诊室和病床旁均可施行,高龄及危重患者也可应用。但有碎吸过度损伤脑组织及再出血危险,一般吸出量达血肿量 50%～70%即应终止手术。

5.微创穿刺冲洗尿激酶引流术

微创穿刺冲洗尿激酶引流术是带锥颅、穿刺、冲洗引流为一体的穿刺管,将其置入血肿中心后用含尿激酶、肝素的生理盐水每天冲洗 1 次,现已有许多医院应用。

6.脑室外引流术

单纯脑室出血和脑内出血破入脑室无开颅指征者,可行脑室外引流术。一般行双额部钻孔引流,有学者提出在双侧眶上缘、中线旁开 3 cm 处分别钻孔,置管行外引流,因放入引流管与侧脑室体部大致平行,可引流出后角积血。也有人主张双侧置管,一管用作冲洗,另一管用于引流,或注入尿激酶加速血块的溶解。

7.脑内镜辅助血肿清除术

颅骨钻孔或小骨窗借助脑镜在直视下清除血肿,其对脑组织的创伤小,清除血肿后可以从不同角度窥清血肿壁。

二、蛛网膜下腔出血的护理评估

颅内血管破裂后血液流入蛛网膜下腔时称为蛛网膜下腔出血(subarachnoid hemorrhage,SAH)。自发性蛛网膜下腔出血可由多种病因所致,临床表现为急骤起病的剧烈头痛、呕吐、意识障碍、脑膜刺激征和血性脑脊液,占脑卒中的 10%～15%。其中半数以上是先天性颅内动脉瘤破裂所致,其余是由各种其他的病因所造成的。

(一)病因分析

引起蛛网膜下腔出血的病因很多,在 SAH 的病因中以动脉瘤破裂占多数,达 76%,动-静脉畸形占 6%～9%,动-静脉畸形合并动脉瘤占 2.7%～22.8%。较常见的为:①颅内动脉瘤及动静脉畸形的破裂。②高血压、动脉硬化引起的动脉破裂。③血液病,如白血病、血友病、恶性贫血等。④颅内肿瘤,原发者有胶质瘤、脑膜瘤等;转移者有支气管性肺癌等。⑤血管性变态反应,如多发性结节性动脉炎系统性红斑狼疮等。⑥脑与脑膜炎症,包括化脓性、细菌性、病毒性、结核性等。⑦抗凝治疗的并发症。⑧脑血管闭塞性疾病引起出血性脑梗死。脑底异常血管网病常以蛛网膜下腔出血为主要表现。⑨颅内静脉的血栓形成。⑩妊娠并发症。

(二)临床观察

蛛网膜下腔出血任何年龄均可发病,以青壮年多见,最常见的表现为颅内压增高症状、意识障碍、脑膜刺激征、脑神经损伤症状、肢体活动障碍或癫痫等。

1.出血前症状及诱因

部分患者于数天或数周前出现头痛、头昏、动眼神经麻痹或颈强直等先驱症状,又称前兆渗漏。其产生与动脉瘤扩大压迫邻近结构有关(图8-4)。只有1/3患者是在活动状态下发病,如解大小便、弯腰、举重、咳嗽、生气等。

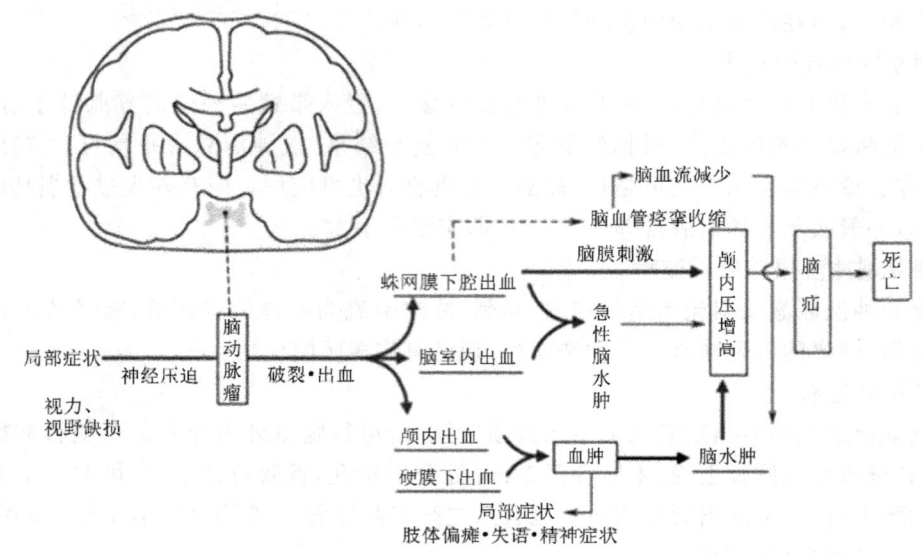

图8-4　动脉瘤破裂

2.出血后观察

由于脑血管突然破裂,起病多很急骤。患者突感头部劈裂样剧痛,分布于前额、后枕或整个头部,并可延及颈、肩、背、腰及两腿部。伴有面色苍白、全身出冷汗、恶心呕吐。半数以上的患者出现不同程度的意识障碍。轻者有短暂的神志模糊,重者则昏迷逐渐加深。有的患者意识始终清醒,但表现为淡漠、嗜睡,并有畏光、胆小、怕响、拒动,有的患者出现谵妄、木僵、定向及记忆障碍、幻觉及其他精神症状。有的患者伴有部分性或全身性癫痫发作。起病初期,患者血压上升,1~2天后逐渐恢复至原有水平,脉搏明显加快,有时节律不齐,呼吸无显著改变。起病24小时后可逐渐出现发热、脉搏不稳、血压波动、多汗、皮肤黏膜充血、腹胀等。重症患者立即陷入深昏迷,伴有去大脑强直发作及脑疝形成,可很快导致死亡。老年患者临床表现常不典型,头痛多不明显,而精神症状和意识障碍则较多见。

3.护理查体

颈项强直明显,凯尔尼格征及布鲁津斯基征阳性。往往发病1~2天内出现,是蛛网膜下腔出血最常见的体征。眼底检查可见视盘周围、视网膜前的玻璃体下出血。

(三)辅助检查

1.CT检查

利用血液浓缩区判定动脉瘤的部位。急性期(1周内)多数可见脑沟、脑池或外侧裂中有高密度影。在蛛网膜下腔高密度区中出现局部特高密度影者,可能为破裂的动脉瘤。脑表面出现局部团块影像者,可能为脑血管畸形。

2.DSA检查

脑血管DSA是确定颅内动脉瘤、脑血管畸形等的"金标准"。一般选在发病后3天内或

3 周后。

3.脑脊液检查

脑脊液压力一般均增高,多为均匀一致血性。

4.血液检查

监测血糖、血脂等化验检查。

5.MRI 检查

急性期不宜显示病变,亚急性期 T_1 加权像上蛛网膜下腔呈高信号,MRI 对超过 1 周的蛛网膜下腔出血有重要价值。

三、脑梗死的护理评估

(一)疾病概述

脑梗死是指局部脑组织(包括神经细胞、胶质细胞和血管)由于血液供应缺乏而发生的坏死。引起脑梗死的根本原因是供应脑部血液的颅外或颅内动脉中发生闭塞性病变而未能获得及时、充分的侧支循环,使局部脑组织的代谢需要与可能得到的血液供应之间发生超过一定限度的供不应求现象所致。

血液供应障碍的原因,有以下 3 个方面。

1.血管病变

最重要而常见的血管病变是动脉粥样硬化和在此基础上发生的血栓形成。其次是高血压病伴发的脑小动脉硬化。其他还有血管发育异常,如先天性动脉瘤和脑血管畸形可发生血栓形成,或出血后导致邻近区域的血供障碍、脉管炎,如感染性的风湿热、结核病和国内已极罕见的梅毒等所致的动脉内膜炎等。

2.血液成分改变

血管病变处内膜粗糙,使血液中的血小板易于附着、积聚及释放更多的五羟色胺等化学物质;血液成分中脂蛋白、胆固醇、纤维蛋白原等含量的增高,可使血液黏度增高和红细胞表面负电荷降低,致血流速度减慢;以及血液病如白血病、红细胞增多症、严重贫血等和各种影响血液凝固性增高的因素均使血栓形成易于发生。

3.血流速度改变

脑血流量的调节受到多种因素的影响。血压的改变是影响局部血流量的重要因素。当平均动脉压低于 9.3 kPa(70 mmHg)和高于 24.0 kPa(180 mmHg)时,由于血管本身存在的病变,血管狭窄,自动调节功能失调,局部脑组织的血供即将发生障碍。

一些全身性疾病如高血压、糖尿病等可加速或加重脑动脉粥样硬化,亦与脑梗死的发生密切相关。通常临床上诊断为脑梗死或脑血栓形成的患者中,大多数是动脉粥样硬化血栓形成性脑梗死,简称为动脉硬化性脑梗死。

此外,导致脑梗死的另一类重要病因是脑动脉的栓塞,即脑动脉栓塞性脑梗死,简称为脑栓塞。脑栓塞患者供应脑部的血管本身多无病变,绝大多数的栓子来源于心脏。

(二)动脉硬化性脑梗死的护理评估

动脉粥样硬化血栓形成性脑梗死,简称动脉硬化性脑梗死,是供应脑部的动脉系统中的粥样硬化和血栓形成使动脉管腔狭窄、闭塞,导致急性脑供血不足所引起的局部脑组织坏死,临床上常表现为偏瘫、失语等突然发生的局灶性神经功能缺失。

1.病因分析

动脉硬化性脑梗死的基本病因是动脉粥样硬化,最常见的伴发病是高血压,两者之间虽无直接的病因联系,但高血压常使动脉粥样硬化的发展加速、加重。动脉粥样硬化是可以发生在全身各处动脉管壁的非炎症性病变。其发病原因与脂质代谢障碍和内分泌改变有关,确切原因尚未阐明。

脑动脉的粥样硬化和全身各处的动脉粥样硬化相同,主要改变是动脉内膜深层的脂肪变性和胆固醇沉积,形成粥样硬化斑块及各种继发病变,使管腔狭窄甚至闭塞。管腔狭窄需达80%～90%方才影响脑血流量。硬化斑块本身并不引起症状。如病变逐渐发展,则内膜分裂、内膜下出血(动脉本身的营养血管破裂所致)和形成内膜溃疡。内膜溃疡处易发生血栓形成,使管腔进一步变狭窄或闭塞;硬化斑块内容物或血栓的碎屑可脱入血流形成栓子。

2.临床观察

脑动脉粥样硬化性发展,较同样程度的冠状动脉粥样硬化一般在年龄方面晚 10 年。60 岁以后动脉硬化性脑梗死发病率增高。男性较女性稍多。高脂肪饮食者血胆固醇高而高密度脂蛋白胆固醇偏低时,易有动脉粥样硬化形成。在高血压、糖尿病、吸烟、红细胞增多症患者中,均有较高发病率。

动脉硬化性脑梗死占卒中的 60%～80%。本病起病较其他脑卒中稍慢些,常在数分钟到数小时、半天,甚至 1～2 天达到高峰。数天到 1 周内逐渐加重到高峰极为少见。不少患者在睡眠中发生。约半数的患者以往经历过短暂脑缺血发作。

起病时患者可有轻度头痛,可能由于侧支循环血管代偿性扩张所致。头痛常以缺血侧头部为主,有时可伴眼球后部疼痛。动脉硬化性脑梗死发生偏瘫时意识常很清楚。如果起病时即有意识不清,要考虑椎-基底动脉系统脑梗死。大脑半球较大区域梗死、缺血、水肿可影响间脑和脑干的功能,而在起病后不久出现意识障碍。

脑的局灶损害症状主要根据受累血管的分布而定。如颈动脉系统动脉硬化性脑梗死的临床表现主要为病变对侧肢体瘫痪或感觉障碍;主侧半球病变常伴不同程度的失语、非主侧半球病变伴偏瘫无知症,患者的两眼向病灶侧凝视。如病灶侧单眼失明伴对侧肢体运动或感觉障碍,为颈内动脉病变无疑。颈内动脉狭窄或闭塞可使整个大脑半球缺血造成严重症状,也可仅表现轻微症状。这种变异极大的病情取决于前、后交通动脉,眼动脉,脑浅表动脉等侧支循环的代偿功能状况。如瘫痪和感觉障碍限于面部和上肢,以大脑中动脉供应区缺血的可能性为大。大脑前动脉的脑梗死可引起对侧的下肢瘫痪,但由于大脑前交通动脉的侧支循环供应,这种瘫痪亦可不发生。大脑后动脉供应大脑半球后部、丘脑及上脑干,脑梗死可出现对侧同向偏盲,如病变在主侧半球时除皮质感觉障碍外还可出现失语、失读、失写、失认和顶叶综合征。椎-基底动脉系统动脉硬化性脑梗死主要表现为眩晕、眼球震颤、复视、同向偏盲、皮质性失明、眼肌麻痹、发音不清、吞咽困难、肢体共济失调、交叉性瘫痪或感觉障碍、四肢瘫痪。可有后枕部头痛和程度不等的意识障碍。

3.辅助检查

(1)血生化、血流变学检查、心电图等。

(2)CT 检查:早期多正常,24～48 小时后出现低密度灶(图 8-5)。

(3)MRI:急性脑梗死及伴发的脑水肿,在 T_1 加权像上均为低信号,T_2 加权像上均为高信号,如伴出血,T_1 加权像上可见高信号区(图 8-6)。

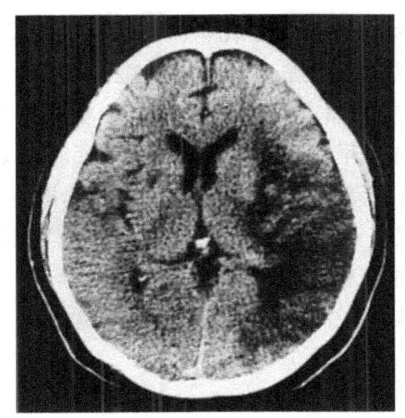

图 8-5 CT 左侧颞顶叶大片状低密度梗死灶

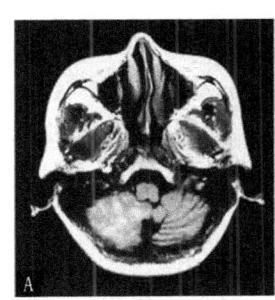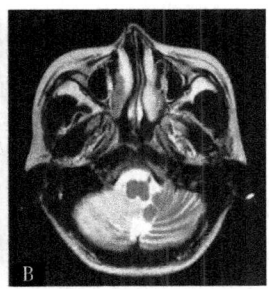

图 8-6 小脑出血性梗死

注：小脑出血性梗死发病 4 天 MRI 平扫横断 T_1 加权像（A）可见右侧小脑半球脑沟消失，内部混杂有斑点状高信号；T_2 加权像（B）显示右侧小脑半球为均匀高信号

（4）TCD 和颈动脉超声检查：发现有血管高度狭窄或局部血流异常。

（5）脑脊液检查脑脊液多正常。

4.防治

患动脉粥样硬化者应摄取低脂饮食，多吃蔬菜和植物油，少吃胆固醇含量丰富的食物和动物内脏、蛋黄和动物油等。如伴有高血压、糖尿病等，应重视对该病的治疗。注意防止可能引起血压骤降的情况，如降压药物过量、严重腹泻、大出血等。生活要有规律。注意劳逸结合、避免身心过度疲劳。经常进行适当的保健体操，加强心血管的应激能力。对已有短暂性脑缺血发作者，应积极治疗。这是防止发生动脉硬化性脑梗死的重要环节。

（三）脑栓塞的护理评估

由于异常的物体（固体、液体、气体）沿血液循环进入脑动脉或供应脑的颈部动脉，造成血流阻塞而产生脑梗死，称为脑栓塞，亦属于缺血性卒中。脑栓塞占卒中发病率的 10%～15%。2/3 患者的复发均发生在第一次发病后的 1 年之内。

1.病因分析

脑栓塞的栓子来源可分为心源性、非心源性、来源不明性三大类。

2.临床观察

脑栓塞的起病年龄不一。因多数与心脏病尤其是风湿性心脏病有关，所以发病年龄以中青年居多。起病急骤，大多数并无任何前驱症状。起病后常于数秒钟或很短时间内症状发展到高峰。个别患者可在数天内呈阶梯式进行性恶化,是由反复栓塞所致,脑栓塞可仅发生在单一动脉,也可广泛多发,因而临床表现不一。除颈内动脉栓塞外患者一般并不昏迷。一部分患者可在起病时有短暂的意识模糊、头痛或抽搐。神经系统局灶症状突然发生,并限于一个动脉支的分布区。约 4/5 的栓塞发生在脑底动脉环前半部的分布区,因而临床表现为面瘫、上肢单瘫、偏瘫、失语、局灶性抽搐等颈内动脉-大脑中动脉系统病变的表现。偏瘫也以面部和上肢为重,下肢较轻。感觉和视觉可能有轻度影响。但一般不明显。抽搐大多数为局限性,如为全身性大发作,则提示梗死范围广泛,病情较重。1/5 的脑栓塞发生在脑底部动脉环的后半部的分布区,可出现眩晕、复视、共济失调、交叉性瘫痪等椎-基底动脉系统病变的表现。

3.辅助检查

(1)血生化、血流变学检查等。

(2)CT 检查:一般于 24～48 小时出现低密度灶。病程中如低密度区中有高密度影,则提示为出血性梗死。

(3)颈动脉和主动脉超声检查可发现有不稳定斑块。

(4)TCD 栓子检测可发现脑血流中有过量的栓子存在。

(5)脑脊液检查:感染性梗死者脑脊液中的白细胞增加,出血性梗死者可见红细胞。脂肪栓塞时,可见脂肪球。

(6)心电图:有心房颤动时做超声心动。

4.治疗

防治心脏病是防治脑栓塞的一个重要环节。一旦发生脑栓塞,其治疗原则上与动脉硬化性脑梗死相同。患者应取左侧卧位。右旋糖酐、扩血管药物、激素均有一定作用。由于风湿性二尖瓣病变等心源性脑栓塞的充血性梗死区极易出血,故抗凝治疗必须慎用。

四、短暂性脑缺血发作的护理评估

短暂性脑缺血发作(transient ischemic attacks,TIA)是颈内动脉系统或椎-基底动脉系统的短暂性血液供应不足,表现为突然发作的局限性神经功能缺失,在数秒钟、数分钟及数小时,最长不超过 24 小时完全恢复,而不留任何症状和体征,常反复发作。该定义是在 20 世纪 50 年代提出来的。随着临床脑卒中的研究,尤其是缺血性卒中起病早期溶栓治疗的应用,国内外有关 TIA 的时限提出争议。最近美国 TIA 工作组推荐的定义为 TIA 是由于局部脑组织或者视网膜缺血,引起短暂的神经功能异常发作,典型的临床症状持续不超过 1 小时,没有临床急性梗死的证据。一旦出现持续的临床症状或者临床症状虽很短,但是已经出现典型的影像学异常就应该诊断为脑梗死而不是 TIA。

(一)病因分析

引起 TIA 动脉粥样硬化是最主要的原因。主动脉弓、颈总动脉和颅内大血管动脉粥样斑块脱落,是引起动脉至动脉微栓塞最常见的原因。

(二)临床观察

TIA 发作好发于中年以后,50～70 岁多见,男性多于女性。起病突然,历时短暂,症状和体征出现后迅速达高峰,持续时间为数秒至数分钟、数小时,24 小时内完全恢复正常而无后遗症。各个患者的局灶性神经功能缺失症状常按一定的血管支配区而反复刻板地出现,多则一天数次,少则数周、数月甚至数年才发作 1 次椎-基底动脉系统 TIA 发作较频繁。根据受累的血管不同,临床上将 TIA 分为两大类:颈内动脉系统和椎-基底动脉系统 TIA。

1.颈内动脉系统 TIA

症状多样,以大脑中动脉支配区 TIA 最常见。常见的症状可有患侧上肢和/或下肢无力、麻木、感觉减退或消失,亦可有失语、失读、失算、书写障碍,偏盲较少见,瘫痪通常以上肢和面部较重。短暂的单眼失明是颈内动脉分支眼动脉缺血的特征性症状,为颈内动脉系统 TIA 所特有。如果发作性偏瘫伴有瘫痪对侧的短暂单眼失明或视觉障碍,则临床上可诊断为失明侧颈内动脉短暂性脑缺血发作。上述症状可单独或合并出现。

2.椎-基底动脉系统 TIA

有时仅表现为头昏、眼花、走路不稳等含糊症状而难以诊断,局灶性症状以眩晕为最常见,一般不伴有明显的耳鸣。若有脑干、小脑受累的症状如复视、构音障碍、吞咽困难、交叉性或双侧肢体瘫痪等感觉障碍、共济失调,则诊断较为明确,大脑后动脉供血不足可表现为皮质性盲和视野缺损。倾倒发作为椎-基底动脉系统 TIA 所特有,患者突然双下肢失去张力而跌倒在地,而无可觉察的意识障碍,患者可即刻站起,此乃双侧脑干网状结构缺血所致。枕后部头痛、猝倒,特别是在急剧转动头部或上肢运动后发作,上述症状均提示椎-基底动脉系统供血不足并有颈椎病、锁骨下动脉盗血征等存在的可能。

3.共同症状

症状既可见于颈内动脉系统,亦可见于椎-基底动脉系统。这些症状包括构音困难、同向偏盲等。发作时单独表现为眩晕(伴或不伴恶心、呕吐)、构音困难、吞咽困难、复视者,最好不要轻易诊断为 TIA,应结合其他临床检查寻找确切的病因。上述两种以上症状合并出现,或交叉性麻痹伴运动、感觉、视觉障碍及共济失调,即可诊断为椎-基底动脉系统 TIA 发作。

4.发作时间

TIA 的时限短暂,持续 15 分钟以下,一般不超过 30 分钟,少数也可达 12～24 小时。

(三)辅助检查

1.CT 和 MRI 检查

多数无阳性发现。恢复几天后,MRI 可有缺血改变。

2.TCD 检查

了解有无血管狭窄及动脉硬化程度。VBI 患者早期发现脑血流量异常。

3.单光子发射计算机断层扫描

单光子发射计算机断层扫描(singlephoton emission computed tomography,SPECT)脑血流灌注显像可显示血流灌注减低区。发作和缓解期均可发现异常。

4.其他

血生化检查血液成分或流变学检查等。

(四)临床治疗

1.抗血小板聚集治疗

阿司匹林是治疗 TIA 首选的抗血小板药物。对服用阿司匹林仍有 TIA 发作者,可改用噻氯匹定或氯吡格雷。

2.抗凝治疗

肝素或低分子肝素。

3.危险因素的干预

控制高血压、糖尿病;治疗冠状动脉性疾病和心律不齐、充血性心力衰竭、瓣膜性心脏病;控制高脂血症;停用口服避孕药;终止吸烟;减少饮酒;适量运动。

4.外科治疗

对于颈动脉狭窄达 70％以上的患者可做颈动脉内膜剥脱术。颅内动脉狭窄的血管内支架治疗正受到重视,但对 TIA 预防效果正在评估中。

五、脑卒中的常见护理问题

(一)意识障碍

患者出现昏迷,说明患者病情危重,而正确判断患者意识状态,给予适当的护理,则可以防止不可逆的脑损伤。

(二)气道阻塞

分泌物及胃内容物的吸入造成气道阻塞或通气不足可引起低氧血症及高碳酸血症,导致心肺功能的不稳定,缺氧加重脑组织损伤。

(三)肢体麻痹或畸形

大脑半球受损时,对侧肢体的运动与感觉功能便发生了障碍,再加上脑血管疾病初期,肌肉呈现张力迟缓的现象,紧接着会发生肌肉张力痉挛,若发病初期未给予适当的良肢位摆放,则肢体关节会有僵硬、挛缩的现象,将导致肢体麻痹或畸形。

(四)语言沟通障碍

左侧大脑半球受损时,因语言中枢的受损部位不同而产生感觉性失语、表达性失语或两者兼有,因而与患者间会发生语言沟通障碍的问题。

(五)吞咽障碍

因口唇、颊肌、舌及软腭等肌肉的瘫痪,食物团块经口腔向咽部及食管入口部移动困难,食管入口部收缩肌不能松弛,食管入口处开大不全等阻碍食物团块进入食管,导致食物易逆流入鼻腔及误入气管。吞咽障碍可致营养摄入不足。

(六)恐惧、绝望、焦虑

脑卒中患者在卒中突然发生后处于急性心理应激状态,由于生理的、社会的、经济的多种因素,可引起患者一系列心理变化:害怕病治不好而恐惧;对疾病的治疗无信心,自己会成为一个残疾的人而绝望;来自对工作、家庭等的忧虑,担心自己并不会好,成为家庭和社会的负担。

(七)知觉刺激不足

由于中枢神经的受损,在神经传导上,可能在感觉刺激传入时会发生障碍,以致知觉刺激无法传达感受,尤其是感觉性失语症的患者,会失去语言讯息的刺激感受。此外,患者由于一侧肢体麻痹,因此所感受的触觉刺激也减少,常造成知觉刺激不足。

(八)并发症

1.神经源性肺水肿

脑卒中引起下丘脑功能紊乱,中枢交感神经兴奋,释放大量儿茶酚胺,使周围血管收缩,血液从高阻的体循环向低阻的肺循环转移,肺血容量增加,肺毛细血管压力升高而诱发肺水肿;中枢神经系统的损伤导致体内血管活性物质大量释放,使肺毛细血管内皮和肺泡上皮通透性增高,肺毛细血管流体静压增高,致使动-静脉分流,加重左心负担,出现左心功能衰竭而加重肺部淤血;

颅内高压引起的频繁呕吐,患者昏迷状态下误吸入酸性胃液,可使肺组织发生急性损伤,引起急性肺水肿。由于脑卒中,呼吸中枢处于抑制状态,支气管敏感部位的神经反应性及敏感性降低,咳嗽能力下降,不能有效排出过多的分泌物而流入肺内造成肺部感染。平卧、床头角度过低增加向食管反流及分泌物逆流入呼吸道的机会。

2.发热

体温升高的原因包括体内产热增加、散热减少和下丘脑体温调节中枢功能异常。脑卒中患者发热的原因可分为感染性和非感染性。

3.压疮

由于脑卒中患者发生肢体瘫痪或长期卧床而容易发生压疮,临床又叫压迫性溃疡。它是脑卒中患者的严重并发症之一。

4.应激性溃疡

脑卒中患者常因颅内压增高,下丘脑及脑干受损而引起上消化道应激性溃疡出血。多在发病后 7~15 天,也有发病后数小时就发生大量呕血而致患者死亡者。

5.肾功能损害

由于脑损伤使肾血管收缩,肾血流减少,造成肾皮质损伤,肾小管坏死;另外脑损伤神经体液调节紊乱直接影响肾功能;脑损伤神经体液调节紊乱,心肺功能障碍,造成肾缺血、缺氧;脑损伤神经内分泌调节功能紊乱,肾素-血管紧张素分泌增加,肾缺血加重。加之使用脱水药,肾血管和肾小管的细胞膜通透性改变,易出现肾缺血、坏死。

6.便失禁

脑卒中引起上运动神经元或皮质损害,可出现粪嵌塞伴溢出性便失禁。长期粪嵌塞,直肠膨胀感消失和外括约肌收缩无力导致粪块外溢;昏迷、吞咽困难等原因导致营养不良及低蛋白血症,肠道黏膜水肿,容易发生腹泻。

7.便秘

便秘是由于排便反射被破坏、长期卧床、脱水治疗、摄食减少、排便动力不足、焦虑及抑郁所致。

8.尿失禁

脑卒中可直接导致高反射性膀胱或 48 小时内低张力性膀胱;当皮质排尿中枢损伤,不能接收和发出排尿信息,出现不择时间和地点的排尿,表现为尿失禁。由于脑桥水平以上的中枢抑制解除,膀胱表现为高反射性,或者脑休克导致膀胱表现为低反射性,引起膀胱-骶髓反射弧的自主控制功能丧失,导致尿失禁;长期卧床导致耻骨尾骨肌和尿道括约肌松弛,使患者在没有尿意的情况下尿液流出。

9.下肢深静脉血栓

下肢深静脉血栓(deepvein thrombosis,DVT)是指血液在下肢深静脉系统的不正常凝结若未得到及时诊治可导致下肢深静脉致残性功能障碍。有资料显示卧床 2 周的发病率明显高于卧床 3 天的患者。严重者血栓脱落可继发致命性肺栓塞(pulmonary embolism,PE)。

六、脑卒中的护理目标

(1)抢救患者生命,保证气道通畅。

(2)摄取足够营养。

（3）预防并发症。

（4）帮助患者达到自我照顾。

（5）指导患者及家属共同参与。

（6）稳定患者的健康和保健。

（7）帮助患者达到期望。

七、脑卒中的护理措施

（一）脑卒中的院前救护

发生脑卒中要启动急救医疗服务体系，使患者得到快速救治，并能在关键的时间窗内获得有益的治疗。脑卒中处理的要点可记忆为 7"D"：检诊（Detection）、派送（Dispatch）、转运（Delivery）、收入急诊（Door）、资料（Data）、决策（Decision）、药物（Drug）。前 3 个"D"是基本生命支持阶段，后 4 个"D"是进入医院脑卒中救护急诊绿色通道流程。在脑卒中紧急救护中护理人员起着重要的作用。

1.分诊护士职责

（1）鉴别下列症状、体征为脑血管常见症状，需分诊至神经内科：①身体一侧或双侧，上肢、下肢或面部出现无力、麻木或瘫痪。②单眼或双眼突发视物模糊，或视力下降，或视物成双。③言语表达困难或理解困难。④头晕目眩、失去平衡，或任何意外摔倒，或步态不稳。⑤头痛（通常是严重且突然发作）或头痛的方式意外改变。

（2）出现下列危及生命的情况时，迅速通知神经内科医师，并将患者护送至抢救室：①意识障碍。②呼吸、循环障碍。③脑疝。

（3）对极危重患者监测生命体征：意识、瞳孔、血压、呼吸、脉搏。

2.责任护士职责

（1）生命体征监测。

（2）开辟静脉通道，留置套管针。

（3）采集血标本：血常规、血生化（血糖、电解质、肝功能、肾功能）、凝血四项。

（4）行心电图（ECG）检查。

（5）静脉输注第一瓶液体：生理盐水或林格液。

3.护理员职责

（1）对佩戴绿色通道卡片者，一对一地负责患者。

（2）运送患者行头颅 CT 检查。

（3）对无家属陪同者，必要时送血、尿标本。

（二）院中护理

1.观察病情变化，防止颅内压增高

（1）患者急性期要绝对卧床休息，避免不必要的搬动，保持环境安静。出血性卒中患者应将床头抬高 30°，缺血性卒中患者可平卧。意识障碍者头偏向一侧，如呼吸道有分泌物应立即协助吸出。

（2）评估颅内压变化，密切观察患者生命体征、意识和瞳孔等变化，评估患者吞咽、感觉、语言和运动等情况。

（3）了解患者思想情况，防止过度兴奋、情绪激动。对癫痫、偏瘫和有精神症状的患者，应加用床挡或适当约束,防止坠床发生意外。感觉障碍者,保暖时注意防止烫伤。患者应避免用力咳嗽、用力排便等,保持大便通畅。

(4)若有发热,应设法控制患者的体温。

2.评估吞咽情况,给予营养支持

(1)暂禁食:首先评价患者吞咽和胃肠功能情况,如是否有呕吐、腹胀、排便异常、未排气及肠鸣音异常、应激性溃疡出血量在 100 mL 以上者,必要时应暂禁食。

(2)观察脱水状态:很多患者往往会出现相对脱水状态,脱水所致血细胞比容和血液黏稠度增加,血液明显减少,使动脉血压降低。护理者可通过观察颈静脉搏动的强或弱、周围静脉的充盈度和末梢体温来判断患者是否出现脱水状态。

(3)营养支持:在补充营养时,应尽量避免静脉内输液,以免增加缺血性脑水肿的蓄积作用,最好的方法是鼻饲法。多数吞咽困难患者需要 2 周左右的营养支持。有误吸危险的患者,则需将管道末端置于十二指肠。有消化道出血的患者应暂停鼻饲,可改用胃肠外营养。经口腔进食的患者,要给予高蛋白、高维生素、低盐、低脂、富有纤维素的饮食,还可多吃含碘的食物。

(4)给予鼻饲喂养预防误吸护理:评估胃管的深度和胃潴留量。鼻饲前查看管道在鼻腔外端的长度,嘱患者张口查看鼻饲管是否盘卷在口中。用注射器注入 10 mL 空气,同时在腹部听诊,可听到气过水声;或鼻饲管中抽吸胃内容物,表明鼻饲管在胃内。无肠鸣音或胃潴留量达 100～150 mL 应停止鼻饲。抬高床头 30°呈半卧位减少反流,通常每天喂入总量以 2 000～2 500 mL 为宜,天气炎热或患者发热和出汗多时可适当增加。可喂入流质饮食,如牛奶、米汤、菜汁、西瓜水、橘子水等,药品要研成粉末。在鼻饲前后和注药前后,应冲洗管道,以预防管道堵塞。对于鼻饲患者,要注意固定好鼻饲管。躁动患者的手要适当地加以约束。

(5)喂食注意:对面肌麻痹的患者,喂食时应将食物送至口腔健侧近舌根处。进食时宜采用半卧位、颈部向前屈的姿势,这样既可以利用重力使食物容易吞咽,又可减少误吸。每口食物量要从少量开始,逐步增加,寻找合适的"一口量"。进食速度应适当放慢,出现食物残留口腔、咽部而不能完全吞咽情况时,应停止喂食并让患者重复多次吞咽动作或配合给予一些流质来促进残留食物吞入。

3.心脏损害的护理

心脏损害是脑卒中引起的循环系统并发症之一,大都在发病 1 周左右发生,如心电图显示心肌缺血、心律不齐和心力衰竭等,故护理者应经常观察心电图变化。在患者应用脱水剂时,应注意尿量和血容量,避免脱水造成血液浓缩或入量太多加重心脏负担。

4.应激性溃疡的护理

应注意患者的呕吐物和大便的性状,鼻饲患者于每天喂食前应先抽取胃液观察,同时定期检查胃中潜血及酸碱度。腹胀者应注意肠鸣音是否正常。

5.泌尿系统并发症的护理

对排尿困难的患者,尽可能避免导尿,可用诱导或按摩膀胱区的方法以助患者排尿。患者由于限制活动,处于某些妨碍排尿的位置;也可能是由于失语不能表达所致。护理者应细心观察,主动询问,定时给患者便器,在可能情况下尽量取直立姿势解除排尿困难。

(1)尿失禁的男患者可用阴茎套连接引流尿袋,每天清洁会阴部,以保持会阴部清洁舒适。

(2)女性尿失禁患者,留置导尿管虽然影响患者情绪,但在急性期内短期的应用是必要的,因为它明显增加了患者的舒适感并减少了压疮发生的机会。

（3）留置导尿管期间要每天进行会阴部护理。密闭式集尿系统除因阻塞需要冲洗外,集合系统的接头不可轻易打开。应定时查尿常规,必要时做尿培养。

6.压疮的护理

可因感染引起骨髓炎、化脓性关节炎、蜂窝织炎,甚至迅速通过表浅组织引起败血症等,这些并发症往往严重威胁患者的生命。

（1）压疮好发部位:多在受压和缺乏脂肪组织保护、无肌肉包裹或肌层较薄的骨骼隆突处,如枕骨粗隆、耳郭、肩胛部、肘部、脊椎体隆突处、髋部、骶尾部、膝关节的内外侧、内外踝、足跟部等处。

（2）压疮的预防措施:①压疮的预防要求做到"七勤":勤翻身、勤擦洗、勤按摩、勤换洗、勤整理、勤检查、勤交代。定时变换体位,1～2 小时翻身 1 次。如皮肤干燥且有脱屑者,可涂少量润滑剂,以免干裂出血。另外还应监测患者的清蛋白指标。②患者如有大、小便失禁,呕吐及出汗等情况,应及时擦洗干净,保持干燥,及时更换衣服、床单,褥子应柔软、干燥、平整。③对肢体瘫痪的卧床患者,配备气垫床以达到对患者整体减压的目的,气垫床使用时注意根据患者的体重调节气垫床充其量。骨骼隆突易受压处,放置海绵垫或棉圈、软枕、气圈等,以防受压水肿、肥胖者不宜用气圈,以软垫更好,或软枕置于腿下,并抬高肢体,变换体位,更为重要。可疑压疮部位使用减压贴保护。④护理患者时动作要轻柔,不可拖拽患者,以防止关节牵拉、脱位或周围组织损伤。翻身后要仔细观察受压部位的皮肤情况,有无将要发生压疮的迹象,如皮肤呈暗红色。检查鼻管、尿管、输液管等是否脱出、折曲或压在身下。取放便盆时,动作更轻巧,防止损伤皮肤。

7.下肢深静脉血栓的护理

长期卧床者,首先在护理中应帮助他们减少形成静脉血栓的因素,例如抬高下肢 20°～30°,下肢远端高于近端,尽量避免膝下垫枕,过度屈髋,影响静脉回流。另外,肢体瘫痪者增加患肢活动量,并督促患者在床上主动屈伸下肢作跖屈和背屈运动,内、外翻运动,足踝的"环转"运动;被动按摩下肢腿部比目鱼肌和腓肠肌,下肢应用弹力长袜,以防止血液滞留在下肢。还应减少在下肢输血、输液,并注意观察患肢皮温、皮色,倾听患者疼痛主诉,因为下肢深静脉是静脉血栓形成的好发部位,鼓励患者深呼吸及咳嗽和早期下床活动。

8.发热的护理

急性脑卒中患者常伴有发热,主要原因为感染性发热、中枢性发热、吸收热和脱水热。

（1）感染性发热:多在急性脑卒中后数天开始,体温逐渐升高,常不规则,伴有呼吸、心率增快,白细胞总数升高。应做细菌培养,应用有效抗生素治疗。

（2）中枢性发热:是病变侵犯了下丘脑,患者的体温调节中枢失去调节功能,导致发热。主要表现两种情况:其一是持续性高热,发病数小时后体温升高至 39～40 ℃,持续不退,躯干和肢体近端大血管处皮肤灼热,四肢远端厥冷,肤色灰暗,静脉塌陷等,患者表现深昏迷、去大脑强直(一种病理性体征)、阵挛性或强直性抽搐、无汗、肢体发凉,患者常在 1～2 天内死亡。其二是持续性低热,患者表现为昏迷、阵发性大汗、血压不稳定、呼吸不规则、血糖升高、瞳孔大小多变,体温多在 37～38 ℃。对中枢性发热主要是对病因进行治疗,同时给予物理降温,如乙醇擦浴、头置冰袋或冰帽等。但应注意缺血性脑卒中患者禁用物理降温法,可行人工冬眠。

物理降温:①乙醇、温水擦浴,可通过在皮肤上蒸发,吸收而带走机体大量的热;②冰袋降温,冰袋可放置在前额或体表大血管处(如颈部、腋下、腹股沟、窝等处);③冰水灌肠,要保留 30 分钟后再排出,便后 30 分钟测量体温。

人工冬眠疗法:冬眠法分冬眠Ⅰ号和冬眠Ⅱ号,应用人工冬眠疗法可降低组织代谢,减少氧的消耗,并增强脑组织对创伤和缺氧的耐受力,减轻脑水肿和降低颅内压,改善脑缺氧,有利于损伤后的脑细胞功能恢复。

人工冬眠注意事项:①用药前应测量体温、脉搏、呼吸和血压。②注入冬眠药半小时内不宜翻身和搬动患者,防止直立性低血压。③用药半小时后,患者进入冬眠状态,方可行物理降温,因镇静降温作用较强。④冬眠期间,应严密观察生命体征变化及神经系统的变化,如有异常及时报告医师处理。冬眠期间每 2 小时测量生命体征 1 次,并详细记录,警惕颅内血肿引起脑疝。结束冬眠仍应每 4 小时测体温 1 次,保持观察体温的连贯性。⑤冬眠期间应加强基础护理,防止并发症发生。⑥减少输液量,并注意水、电解质和酸碱平衡。⑦停止冬眠药物和物理降温时,首先停止物理降温,然后逐渐停用冬眠药,以免引起寒战或体温升高,如有体温不升者要适当保暖,增加盖被和热水袋保温。

(3)吸收热是脑出血或蛛网膜下腔出血时,红细胞分解后吸收而引起反应热。常在患者发病后 3~10 天发生,体温在 37.5 ℃左右。吸收热一般不需特殊处理,但要观察记录出入量并加强生活护理。

(4)脱水热是由于应用脱水剂或补水不足,使血浆渗透压明显升高,脑组织严重脱水,脑细胞和体温调节中枢受损导致发热。患者表现体温升高,意识模糊,皮肤黏膜干燥,尿少或比重高,血清钠升高,血细胞比容增高。治疗给予补水或静脉输入 5% 葡萄糖,待缺水症状消失后,根据情况补充电解质。

9.介入治疗的护理

神经介入治疗是指在 X 线下,经血管途径借助导引器械(针、导管、导丝)递送特殊材料进入中枢神经系统的血管病变部位,如各种颅内动脉瘤、颅内动静脉畸形、颈动脉狭窄、颈动脉海绵窦瘘、颅内血管狭窄及其他脑血管病。治疗技术分为血管成形术(血管狭窄的球囊扩张、支架植入)、血管栓塞术(固体材料栓塞术、液体材料栓塞术、可脱球囊栓塞术、弹簧圈栓塞术等)、血管内药物灌注(超选择性溶栓、超选择性化疗、局部止血)。广义的神经介入治疗还包括经皮椎间盘穿刺髓核抽吸术、经皮穿刺椎体成形术、微创穿刺电刺激等,以及在影像仪器定位下进行和神经功能治疗有关的各种穿刺、活检技术等。相比常规开颅手术的优点:血管内治疗技术具有创伤小,恢复快,疗效好的特点(图 8-7)。在护理上应做到如下内容。

(1)治疗前护理:①遵医嘱查血、尿、便常规,血型及血生化,凝血四项和出凝血时间等。②准备好物品:注射泵,监护仪器,药品如甘露醇、天普乐新等。③建立可靠的静脉通路(套管针),尽量减少患者的穿刺,防止出血及瘀斑。④须手术者术前手术区域备皮,沐浴,更衣。遵医嘱局麻 4~6 小时、全麻 9~12 小时前,需禁食、水、药。遵医嘱给予留置导尿管。监测生命体征,遵医嘱给术前药。⑤心理护理:术前了解患者思想动态,减轻心理负担,创造安静的修养环境,使患者得到充分休息。

(2)治疗中护理:①密切观察给药时间及患者的病情变化,遵医嘱调节好给药的速度及浓度,并做好详细记录,以利于了解病情。②注意血压的变化,溶栓过程中每 15 分钟测量 1 次,如出现异常应及时处理。③患者如在溶栓过程中出现烦躁、意识障碍加重、瞳孔异常等生命体征的改变,并伴有鼻出血和四肢肌力瘫痪加重等各种异常反应时,应及时通知医师停止溶栓。④患者如在用药过程中出现寒战、高热等不良反应时,应停止溶栓。⑤护理者应准确、熟练地遵医嘱给药。

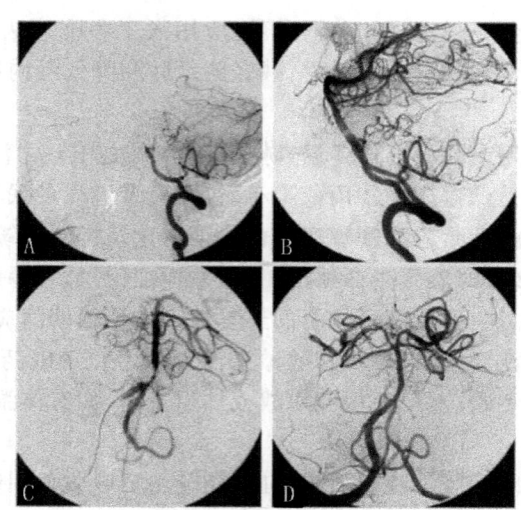

图 8-7 神经介入治疗

A.大脑后动脉栓塞；B.大脑后动脉栓塞溶栓治疗后；C.大脑
基底动脉不全栓塞；D.大脑基底动脉栓塞溶栓治疗后

(3)治疗后护理：①神经系统监测：严密观察病情变化，如意识、瞳孔、生命体征、感觉、运动、语言等。特别是血压、心率的异常变化。②行腹股沟穿刺者穿刺区加压包扎制动 24 小时，观察有无出血及血肿。避免增加腹压动作，咳嗽时用手压迫穿刺部位，防止出血。观察穿刺肢体皮肤的色泽、温度，15 分钟测量 1 次足背动脉搏动共 2 小时。保持动脉鞘通畅，防止脱落。鼓励患者多饮水，增加血容量，促进造影剂的排泄。③注意观察四肢的肌力，防止血栓再形成而引起的偏瘫、偏身感觉障碍。④24 小时监测出凝血时间、凝血酶原时间、纤维蛋白原，防止血栓再形成。⑤应用抗凝药前做出、凝血功能，以及肝、肾功能测定。用肝素初期应每小时测定出、凝血时间，稳定后可适当延长。注意观察穿刺处、切口是否渗血过多或有无新的渗血，有无皮肤、黏膜、消化道、泌尿道出血，反复检查大便潜血及尿中有无红细胞。⑥用肝素时主要观察 APTT，为正常的 1.5～2.5 倍；用法华林时主要监测 AT，应降至正常的 20％～50％。注意观察药物的其他不良反应，肝素注意有无过敏如荨麻疹、哮喘、发热、鼻炎等；注意华法林有无皮肤坏死、无脱发、皮疹、恶心、腹泻等不良反应。⑦使用速避凝皮下注射时应选择距肚脐 4.5～5 cm 处的皮下脂肪环行注射，并捏起局部垂直刺入，拔出后应按压片刻。注射前针头排气时要避免肝素挂在针头外面，造成皮下组织微小血管出血。⑧术后遵医嘱行颈动脉超声，观察支架的位置及血流情况。

10.患者早期康复训练，提高患者的生活质量

(1)早期康复的内容：①保持良好的肢体位置；②体位变换；③关节的被动活动；④预防吸入性肺炎；⑤床上移动训练；⑥床上动作训练；⑦起坐训练；⑧坐位平衡训练；⑨日常生活活动能力训练；⑩移动训练等。

(2)早期康复的时间：康复治疗开始的时间应为患者生命体征稳定，神经病学症状不再发展后 48 小时。有人认为，康复应从急性期开始，只要不妨碍治疗，康复训练越早，功能恢复的可能性越大，预后就越好。脑卒中后，只要不影响抢救，马上就可以康复治疗、保持良肢位、体位变换和适宜的肢体被动活动等，而主动训练则应在患者神志清醒、生命体征平稳且精神症状不再进展后 48 小时开始。由于 SAH 近期再发的可能性很大，故对未手术的患者，应观察 1 个月左右再谨慎地开始康复训练。

（3）影响脑卒中预后和康复的主要因素：①不利因素。影响脑卒中预后和康复的不利因素有发病至开始训练的时间较长；病灶较大；以前发生过脑血管意外；年龄较大；严重的持续性弛缓性瘫痪；严重的感觉障碍或失认症；二便障碍；完全失语；严重认知障碍或痴呆；抑郁症状明显；以往有全身性疾病，尤其是心脏病；缺乏家庭支持。②有利因素。对脑卒中患者预后和康复的有利因素有发病至开始训练的时间较短；病灶较小；年轻；轻偏瘫或纯运动性偏瘫；无感觉障碍或失认症；反射迅速恢复；随意运动有所恢复；能控制小便；无言语困难；认知功能完好或损害甚少；无抑郁症状；无明显复发性疾病；家庭支持。

（4）早期的康复治疗和训练：正确的床上卧位关系到康复预后的好坏。为预防并发症，应使患者肢体置于良好体位，即良肢位。这样既可使患者感觉舒适，又可使肢体处于功能位置，预防压疮和肢体挛缩，为进一步康复训练创造条件。

保持抗痉挛体位：其目的是预防或减轻以后易出现的痉挛模式。取仰卧位时，头枕枕头，不要有过伸、过屈和侧屈。患肩垫起防止肩后缩，患侧上肢伸展、稍外展，前臂旋后，拇指指向外方。患髋垫起以防止后缩，患腿股外侧垫枕头以防止大腿外旋。本体位是护理上最容易采取的体位，但容易引起紧张性迷路反射及紧张性颈反射所致的异常反射活动，为"应避免的体位"。"推荐体位"是侧卧位：取健侧侧卧位时，头用枕头支撑，不让向后扭转；躯干大致垂直，患侧肩胛带充分前伸，肩屈曲90°～130°，肘和腕伸展，上肢置于前面的枕头上；患侧髋、膝屈曲似踏出一步置于身体前面的枕头上，足不要悬空。取患侧侧卧位时，头部用枕头舒适地支撑，躯干稍后仰，后方垫枕头，避免患肩被直接压于身体下，患侧肩胛带充分前伸，肩屈曲90°～130°，患肘伸展，前臂旋后，手自然地呈背屈位；患髋伸展，膝轻度屈曲；健肢上肢置于体上或稍后方，健腿屈曲置于前面的枕头上，注意足底不放任何支撑物，手不握任何物品（图8-8）。

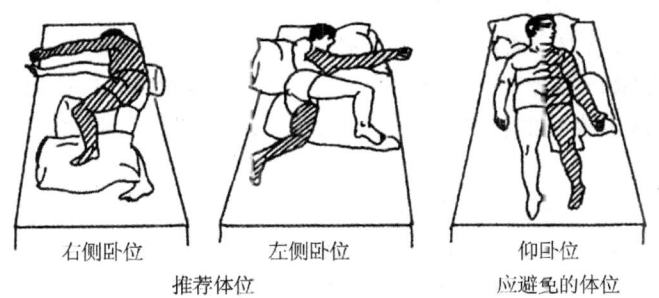

右侧卧位　　　　　左侧卧位　　　　　仰卧位

推荐体位　　　　　　　　　应避免的体位

图8-8　抗痉挛体位

体位变换：主要目的是预防压疮和肺感染，另外由于仰卧位强化伸肌优势，健侧侧卧位强化患侧屈肌优势，患侧侧卧位强化患侧伸肌优势，不断变换体位可使肢体的伸屈肌张力达到平衡，预防痉挛模式出现。一般每60～120分钟变换体位1次。

关节被动运动：主要是为了预防关节活动受限（挛缩），另外可能有促进肢体血液循环和增加感觉输入的作用。先从健侧开始，然后参照健侧关节活动范围进行患侧运动。一般按从肢体近端到肢体远端的顺序进行，动作要轻柔缓慢。重点进行肩关节外旋、外展和屈曲，肘关节伸展，腕和手指伸展，髋关节外展和伸展，膝关节伸展，足背屈和外翻。在急性期每天做两次，每次每个关节做3～5遍，以后视肌张力情况确定被动运动次数，肌张力越高被动关节运动次数应越多。较长时间卧床者尤其要注意做此项活动。

11.心理护理措施

(1)护理者对患者要热情关心,多与患者交流,在病情允许的情况下,鼓励患者做自己力所能及的事情,减少过多、过细的照顾,给予患者心理上战胜疾病的信念。

(2)注意发挥药物的生理效应,在患病急性期要及时向患者通报疾病好转的消息,减少患者过分的担心和不必要、不准确的对自身疾病的猜疑等。

(3)鼓励患者参与治疗护理计划,教育患者重建生活、学习和工作内容,开始新的生活,使患者能早日回归家庭、回归社会。

12.语言沟通障碍的护理

(1)评估:失语的性质、理解能力,记录患者能表达的基本语言。观察患者手势、表情等,及时满足患者需要。向患者解释语言锻炼的目的、方法,促进语言功能恢复。如鼓励讲话、不耻笑患者,消除其羞怯心理,为患者提供练习机会。

(2)训练。①肌群运动:指进行唇、舌、齿、软腭、咽、喉与颌部肌群运动。包括缩唇,叩齿,卷舌,上下跳举舌,弹舌,鼓腮,吹气-吸气,咳嗽-清嗓子等活动。②发音训练:先练习易发或能够发的音,由无意义的词→有意义的词→短语→句子。举例:你→你好→你住院→你配合医师治疗。发单音后训练发复音,教患者先做吹的动作然后发 p 音。③复述训练:复述单字和词汇。命名训练让患者说出常用物品的名称。词句训练与会话训练:给患者一个字音,让其组成各种词汇造句并与其会话交流;听觉言语刺激训练:听语指图、指物、指字,并接触实物叫出物名。

(3)方法:①手势法,与患者共同约定手势意图,如上竖拇指表示大便,下竖拇指表示小便;张口是吃饭,手掌上、下翻动是翻身。手捂前额表示头痛,手在腹部移动表示腹部不适。除偏瘫或双侧肢体瘫者和听力或听理解力障碍患者不能应用外,其他失语均可应用。②实物图片法,利用一些实物图片,进行简单的思想交流以满足生理需要,解决实际困难。利用常用物品如茶杯、便器、碗、人头像、病床等,反复教患者使用。如茶杯表示要喝水,人头像表示头痛,病床表示翻身。此种方法最适合于听力障碍的交流。③文字书写法,适用于文化素质高,无机械书写障碍和视空间书写障碍的患者,在认识疾病的特点后,医护人员、护理者有什么要求,可用文字表达,根据病情和需要进行卫生知识宣教。

(4)沟通。对理解能力有缺陷的患者(感觉性失语)的沟通:①交谈时减少外来的干扰。②若患者不注意,他将难以了解对方说了些什么,所以需将患者精神分散的情形减至最低。③自患者视野中除去不必要的东西,关掉收音机或电视。④一次只有一人对患者说话。⑤若患者精神分散,则重复叫患者的名字或拍其肩膀,走进其视野,使其注意。

对表达能力有缺陷的患者(运动性失语)的沟通:①用简短的"是""不是"的问题让患者回答。②说话的时候缓慢,并给予患者充分的时间以回答问题。③设法了解患者的某些需要,主动询问他们是否需要哪一件东西。④若患者所说的话,我们听不懂,则应加以猜测并予以澄清。⑤让患者说有关熟悉的事物,例如家人的名字、工作的性质,则患者较易表达。⑥可教导患者用手势或用手指出其需要或身体的不适。⑦利用所有的互动方式刺激患者说话。⑧患者若对说出物体的名称有困难,则先对患者说一遍,例如,先对患者说出"水"这个字,然后写下"水",给患者看,让患者跟着念或拿实物给患者看。

13.控制危险因素,建立良好生活方式

(1)了解脑卒中的危险因素:不可改变的危险因素、明确且可以改变的危险因素和明确且潜在可改变的危险因素等。

不可改变的危险因素:①年龄,是主要的危险因素,脑卒中发病随年龄的升高而增高,55 岁以上后每增加 10 年卒中危险加倍,60~65 岁后急剧增加,发病率和死亡率分别是 60 岁以前的 2~5 倍。②性别,一般男性高于女性。③家族史,脑卒中家族史是易发生卒中的一个因素。父母双方直系亲属发生卒中或心脏病时年龄小于 60 岁即为有家族史。④种族,不同种族的卒中发病率不同,可能与遗传因素有关。社会医学如生活方式和环境,也可能起一部分作用。非洲裔的发病率大于亚洲裔。我国北方各少数民族卒中率水平高于南方。⑤出生低体重,出生体重<2 500 g 者发生卒中的概率高于出生体重≥4 000 g 者两倍以上(中间出生体重者有显著的线性趋势)。

明确且可以改变的危险因素如下。①高血压是脑卒中的主要危险因素,大量研究资料表明,90% 脑卒中归因于高血压,70%~80% 的脑卒中患者都患有高血压,无论是缺血还是出血性脑卒中都与高血压密切相关。在有效控制高血压后,脑卒中的发病率和死亡率随之下降。②吸烟是缺血性脑卒中独立的危险因素,长期吸烟者发生卒中的危险性是不吸烟者的 6 倍。戒烟者发生卒中的危险性可减少 50%。吸烟会促进狭窄动脉的血栓形成,加重动脉粥样硬化,可使不明原因卒中的发生风险提高将近 3 倍。③心房纤颤是发生缺血性脑卒中重要的危险因素,随年龄的增长,心房纤颤患者血栓栓塞性脑卒中的发生率迅速增长。心房颤动可使缺血性脑卒中的年发病率增加 0.5%~12%。其他血管危险因素调整后单独心房颤动可以增加卒中的风险 3~4 倍。④冠心病:心肌梗死后卒中危险性为每年 1%~2%。心肌梗死后 1 个月内脑卒中危险性最高可达 31%。有冠心病史患者的脑卒中危险性增加 2~2.2 倍。⑤高脂血症:总胆固醇每升高 1 mmol/L,脑卒中发生率就会增加 25%。⑥无症状颈动脉狭窄:50%~99% 的无症状性颈动脉狭窄者脑卒中的年发病率为 1%~3.4%。⑦TIA/卒中史:TIA 是早期脑卒中的危险因素,高达 10% 的未经治疗的缺血性脑卒中患者将在 1 个月内发生再次脑卒中。高达 15% 的未经治疗的缺血性脑卒中患者将在 1 年内发生再次脑卒中。高达 40% 的未经治疗的缺血性脑卒中患者将在 5 年内发生再次脑卒中。⑧镰状细胞病:5%~25% 的镰状细胞性贫血患者有发生 TIA 或脑卒中的风险。

明确且潜在可改变的危险因素:①糖尿病是缺血性脑卒中独立的危险因素,2 型糖尿病患者发生卒中的危险性增加 2 倍。②高同型半胱氨酸血症,血浆同型半胱氨酸每升高 5 μmol/L,脑卒中风险增高 1.5 倍。

较少证据的危险因素:肥胖、过度饮酒、凝血异常、缺乏体育锻炼、口服避孕药、激素替代治疗和口服替代治疗、呼吸暂停综合征。

(2)脑卒中危险因素干预建议如下。①控制高血压:定时测量血压,合理服用降压药,全面评估缺血性事件的病因后,高血压的治疗应以收缩压低于 18.7 kPa(140 mmHg),舒张压低于 12.0 kPa(90 mmHg)为目标。对于患有糖尿病的患者,建议血压小于 17.3/11.3 kPa(130/85 mmHg)。降压不能过快,选用平稳降压的降压药,降压药要长期规律服用;降压药最好在早晨起床后立即服用,不要在睡前服用。②冠状动脉疾病、心律失常、充血性心力衰竭及心脏瓣膜病应给予治疗。③严格戒烟:采取咨询专家、烟碱替代治疗及正规的戒烟计划等戒烟措施。④禁止酗酒,建议正规的戒酒计划。轻到中度的乙醇摄入(1~2 杯)可减少卒中的发生率。饮酒者男性每天饮酒的乙醇含量不应超过 20 g(相当于葡萄酒 100 mL;啤酒 250 mL;白酒 25 mL;果酒 200 mL),女性不应超过 15 g。⑤治疗高脂血症:限制食物中的胆固醇量;减少饱和脂肪酸,增加多烯脂肪酸;适当增加食物中的混合碳水化合物、降低总热量,假如血脂维持较高水平(LDL>130 mg/dL),建议应用降脂药物。治疗的目标应使 LDL<100 mg/dL。⑥控制糖尿病:监测血糖,空腹血糖应<7 mmol/L,可通过控制饮食、口服降糖药物或使用胰岛素控制高血糖。⑦控制体重:适度锻炼,维持理想重,成年人每周至少进行3次适度的体育锻炼活动,每次活动的时间不少于30分钟。运动后感觉自我良好,且保持理想体重,则表明运动量和运动方式合适。⑧合理膳食:根据卫健委发布的中国居民膳食指南及平衡膳食宝塔,建议每天食物以谷薯类及豆类为主,辅以蔬菜和水果,适当进食蛋类、鱼虾类、畜禽肉类及奶类,少食菜用油和盐。

(3)注意卒中先兆,及时就诊:卒中虽然多为突然发病,但有些脑卒中在发病前有先兆,生活中要多加注意,如发现一侧手脚麻木、无力、全身疲倦;头痛、头昏、颈部不适;恶心、剧烈呕吐;视力模糊;口眼㖞斜要立即到医院就诊。

(刘丹萍)

第三节　癫　痫

癫痫是多种原因导致的脑部神经元高度同步化异常放电所引起的临床综合征,临床表现具有发作性、短暂性、重复性和刻板性的特点。临床上每次发作或每种发作的过程称为痫性发作。

一、病因与发病机制

(一)病因

癫痫不是独立的疾病,而是一组疾病或综合征。引起癫痫的病因非常复杂,根据病因学不同,癫痫可分为三大类。

1.症状性癫痫

由各种明确的中枢神经系统结构损伤和功能异常引起,如脑肿瘤、脑外伤、脑血管病、中枢神经系统感染、寄生虫、遗传代谢性疾病、神经系统变性疾病等。

2.特发性癫痫

病因不明,未发现脑部有足以引起癫痫发作的结构性损伤或功能异常,可能与遗传因素密切相关。

3.隐源性癫痫

病因不明,但临床表现提示为症状性癫痫,现有的检查手段不能发现明确的病因。其占全部癫痫的 $60\%\sim70\%$。

(二)发病机制

癫痫的发病机制非常复杂,至今尚未能完全了解其全部机制,但发病的一些重要环节已被探知。

1.痫性放电的起始

神经元异常放电是癫痫发病的电生理基础。

2.痫性放电的传播

异常高频放电反复通过突触联系和强化后的易化作用诱发周边及远处的神经元的同步放电,从而引起异常电位的连续传播。

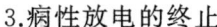

3.痫性放电的终止

目前机制尚未完全明了。

二、临床表现

(一)痫性发作

1.部分性发作

部分性发作包括以下几种。①单纯部分性发作:常以发作性一侧肢体、局部肌肉节律性抽动或感觉障碍为特征,发作时程短。②复杂部分性发作:表现为意识障碍,多有精神症状和自动症。③部分性发作继发全面性发作:上述部分性发作后出现全身性发作。

2.全面性发作

这类发作起源于双侧脑部,发作初期即有意识丧失,根据其临床表现的不同,可分为如下内容。

(1)全面强直-阵挛发作:以意识丧失、全身抽搐为主要临床特征。早期出现意识丧失、跌倒,随后的发作过程分为三期:强直期、阵挛期和发作后期。发作过程可有喉部痉挛、尖叫、心率增快、血压升高、瞳孔散大、呼吸暂停等症状,发作后各项体征逐渐恢复正常。

(2)失神发作:典型表现为正常活动中突然发生短暂的意识丧失,两眼凝视且呼之不应,发作停止后立即清醒,继续原来的活动,对发作没有丝毫记忆。

(3)强直性发作:多在睡眠中发作,表现为全身骨骼肌强直性阵挛,常伴有面色潮红或苍白、瞳孔散大等症状。

(4)阵挛性发作:表现为全身骨骼肌阵挛伴意识丧失,见于婴幼儿。

(5)肌阵挛发作:表现为短暂、快速、触电样肌肉收缩,一般无意识障碍。

(6)失张力发作:表现为全身或部分肌肉张力突然下降,造成张口、垂颈、肢体下垂甚至跌倒。

3.癫痫持续状态

癫痫持续状态指1次癫痫发作持续30分钟以上,或连续多次发作致发作间期意识或神经功能未恢复至通常水平。可见于各种类型的癫痫,但通常是指全面强直-阵挛发作持续状态。可因不适当地停用抗癫痫药物或治疗不规范、感染、精神刺激、过度劳累、饮酒等诱发。

(二)癫痫综合征

特定病因引发的由特定症状和体征组成的癫痫。

三、辅助检查

(一)脑电图检查

脑电图检查是诊断癫痫最有价值的辅助检查方法,典型表现是尖波、棘波、棘-慢或尖-慢复合波。

(二)血液检查

通过血糖、血常规、血寄生虫等检查,可了解有无低血糖、贫血、寄生虫病。

(三)影像学检查

应用 DSA、CT、MRI 等检查可发现脑部器质性病变,为癫痫的诊断提供依据。

四、治疗要点

目前癫痫治疗仍以药物治疗为主,药物治疗应达到3个目的:①控制发作或最大限度地减少发作次数;②长期治疗无明显不良反应;③使患者保持或恢复其原有的生理、心理和社会功能状态。

(一)病因治疗

去除病因,避免诱因。如全身代谢性疾病导致癫痫的应先纠正代谢紊乱,睡眠不足诱发癫痫的要保证充足的睡眠,对于颅内占位性病变引起者首先考虑手术治疗,对于脑寄生虫病行驱虫治疗。

(二)发作时治疗

立即让患者就地平卧,保持呼吸道通畅,及时给氧;防止外伤,预防并发症;应用药物预防再次发作,如地西泮、苯妥英钠等。

(三)发作间歇期治疗

合理应用抗癫痫药物,常用的抗癫痫药物有地西泮、氯硝西泮、卡马西平、丙戊酸、苯妥英钠、苯巴比妥、扑痫酮、拉莫三嗪、奥卡西平、左乙拉西坦、加巴喷丁等。强直性发作、部分性发作和部分性发作继发全面性发作首选卡马西平;全面强直-阵挛发作、典型失神、肌阵挛发作、阵挛性发作首选丙戊酸。

(四)癫痫持续状态的治疗

保持稳定的生命体征和进行性心肺功能支持;终止呈持续状态的癫痫发作,减少癫痫发作对脑部神经元的损害;寻找并尽可能根除病因及诱因;处理并发症。可依次选用地西泮、异戊巴比妥钠、苯妥英钠和水合氯醛等药物。及时纠正血酸碱度和电解质失衡,发生脑水肿时给予甘露醇和呋塞米注射,注意预防和控制感染。

(五)其他治疗

对于药物难治性、有确定癫痫灶的癫痫可采用手术治疗,中医学针灸治疗对某些癫痫也有一定疗效。

五、护理措施

(一)一般护理

(1)饮食:为患者提供充足的营养,癫痫持续状态的患者可给予鼻饲,嘱发作间歇期的患者进食清淡、无刺激、富于营养的食物。

(2)休息与运动:癫痫发作后宜卧床休息,平时应劳逸结合,保证充足的睡眠,生活规律,避免不良刺激。

(3)纠正水、电解质及酸碱平衡紊乱,预防并发症。

(二)病情观察

密切观察生命体征、意识状态、瞳孔变化、大小便等情况;观察并记录发作的类型、频率和持续时间;观察发作停止后意识恢复的时间,有无疲乏、头痛及行为异常。

(三)安全护理

告知患者有发作先兆时立即平卧。活动中发作时,立即将患者置于平卧位,避免摔伤。摘下眼镜、手表、义齿等硬物,用软垫保护患者关节及头部,必要时用约束带适当约束,避免外伤。用牙垫或厚纱布置于患者口腔一侧上下磨牙间,防止口、舌咬伤。发作间歇期,应为患者创造安静、安全的休养环境,避免或减少诱因,防止意外的发生。

(四)保持呼吸道通畅

发作时立即解开患者领扣、腰带以减少呼吸道受压,及时清除口腔内食物、呕吐物和分泌物,防止呼吸道阻塞。让患者平卧、头偏向一侧,必要时用舌钳拉出舌头,避免舌后坠阻塞呼吸道。必要时可行床旁吸引和气管切开。

(五)用药护理

有效的抗癫痫药物治疗可使80%的患者发作得到控制。告诉患者抗癫痫药物治疗的原则及药物疗效与不良反应的观察,指导患者遵医嘱坚持长期正确服药。

1.服药注意事项

服药注意事项:①根据发作类型选择药物。②药物一般从小剂量开始,逐渐加量,以尽可能控制发作、又不致引起毒性反应的最小有效剂量为宜。③坚持长期有规律服药,完全不发作后还需根据发作类型、频率,再继续服药2~3年,然后逐渐减量至停药,切忌服药控制发作后就自行停药。④间断不规则服药不利于癫痫控制,易导致癫痫持续状态发生。

2.常用抗癫痫药物不良反应

每种抗癫痫药物均有多种不良反应。不良反应轻者一般不需停药,从小剂量开始逐渐加量或与食物同服可以减轻,严重反应时应减量或停药、换药。服药前应做血、尿常规和肝、肾功能检查,服药期间定期监测血药浓度,复查血常规和生化检查。

(六)避免促发因素

1.癫痫的诱因

疲劳、饥饿、缺睡、便秘、经期、饮酒、感情冲动、一过性代谢紊乱和变态反应。过度换气对于失神发作、过度饮水对于强直性阵挛发作、闪光对于肌阵挛发作也有诱发作用。有些反射性癫痫还应避免如声光刺激、惊吓、心算、阅读、书写、下棋、玩牌、刷牙、起步、外耳道刺激等特定因素。

2.癫痫持续状态的诱发因素

常为突然停药、减药、漏服药及换药不当;其次为发热、感冒、劳累、饮酒、妊娠与分娩;使用异烟肼、利多卡因、氨茶碱或抗抑郁药亦可诱发。

(七)手术的护理

对于手术治疗癫痫的患者,术前应做好心理护理以减少恐惧和紧张。密切观察意识、瞳孔、肢体活动和生命体征等情况,并按医嘱做好术前检查和准备;术后麻醉清醒后应采取头高脚低位,以减轻脑水肿的发生。严密监测病情,做好术后常规护理、用药护理和安全护理。

(八)心理护理

病情反复发作、长期服药常会给患者带来沉重的精神负担,易产生焦虑、恐惧、抑郁等不良心理状态。护士应多关心患者,随时关注其心理状态并给予安慰和疏导,缓解患者的心理负担,促其更好地配合治疗。

(九)健康指导

(1)向患者及家属介绍疾病治疗和预防的相关知识,教会其癫痫的基本护理方法,安静的环境、规律的生活、合理的饮食、充足的睡眠、远离不良刺激等均有利于患者的康复。

(2)告知患者及家属遵医嘱长期、规律用药,不可突然减药甚至停药,定期复查,病情变化立即就诊。

(3)应尽量避免患者单独外出,不参与蹦极、游泳等可能危及生命的活动,避免紧张、劳累。

（4）特发性癫痫且有家族史的女性患者，婚后不宜生育，双方均有癫痫，或一方患病，另一方有家族史者不宜婚配。

（刘丹萍）

第四节　多发性硬化

多发性硬化（multiple sclerosis，MS）是中枢神经系统白质脱髓鞘疾病，其病因不清，病理特征为中枢神经系统白质区域多个部位的炎症、脱髓鞘及胶质增生病灶。临床上多为青壮年起病，症状和体征提示中枢神经系统多部位受累，病程有复发缓解的特征。

一、病因及发病机制

病因及发病机制尚未完全清楚。有研究认为该病与病毒感染有关，但尚未从患者的脑组织中发现和分离出病毒；亦有认为 MS 可能是中枢神经系统病毒感染引起的自身免疫性疾病。MS还具有明显的家族性倾向，MS 患者的一级亲属中患病的危险比一般人群要高得多，其遗传易感性可能是多基因产物相互作用的结果。环境、种族、免疫接种、外伤、怀孕等因素均可能与该病的发病或复发有关。

二、临床表现

（一）发病年龄

发病通常在青壮年，20～30 岁是发病的高峰年龄。10 岁以前或 60 岁以后很少发病。但有3 岁和67 岁发病的报道。

（二）发病形式

起病快慢不一，通常急性或亚急性起病。病程有加重与缓解交替。临床病程会由数年至数十年，亦有极少数重症患者在发病后数月内死亡。部分患者首次发作症状可以完全缓解，但随着复发，缓解会不完全。

（三）症状和体征

可出现中枢神经系统各部位受累的症状和体征。其特征是症状和体征复杂，且随着时间变化，其性质和严重程度也发生着变化。

（1）视觉症状包括复视、视觉模糊、视力下降、视野缺损。眼底检查可见有视神经炎的改变，晚期可出现视神经萎缩。内侧纵束病变可造成核间性眼肌麻痹，是多发性硬化的重要体征。其特征表现为内直肌麻痹而造成一侧眼球不能内收，并有对侧外直肌无力和眼震。

（2）某些患者三叉神经根部可能会损害，表现为面部感觉异常，角膜反射消失。三叉神经痛应考虑多发性硬化的可能。

（3）眩晕、面瘫、构音障碍、假性延髓性麻痹均可以出现。

（4）肢体无力是最常见的体征。单瘫、轻偏瘫、四肢瘫均能见到，还可能有不对称性四肢瘫。肌力常与步行困难不成比例。某些患者，特别是晚发性患者，会表现为慢性进行性截瘫，可能只出现锥体束征及较轻的本体感觉异常。

（5）小脑及其与脑干的联系纤维常常受累，引起构音障碍、共济失调、震颤及肢体协调不能，其语言具有特征性的扫描式语言，为腭和唇肌的小脑性协调不能加上皮质脑干束受累所致，出现所谓夏科三联征：构音不全、震颤及共济失调。

（6）排尿障碍症状包括尿失禁、尿急、尿频等。排便障碍少于排尿障碍。男性患者可以出现性欲减低和阳痿。女性性功能障碍亦不少见。

（7）感觉异常较常见。颈部被动或主动屈曲时会出现背部向下放射的闪电样疼痛，即Lhermitte征，提示颈髓后柱的受累。各种疼痛除Lhermitte征外，还有三叉神经痛、咽喉部疼痛、肢体的痛性痉挛、肢体的局部疼痛及头痛等。

（8）精神症状亦不少见，常见有抑郁、欣快，亦有可能合并情感性精神病。认知、思维、记忆等均可受累。

三、辅助检查

（一）影像学检查

磁共振是最有用的诊断手段。90％以上的患者可以通过MRI发现白质多发病灶，因而是诊断多发性硬化的首选检查。T_2加权相是常规检查，质子相或压水相能提高检查的正确率。典型改变应在白质区域有4处直径大于3 mm的病灶，或3处病灶至少有一处在脑室旁。

（二）脑脊液检查

对于诊断可以提供支持证据。脑脊液γ球蛋白改变及出现寡克隆区带，提示鞘内有免疫球蛋白合成，这是MS的脑脊液改变之一。

（三）电生理检查

视觉诱发电位及脑干诱发电位对发现临床病灶有重要意义。视觉诱发电位对视神经、视交叉、视束病灶非常敏感。

四、治疗原则

包括针对病因和对症治疗

（一）激素治疗

糖皮质激素具有抗炎和免疫抑制作用，用于治疗MS可以缩短病程和减少复发。急性发作较严重，可给予甲泼尼龙1 000 mg，加入5％葡萄糖500 mL中静脉滴注，3～4小时滴完，连续3天，然后口服泼尼松治疗：80 mg/d，10～14天，以后可根据病情调整剂量和用药时间，逐渐减量。亦可予地塞米松10～20 mg/d，或氢化可的松200～300 mg/d，静脉滴注，一般使用10～14天后改服泼尼松。从对照研究来看，激素治疗可加速急性发作的缓解，但对于最终预后的影响尚不清楚。促皮质激素多数人认为不宜使用。

（二）干扰素

目前认为可能改变MS病程和病情。有两种制剂，β-1a、β-1b，这些药物治疗可能降低复发缓解期的发作次数30％，也可降低症状的严重程度。β干扰素治疗的不良反应较小，有些患者可能产生肝功能异常及骨髓抑制。

（三）免疫抑制剂

1.环磷酰胺

成人剂量一般0.2～0.4 g加入0.9％生理盐水20 mL中静脉注射，隔天1次，累计总量8～

10 g 为一个疗程。

2.硫唑嘌呤

口服剂量 1～2 mg/kg,累积剂量 8～10 g 为一个疗程。

3.甲氨蝶呤

对于进展性 MS 可能有效,剂量为 7.5～15 mg,每周 1 次。使用免疫抑制剂时应注意其毒副作用。

（四）Copolymer1

Copolymer1 是一种由 L-丙氨酸、L-谷氨酸、L-赖氨酸和 L-酪氨酸按比例合成的一种多肽混合物。它在免疫化学特性上模拟多发性硬化的推测抗原,可清除自身抗原分子,对早期复发缓解性多发性硬化患者可减少复发次数,但对重症患者无效。用法为每天皮下注射 120 mg。

（五）对症治疗

减轻痉挛,可用 Baclofen 40～80 mg/d,分数次给予,地西泮和其他肌肉松弛药也可给予。尿失禁患者应注意预防泌尿道感染。有痛性强直性痉挛发作或其他发作性症状,可予卡马西平 0.1～0.2 g,每天 3 次口服,应注意该药对血液系统和肝功能的不良反应。功能障碍患者应进行康复训练,加强营养。注意预防肺部感染。感冒、妊娠、劳累可能诱发复发,应注意避免。

五、护理评估

（一）健康史

有无家族史;有无病毒感染史。

（二）症状

1.视力障碍

表现为急性视神经炎或球后视神经炎,常伴眼球疼痛。部分有眼肌麻痹和复视。

2.运动障碍

四肢瘫、偏瘫、截瘫或单瘫,以不对称瘫痪最常见。易疲劳,可为疾病首发症状。

3.感觉异常

浅感觉障碍,肢体、躯干或面部针刺麻木感、异常的肢体发冷、蚁走感、瘙痒感或尖锐、烧灼样疼痛及定位不明确的感觉异常。

4.共济失调

不同程度的共济运动障碍。

5.自主神经功能障碍

尿频、尿失禁、便秘,或便秘与腹泻交替出现,性欲减退、半身多汗和流涎等。

6.精神症状和认知功能障碍

抑郁、易怒、脾气暴躁,也可表现为淡漠、嗜睡、强哭强笑等。

7.发作性症状

指持续时间短暂、可被特殊因素诱发的感觉或运动异常。如构音障碍、共济失调、单肢痛性发作及感觉迟钝、面肌痉挛、阵发性瘙痒和强直性发作等。

（三）身体状况

(1)生命体征:尤其是呼吸、血氧饱和度。

(2)肢体活动障碍:肌力分级、肌力有无下降。

（3）二便障碍：有无尿失禁、尿潴留，有无尿管，有无便秘。

（4）呼吸：有无呼吸困难、咳嗽咳痰无力。

（5）视力：有无视力障碍、复视。

（四）心理状况

（1）有无焦虑、恐惧、抑郁等情绪。

（2）疾病对生活、工作有无影响。

六、护理诊断/问题

（一）生活自理能力缺陷

与肢体无力有关。

（二）躯体移动障碍

与脊髓受损有关。

（三）有受伤的危险

与视神经受损有关。

（四）有皮肤完整性受损的危险

与瘫痪及大小便失禁有关。

（五）便秘

与脊髓受累有关。

（六）潜在的并发症

感染，与长期应用激素导致机体抵抗力下降有关。

七、护理措施

（1）环境与休息：保持病室安静舒适，病房内空气清新，温湿度适宜。病情危重患者应卧床休息。病情平稳时应鼓励患者下床活动，预防跌倒、坠床等不良事件的发生。

（2）饮食护理指导患者进高热量、易消化、高维生素饮食，少食多餐，多吃新鲜蔬菜和水具。出现吞咽困难等症状时，进食应抬高床头，速度宜慢，并观察进食情况，避免呛咳，必要时遵医嘱留置胃管，并进行吞咽康复锻炼。

（3）严密观察病情变化，保持呼吸道通畅，出现咳嗽无力、呼吸困难症状给予吸氧、吸痰，并观察缺氧的程度，备好抢救物品。

（4）视力下降、视野缺损的患者要注意用眼卫生，不用手揉眼。保持室内光线良好，环境简洁整齐。将呼叫器、水杯等必需品放在患者视力范围内，暖瓶等危险物品远离患者。复视患者活动时建议戴眼罩遮挡一侧眼部，以减轻头晕症状。

（5）感觉异常的患者，指导其选择宽松、棉质衣裤，以减轻束带感。洗漱时，以温水为宜，可以缓解疲劳。禁止给予患者使用热水袋，避免泡热水澡。避免因过热而导致症状波动。

（6）排泄异常的患者嘱其养成良好的排便习惯，定时排便。每天做腹部按摩，促进肠蠕动，排便困难时可使用开塞露等缓泻药物。平时多食含粗纤维食物，以保证大便通畅。留置尿管的患者，保持会阴部清洁、干燥。定时夹闭尿管，协助患者每天做膀胱、盆底肌肉训练，帮助患者控制膀胱功能。

（7）卧床患者加强基础护理。保持床单位清洁、干燥，保证患者"六洁四无"。定时翻身、拍背、吸痰,保持呼吸道通畅,保持皮肤完好。肢体处于功能位,每天进行肢体的被动活动及伸展运动训练。能行走的患者,鼓励进行主动锻炼。锻炼要适度,并保证患者安全,避免外伤。

(8)注射干扰素时,选择正确的注射方式,避免重复注射同一部位,选择注射部位轮流注射。注射前15~30分钟将药物从冰箱取出,置室温环境复温,以减少注射部位反应。注射前冰敷注射部位1~2分钟,以缓解疼痛。注射部位在注射后先轻柔按摩1分钟再冰敷(勿大于5分钟),以降低红肿及硬块的发生。

(9)使用激素时要注意观察生命体征、血糖变化。保护胃黏膜,避免进食坚硬、有刺激的食物。长期应用者,要注意预防感染。

(10)要做好患者心理护理,介绍有关疾病知识,鼓励患者配合医护人员的治疗,树立战胜疾病的信心,减轻恐惧、焦虑、抑郁等不良情绪,以促进疾病康复。

八、健康指导

(1)合理安排工作、学习,生活有规律。
(2)保证充足睡眠,保持积极乐观的精神状态,增加自我照顾能力和应对疾病的信心。
(3)避免紧张和焦虑。
(4)进行康复锻炼,以保持活动能力,强度要适度。
(5)避免诱发因素,如感冒、发热、外伤、过劳、手术、疫苗接种。控制感染。
(6)正确用药,合理饮食。
(7)女性患者首次发作后2年内避免妊娠。

(刘丹萍)

第五节　脊髓压迫症

一、疾病概述

(一)概念和特点
脊髓压迫症是一组椎管内占位性病变引起的脊髓受压综合征,随着病变进展出现脊髓半切和横贯性损害及椎管梗阻,脊神经根和血管可不同程度受累。

(二)病因
脊髓是含水分丰富的柔软组织,对外来机械压力及缺血缺氧的耐受能力差,脊髓压迫症与机械压迫、血供障碍及占位病变直接浸润破坏有关。

1.急性压迫型
多由急性硬膜外血肿、外伤后椎管内血肿、椎管内出血等引起,病变发展快,在较短时间内(1~3天内)迅速压迫脊髓,使脊髓动脉血供减少,静脉回流受阻,受损区神经细胞、胶质细胞及神经轴突水肿、变性,若不能及时解除病因,可出现脊髓坏死。

2.慢性压迫型
常由先天性脊柱畸形和椎管内良性肿瘤引起,病变发展速度较慢,可在一定的时间内不表现出相应的临床症状。发病后期出现失代偿症状,机械压迫表现为神经根脊髓半切或横贯性损害。

(三)临床表现

1.急性脊髓压迫症

发病及进展迅速,常于数小时至数日内脊髓功能完全丧失,多表现为脊髓横贯性损害,出现脊髓休克,病变以下呈弛缓性瘫,各种反射消失。

2.慢性脊髓压迫症

病情缓慢进展,早期症状体征可不明显。可分为三期。

(1)根痛期(神经根刺激期):出现神经根痛及脊膜刺激症状。晚间症状加重,白天减轻;咳嗽、排便和用力等加腹压动作可使疼痛加剧,改变体位也使症状减轻或加重。

(2)脊髓部分受压期:表现布郎-塞卡综合征,同侧损害节段以下上运动神经元性瘫痪,腱反射亢进、病理征阳性,同侧深感觉障碍及病变对侧损害节段以下痛温觉减退或丧失,而触觉良好,病变侧损害节段以下血管舒缩功能障碍。

(3)脊髓完全受压期:出现脊髓完全横贯性损害,表现的运动、感觉与自主神经功能障碍和急性脊髓炎一致。

(四)辅助检查

1.脑脊液检查

常规、生化检查及动力学变化对确定脊髓压迫症和程度很有价值。

2.影像学检查

脊柱 X 线平片、CT 及 MRI、脊髓造影等也可以确定病变的节段、性质及压迫程度。

(五)治疗原则

(1)早期诊断,及早手术,尽快去除病因。恶性肿瘤或转移瘤可酌情手术、放疗或化疗。

(2)急性脊髓压迫症需在 6 小时内减压,如硬脊膜外脓肿应紧急手术并给予足量抗生素,脊柱结核在根治术同时抗结核治疗。

(3)瘫痪肢体应积极进行康复治疗及功能训练,预防并发症。

二、护理评估

(一)一般评估

1.生命体征

患者因感染引起的体温升高和心率加快。疾病波及高段颈髓和延髓时,易致呼吸肌瘫痪,观察呼吸的频率和节律。延髓心血管中枢受影响时,患者心率和血压波动较大。

2.患者主诉

了解发病前数日或 1~2 周有无发热、全身不适或上呼吸道感染症状、促发脊髓炎的主要原因及诱因等。询问其首发症状和典型表现,肌无力的部位,感觉障碍的部位和性质,大小便失禁/潴留,有无长期卧床并发症。

(二)身体评估

1.头颈部

评估患者的意识状态和面容,患者的营养状态。面部表情是否淡漠、颜色是否正常,有无畸形、面肌抽动、眼睑水肿、眼球突出、眼球震颤、巩膜黄染、结膜充血。有无张口呼吸或鼻翼翕动,有无咳嗽无力。头颅大小、形状,注意有无头颅畸形。注意头颈部有无局部肿块或压痛;颈动脉搏动是否对称。有无头部活动受限、不自主活动及抬头无力。角膜反射、咽反射是否存在或消失,有无构音障碍或吞咽困难。脑膜刺激征是否阳性。

2.胸部

患者胸廓、脊柱有无畸形,有无呼吸困难。肺部感染者,可触及语音震颤。心脏及肺部叩诊和听诊是否异常,注意两侧对比。皮肤干燥和多汗的部位。感觉检查宜在环境安静、患者清醒配合的情况下进行,注意感觉障碍的部位、性质、范围、感觉变化的平面及双侧对称性等。

(1)浅感觉。①痛觉:用针尖轻刺皮肤,确定痛觉减退、消失或过敏区域。检查时应掌握刺激强度,可从无痛觉区向正常区检查,自上而下,两侧对比。②温度觉:以盛有冷水(5～10 ℃)和热水(40～45 ℃)的两试管,分别接触患者皮肤,询问其感觉。③触觉:以棉花、棉签轻触患者皮肤,询问其感觉。

(2)深感觉。①位置觉:嘱患者闭目,医者用手指从两侧轻轻夹住患者的手指或足趾,做伸屈动作,询问其被夹指、趾的名称和被扳动的方向。②震动觉:将音叉震动后,放在患者的骨突起部的皮肤上,询问其有无震动及震动持续时间。③实体感觉:嘱患者闭目,用手触摸分辨物体的大小、方圆、硬度。④两点分辨觉:以圆规的两个尖端,触及身体不同部位,测定患者分辨两点距离的能力。

3.腹部

患者腹部和膀胱区外形和膀胱区是否正常,触诊有无局部压痛、反跳痛,双侧感觉是否存在,是否对称,记录感觉变化的部位。腹壁反射、提睾反射是否存在和对称。两便失禁是否引起压疮。留置尿道者,观察尿道口有无脓性分泌物,尿液的性质。叩诊膀胱区,判断有无尿潴留。肠鸣音是否减弱或消失。

4.四肢

患者四肢外形,有无畸形,四肢肌力和肌张力。触诊患者的肌力和肌张力,肌张力增高或降低,肌张力异常的形式。感觉障碍的部位和性质,病理反射阳性。评估患者四肢腱反射的强弱。病理反射是否阳性。

根据肌力的情况,一般均将肌力分为以下 0～5 级,共 6 个级别。

0 级:完全瘫痪,测不到肌肉收缩。

1 级:仅测到肌肉收缩,但不能产生动作。

2 级:肢体能在床上平行移动,但不能抵抗自身重力,即不能抬离床面。

3 级:肢体可以克服地心吸收力,能抬离床面,但不能抵抗阻力。

4 级:肢体能做对抗外界阻力的运动,但不完全。

5 级:肌力正常。

(三)心理-社会评估

主要了解患者患病后的情绪反应,及其学习、工作与家庭生活等情况,家庭成员的支持程度,家庭经济能力和社会支持资源。

(四)辅助检查结果评估

(1)实验室检查急性期血常规可见白细胞升高,脑脊液白细胞增多,蛋白含量明显增高。

(2)磁共振检查(MRI):MRI 检查可在早期明确脊髓病变的性质、范围、程度。早期,脊髓病变段呈弥漫肿胀、增粗。后期,脊髓不再肿胀,少部分患者出现脊髓萎缩。

(五)常用药物治疗效果的评估

严格按医嘱用药,严禁骤然停药,否则会引发病情加重。急性期大剂量应用糖皮质激素,注意观察患者症状是否改善及其不良反应。长期大量应用糖皮质激素可引起物质代谢和水盐代谢紊乱,出现类肾上腺皮质功能亢进综合征,如水肿、低血钾、高血压、糖尿病、皮肤变薄、满月脸、水牛背、向心性肥胖、多毛、痤疮、肌无力和肌萎缩等症状,一般不需格外治疗,停药后可自行消退。骨质疏松及椎骨压迫性骨折是各种年龄患者应用糖皮质激素治疗中严重的并发症。

三、主要护理诊断/问题

(一)躯体移动障碍

躯体移动障碍与脊髓病变有关。

(二)低效性呼吸形态

低效性呼吸形态与呼吸肌麻痹有关。

(三)尿潴留

尿潴留与膀胱自主神经功能障碍有关。

(四)生活自理缺陷

生活自理缺陷与肢体瘫痪有关。

(五)潜在并发症

压疮、坠积性肺炎、尿路感染。

四、护理措施

(一)病情观察

监测生命体征,应严密观察有无呼吸困难、心率加快、血压升高、体温升高,有无发绀、吞咽及言语障碍等。定期监测血生化指标。判断瘫痪和感觉平面有无上升,疾病有无进展或加重。

(二)一般护理

1.休息与活动

急性期特别是并发有心肌炎时应卧床休息。如有呼吸肌麻痹应取平卧位,头偏向一侧。恢复期可适当活动与休息相结合,但避免过度劳累。

2.吸氧

给予低流量吸氧。如出现呼吸无力、呼吸困难应及时通知医师,必要时给予气管插管或气管切开、呼吸机辅助呼吸。

(三)合理饮食

保证机体足够的营养,进食高蛋白、高热量、高维生素、易消化、含钾丰富(如橘子、香蕉等)的食物。吞咽困难进食呛咳者,应给予鼻饲,切勿勉强进食,以免引起吸入性肺炎及窒息。口腔护理1天2次,根据患者的情况选择合适的漱口液,可以自理的患者尽量鼓励患者自己洗漱。

(四)皮肤护理

大小便失禁、腹泻、发热、出汗、自主神经功能紊乱等都会使皮肤处于潮湿环境中,发生压疮的危险会增加,必须加强皮肤护理。对骨突或受压部位,如脚踝、足跟、骶尾部等部位常检查,加强营养;使用一些护理用品和用具,如给予气垫床、液体敷料和海绵垫等;每2小时翻身、拍背1次。输液以健侧、上肢为原则,输液前认真观察准备输液肢体一侧的皮肤情况,输液后随时观察输液肢体局部及皮肤情况,以免液体外渗造成皮肤红肿;给予洗漱、浸泡时水温勿过热以免造成烫伤,冰袋降温时间勿过长引起冻伤。

(五)康复训练

在脊髓受损初期,就应与康复师根据患者情况制订康复计划,保持各关节的正常功能位,每次翻身后将肢体位置摆放正确,做关节的被动或主动运动。给予日常生活活动训练,使患者能自行穿脱衣服、进食、盥洗、大小便、淋浴及开关门窗、电灯、水龙头等,增进患者的自我照顾能力。

(六)排泄异常的护理

1.尿失禁患者

护理人员要根据给患者输液或饮水的时间,给予排便用品,协助其排便,同时在患者小腹部加压,增加膀胱内压,锻炼恢复自主排尿功能。

2.尿潴留患者

应给予留置导尿管,根据入量(输液、饮水)时间,适时、规律地夹闭、开放尿管,以维持膀胱充盈、收缩功能;同时在排放尿液时可采用一些方法刺激诱导膀胱收缩,如轻敲患者下腹部、听流水声和热敷膀胱区。对留置导尿管的患者:应每天消毒尿道口,观察尿液的色、量是否正常,是否有沉淀,尿道口有无分泌物;当尿常规化验有感染时,可根据医嘱给予膀胱冲洗,再留取化验至正常,注意操作时保持无菌规范;患者病情允许的情况下,尽早拔除尿管。

3.大便秘结的患者

应保持适当的高纤维饮食与水分的摄取。餐后胃肠蠕动增强,当患者有便意感时,指导并协助患者增加腹压来引发排便。每天固定时间进行排便训练,养成排便规律。必要时肛门塞入开塞露,无效时可给予不保留灌肠。

4.大便失禁的患者

选择易消化、吸收的高营养、低排泄的要素饮食,同时指导患者练习腹肌加压与肛门括约肌收缩,掌握进食后的排便时间规律,协助放置排便用品(便盆、尿垫);随时清洁排便后肛门周围皮肤。

(七)心理护理

患者均为突然发病且伴有肢体瘫痪、排泄异常等,严重影响其正常生活,加之对疾病知识、治疗效果不了解容易产生恐惧感。而且本病病程较长,患者可出现不同程度的情绪低落,对治疗和康复缺乏信心,护理人员应及时向患者介绍疾病相关知识,动员和指导家人和朋友在各个方面关心、支持、帮助患者,减轻其思想负担,去除紧张情绪,鼓励患者表达自己的感受,倾听患者的诉说。帮助患者做肢体活动,给予精神上的鼓励及生活支持,树立战胜疾病的信心。

(八)健康教育

(1)瘫痪肢体应早期作被动运动、按摩,以改善血液循环,促进瘫痪肢体的恢复。保持肢体的功能位置,预防足下垂及畸形。同时可配合物理治疗、针灸治疗。

(2)训练患者正确的咳嗽、咳痰方法,变换体位方法。

(3)提出治疗与护理的配合及要求,包括休息与活动、饮食、类固醇皮质激素的应用及其注意事项。

(4)增加营养,增强体质,预防感冒。

(5)带尿管出院者,应指导留置尿管的护理及膀胱功能的训练。

(6)长期卧床者,应每2小时翻身、拍背1次,预防压疮及坠积性肺炎。

(7)出现生命体征改变、肢体感觉障碍、潜在并发症及时就诊。

五、护理效果评估

(1)患者自觉症状(肌力增强、感觉障碍减退)逐渐好转,生活基本自理。

(2)患者大小便失禁,逐渐控制。

(3)患者无尿路感染。

(4)患者皮肤完好,无压疮。

(5)患者大小便潴留逐渐解除,大小便通畅。

(刘　珍)

第六节　吉兰-巴雷综合征

一、概述

吉兰-巴雷综合征(GBS)又称急性感染性脱髓鞘性多发性神经病,是可能与感染有关和免疫机制参与的急性特发性多发性神经病。临床上表现为四肢弛缓性瘫痪、末梢型感觉障碍和脑脊液蛋白细胞分离等。本病确切病因不清,可能与空肠弯曲菌感染有关;或是机体免疫发生紊乱,产生针对周围神经的免疫应答,引起周围神经脱髓鞘。本病年发病率为(0.6～1.9)/10万,我国尚无系统的流行病学资料。

二、诊断步骤

(一)病史采集要点

1.起病情况

以儿童或青少年多见,急性或亚急性起病,数天或2周内达高峰。需要耐心分析,争取掌握比较确切的起病时间,了解病情进展情况。

2.主要临床表现

主要临床表现为运动、感觉和自主神经损害。肢体弛缓性瘫痪,从下肢远端向上发展,至上肢并累及脑神经(也可以首发症状为双侧周围性面瘫)。感觉异常如烧灼感、麻木、疼痛等,以远端为主。自主神经紊乱症状明显,如心律失常、皮肤营养障碍等,但尿便障碍绝大多数患者不出现,严重患者可有。

3.既往史

若发现可能致病的原因有较大意义。如起病前1～4周有无胃肠或呼吸道感染症状,有无疫苗接种史,或者外科手术史,有无明显诱因。

(二)体格检查要点

1.一般情况

精神疲乏,若感染严重者,可有不同程度的发热。窦性心动过速,血压不稳定,出汗多,皮肤红肿及营养障碍。

2.神经系统检查

神志清,高级神经活动正常。脑神经以双侧周围性面瘫、延髓性麻痹为主,四肢呈弛缓性瘫痪,末梢型感觉障碍,大、小便功能障碍多不明显。

(三)门诊资料分析

1.血常规

白细胞轻度升高或正常。

2.生化

血钾正常。

3.病史和检查

可见患者有运动、感觉和自主神经障碍,因此,定位在周围神经病变。起病前有感染等病史,考虑为感染性或自身免疫性疾病,应进一步检查感染和免疫相关指标以确诊。

(四)进一步检查项目

1.腰穿

脑脊液蛋白细胞分离是本病特征性表现,蛋白增高而细胞数正常,出现在起病后2~3周,但在第1周正常。

2.肌电图

发现运动和感觉神经传导速度明显减慢,有失神经或轴索变性的肌电改变。脱髓鞘病变呈节段性和斑点状特点,可能某一神经感觉传导速度正常,另一神经异常,因此,早期要检查多根神经。发病早期可能只有 F 波或 H 反射延迟或消失。

三、诊断对策

(一)诊断要点

根据起病前有感染史,急性或亚急性起病,四肢对称性下运动神经元瘫痪,末梢型感觉减退及脑神经损害,脑脊液蛋白细胞分离,结合肌电图可以确诊。Asbury 等的诊断标准:①多有病前感染或自身免疫反应。②急性或亚急性起病,进展不超过 4 周。③四肢瘫痪常自下肢开始,近端较明显。④可有呼吸肌麻痹。⑤可有脑神经受损。⑥可有末梢型感觉障碍或疼痛。⑦脑脊液蛋白细胞分离。⑧肌电图早期 F 波或 H 反射延迟,运动神经传导速度明显减慢。

(二)鉴别诊断要点

1.低血钾型周期性瘫痪

本病一般有甲亢、低血钾病史。起病快(数小时至 1 天),恢复也快(2~3 天)。四肢弛缓性瘫痪,无呼吸肌麻痹和脑神经受损,无感觉障碍。脑脊液没有蛋白细胞分离。血钾低,补钾有效。既往有发作史。

2.脊髓灰质炎

本病为脊髓前角病变,没有感觉障碍和脑神经受损。多在发热数天后,体温未恢复正常时出现瘫痪,通常只累及一个肢体。但本病起病后 3 周也可见脑脊液蛋白细胞分离。

3.重症肌无力

本病为神经肌肉接头病变,主要累及骨骼肌,因此,没有感觉障碍和自主神经症状。症状呈波动性,晨轻暮重。疲劳试验和肌电图有助于诊断。

(三)吉兰-巴雷综合征

变异型根据临床、病理及电生理表现可分为以下类型。

1.急性运动轴索型神经病

其为纯运动型,特点是病情中多有呼吸肌受累,24～48小时内迅速出现四肢瘫痪,肌萎缩出现早,病残率高,预后差。

2.急性运动感觉轴索型神经病发病

此型与前者相似,但病情更重,预后差。

3.Fisher 综合征

其表现为眼外肌麻痹、共济失调和腱反射消失三联征。

4.不能分类的吉兰-巴雷综合征

这包括"全自主神经功能不全"和极少数复发型吉兰-巴雷综合征。

四、治疗对策

(一)治疗原则

(1)尽早明确诊断,及时治疗。

(2)根据病情的严重情况进行分型,制订合理的治疗方案。

(3)治疗过程中应密切观察病情,注重药物毒副作用。

(4)积极预防和控制感染及消化道出血等。

(5)早期康复训练对功能恢复有重要意义,同时可提高患者自信心,观察效果。

(二)治疗计划

1.基础治疗(对症支持治疗)

(1)辅助呼吸:患者气促,血氧饱和度降低,动脉血氧分压下降至 9.3 kPa(70 mmHg)以下,可进行气管插管、呼吸机辅助呼吸,必要时气管切开。加强护理,保持呼吸道通畅,定时翻身、拍背,雾化吸入,吸痰等。

(2)重症患者持续心电监护,窦性心动过速通常无须处理。血压高时可予小剂量降压药,血压低时可予扩容等。

(3)穿长弹力袜预防深静脉血栓。

(4)保持床单平整,勤翻身,预防压疮。

(5)吞咽困难者可予留置胃管,鼻饲,以免误入气管窒息。

(6)尿潴留可加压按压腹部,无效时可留置尿管。便秘可用大黄苏打片、番泻叶等。出现肠梗阻时应禁食并请外科协助治疗。

(7)出现疼痛,可予非阿片类镇痛药,或试用卡马西平。

(8)早期开始康复治疗,包括肢体被动和主动运动,防止挛缩,用夹板防止足下垂畸形,以及针灸、按压、理疗和步态训练等。

2.特异治疗(病因治疗)

(1)血浆置换:按每千克体重 40 mL 或 1～1.5 倍血浆容量计算每次交换血浆量,可用 5% 清蛋白复原血容量,减少使用血浆的并发症。轻、中、重患者每周应分别做 2 次、4 次和 6 次。主要禁忌证是严重感染、心律失常、心功能不全及凝血系统疾病等。

(2)免疫球蛋白静脉滴注(IVIG):成人按 0.4 g/(kg·d)剂量,连用 5 天,尽早使用或在呼吸肌麻痹之前使用。禁忌证是先天性 IgA 缺乏,因为免疫球蛋白制品含少量 IgA,此类患者使用后可导致 IgA 致敏,再次应用可发生变态反应。常见不良反应有发热、面红等,减慢输液速度即可减轻。引起肝功能损害者,停药 1 个月即可恢复。

(3)以上两种方法是治疗吉兰-巴雷综合征的首选方法,可消除外周血免疫活性细胞、细胞因子和抗体等,减轻神经损害。尽管两种治疗费用昂贵,但是严重病例或是进展快速病例,均应早期使用,可能减少辅助通气的费用和改变病程。

(4)激素通常认为对吉兰-巴雷综合征无效,并有不良反应。但是,在无经济能力或无血浆置换和 IVIG 医疗条件时,可试用甲泼尼龙 500 mg/d,静脉滴注,连用 5～7 天。或地塞米松 10 mg/d,静脉滴注,连用 7～10 天为一个疗程。

五、病程观察及处理

可以按照以下分型评估患者的临床状况。

(一)轻型
四肢肌力Ⅲ以上,可独立行走。

(二)中型
四肢肌力Ⅲ以下,不能独立行走。

(三)重型
四肢无力或瘫痪,伴Ⅸ、Ⅹ对颅神经和其他神经麻痹,不能吞咽,活动时有轻微呼吸困难,但不需要气管切开人工辅助呼吸。

(四)极重型
数小时或数天内发展为四肢瘫痪,吞咽不能,呼吸肌麻痹,需要气管切开人工辅助呼吸。

六、预后评估

本病为自限性,呈单相病程,多于发病后 4 周时症状和体征停止进展,经数周或数月恢复,恢复中可有短暂波动,极少复发。70%～75%的患者完全恢复,25%遗留轻微神经功能缺损,5%死亡,通常死于呼吸衰竭。前期有空肠弯曲菌感染证据者预后较差,病理以轴索变性为主者病程较迁延且恢复不完全。高龄、起病急骤或辅助通气者预后不良。早期有效治疗及支持疗法可降低重症病例的死亡率。

七、护理

(一)主要护理问题
1.呼吸困难

呼吸困难与病变侵犯呼吸肌,引起呼吸肌麻痹有关。

2.有误吸的危险

这与病变侵犯脑神经,使得吞咽肌群无力有关。

3.生活自理能力缺陷

其与运动神经脱髓鞘改变引起的四肢瘫痪有关。

4.有失用综合征的危险

此与运动神经脱髓鞘改变引起的四肢瘫痪有关。

5.皮肤完整性受损

其与运动神经脱髓鞘改变引起的四肢瘫痪有关。

6.便秘

便秘与自主神经功能障碍及长期卧床有关。

7.恐惧

恐惧与运动障碍引起的快速进展性四肢瘫,或呼吸肌麻痹引起呼吸困难带来的濒死感有关。

(二)护理措施

1.严密观察病情变化

患者因四肢瘫痪,躯干、肋间肌和膈肌麻痹而致呼吸困难,甚至呼吸肌麻痹。因此,应重点观察患者呼吸情况。如果出现呼吸肌群无力,呼吸困难,咳痰无力,烦躁不安及口唇发绀等缺氧症状应及时给予吸氧。必要时进行气管切开,使用人工呼吸机辅助呼吸。

2.保持呼吸道通畅和防止并发症的发生

(1)能否保持患者呼吸道通畅是关系患者生命安危的关键问题。对已气管切开使用人工呼吸机的患者应采取保护性隔离。病室温度保持在 22～24 ℃,避免空气干燥,定时通风,保持室内空气新鲜。

(2)吸痰时要严格执行无菌操作,使用一次性吸痰管,操作前后洗手,防止交叉感染。

(3)每 2～3 小时翻身、叩背 1 次,气管内滴药,如 2%碳酸氢钠,促进痰液排出。预防肺不张。

(4)气管切开伤口每天换药,并观察伤口情况。

(5)减少探视。

3.防止压疮的发生

本病发病急骤,瘫痪肢体恢复缓慢,因此,久卧患者要每天擦洗 1～2 次,保持皮肤清洁干净。患者床褥整齐、干净、平整。每 2～3 小时翻身更换体位,以免局部受压过久。按压骨突处,促进局部血液循环。

4.加强对瘫痪肢体的护理

GBS患者瘫痪特点为四肢对称性瘫痪,患病早期应保持侧卧、仰卧时的良肢位,恢复期做好患者主动、被动训练、步态训练,以利于肢体功能恢复。

5.生活护理

患者四肢瘫痪,气管切开不能讲话。因此,护理人员必须深入细致地了解患者的各项要求,做好患者口腔、皮肤、会阴部的护理。

6.鼻饲护理

患者应进食营养丰富和易消化的食物。吞咽困难者可行鼻饲,以保证营养。鼻饲时应注意以下几点。

(1)鼻饲前将床头抬高 30°。

(2)每次鼻饲前应回抽胃液,观察有无胃潴留、胃液颜色,并观察胃管有无脱出。

(3)每次鼻饲量不宜过多,在 200～300 mL。

(4)鼻饲物的温度不宜过热,在 38～40 ℃。

(5)速度不宜过快,15～20 分钟,以防止呃逆。

(6)鼻饲之后,注入 20 mL 清水,清洗胃管。

7.肠道护理

患者长期卧床肠蠕动减慢,常有便秘,应多饮水、多吃粗纤维的食物。可做腹部按压,按顺时针方向,必要时服用缓泻药,使患者保持排便通畅。

8.心理护理

要做好患者心理护理,介绍有关疾病的知识,鼓励患者配合医护人员的治疗,树立战胜疾病的信心,早日康复。

9.健康指导

(1)指导患者养成良好的生活习惯,注意休息,保证充足的睡眠。

(2)指导患者坚持每天定时服药,不可随意更改药物剂量,定期复查。

(3)指导患者坚持活动和肢体功能锻炼,克服依赖心理,逐步做一些力所能及的事情。

(刘　珍)

第七节　急性脊髓炎

一、概述

急性脊髓炎是指由于感染或毒素侵及脊髓所致的疾病,更因其在脊髓的病变常为横贯性,故亦称横贯性脊髓炎。

二、病因

脊髓炎不是一个独立的疾病,它可由许多不同的病因所引起,主要包括感染与毒素两类。

(一)感染

感染是引致脊髓炎的主要原因之一,可以是原发的,亦可以为继发的。原发性者最为多见,即指由于病毒所引致的急性脊髓炎而言。继发性者为起病于急性传染病,如麻疹、猩红热、白喉、流行性感冒、丹毒、水痘、肺炎、心内膜炎、淋病与百日咳等病的病程中,疫苗接种后或泌尿系统慢性感染性疾病时。

(二)毒素

无论外源毒素或内源毒素,当作用于脊髓时均可引致脊髓炎。较为常见可能引起脊髓炎的外源毒素有下列几种:即一氧化碳中毒、二氧化碳中毒、脊髓麻醉与蛛网膜下腔注射药物等。脊髓炎亦偶可发生妊娠或产后期。

三、病理

脊髓炎的病理改变,主要在脊髓本身。

(一)急性期

脊髓肿胀、充血、发软、灰质与白质界限不清。镜检则可见细胞浸润,小量出血,神经胶质增生,血管壁增厚,神经细胞和纤维变性改变。

（二）慢性期

脊髓萎缩、苍白、发硬，镜检则可见神经细胞和纤维消失，神经胶质纤维增生。

四、临床表现

病毒所致的急性脊髓炎多见于青壮年，散在发病。起病较急，一般多有轻度前驱症状，如低热、全身不适或上呼吸道感染的症状，脊髓症状急骤发生。可有下肢的麻木与麻刺感，背痛并放射至下肢或围绕躯体的束带状感觉等，一般持续 1 天或 2 天（罕有持续数小时者），长者可至 1 周，即显现脊髓横贯性损害症状，因脊髓横贯性损害可为完全性者，亦可为不完全性者，同时因脊髓罹患部位的不同，故其症状与体征亦各异，胸节脊髓最易罹患，这是因为胸髓最长与循环功能不全，现依脊髓罹患节段，分别论述其症状与体征如下。

（一）胸髓

胸髓脊髓炎患者的最初症状为下肢肌力弱，可迅速进展而成完全性瘫痪。病之早期，瘫痪为弛缓性者，此时肌张力低下，浅层反射与深层反射消失，病理反射不能引出，是谓脊髓休克，为痉挛性截瘫。与此同时出现膀胱与直肠的麻痹，故初为尿与大便潴留，其后为失禁。因病变的横贯性，故所有感觉束皆受损，因此病变水平下的各种感觉皆减退或消失。感觉障碍的程度，决定于病变的严重度。瘫痪的下肢可出现血管运动障碍，如水肿与少汗或无汗。阴茎异常搏起偶可见到。

由于感觉消失，营养障碍与污染，故压疮常发生于骶部，股骨粗隆，足跟等骨骼隆起处。

（二）颈髓

颈髓脊髓炎患者，弛缓性瘫痪见于上肢，而痉挛性瘫痪见于下肢。感觉障碍在相应的颈髓病变水平下，病变若在高颈髓（$C_{3\sim4}$）则为完全性痉挛性四肢瘫痪上并有膈肌瘫痪，可出现呼吸麻痹，并有高热，可导致死亡。

（三）腰骶髓

严重的腰骶髓脊髓炎呈现下肢的完全性弛缓性瘫痪，明显的膀胱与直肠功能障碍，下肢腱反射消失，其后肌肉萎缩。

五、实验室检查

血液中白细胞数增多，尤以中性多形核者为甚。脑脊髓液压力可正常，除个别急性期脊髓水肿严重者外，一般无椎管阻塞现象。脑脊髓液外观无色透明，白细胞数可增高，主要为淋巴细胞。蛋白质含量增高、糖与氯化物含量正常。

六、诊断与鉴别诊断

确定脊髓炎的部位与病理诊断并不困难，其特点包括起病急骤，有前驱症状，迅速发生的脊髓横贯性损害症状与体征，以及脑脊髓液的异常等。但欲确定病因则有时不易，详细的病史非常重要，例如起病前不久曾疫苗接种，则其脊髓炎极可能与之有关。

本病需与急性硬脊膜外脓肿，急性多发性神经根神经炎，视神经脊髓炎和脊髓瘤相鉴别。

七、治疗

一切脊髓炎患者在急性期皆应绝对卧床休息。急性期可应用糖皮质激素，如氢化可的松

100~200 mg或地塞米松5~10 mg 静脉滴注,1 天 1 次,连续 10 天,以后改为口服泼尼松,已有并发感染或为预防感染,可选用适当的抗生素,并应加用维生素 B_1、维生素 B_{12}等。

有呼吸困难者应注意呼吸道通畅,勤翻身,定时拍背,务使痰液尽量排出,如痰不能咳出或有分泌物储积,可行气管切开。

必须采取一切措施预防压疮的发生,患者睡衣与被褥必须保持清洁、干燥、柔软、且无任何皱褶。骶部应置于裹有白布的橡皮圈上,体位应定时变换,受压部分的皮肤亦应涂擦滑石粉。若压疮已发生,可局部应用氧化锌粉、代马妥或鞣酸软膏。

尿潴留时应使用留置导尿管,每 3~4 小时放尿 1 次,每天应以 3%硼酸或 1%呋喃西林或者 1‰高锰酸钾液,每次 250 mL 冲洗灌注,应停留 0.5 小时再放出,每天冲洗 1~2 次,一有功能恢复迹象时则应取去导尿管,训练患者自动排尿。

便秘时应在食物中增加蔬菜,给予缓泻剂,必要时灌肠。

急性期时应注意避免屈曲性截瘫的发生及注意足下垂的预防,急性期后应对瘫痪肢进行按摩、全关节的被动运动与温浴,可改善局部血液循环与防止挛缩。急性期后仍为弛缓性瘫痪时,可应用平流电治疗。

八、护理

(一)评估要点

1.一般情况

了解患者起病的方式、缓急;有无接种疫苗、病毒感染史;有无受凉、过劳、外伤等明显的诱因和前驱症状。评估患者的生命体征有无改变,了解对疾病的认识。

2.专科情况

(1)评估患者是否存在呼吸费力、吞咽困难和构音障碍。

(2)评估患者感觉障碍的部位、类型、范围及性质。观察双下肢麻木、无力的范围、持续时间;了解运动障碍的性质、分布、程度及伴发症状。评估运动和感觉障碍的平面是否上升。

(3)评估排尿情况:观察排尿的方式、次数与量,了解膀胱是否膨隆。区分是尿潴留还是充溢性尿失禁。

(4)评估皮肤的情况:有无皮肤破损、发红等。

3.实验室及其他检查

(1)肌电图是否呈失神经改变;下肢体感诱发电位及运动诱发电位是否异常。

(2)脊髓 MRI 是否有典型的改变,即病变部位脊髓增粗。

(二)护理诊断

1.躯体移动障碍

躯体移动障碍与脊髓病变所致截瘫有关。

2.排尿异常

排尿异常与自主神经功能障碍有关。

3.低效性呼吸形态

低效性呼吸形态与高位脊髓病变所致呼吸肌麻痹有关。

4.感知改变

感知改变与脊髓病变、感觉传导通路受损有关。

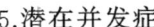

5.潜在并发症

压疮、肺炎、泌尿系统感染。

(三)护理措施

1.心理护理

双下肢麻木、无力易引起患者情绪紧张,护理人员应给予安慰,向患者及家属讲解疼痛过程。教会患者分散注意力的方法,如听音乐、看书。多与患者进行沟通,树立战胜疾病的信心,提高疗效。

2.病情观察

(1)监测生命体征:如血压偏低、心率慢、呼吸慢、血氧饱和度低、肌张力低,立即报告医师,同时建立静脉通道,每15分钟监测生命体征1次,直至正常。

(2)观察双下肢麻木、无力的范围、持续时间。

(3)监测血常规、脑脊液中淋巴细胞及蛋白、肝功能、肾功能情况,并准确记录。

3.皮肤护理

每1～2小时翻身1次,并观察受压部位皮肤情况。保持皮肤清洁、干燥、床单柔软、平坦、舒适,受压部位皮肤用软枕、海绵垫悬空,防止压疮形成。保持肢体的功能位置,定时活动,防止关节挛缩和畸形,避免屈曲性痉挛的发生。

4.饮食护理

饮食上给予清淡、易消化、营养丰富的食物,新鲜的瓜果和蔬菜,如苹果、梨、香蕉、冬瓜、木耳等,避免辛辣刺激性强和油炸食物。

5.预防并发症

(1)预防压疮,做到"七勤"。如已发生压疮,应积极换药治疗。

(2)做好便秘、尿失禁、尿潴留的护理,防治尿路感染。

(3)注意保暖,避免受凉。经常拍背,帮助排痰,防止坠积性肺炎。

(四)应急措施

如患者出现呼吸费力、呼吸动度减小、呼吸浅慢、发绀、吞咽困难时,即刻给予清理呼吸道,吸氧,建立人工气道,应用简易呼吸器进行人工捏球辅助呼吸,有条件者给予呼吸机辅助呼吸;建立静脉液路,按医嘱给予抢救用药,必要时行气管插管或气管切开。

(五)健康教育

1.入院教育

(1)鼓励患者保持良好的心态,关心、体贴、尊重患者,树立战胜疾病的信心。

(2)告知本病的治疗、护理及预后等相关知识。

(3)病情稳定后及早开始瘫痪肢体的功能锻炼。

2.住院教育

(1)指导患者按医嘱正确服药,告知药物的不良反应与服药注意事项。

(2)给予高热量、高蛋白、高维生素饮食,多吃酸性及纤维素丰富的食物,少食胀气食物。

(3)告知患者及家属膀胱充盈的表现及尿路感染的表现,鼓励多饮水,2 500～3 000 mL/d,保持会阴部清洁。保持床单位及衣物整洁、干燥。

(4)指导患者早期进行肢体的被动与主动运动。

3.出院指导

(1)坚持肢体的功能锻炼和日常生活动作的训练,忌烟酒,做力所能及的家务和工作,促进功能恢复。

(2)患者出院后,继续遵医嘱服药。

(3)定期门诊复查,一旦发现肢体麻木、乏力、四肢瘫痪等情况,立即就医。

（司秀娟）

第八节 视神经脊髓炎

视神经脊髓炎(neuro myelitis optica,NMO)是免疫介导的主要累及视神经和脊髓的原发性中枢神经系统炎性脱髓鞘病。Devic(1849 年)首次描述了单相病程的 NMO,称为 Devic 病。视神经脊髓炎在中国、日本等亚洲人群的中枢神经系统脱髓鞘病中较多见,而在欧美西方人群中较少见。

一、病因及发病机制

NMO 的病因及发病机制尚不清楚。长期以来关于 NMO 是独立的疾病实体,还是 MS 的亚型一直存在争议。近年研究发现 CNS 水通道蛋白 4(aquaporin-4,AQP4)抗体,是 NMO 较为特异的免疫标志物,被称为 NMO-IgG。与 MS 不同,NMO 是以体液免疫为主、细胞免疫为辅的 CNS 炎性脱髓鞘病。由于 NMO 在免疫机制、病理改变、临床和影像改变、治疗和预后等方面均与 MS 有差异,故大部分学者认为 NMO 是不同于 MS 的疾病实体。

二、临床表现

(1)任何年龄均可发病,平均年龄 39 岁,女:男比例为(5~10):1。

(2)单侧或双侧视神经炎(optic neuritis,ON),以及急性脊髓炎是本病主要表现,其初期可为单纯的视神经炎或脊髓炎,亦可两者同时出现,但多数先后出现,间隔时间不定。

(3)视神经炎可单眼、双眼间隔或同时发病。多起病急,进展快,视力下降可至失明,伴眶内疼痛,眼球运动或按压时明显。眼底可见视盘水肿,晚期可见视神经萎缩,多遗留显著视力障碍。

(4)脊髓炎可为横贯性或播散性,症状常在几天内加重或达到高峰,表现为双下肢瘫痪、双侧感觉障碍和尿潴留,且程度较重。累及脑干时可出现眩晕、眼震、复视、顽固性呃逆和呕吐、饮水呛咳和吞咽困难。根性神经痛、痛性肌痉挛和 Lhermitte 征也较为常见。

(5)部分 NMO 患者可伴有其他自身免疫性疾病,如系统性红斑狼疮、干燥综合征、混合结缔组织病、重症肌无力、甲状腺功能亢进、桥本甲状腺炎、结节性多动脉炎等,血清亦可检出抗核抗体、抗 SSA/SSB 抗体、抗心磷脂抗体等。

(6)经典 Devic 病为单时相病程,在西方多见。80%~90%的 NMO 患者呈现反复发作病程,称为复发型 NMO,常见于亚洲人群。

三、辅助检查

(一)脑脊液

细胞数增多显著,约 1/3 的单相病程及复发型患者 MNC>50×10^6/L;复发型患者 CSF 蛋白增高明显,脑脊液蛋白电泳可检出寡克隆区带,但检出率较 MS 低。

(二)血清 NMO-IgG(AQP4 抗体)

NMO 血清 AQP4 抗体多为阳性,而 MS 多为阴性,为鉴别 NMO 与 MS 的依据之一。

(三)MRI 检查

NMO 患者脊髓 MRI 的特征性表现为脊髓长节段炎性脱髓鞘病灶,连续长度一般≥3 个椎体节段,轴位像上病灶多位于脊髓中央,累及大部分灰质和部分白质。病灶主要见于颈段、胸段,急性期病灶处脊髓肿胀,严重者可见空洞样改变,增强扫描后病灶可强化。

(四)视觉诱发电位

P100 潜伏期显著延长,有的波幅降低或引不出波形。在少数无视力障碍患者中也可见 P100 延长。

(五)血清其他自身免疫抗体

NMO 患者可出现血清 ANAs 阳性,包括 ANA、抗 dsDNA、抗着丝粒抗体(ACA)、抗 SS3 抗体等。

四、治疗原则

视神经脊髓炎的治疗包括急性发作期治疗、缓解期治疗和对症治疗。

(一)急性发作期治疗

首选大剂量甲泼尼龙琥珀酸钠(甲强龙)冲击疗法,能加速 NMO 病情缓解。从 1 g/d 开始,静脉滴注 3～4 小时,共 3 天,剂量阶梯依次减半,甲强龙停用后改为口服泼尼松 1 mg/(kg·c)逐渐减量。对激素有依赖性患者,激素减量过程要慢,每周减 5 mg,至维持量 15～20 mg/d,小剂量激素维持时间应较 MS 长一些。对甲强龙冲击疗法反应差的患者,应用血浆置换疗法可能有一定效果。一般建议置换 3～5 次,每次用血浆 2～3 L,多数置换 1～2 次后见效。无血浆置换条件者,使用静脉滴注免疫球蛋白(IVIG)可能有效,用量为 0.4 g/(kg·d),一般连续用5 天为一个疗程。对合并其他自身免疫疾病的患者,可选择激素联合其他免疫抑制剂如环磷酰胺治疗。

(二)缓解期治疗

主要通过抑制免疫达到降低复发率、延缓残疾的目的,需长期治疗。一线药物方案包括硫唑嘌呤联用泼尼松或者利妥昔单抗。二线药物可选用环磷酰胺、米托蒽醌、吗替麦考酚酯等,定期使用 IVIG 或间断血浆交换也可用于 NMO 治疗。

(三)对症治疗

1.疲劳

药物治疗常用金刚烷胺或莫达非尼,用量均为 100～200 mg/d,早晨服用。职业治疗、物理治疗、心理干预及睡眠调节可能有一定作用。

2.行走困难

中枢性钾通道阻滞剂达方吡啶,是一种能阻断神经纤维表面的钾离子通道的缓释制剂,已被美国 FDA 批准用来改善各种类型 MS 患者的行走能力。推荐剂量为 10 mg(一片)口服,

2 次/天,间隔 12 小时服用,24 小时剂量不应超过 2 片。常见不良反应包括泌尿道感染、失眠、头痛、恶心、灼热感、消化不良、鼻部及喉部刺痛等。

3.膀胱功能障碍

可使用抗胆碱药物解除尿道痉挛、改善储尿功能,如索利那新、托特罗定、非索罗定、奥昔布宁,此外,行为干预亦有一定效果。尿液排空功能障碍患者,可间断导尿,3～4 次/天。混合型膀胱功能障碍患者,除间断导尿外,可联合抗胆碱药物或抗痉挛药物治疗,如巴氯芬、多沙唑嗪、坦索罗辛等。

4.疼痛

对急性疼痛如内侧纵束综合征,卡马西平或苯妥英钠可能有效。度洛西汀和普瑞巴林治疗。加巴喷丁和阿米替林对感觉异常如烧灼感、紧束感、瘙痒感可能有效。配穿加压长袜或手套对缓解感觉异常可能也有一定效果。

5.认知障碍

目前仍缺乏疗效肯定的治疗方法。可应用胆碱酯酶抑制剂如多奈哌齐。

6.抑郁

可应用选择性 5-羟色胺再摄取抑制剂(SSRI)类药物。心理治疗也有一定效果。

7.其他症状

如男性患者勃起功能障碍可选用西地那非治疗。眩晕症状可选择美克洛嗪、昂丹司琼或东莨菪碱治疗。

五、护理评估

(一)健康史

有无感染史(消化道、呼吸道),有无其他自身免疫性疾病如系统性红斑狼疮、干燥综合征、混合结缔组织病、重症肌无力、甲状腺功能亢进、桥本甲状腺炎、结节性多动脉炎等。

(二)症状

1.视神经损害

视力下降伴眼球胀痛,在眼部活动时明显。急性起病患者受累眼几小时或几天内部分或完全视力丧失。视野改变主要表现为中心暗点及视野向心性缩小,也可出现偏盲或象限盲;以视神经炎形式发病者,眼底早期有视盘水肿,晚期出现视神经萎缩。以球后视神经炎发病者早期眼底正常,晚期出现原发性视神经萎缩。

2.脊髓损害

为脊髓完全横贯性损害,症状常在几天内加重或达到高峰,表现为双下肢瘫痪、双侧感觉障碍和尿潴留,且程度较重。累及脑干时可出现眩晕、眼震、复视、顽固性呃逆和呕吐,饮水呛咳和吞咽困难。根性神经痛、痛性肌痉挛也较为常见。

(三)身体状况

1.生命体征

生命体征有无异常。

2.肢体活动障碍

受累部位肢体肌力、肌张力,有无感觉障碍。

3.吞咽困难

有无饮水呛咳、吞咽困难,洼田饮水试验分级。

4.二便障碍

有无尿失禁、尿潴留,便秘。

5.视力障碍

有无视力丧失、下降,视野缺损,偏盲,复视等。

(四)心理状况

(1)有无焦虑、恐惧、抑郁等情绪。

(2)疾病对生活、工作有无影响。

六、护理诊断/问题

(一)生活自理能力缺陷

生活自理能力缺陷与肢体无力有关。

(二)躯体移动障碍

躯体移动障碍与脊髓受损有关。

(三)有受伤的危险

有受伤的危险与视神经受损有关。

(四)有皮肤完整性受损的危险

有皮肤完整性受损的危险与瘫痪及大小便失禁有关。

(五)便秘

便秘与脊髓受累有关。

(六)潜在的并发症

感染,与长期应用激素导致机体抵抗力下降有关。

(七)有泌尿系统感染的危险

有泌尿系统感染的危险与长期留置尿管及卧床有关。

(八)知识缺乏

与疾病相关知识缺乏有关。

(九)焦虑

与担心疾病预后及复发有关。

七、护理措施

(一)环境与休息

保持病室安静舒适,病房内空气清新,温湿度适宜。病情危重的患者应卧床休息。病情平稳时鼓励患者下床活动,注意预防跌倒、坠床等不良事件的发生。

(二)饮食护理

指导患者进高热量、高蛋白质、高维生素食物,少食多餐,多吃新鲜蔬菜和水果。出现吞咽困难等症状时,进食应抬高床头,速度宜慢,并观察进食情况,避免呛咳。必要时遵医嘱留置胃管,并进行吞咽康复锻炼。

(三)安全护理

(1)密切观察病情变化,视力、肌力如有下降,及时通知医师。视力下降、视野缺损的患者要注意用眼卫生,不用手揉眼,保持室内光线良好,环境简洁整齐。将呼叫器、水杯等必需品放在患者视力范围内,暖瓶等危险物品远离患者。复视患者活动时建议戴眼罩遮挡一侧眼部,以减轻头晕症状。

(2)感觉异常的患者,指导其选择宽松、棉质衣裤,以减轻束带感。洗漱时,以温水为宜,可以缓解疲劳。禁止给予患者使用热水袋,避免泡热水澡。避免因过热而导致症状波动。

(四)肠道护理

排泄异常的患者嘱其养成良好的排便习惯,定时排便。每天做腹部按摩,促进肠蠕动,排便困难时可使用开塞露等缓泻药物。平时多食含粗纤维食物,以保证大便通畅。留置尿管的患者,保持会阴部清洁、干燥。定时夹闭尿管,协助患者每天做膀胱、盆底肌肉训练,增强患者控制膀胱功能的能力。

(五)基础护理

保持床单位清洁、干燥,保证患者"六洁四无"。定时翻身、拍背、吸痰,保持呼吸道通畅,保持皮肤完好。肢体处于功能位,每天进行肢体的被动活动及伸展运动训练。能行走的患者,鼓励其进行主动锻炼。锻炼要适度。并保证患者安全,避免外伤。

(六)用药护理

使用糖皮质激素应注意观察药物的不良反应及并发症,及时有效遵医嘱给予处理。注意观察生命体征、血糖变化。保护胃黏膜,避免进食坚硬、有刺激的食物。长期应用者,要注意避免感染。并向患者及家属进行药物宣教,以取得其配合。使用免疫抑制剂应向患者及家属做好药物知识宣教,使其了解药物的使用注意事项及不良反应,注意观察药物不良反应,预防感染,定期抽血,监测血常规及肝功能、肾功能。

(七)心理护理

要做好患者心理护理,介绍有关疾病知识,鼓励患者配合医护人员的治疗,做好长期治疗的准备,树立战胜疾病的信心,减轻恐惧、焦虑、抑郁等不良情绪,以促进疾病康复。

八、健康指导

(1)合理安排工作、学习,生活有规律。

(2)保证充足睡眠,保持积极乐观的精神状态,增加自我照顾能力和应对疾病的信心。

(3)避免紧张和焦虑的情绪。

(4)进行康复锻炼,以保持活动能力,强度要适度。

(5)正确用药,合理饮食。

(司秀娟)

第九节 面 神 经 炎

面神经炎又称 Bell 麻痹,是面神经在茎乳孔以上面神经管内段的急性非化脓性炎症。

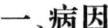

一、病因

病因不明,一般认为面部受冷风吹袭、病毒感染、自主神经功能紊乱造成面神经的营养微血管痉挛,引起局部组织缺血、缺氧所致。近年来也有认为可能是一种免疫反应。膝状神经节综合征则为带状疱疹病毒感染,使膝状神经节及面神经发生炎症所致。

二、临床表现

无年龄和性别差异,多为单侧,偶见双侧,多为吉兰-巴雷综合征。发病与季节无关,通常急性起病,数小时至 3 天达到高峰。病前 2～3 天患侧乳突区可有疼痛。同侧额纹消失,眼裂增大,闭眼时,眼睑闭合不全,眼球向外上方转动并露出白色巩膜,称 Bell 现象。病侧鼻唇沟变浅,口角下垂。不能做嘬嘴和吹口哨动作,鼓腮时病侧口角漏气,食物常滞留于齿颊之间。

若病变波及鼓索神经,尚可有同侧舌前 2/3 味觉减退或消失。镫骨肌支以上部位受累时,出现同侧听觉过敏。膝状神经节受累时除面瘫、味觉障碍和听觉过敏外,还有同侧唾液、泪腺分泌障碍,耳内及耳后疼痛,外耳道及耳郭部位带状疱疹,称膝状神经节综合征。一般预后良好,通常于起病 1～2 周后开始恢复,2～3 个月内痊愈。发病时伴有乳突疼痛、老年、患有糖尿病和动脉硬化者预后差。可遗有面肌痉挛或面肌抽搐。可根据肌电图检查及面神经传导功能测定判断面神经受损的程度和预后。

三、诊断与鉴别诊断

根据急性起病的周围性面瘫即可诊断。但需与以下疾病鉴别。

(1)吉兰-巴雷综合征:可有周围面瘫,多为双侧性,并伴有对称性肢体瘫痪和脑脊液蛋白-细胞分离。

(2)中耳炎迷路炎乳突炎等并发的耳源性面神经麻痹,以及腮腺炎肿瘤下颌化脓性淋巴结炎等所致者多有原发病的特殊症状及病史。

(3)颅后窝肿瘤或脑膜炎引起的周围性面瘫:起病较慢,且有原发病及其他脑神经受损表现。

四、治疗

(一)急性期治疗

以改善局部血液循环,消除面神经的炎症和水肿为主。如为带状疱疹所致的 Hunt 综合征,可口服阿昔洛韦 5 mg/(kg·d),每天 3 次,连服 7～10 天。①类固醇皮质激素:泼尼松(20～30 mg)每天 1 次,口服,连续 7～10 天。②改善微循环,减轻水肿:706 代血浆(羟乙基淀粉)或右旋糖酐-40 250～500 mL,静脉滴注每天 1 次,连续 7～10 天,亦可加用脱水利尿药。③神经营养代谢药物的应用:维生素 B_1 50～100 mg,维生素 B_{12} 500 μg,胞磷胆碱 250 mg,辅酶 Q_{10} 5～10 mg等,肌内注射,每天 1 次。④理疗:茎乳孔附近超短波透热疗法,红外线照射。

(二)恢复期治疗

以促进神经功能恢复为主。①口服维生素 B_1、维生素 B_{12}各 1 至 2 片,每天 3 次;地巴唑 10～20 mg,每天 3 次。亦可用加兰他敏 2.5～5 mg,肌内注射,每天 1 次。②中药,针灸,理疗。③采用眼罩,滴眼药水,涂眼药膏等方法保护暴露的角膜。④病后 2 年仍不恢复者,可考虑行神经移植治疗。

五、护理

(一)一般护理

(1)病后两周内应注意休息,减少外出。

(2)本病一般预后良好,约80％的患者可在3～6周内痊愈,因此应向患者说明病情,使其积极配合治疗,解除心理压力,尤其年轻患者,应保持健康心态。

(3)给予易消化、高热能的半流饮食,保证机体足够营养代谢,增加身体抵抗力。

(二)观察要点

面神经炎是神经科常见病之一,在护理观察中主要注意以下两方面的鉴别。

1.分清面瘫属中枢性还是周围性瘫痪

中枢性面瘫是由对侧皮质延髓束受损引起的,故只产生对侧下部面肌瘫痪,表现为鼻唇沟浅、口角下坠、露齿、鼓腮、吹口哨时出现肌肉瘫痪,而皱额、闭眼仍正常或稍差。哭笑等情感运动时,面肌仍能收缩。周围性面瘫所有表情肌均瘫痪,不论随意或情感活动,肌肉均无收缩。

2.正确判断患病一侧

面肌挛缩时病侧鼻唇沟加深,眼裂缩小,易误认健侧为病侧。如让患者露齿时可见挛缩侧面肌不收缩,而健侧面肌收缩正常。

(三)保护暴露的角膜及防止结膜炎

由于患者不能闭眼,因此必须注意眼的清洁卫生。①外出必须戴眼罩,避免尘沙进入眼内;②每天抗生素眼药水滴眼,入睡前用眼药膏,以防止角膜炎或暴露性角结膜炎;③擦拭眼泪的正确方法是向上,以防止加重外翻。④注意用眼卫生,养成良好习惯,不能用脏手、脏手帕擦泪。

(四)保持口腔清洁防止牙周炎

由于患侧面肌瘫痪,进食时食物残渣常停留于患侧颊齿间,故应注意口腔卫生。①经常漱口,必要时使用消毒漱口液;②正确使用刷牙方法,应采用"短横法或竖转动法"两种方法,以去除菌斑及食物残片;③牙齿的邻面与间隙容易堆积菌斑而发生牙周炎,可用牙线紧贴牙齿颈部,然后在邻面做上下移动,每个牙齿4～6次,直至刮净;④牙龈乳头萎缩和齿间空隙大的情况下可用牙签沿着牙龈的形态线平行插入,不宜垂直插入,以免影响美观和功能。

(五)家庭护理

1.注意面部保暖

夏天避免在窗下睡觉,冬天迎风乘车要戴口罩,在野外作业时注意面部及耳后的保护。耳后及病侧面部给予温热敷。

2.平时加强身体锻炼

增强抗风寒侵袭的能力,积极治疗其他炎性疾病。

3.瘫痪面肌锻炼

因面肌瘫痪后常松弛无力,患者自己可对着镜用手掌贴于瘫痪的面肌上做环形按摩,每天3～4次,每次15分钟,以促进血液循环,并可减轻患者面肌受健侧的过度牵拉。当神经功能开始恢复时,鼓励患者练习病侧的各单个面肌的随意运动,以促进瘫痪肌的早日康复。

(司秀娟)

第九章

产 科 护 理

第一节 正 常 分 娩

一、第一产程的临床经过及护理

(一)临床经过

1.规律宫缩

分娩开始时,子宫收缩力较弱,持续时间较短(约 30 秒),间歇时间较长(5~6 分钟)。随着产程进展,宫缩持续时间逐渐延长,间歇时间逐渐缩短。子宫口接近开全时,持续时间可达 60 秒及以上,间歇时间 1~2 分钟,且强度不断增加。

2.宫颈口扩张

临产后宫缩规律并逐渐增强,使宫颈口逐渐扩张,胎先露逐渐下降。宫颈口扩张规律是先慢后快,分为潜伏期和活跃期。

(1)潜伏期:从规律宫缩开始至宫颈口扩张 3 cm,此期宫颈口扩张速度较为缓慢,约需 8 小时,最大时限为 16 小时。

(2)活跃期:从宫颈口扩张 3 cm 至宫颈口开全。此期宫颈口扩张速度较快,约需 4 小时,最大时限为 8 小时。

3.胎先露下降

胎先露下降程度作为判断分娩难易的指标之一。潜伏期胎头下降不明显,进入活跃期胎头下降速度加快。判断胎头下降程度是以坐骨棘平面为标志,胎头颅骨最低点达坐骨棘时,记为"0",在坐骨棘平面上 1 cm 时记为"-1",在坐骨棘平面下 1 cm 时记为"+1",依此类推。图 9-1 所示为胎头高低判断示意图。根据每次检查的结果绘制成产程图。产程图是连续描记子宫口扩张和胎先露下降情况的坐标图。它以临产时间(h)为横坐标,以子宫口扩张程度(cm)和胎先露下降程度(cm)为纵坐标,画出子宫口扩张曲线和胎先露下降曲线,便于直观地了解产程进展情况(图 9-2)。

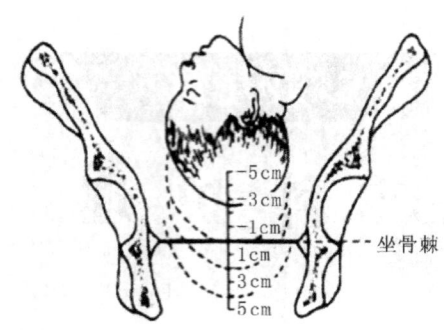

图 9-1 胎头高低判断示意图

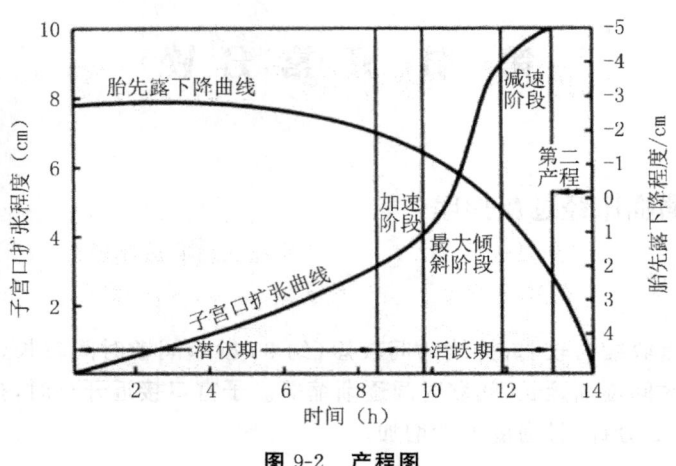

图 9-2 产程图

4.胎膜破裂

胎膜破裂(简称破膜)。随着子宫口逐渐开大,胎先露逐渐下降将羊水阻隔为前、后两部分,形成前羊膜囊。胎先露进一步下降使前羊膜囊压力逐渐升高,当压力增高至一定程度时,胎膜自然破裂,多发生在第一产程末期子宫口接近开全或开全时。

(二)护理评估

1.健康史

根据产前检查记录了解待产妇的一般情况,包括年龄、体重、身高、营养情况、既往史、过敏史、月经史、婚育史、分娩史等。了解本次妊娠的经过,孕期有无阴道流血、流液及有无内外科合并症等。了解宫缩出现的时间、强度及频率,了解胎位、胎先露、骨盆测量值及胎心情况。

2.身体状况

观察生命体征,了解胎心情况、宫缩、子宫口扩张和胎头下降情况,以及是否破膜,羊水颜色、性状及流出量。

3.心理-社会状况

由于第一产程时间较长,对分娩的认知及对疼痛的耐受性因人而异,且担心胎儿及自身的健康状况,产妇和家属容易产生紧张、焦虑和急躁情绪。

(三)护理问题

1.知识缺乏

缺乏分娩相关知识。

2.焦虑

与疼痛及担心分娩结局有关。

3.急性疼痛

与宫缩、子宫口扩张有关。

(四)护理措施

1.心理护理

讲解相关知识,减轻焦虑:主动热情接待产妇,耐心回答产妇提出的有关问题,适当讲解分娩相关知识,鼓励产妇积极配合分娩,减轻产妇及家属的焦虑情绪。

2.观察产程进展

(1)监测胎心:用胎心听诊器、多普勒仪于宫缩间歇时听胎心。潜伏期每1~2小时听1次,进入活跃期每15~30分钟听1次,并注意心率、心律、心音强弱。若胎心率超过160次/分或低于120次/分或不规律,提示胎儿宫内窘迫,应立即给产妇吸氧并报告医师。

(2)观察宫缩:医护人员将一手掌放于产妇腹壁子宫体近子宫底处,宫缩时子宫体部隆起变硬,宫缩间歇时松弛变软,一般需连续观察3次,每隔1~2小时观察1次。观察并记录宫缩间歇时间、持续时间及强度。

(3)观察破膜及羊水情况:一旦破膜,应立即监测胎心,记录破膜时间和羊水性状、颜色及量。若破膜后胎头未入盆或胎位异常应嘱产妇卧床并抬高臀部,并注意观察有无脐带脱垂征象。破膜超过12小时尚未分娩者,遵医嘱给予抗生素预防感染。

(4)观察生命体征:每隔4~6小时测量生命体征1次,发现异常应酌情增加测量次数,并予相应处理。

3.生活护理

(1)补充能量和水分:鼓励产妇进食易消化、高热量的清淡食物,摄入足量水分,维持水、电解质平衡,保证充足的体力。

(2)活动与休息:临产后胎膜未破且宫缩不强时,鼓励产妇在室内适当进行活动,以促进宫缩,利于子宫口扩张和胎先露下降。初产妇子宫口近开全或经产妇子宫口扩张4 cm时应取左侧卧位休息。

(3)清洁卫生:协助产妇擦汗、更衣,保持外阴部清洁、干燥。

(4)排便、排尿:鼓励产妇2~4小时排尿1次,并及时排便,以免影响宫缩及产程进展。

(五)护理评价

(1)产妇是否了解分娩过程的相关知识。

(2)在产程中焦虑是否缓解,并主动配合医护人员。

(3)疼痛不适感是否减轻。

二、第二产程的临床经过及护理

(一)临床经过

1.宫缩增强

此期宫缩强度进一步增强,频率进一步加快,宫缩持续时间可达1分钟甚至更长,间歇时间仅1~2分钟。

2.胎儿下降及娩出

子宫口开全后,胎头下降至骨盆出口压迫盆底组织时,产妇出现排便感,不自主向下屏气用力。会阴部逐渐膨隆变薄,阴唇张开,肛门松弛。宫缩时胎头显露于阴道口,间歇时又缩回,称胎头拨露(图9-3)。经过几次胎头拨露以后,胎头双顶径已超过骨盆出口,宫缩间歇不再回缩,称胎头着冠(图9-4)。此时,会阴极度扩张,胎头继续下降,当胎头枕骨抵达耻骨弓下方后,以此为支点进行仰伸、复位及外旋转,胎儿前肩、后肩、胎体相继娩出,羊水随即涌出。经产妇的第二产程较短,有时仅仅几次宫缩即可完成上述过程。

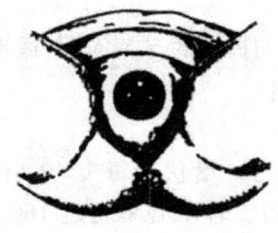

图 9-3 胎头拨露

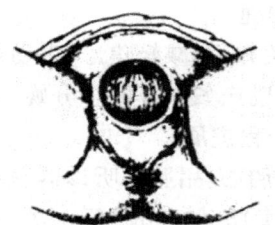

图 9-4 胎头着冠

(二)护理评估

1.健康史

详细了解第一产程经过及处理情况,并注意了解产妇及胎儿情况。

2.身体状况

了解宫缩及胎心情况、产妇用力方法,观察胎头拨露及胎头着冠情况,评估有无会阴切开指征。

3.心理-社会状况

因剧烈疼痛及对分娩缺乏信心,同时担心胎儿安危而焦虑不安。

4.辅助检查

用胎儿监护仪监测胎心率基线与宫缩的变化。

(三)护理问题

1.焦虑

与担心分娩是否顺利及胎儿健康有关。

2.疼痛

与宫缩及会阴伤口有关。

3.有受伤的危险

与可能的会阴裂伤、新生儿产伤有关。

(四)护理措施

1.观察产程

严密观察宫缩强度和频率;了解胎先露下降情况;每5~10分钟听胎心1次,仔细观察胎儿有无急性缺氧,发现异常及时通知医师并给予相应处理。

2.缓解焦虑

医护人员应给予产妇安慰和鼓励,并及时告之产程进展情况,同时协助产妇擦汗、饮水等,缓解产妇紧张、焦虑情绪。

3.正确指导产妇使用腹压

子宫口开全后指导产妇双足蹬在产床上,双手握住产床把手,宫缩时深吸气屏住,随后如排大便样向下屏气用力,宫缩间歇时放松休息,宫缩再现时重复上述动作。至胎头着冠后,指导产妇宫缩时张口哈气,宫缩间歇时稍向下用力使胎儿缓慢娩出。

4.接生准备

初产妇子宫口开全或经产妇子宫口扩张至 3~4 cm 时,将产妇送至产房做好消毒接生准备。产妇取膀胱截石位,双腿屈曲分开,臀下置便盆或橡胶单,分 3 步进行外阴擦洗及消毒(图 9-5):①先用消毒肥皂水棉球擦洗外阴,顺序为阴阜、大腿内上 1/3、大小阴唇、会阴和肛门周围;擦洗顺序为由上向下、由外向内;②然后将消毒干棉球盖于阴道外口(防止擦洗液进入阴道),再用温开水冲去肥皂水;③最后用 0.5% 聚维酮碘棉球消毒,顺序为大小阴唇、阴阜、大腿内上 1/3、会阴和肛门周围。消毒完后移去阴道口棉球及臀下的便盆或橡胶单,铺消毒巾于臀下。检查好接生及新生儿抢救所需的所有用品后,接生者按无菌操作规程行外科洗手、穿手术衣、戴无菌手套、打开产包、铺消毒巾,准备接生。

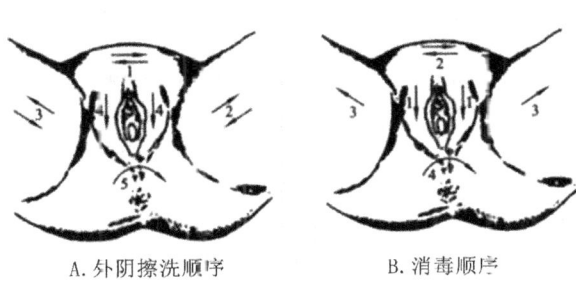

A.外阴擦洗顺序   B.消毒顺序

图 9-5 外阴擦洗及消毒

5.接生前评估

行阴道检查了解胎位是否异常,并了解会阴条件及胎头大小,必要时行会阴切开。

6.接生步骤

接生者站在产妇右侧,当胎头拨露使阴唇后联合紧张时开始保护会阴。会阴部盖消毒巾,接生者右肘支在产床上,右手拇指与其余四指分开,利用手掌大鱼际肌压住会阴部,当宫缩时应向上内方托压,左手适度下压胎头枕部,协助胎头俯屈和缓慢下降,宫缩间歇时右手放松但不离开会阴部,以免压迫过久致会阴水肿。当胎头枕骨在耻骨弓下露出时,嘱产妇宫缩时张口哈气,在宫缩间歇时稍用力,待胎头双顶径娩出时,左手协助胎头仰伸,使胎头缓慢娩出。胎头完全娩出后,右手继续保护会阴,左手拇指自胎儿鼻根向下颏挤压,其余四者自喉部向下颌挤压,挤出口鼻内的黏液和羊水,然后协助胎头复位及外旋转,左手将胎儿颈部向下轻压,使前肩自耻骨弓下完全娩出,再轻托胎颈向上,协助娩出后肩(图 9-6)。双肩娩出后松开右手,然后双手协助胎体及下肢以侧位娩出。

7.脐带绕颈的处理

胎头娩出后若有脐带绕颈 1 周且较松时,应将脐带顺肩上推或从胎头滑下;若缠绕过紧或绕颈 2 周以上,则用两把止血钳夹住后从中间剪断,注意勿使胎儿受伤。

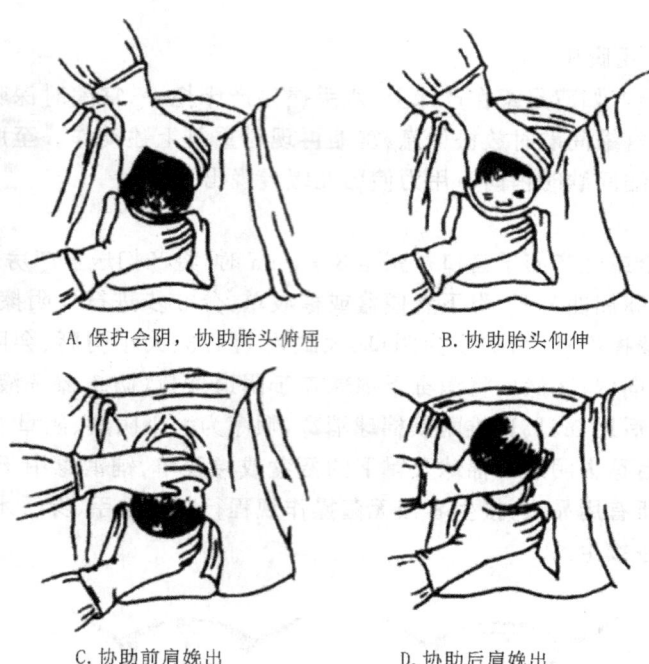

A.保护会阴,协助胎头俯屈　　　　　B.协助胎头仰伸

C.协助前肩娩出　　　　　　　　D.协助后肩娩出

图 9-6　接生步骤

(五)护理评价

(1)产妇情绪是否稳定。

(2)疼痛是否缓解。

(3)产妇是否有严重会阴裂伤,新生儿是否发生产伤。

三、第三产程的临床经过及护理

(一)临床经过

1.宫缩胎儿娩出后

子宫底下降至平脐部,宫缩暂停,产妇顿感轻松,几分钟后宫缩再现。

2.胎盘娩出

由于宫缩,附着于子宫壁的胎盘不能相应缩小而与子宫壁发生错位剥离,剥离面出血形成胎盘后血肿。子宫继续收缩,胎盘剥离面越来越大,最终完全剥离而排出。

(二)护理评估

1.健康史

内容同第一、二产程,并了解第二产程的临床经过及处理。

2.新生儿身体状况

(1)Apgar 评分:用于判断新生儿有无窒息及窒息的严重程度。以出生后 1 分钟的心率、呼吸、肌张力、喉反射及皮肤颜色五项体征为依据,每项为 0～2 分(表 9-1)。

(2)一般情况评估:测量身长、体重及头径,判断是否与孕周相符,有无胎头水肿及头颅血肿,体表有无畸形如唇裂、多指(趾)、脊柱裂等。

表 9-1 新生儿 Apgar 评分法

体征	0分	1分	2分
每分钟心率	0	<100 次	≥100 次
呼吸	0	浅、慢而不规则	佳
肌张力	松弛	四肢稍屈曲	四肢活动好
喉反射	无反射	有少量动作	咳嗽、恶心
皮肤颜色	全身苍白	躯干红,四肢发绀	全身红润

3.母亲身体状况

(1)胎盘娩出评估。

胎盘剥离征象包括以下几种:①子宫底上升至脐上,子宫体变硬呈球形(图 9-7)。②阴道少量流血。③阴道口外露的脐带自行下移延长。④用手掌尺侧按压产妇耻骨联合上方,子宫体上升而外露的脐带不回缩。

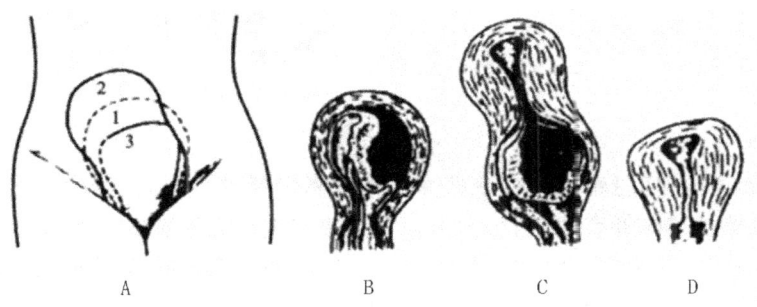

图 9-7 胎盘剥离时子宫位置、形状示意图

胎盘娩出的方式有以下 2 种。①胎儿面娩出式:胎盘从中央开始剥离,而后向周边剥离,其特点是先胎盘娩出,后有少量阴道流血,较多见。②母体面娩出式:胎盘从边缘开始剥离,血液沿剥离面流出,其特点是先有较多阴道流血,后胎盘娩出,较少见。

(2)宫缩及阴道流血量评估:正常情况下,胎儿娩出后宫缩迅速,经短暂间歇后,再次收缩致胎盘剥离。胎盘排出后,若宫缩良好,子宫底下降至脐下两横指,子宫壁坚硬,轮廓清楚,呈球形。若子宫轮廓不清、子宫底位置高为宫缩乏力的表现。阴道出血量多者,多由宫缩乏力、软产道损伤或胎盘残留等因素引起。

(3)软产道检查:胎盘娩出后,应仔细检查会阴、小阴唇内侧、尿道口周围、阴道和宫颈有无裂伤。

(三)护理问题

1.潜在并发症

如新生儿窒息、产后出血等。

2.有母儿依恋关系改变的危险

与产后疲惫及对新生儿性别不满意有关。

(四)护理措施

1.新生儿处理

(1)清理呼吸道:新生儿娩出后应立即置于辐射台保暖,用吸痰管清除口鼻腔内黏液和羊水,保持呼吸道通畅。若新生儿仍不啼哭,可轻抚背部或轻弹足底使其啼哭。

(2)进行 Apgar 评分:出生后 1 分钟进行评分,8～10 分为正常;4～7 分为轻度窒息,缺氧较严重,除一般处理外需采用人工呼吸、吸氧、用药等措施;0～3 分为重度窒息,又称苍白窒息,为严重缺氧,需紧急抢救。缺氧新生儿 5 分钟、10 分钟后应再次评分并进行相应处理,直至连续 2 次大于或等于 8 分为止。

(3)脐带处理:用 75%乙醇或 0.5%聚维酮碘消毒脐根及其周围直径约 5 cm 的皮肤,在距脐根 0.5 cm 处用粗棉线结扎第一道,距脐根 1 cm 处结扎第二道(注意必须扎紧脐带以防出血,但要避免过度用力致脐带断裂),距脐根 1.5 cm 处剪断脐带,挤出残余血,用饱和高锰酸钾溶液消毒断面(药液切勿触及新生儿皮肤,以免灼伤),待干后以无菌纱布覆盖,再用脐带卷包裹。目前还有用气门芯、脐带夹、血管钳等方法结扎脐带。处理脐带时注意新生儿保暖。

(4)一般护理:评估新生儿一般情况后,擦净足底胎脂,盖新生儿的足印及产妇拇指印于新生儿记录单上,系上标明母亲姓名、住院号、床号、新生儿性别及体重和出生时间的手圈。用抗生素眼药水滴眼以预防结膜炎。如无禁忌证,产后半小时内进行母婴皮肤早接触、早吸吮,注意新生儿保暖及安全。

2.协助胎盘娩出

胎盘未完全剥离前,切忌牵拉脐带或按摩子宫。当出现胎盘剥离征象时,接生者左手轻压子宫底,右手轻拉脐带使其向外牵引,当胎盘下降至阴道口时,双手捧住胎盘向一个方向旋转并缓慢向外牵拉,协助胎盘、胎膜完整娩出(图 9-8)。若这期间发现胎膜部分断裂,用血管钳夹住断裂上端的胎膜,继续沿原方向旋转直至胎膜完全娩出。

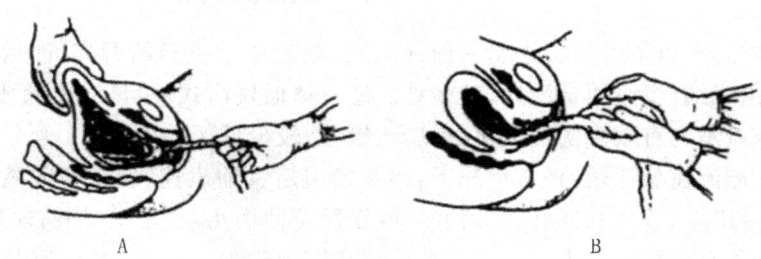

A   B

图 9-8　协助胎盘、胎膜完整娩出

3.检查胎盘、胎膜

胎盘娩出后应立即检查胎盘小叶有无缺损、胎膜是否完整。若疑有副胎盘、胎盘小叶或大部分胎膜残留,应及时行子宫腔探查并取出。

4.检查软产道

胎盘娩出后,应仔细检查软产道,如有裂伤立即予以缝合。

5.预防产后出血

胎儿前肩娩出后立即静脉注射缩宫素 10～20 U,加强宫缩促进胎盘迅速娩出。胎盘娩出后,按摩子宫刺激宫缩,必要时遵医嘱予缩宫素或麦角新碱肌内注射。

6.心理护理

及时告知产妇分娩情况及新生儿情况,给予心理安慰和鼓励,协助母婴接触,建立母子感情。

7.产后2小时护理

胎盘娩出后产妇继续留在产房内观察2小时。严密观察血压、脉搏、宫缩、子宫底高度、膀胱充盈及会阴切口情况。如发现宫缩乏力、阴道流血量多、会阴血肿等立即报告医师并给予相应处理。观察2小时无异常后,方可送产妇回休养室休息。

(五)护理评价

(1)是否发生了产后出血或新生儿窒息等并发症。

(2)产妇是否接受新生儿并进行皮肤接触和早吸吮。

(朱 薪)

第二节 早 产

早产是指妊娠满28周至不足37周(196～258天)的分娩者。此时娩出的新生儿称为早产儿,体重为1 000～2 499 g。各器官发育尚不够健全,出生孕周越小,体重越轻,预后越差。国内早产占分娩总数的5%～15%。约15%早产儿于新生儿期死亡。近年由于早产儿治疗学及监护手段的进步,其生存率明显提高,伤残率下降,国外学者建议将早产定义时间上限提前到妊娠20周。

一、病因

诱发早产的常见原因有:①胎膜早破、绒毛膜羊膜炎最常见,30%～40%早产与此有关;②下生殖道及泌尿道感染,如B族溶血性链球菌、沙眼衣原体、支原体感染、急性肾盂肾炎等;③妊娠并发症与并发症,如妊娠期高血压疾病、妊娠期肝内胆汁淤积症、妊娠合并心脏病、慢性肾炎、病毒性肝炎、急性肾盂肾炎、急性阑尾炎、严重贫血、重度营养不良等;④子宫过度膨胀及胎盘因素,如羊水过多、多胎妊娠、前置胎盘、胎盘早剥、胎盘功能减退等;⑤子宫畸形,如纵隔子宫、双角子宫等;⑥宫颈内口松弛;⑦每天吸烟>10支,酗酒。

二、临床表现

早产的主要临床表现是子宫收缩,最初为不规则宫缩,常伴有少许阴道流血或血性分泌物,以后可发展为规则宫缩,其过程与足月临产相似,胎膜早破较足月临产多见。宫颈管先逐渐消退,然后扩张。妊娠满28周至不足37周出现至少10分钟1次的规则宫缩,伴宫颈管缩短,可诊断先兆早产。妊娠满28周至不足37周出现规则宫缩(20分钟≥4次,或60分钟≥8次,持续>30秒),伴宫颈缩短≥80%,宫颈扩张1 cm以上。诊断为早产临产。部分患者可伴有少量阴道流血或阴道流液。以往有晚期流产、早产史及产伤史的孕妇容易发生早产。诊断早产一般并不困难,但应与妊娠晚期出现的生理性子宫收缩相区别。生理性子宫收缩一般不规则、无痛感,且不伴有宫颈管消退和宫口扩张等改变。

三、处理原则

若胎膜未破,胎儿存活、无胎儿窘迫,无严重妊娠并发症及并发症时,应设法抑制宫缩,尽可能延长孕周;若胎膜已破,早产不可避免时,应设法提高早产儿存活率。

四、护理

(一)护理评估

1.病史

详细评估可致早产的高危因素,如孕妇以往有流产、早产史或本次妊娠期有阴道流血史,则发生早产的可能性大,应详细询问并记录患者既往出现的症状及接受治疗的情况。

2.身心诊断

妊娠晚期者子宫收缩规律(20 分钟≥4 次),伴以宫颈管消退≥75％,以及进行性宫颈扩张 2 cm 以上时,可诊断为早产者临产。

早产已不可避免时,孕妇常会不自觉地把一些相关的事情与早产联系起来而产生自责感;由于孕妇对结果的不可预知,恐惧、焦虑、猜测也是早产孕妇常见的情绪反应。

3.辅助检查

通过全身检查及产科检查,结合阴道分泌物的生化指标检测,核实孕周,评估胎儿成熟度、胎方位等;观察产程进展,确定早产的进程。

(二)可能的护理诊断

1.有新生儿受伤的危险

有新生儿受伤的危险与早产儿发育不成熟有关。

2.焦虑

焦虑与担心早产儿预后有关。

(三)预期目标

(1)新生儿不存在因护理不当而产生的并发症。

(2)患者能平静地面对事实,接受治疗及护理。

(四)护理措施

1.预防早产

孕妇良好的身心状况可减少早产的发生,突发的精神创伤亦可诱发早产。因此,应做好孕期保健工作,指导孕妇加强营养,保持平静心情。避免诱发宫缩的活动,如抬举重物、性生活等。高危孕妇必须多卧床休息,以左侧卧位为宜,以增加子宫血液循环,改善胎儿供氧,慎做肛查和引导检查等,积极治疗并发症。宫颈内口松弛者应于孕 14～18 周或更早些时间做预防性宫颈环扎术,防止早产的产生。

2.药物治疗的护理

先兆早产的主要治疗为抑制宫缩,与此同时,还要积极控制感染治疗并发症和并发症。护理人员应能明确具体药物的作用和用法,并能识别药物的不良反应,以避免毒性作用的发生,同时,应对患者做相应的健康教育。常用抑制宫缩的药物有以下几类。

(1)β肾上腺素受体激动素:其作用为激动子宫平滑肌 β 受体,从而抑制宫缩。此类药物的不良反应为心跳加快、血压下降、血糖增高、血钾降低、恶心、出汗、头痛等。常用药物有利托君、沙丁胺醇等。

（2）硫酸镁：镁离子直接作用于肌细胞，使平滑肌松弛，抑制子宫收缩。一般采用25％硫酸镁20 mL加于5％葡萄糖液100～250 mL中，在30～60分钟缓慢静脉滴注，然后用25％硫酸镁10～20 mL加于5％葡萄糖液100～250 mL中，以每小时1～2 g的速度缓慢静脉滴注，直至宫缩停止。

（3）钙通道阻滞剂：阻滞钙离子进入细胞而抑制宫缩。常刚硝苯地平5～10 mg，舌下含服，每天3次。用药时必须密切注意孕妇及血压的变化，若合并使用硫酸镁时更应慎重。

（4）前列腺素合成酶抑制剂：前列腺素有刺激子宫收缩和软化宫颈的作用，其抑制剂则有减少前列腺素合成的作用，从而抑制宫缩。常用药物有吲哚美辛及阿司匹林等。但此类药物可抑制胎儿前列腺素的合成和释放，使胎儿体内前列腺素减少，而前列腺素有药物可通过胎盘抑制胎儿前列腺素的合成和释放，使胎儿体内前列腺素减少，而前列腺素有维持胎儿动脉导管开放的作用，缺乏时导管可能过早关闭而致胎儿血液循环障碍。因此，临床已较少应用，必要时仅能短期（不超过1周）服用。

3.预防新生儿并发症的发生

在保胎过程中，应每天行胎心监护，教会患者自数胎动，有异常时及时采用应对措施。在分娩前按医嘱给孕妇糖皮质激素如地塞米松、倍他米松等，可促胎肺成熟，是避免发生新生儿呼吸窘迫综合征的有效步骤。

4.为分娩做准备

如早产已不可避免，应尽早决定合理分娩的方式，如臀位、横位，估计胎儿成熟度低；而产程又需较长时间者，可选用剖宫产术结束分娩；经阴道分娩者，应考虑使用产钳和会阴切开术以缩短产程，从而减少分娩过程中对胎头的压迫。同时，充分做好早产儿保暖和复苏的准备，临产后慎用镇静药，避免发生新生儿呼吸抑制的情况；产程中应给孕妇吸氧；新生儿出生后，立即结扎脐带，防止过多母血进入胎儿循环，造成循环系统负荷过载。

5.为孕妇提供心理支持

安排时间与孕妇进行开放式的讨论，让患者了解早产的发生并非她的过错，有时甚至是无缘由的。也要避免为减轻孕妇的负疚感而给予过于乐观的保证。由于早产是出乎意料的，孕妇多没有精神和物质准备，对产程的孤独无助感尤为敏感，因此，丈夫、家人和护士在身旁提供支持较足月分娩更显重要，并能帮助孕妇重建自尊，以良好的心态承担早产儿母亲的角色。

（五）护理评价

（1）患者能积极配合医护措施。

（2）母婴顺利经历全过程。

（朱　薪）

第三节　异　位　妊　娠

受精卵在于子宫体腔以外着床称为异位妊娠，习称宫外孕。异位妊娠依受精卵在子宫体腔外种植部位不同分为输卵管妊娠、卵巢妊娠、腹腔妊娠、阔韧带妊娠和宫颈妊娠（图9-9）。

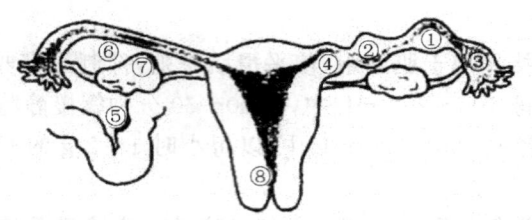

①输卵管壶腹部妊娠;②输卵管峡部妊娠;③输卵管伞部妊娠;④输卵
管间质部妊娠;⑤腹腔妊娠;⑥阔韧带妊娠;⑦卵巢妊娠;⑧宫颈妊娠

图 9-9 异位妊娠的发生部位

异位妊娠是妇产科常见的急腹症,发病率约 1%,是孕产妇的主要死亡原因之一。以输卵管妊娠最常见。输卵管妊娠占异位妊娠 95% 左右,其中壶腹部妊娠最多见,约占 78%,其次为峡部、伞部、间质部妊娠较少见。

一、病因

(一)输卵管炎症

此是异位妊娠的主要病因。可分为输卵管黏膜炎和输卵管周围炎。输卵管黏膜炎轻者可发生黏膜皱褶粘连、管腔变窄。或使纤毛功能受损,从而导致受精卵在输卵管内运行受阻并于该处着床;输卵管周围炎病变主要在输卵管浆膜层或浆肌层,常造成输卵管周围粘连、输卵管扭曲、管腔狭窄、蠕动减弱而影响受精卵运行。

(二)输卵管手术史输卵管绝育史及手术史者

输卵管妊娠的发生率为 10%～20%。尤其是腹腔镜下电凝输卵管及硅胶环套术绝育,可因输卵管瘘或再通而导致输卵管妊娠。曾经接受输卵管粘连分离术、输卵管成形术(输卵管吻合术或输卵管造口术)者,在再次妊娠时输卵管妊娠的可能性亦增加。

(三)输卵管发育不良或功能异常

输卵管过长、肌层发育差、黏膜纤毛缺乏、双输卵管、输卵管憩室或有输卵管副伞等,均可造成输卵管妊娠。输卵管功能(包括蠕动、纤毛活动及上皮细胞分泌)受雌、孕激素调节。若调节失败,可影响受精卵正常运行。

(四)辅助生殖技术

近年,由于辅助生育技术的应用,使输卵管妊娠发生率增加,既往少见的异位妊娠,如卵巢妊娠、宫颈妊娠、腹腔妊娠的发生率增加。1998 年,美国报道因助孕技术应用所致输卵管妊娠的发生率为 2.8%。

(五)避孕失败

宫内节育器避孕失败,发生异位妊娠的机会较大。

(六)其他

子宫肌瘤或卵巢肿瘤压迫输卵管,影响输卵管管腔通畅,使受精卵运行受阻。输卵管子宫内膜异位可增加受精卵着床于输卵管的可能性。

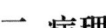

二、病理

(一)输卵管妊娠的特点

输卵管管腔狭小,管壁薄且缺乏黏膜下组织,其肌层远不如子宫肌壁厚与坚韧,妊娠时不能形成完好的蜕膜,不利于胚胎的生长发育,常发生以下结局。

1.输卵管妊娠流产

输卵管妊娠流产多见于妊娠 8～12 周输卵管壶腹部妊娠。受精卵种植在输卵管黏膜皱襞内,由于蜕膜形成不完整,发育中的胚泡常向管腔突出,最终突破包膜而出血,胚泡与管壁分离,若整个胚泡剥离落入管腔,刺激输卵管逆蠕动经伞端排出到腹腔,形成输卵管妊娠完全流产,出血一般不多。若胚泡剥离不完整,妊娠产物部分排出到腹腔,部分尚附着于输卵管壁,形成输卵管妊娠不全流产,滋养细胞继续侵蚀输卵管壁,导致反复出血,形成输卵管血肿或输卵管周围血肿,血液不断流出并积聚在直肠子宫陷窝形成盆腔血肿,量多时甚至流入腹腔。

2.输卵管妊娠破裂

输卵管妊娠破裂多见于妊娠 6 周左右输卵管峡部妊娠。受精卵着床于输卵管黏膜皱襞间,胚泡生长发育时绒毛向管壁方向侵蚀肌层及浆膜,最终穿破浆膜,形成输卵管妊娠破裂。输卵管肌层血管丰富。短期内可发生大量腹腔内出血,使患者出现休克。其出血量远较输卵管妊娠流产多,腹痛剧烈;也可反复出血,在盆腔与腹腔内形成血肿。孕囊可自破裂口排出,种植于任何部位。若胚泡较小则可被吸收;若过大则可在直肠子宫陷凹内形成包块或钙化为石胎。

输卵管间质部妊娠虽少见,但后果严重,其结局几乎均为输卵管妊娠破裂。由于输卵管间质部管腔周围肌层较厚、血运丰富,因此破裂常发生于孕 12～16 周。其破裂犹如子宫破裂,症状较严重,往往在短时间内出现失血性休克症状。

3.陈旧性宫外孕

输卵管妊娠流产或破裂,若长期反复内出血形成的盆腔血肿不消散,血肿机化变硬并与周围组织粘连,临床上称为陈旧性宫外孕。

4.继发性腹腔妊娠

无论输卵管妊娠流产或破裂,胚胎从输卵管排入腹腔内或阔韧带内,多数死亡,偶尔也有存活者。若存活胚胎的绒毛组织附着于原位或排至腹腔后重新种植而获得营养,可继续生长发育,形成继发性腹腔妊娠。

(二)子宫的变化

输卵管妊娠和正常妊娠一样,合体滋养细胞产生 HCG 维持黄体生长,使类固醇激素分泌增加,致使月经停止来潮、子宫增大变软、子宫内膜出现蜕膜反应。若胚胎受损或死亡,滋养细胞活力消失,蜕膜子宫壁剥离而发生阴道流血。有时蜕膜可完整剥离,随阴道流血排出三角形蜕膜管型;有时呈碎片排出。排出的组织见不到绒毛,组织学检查无滋养细胞,此时血 β-HCG 下降。子宫内膜形态学改变呈多样性,若胚胎死亡已久,内膜可呈增生期改变,有时可见 Arias-Stella (A-S)反应,镜检见内膜腺体上皮细胞增生、增大,细胞边界不清,腺细胞排列成团突入腺腔,细胞极性消失,细胞核肥大、深染,细胞质有空泡。这种子宫内膜过度增生和分泌反应,可能为类固醇激素过度刺激所引起;若胚胎死亡后部分深入肌层的绒毛仍存活,黄体退化迟缓,内膜仍可呈分泌反应。

三、临床表现

输卵管妊娠的临床表现与受精卵着床部位、有无流产或破裂,以及出血量多少与时间长短等有关。

(一)症状

典型症状为停经后腹痛与阴道流血。

1.停经

除输卵管间质部妊娠停经时间较长外,多有 6~8 周停经史。有 20%~30%患者无停经史,将异位妊娠时出现的不规则阴道流血误认为月经。或由于月经过期仅数天而不认为是停经。

2.腹痛

腹痛是输卵管妊娠患者的主要症状。在输卵管妊娠发生流产或破裂之前,由于胚胎在输卵管内逐渐增大,常表现为一侧下腹部隐痛或酸胀感。当发生输卵管妊娠流产或破裂时,突感一侧下腹部撕裂样疼痛,常伴有恶心、呕吐。若血液局限于病变区,主要表现为下腹部疼痛,当血液积聚于直肠子宫陷凹时,可出现肛门坠胀感。随着血液由下腹部流向全腹,疼痛可由下腹部向全腹部扩散,血液刺激膈肌,可引起肩胛部放射性疼痛及胸部疼痛。

3.阴道流血

胚胎死亡后。常有不规则阴道流血,色暗红或深褐,量少呈点滴状,一般不超过月经量,少数患者阴道流血量较多,类似月经。阴道流血可伴有蜕膜管型或蜕膜碎片排出,为子宫蜕膜剥离所致。阴道流血一般常在病灶去除后方能停止。

4.晕厥与休克

由于腹腔内出血及剧烈腹痛,轻者出现晕厥,严重者出现失血性休克。出血量越多越快,症状出现越迅速越严重,但与阴道流血量不成正比。

5.腹部包块

输卵管妊娠流产或破裂时所形成的血肿时间较久者,由于血液凝固并与周围组织或器官(如子宫、输卵管、卵巢、肠管或大网膜等)发生粘连形成包块,包块较大或位置较高者,腹部可扪及。

(二)体征

根据患者内出血的情况,患者可呈贫血貌。腹部检查:下腹压痛、反跳痛明显,出血多时,叩诊有移动性浊音。

四、处理原则

处理原则以手术治疗为主,其次是药物治疗。

(一)药物治疗

1.化疗

化疗主要适用于早期输卵管妊娠、要求保存生育能力的年轻患者。符合下列条件可采用此法:①无药物治疗的禁忌证;②输卵管妊娠未发生破裂或流产;③输卵管妊娠包块直径≤4 cm;④血 β-HCG<2 000 U/L;⑤无明显内出血,常用甲氨蝶呤,治疗机制是抑制滋养细胞增生,破坏绒毛,使胚胎组织坏死、脱落、吸收。但在治疗中若病情无改善,甚至发生急性腹痛或输卵管破裂症状,则应立即进行手术治疗。

2.中医药治疗

中医学认为本病属血瘀少腹,不通则痛的实证。以活血化瘀、消癥为治则,但应严格掌握指征。

(二)手术治疗

手术治疗分为保守手术和根治手术。保守手术为保留患侧输卵管,根治手术为切除患侧输卵管。手术治疗适用于:①生命体征不稳定或有腹腔内出血征象者;②诊断不明确者;③异位妊娠有进展者(如血 β-HCG 处于高水平,附件区大包块等);④随诊不可靠者;⑤药物治疗禁忌证者或无效者。

1.保守手术

此适用于有生育要求的年轻妇女,特别是对侧输卵管已切除或有明显病变者。

2.根治手术

此适用于无生育要求的输卵管妊娠内出血并发休克的急症患者。

3.腹腔镜手术

这是近年治疗异位妊娠的主要方法。

五、护理

(一)护理评估

1.病史

应仔细询问月经史,以准确推断停经时间。注意不要将不规则阴道流血误认为末次月经,或由于月经仅过期几天,不认为是停经。此外,对不孕、放置宫内节育器、绝育术、输卵管复通术、盆腔炎等与发病相关的高危因素应予高度重视。

2.身心状况

输卵管妊娠发生流产或破裂前,症状及体征不明显。当患者腹腔内出血较多时呈贫血貌,严重者可出现面色苍白,四肢湿冷,脉快、弱、细,血压下降等休克症状。体温一般正常,出现休克时体温略低,腹腔内血液吸收时体温略升高,但不超过 38 ℃。下腹有明显压痛、反跳痛,尤以患侧为重,肌紧张不明显,叩诊有移动性浊音。血凝后下腹可触及包块。

由于输卵管妊娠流产或破裂后,腹腔内急性大量出血及剧烈腹痛,以及妊娠终止的现实都将使孕妇出现较为激烈的情绪反应。可表现为哭泣、自责、无助、抑郁和恐惧等行为。

3.诊断检查

(1)腹部检查:输卵管妊娠流产或破裂者,下腹部有明显压痛或反跳痛,尤以患侧为甚,轻度腹肌紧张;出血多时,叩诊有移动性浊音;如出血时间较长,形成血凝块,在下腹可触及软性肿块。

(2)盆腔检查:输卵管妊娠未发生流产或破裂者,除子宫略大较软外,仔细检查可能触及胀大的输卵管并有轻度压痛。输卵管妊娠流产或破裂者,阴道后穹隆饱满,有触痛。将宫颈轻轻上抬或左右摇动时引起剧烈疼痛,称为宫颈抬举痛或摇摆痛,是输卵管妊娠的主要体征之一。子宫稍大而软,腹腔内出血多时子宫检查呈漂浮感。

(3)阴道后穹隆穿刺:一种简单、可靠的诊断方法,适用于疑有腹腔内出血的患者。由于腹腔内血液易积聚于子宫直肠陷凹,抽出暗红色不凝血为阳性,说明存在血腹症。无内出血、内出血量少、血肿位置较高或子宫直肠陷凹有粘连者,可能抽不出血液,因而穿刺阴性不能排除输卵管妊娠存在。如有移动性浊音,可做腹腔穿刺。

(4)妊娠试验:放射免疫法测血中 HCG,尤其是 β-HCG 阳性有助诊断。虽然此方法灵敏度高,异位妊娠的阳性率一般可达 80%~90%,但 β-HCG 阴性者仍不能完全排除异位妊娠。

(5)血清孕酮测定:对判断正常妊娠胚胎的发育情况有帮助,血清孕酮值<5 ng/mL 应考虑宫内妊娠流产或异位妊娠。

(6)超声检查:B 超显像有助于诊断异位妊娠。阴道 B 超检查较腹部 B 超检查准确性高。诊断早期异位妊娠。单凭 B 超现象有时可能会误诊。若能结合临床表现及 β-HCG 测定等,对诊断的帮助很大。

(7)腹腔镜检查:适用于输卵管妊娠尚未流产或破裂的早期患者和诊断有困难的患者,腹腔内有大量出血或伴有休克者,禁做腹腔镜检查。在早期异位妊娠患者,腹腔镜可见一侧输卵管肿大,表面紫蓝色,腹腔内无出血或有少量出血。

(8)子宫内膜病理检查:诊刮仅适用于阴道流血量较多的患者,目的在于排除宫内妊娠流产。将宫腔排出物或刮出物做病理检查,切片中见到绒毛,可诊断为宫内妊娠,仅见蜕膜未见绒毛者有助于诊断异位妊娠。现已经很少依靠诊断性刮宫协助诊断。

(二)护理诊断

1.潜在并发症

出血性休克。

2.恐惧

恐惧与担心手术失败有关。

(三)预期目标

(1)患者休克症状得以及时发现并缓解。

(2)患者能以正常心态接受此次妊娠失败的事实。

(四)护理措施

1.接受手术治疗患者的护理

(1)护士在严密监测患者生命体征的同时,配合医师积极纠正患者休克症状,做好术前准备。手术治疗是输卵管异位妊娠的主要处理原则。对于严重内出血并发休克的患者,护士应立即开放静脉,交叉配血,做好输血输液的准备。以便配合医师积极纠正休克,补充血容量,并按急症手术要求迅速做好手术准备。

(2)加强心理护理:护士于术前简洁明了地向患者及家属讲明手术的必要性,并以亲切的态度和切实的行动赢得患者及家属的信任,保持周围环境的安静、有序,减少和消除患者的紧张、恐惧心理,协助患者接受手术治疗方案。术后,护士应帮助患者以正常的心态接受此次妊娠失败的现实,向她们讲述异位妊娠的有关知识,一方面可以减少因害怕再次发生移位妊娠而抵触妊娠的不良情绪,另一方面也可以增加和提高患者的自我保健意识。

2.接受非手术治疗患者的护理

对于接受非手术治疗方案的患者,护士应从以下几方面加强护理。

(1)护士需密切观察患者的一般情况、生命体征,并重视患者的主诉,尤应注意阴道流血量与腹腔内出血量不成比例,当阴道流血量不多时,不要误认为腹腔内出血量亦很少。

(2)护士应告诉患者病情发展的一些指征,如出血增多、腹痛加剧、肛门坠胀感明显等,以便当患者病情发展时,医患均能及时发现,给予相应处理。

(3)患者应卧床休息,避免腹部压力增大,从而减少异位妊娠破裂的机会。在患者卧床期间,护士需提供相应的生活护理。

（4）护士应协助正确留取血标本，以监测治疗效果。

（5）护士应指导患者摄取足够的营养物质，尤其是富含铁蛋白的食物，如动物肝脏、肉类、豆类、绿叶蔬菜及黑木耳等，以促进血红蛋白的增加，增强患者的抵抗力。

3.出院指导

输卵管妊娠的预后在于防治输卵管的损伤和感染，因此护士应做好妇女的健康保健工作，防止发生盆腔感染。教育患者保持良好的卫生习惯，勤洗浴、勤换衣，性伴侣稳定。发生盆腔炎后须立即彻底治疗，以免延误病情。另外，由于输卵管妊娠者中约有10％的再发生率和50％～60％的不孕率。因此，护士需告诫患者，下次妊娠时要及时就医，并且不宜轻易终止妊娠。

（五）护理评价

（1）患者的休克症状得以及时发现并纠正。

（2）患者消除了恐惧心理愿意接受手术治疗。

（朱 薪）

第四节 子 宫 破 裂

子宫破裂是指在分娩期或妊娠晚期子宫体部或子宫下段发生破裂。是产科严重的并发症，若不及时诊治，可随时威胁母儿生命。

根据子宫破裂发生的时间可分为妊娠期破裂和分娩期破裂；根据子宫破裂发生的部位可分为子宫体部破裂和子宫下段破裂；根据子宫破裂发生的程度可分为完全性破裂和不完全性破裂。完全破裂是指子宫壁的全层破裂，导致宫腔内容物进入腹腔，破裂常发生于子宫下段。不完全破裂是指子宫内膜、肌层部分或全部破裂，而浆膜层完整，常发生于子宫下段，宫腔与腹腔不相通，而往往在破裂侧进入阔韧带之间，形成阔韧带血肿。

一、病因

（一）梗阻性难产

它是引起子宫破裂最常见的原因。骨盆狭窄、头盆不称、软产道阻塞（发育畸形、瘢痕或肿瘤等），胎位异常（肩先露、额先露），胎儿异常（巨大胎儿、胎儿畸形）等，均可以导致胎先露部下降受阻，子宫上段为克服产道阻力而强烈收缩，使子宫下段过分伸展变薄超过最大限度，而发生子宫破裂。

（二）瘢痕子宫

剖宫产、子宫修补术、子宫肌瘤剔除术等都会使术后子宫肌壁留有瘢痕，于妊娠晚期或者临产后因子宫收缩牵拉及宫腔内压力增高而致子宫瘢痕破裂。宫体部瘢痕多于妊娠晚期发生自发破裂，多为完全破裂；子宫下段瘢痕破裂多发生于临产后，为不完全破裂。前次手术后伴感染或愈合不良者，发生子宫破裂概率更大。

（三）宫缩剂使用不当

分娩前肌内注射缩宫素或过量静脉滴注缩宫素，使用前列腺素栓剂及其他子宫收缩药物使用不当,均可导致子宫收缩过强,造成子宫破裂。多产、高龄、子宫畸形或发育不良、多次刮宫史、宫腔感染等都会增加子宫破裂的概率。

(四)手术创伤

多发生于不适当或粗暴的阴道助产手术,如宫颈口未开全时行产钳或臀牵引术,强行剥离植入性胎盘或严重粘连胎盘,行毁胎术、穿颅术时器械、胎儿骨片伤及子宫等情况均可导致子宫破裂。

二、临床表现

子宫破裂多发生于分娩期,通常是个逐渐发展的过程,可分为先兆子宫破裂和子宫破裂两个阶段。其症状与破裂发生的时间、部位、范围、出血量、胎儿及子宫肌肉收缩情况有关。

(一)先兆子宫破裂

子宫病理性缩复环形成、下腹部压痛、胎心率异常、血尿,是先兆子宫破裂的四大主要表现。

1.症状

常见于产程长、有梗阻性难产因素的产妇。产妇通常在临产过程中,当宫缩越强。但胎儿下降受阻,产妇表现为烦躁不安、疼痛难忍、下腹部拒按、呼吸急促、脉搏加快,同时膀胱受压充血,出现排尿困难及血尿。

2.体征

因胎先露部下降受阻,子宫收缩过强,子宫体部肌肉增厚变短,子宫下段肌肉变薄拉长,在两者间形成环状凹陷,称为病理性缩复环。可见该环逐渐上升至脐平或脐上,压痛明显(图9-10)。因子宫收缩过强过频,胎儿可能触不清,胎心率先加快后减慢或听不清,胎动频繁。

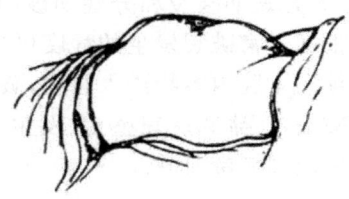

图 9-10　病理性缩复环

(二)子宫破裂

1.症状

产妇突感下腹部撕裂样剧痛,子宫收缩停止,腹部稍感舒适。后因血液、羊水进入腹腔,出现全腹持续性疼痛,伴有面色苍白、冷汗淋漓、脉搏细速、呼吸急促等现象。

2.体征

产妇全腹压痛、反跳痛,腹壁下可扪及胎体,子宫位于侧方,胎心胎动消失。阴道出血可见鲜血流出,下降中的胎儿先露部消失,扩张的宫颈口回缩,部分产妇可扪及子宫下段裂口及宫颈。若为子宫不完全破裂者,上述体征不明显,仅在不全破裂处有压痛、腹痛,若破裂口累及两侧子宫血管,可致急性大出血或形成阔韧带内血肿,查体时可在子宫一侧扪及逐渐增大且有压痛的包块。

三、处理原则

(一)先兆子宫破裂

立即抑制宫缩,使用麻醉药物或者肌内注射哌替啶,即刻行剖宫产终止妊娠。

(二)子宫破裂

在输血、输液、吸氧等抢救休克的同时,无论胎儿是否存活,都尽快做好剖宫产的准备,进行手术治疗。根据产妇全身状况、破裂的部位和程度、破裂的时间、有无感染征象等决定手术方法。

四、护理

(一)护理评估

1.病史

收集产妇既往有无与子宫破裂相关的病史,如子宫手术瘢痕、剖宫产史;此次妊娠有无出现高危因素,如胎位不正、头盆不称等;临产期间有无滥用缩宫素。

2.身心状况

评估产妇目前的临床表现和生命体征、情绪变化。如宫缩的强度、间隔时间、腹部疼痛的性质,有无排尿困难、有无血尿、有无出现病理性缩复环,同时监测胎儿宫内情况,了解有无出现胎儿窘迫征象。产妇精神状态有无烦躁不安、恐惧、焦虑、衰竭等现象。

3.辅助检查

(1)腹部检查:可了解产妇腹部疼痛的部位和体征,从而判断子宫破裂的阶段。

(2)实验室检查:血常规检查可了解有无白细胞计数升高、血红蛋白下降等感染、出血征象;同时尿常规检查可了解有无肉眼血尿。

(3)超声检查:可协助发现子宫破裂的部位和胎儿的位置。

(二)护理诊断

1.疼痛

与产妇出现强直行宫缩、子宫破裂有关。

2.组织灌注无效

与子宫破裂后出血量多有关。

3.预感性悲哀

与担心自身预后和胎儿可能死亡有关。

(三)护理目标

(1)及时补充血容量,产妇低血容量予以纠正。

(2)能够抑制强直性子宫收缩,产妇疼痛略有缓解。

(3)产妇情绪能够得到安抚和平稳。

(四)护理措施

1.预防子宫破裂

向孕产妇宣教,做好计划生育工作,避免多次人工流产,减少多产。认真做好产前检查,如有瘢痕子宫、产道异常者提前入院待产。正确处理产程,严密观察产程进展,尽早发现先兆子宫破裂的征象并进行及时处理。严格掌握使用缩宫素的指征和禁忌证,避免滥用,滴注缩宫素时应有专人看护并记录,从小剂量起,逐渐增加,严防发生过强宫缩。

2.先兆子宫破裂的护理

密切观察产程进展,注意胎儿心率变化。待产时,如果宫缩过强过频,下腹部压痛明显,或出现病理性缩复环时,及时报告医师,停止缩宫素等一切操作,严密监测产妇生命体征,根据医嘱使用抑制宫缩药物。

3.子宫破裂的护理

迅速开放静脉通路,短时间内补充液体、输血,补足血容量,同时吸氧、保暖,纠正酸中毒,进行抗休克处理,根据医嘱做好手术前各项准备,严密监测产妇生命体征、24小时出入量,各种实验室检查结果,评估出血量,根据医嘱使用抗生素防止感染。

4.心理支持

协助医师根据产妇的情况,向产妇及家属解释病情治疗计划,取得家属的支持和产妇的配合。如果出现胎儿死亡的产妇,要努力开解其悲伤的心情,鼓励其说出内心感受,为其提供安静的环境,同时给予关心和生活上的护理,努力帮助其接受现实,调整情绪,为产妇提供相应的产褥期休养计划,做好关于其康复的各种宣教。

(朱　薪)

第五节　胎膜早破

胎膜早破是指在临产前胎膜自然破裂。它是常见的分娩期并发症,妊娠满37周的发生率为10%,妊娠不满37周的发生率为2%~3.5%。胎膜早破可引起早产及围产儿病死率增加,亦可导致孕产妇宫内感染率和产褥期感染率增加。

一、病因

一般认为胎膜早破与以下因素有关,常为多因素所致。

(一)上行感染

可由生殖道病原微生物上行感染,引起胎膜炎,使胎膜局部张力下降而破裂。

(二)羊膜腔压力增高

羊膜腔压力增高常见于多胎妊娠、羊水过多等。

(三)胎膜受力不均

胎先露高浮、头盆不称、胎位异常可使胎膜受压不均导致破裂。

(四)营养因素

缺乏维生素C、锌及铜,可使胎膜张力下降而破裂。

(五)宫颈内口松弛

常因手术创伤或先天性宫颈组织薄弱,宫颈内口松弛,胎膜进入扩张的宫颈或阴道内,导致感染或受力不均,而使胎膜破裂。

(六)细胞因子

IL-1、IL-6、IL-8、肿瘤坏死因子-α升高,可激活溶酶体酶,破坏羊膜组织,导致胎膜早破。

（七）机械性刺激

创伤或妊娠后期性交也可导致胎膜早破。

二、临床表现

（一）症状

孕妇突感有较多液体自阴道流出，有时可混有胎脂及胎粪，无腹痛等其他产兆，当咳嗽、打喷嚏等腹压增加时，羊水可少量间断性排出。

（二）体征

肛诊或阴检时，触不到羊膜囊，上推胎儿先露部可见到羊水流出。如伴羊膜腔感染时，可有臭味，并伴有发热、母儿心率增快、子宫压痛，以及白细胞计数增多、C反应蛋白升高。

三、对母儿的影响

（一）对母亲的影响

胎膜早破后，生殖道病原微生物易上行感染，通常感染程度与破膜时间有关。羊膜腔感染易发生产后出血。

（二）对胎儿的影响

胎膜早破经常诱发早产，早产儿易发生呼吸窘迫综合征。羊膜腔感染时，可引起新生儿吸入性肺炎，严重者发生败血症、颅内感染等。脐带受压、脐带脱垂时可致胎儿窘迫。胎膜早破发生的孕周越小，胎肺发育不良发生率越高，围产儿病死率越高。

四、处理原则

预防感染和脐带脱垂，如有感染、胎儿窘迫征象，及时行剖宫产终止妊娠。

五、护理

（一）护理评估

1.病史

询问病史，了解是否有发生胎膜早破的病因，确定具体的胎膜早破的时间、妊娠周数，是否有宫缩、见红等临产征兆，是否出现感染征象，是否出现胎儿窘迫现象。

2.身心状况

观察孕妇阴道流液的色、质、量，是否有气味。孕妇常可能因为不了解胎膜早破的原因，而对不可自控的阴道流液形成恐慌，可能担心自身与胎儿的安危。

3.辅助检查

（1）阴道流液的pH测定：正常阴道液pH为4.5～5.5，羊水pH为7.0～7.5。若pH＞6.5，提示胎膜早破，准确率90%。

（2）肛查或阴道窥阴器检查：肛查时未触到羊膜囊，上推胎儿先露部，有羊水流出。阴道窥阴器检查时见液体自宫口流出或可见阴道后穹隆有较多混有胎脂和胎粪的液体。

（3）阴道液涂片检查：阴道液置于载玻片上，干燥后镜检可见羊齿植物叶状结晶为羊水，准确率95%。

（4）羊膜镜检查：可直视胎先露部，看不到前羊膜囊，即可诊断。

(5)胎儿纤维结合蛋白测定:纤维结合蛋白是胎膜分泌的细胞外基质蛋白。当宫颈及阴道分泌物内纤维结合蛋白含量>0.05 mg/L时,胎膜抗张能力下降,易发生胎膜早破。

(6)超声检查:羊水量减少可协助诊断,但不可确诊。

(二)护理诊断

1.有感染的危险

有感染的危险与胎膜破裂后,生殖道病原微生物上行感染有关。

2.知识缺乏

缺乏预防和处理胎膜早破的知识。

3.有胎儿受伤的危险

有胎儿受伤的危险与脐带脱垂、早产儿肺部发育不成熟有关。

(三)护理目标

(1)孕妇无感染征象发生。

(2)孕妇了解胎膜早破的知识如突然发生胎膜早破,能够及时进行初步应对。

(3)胎儿无并发症发生。

(四)护理措施

1.预防脐带脱垂的护理

胎膜早破并胎先露未衔接的孕妇绝对卧床休息,多采用左侧卧位,注意抬高臀部防止脐带脱垂造成胎儿宫内窘迫。注意监测胎心变化,进行肛查或阴检时,确定有无隐性脐带脱垂,一旦发生,立即通知医师,并于数分钟内结束分娩。

2.预防感染

保持床单位清洁。使用无菌的会阴垫于外阴处,勤于更换,保持清洁干燥,防止上行感染。更换会阴垫时观察羊水的色、质、量、气味等。嘱孕妇保持外阴清洁,每天对其会阴擦洗2次。同时观察产妇的生命体征,血生化指标,了解是否存在感染征象。按医嘱一般破膜,大于12小时给了抗生素防止感染。

3.监测胎儿宫内情况

密切观察胎心率的变化,嘱孕妇自测胎动。如有混有胎粪的羊水流出,即为胎儿宫内缺氧的表现,应及时予以吸氧,左侧卧位,并根据医嘱做好相应的护理。

若胎膜早破孕周小于35周者。根据医嘱予地塞米松促进胎肺成熟。若孕周小于37周并已临产,或孕周大于37周。胎膜早破大于12小时后仍未临产者,可根据医嘱尽快结束分娩。

4.健康教育

孕期时为孕妇讲解胎膜早破的定义与原因,并强调孕期卫生保健的重要性。指导孕妇,如出现胎膜早破现象,无须恐慌,应立即平卧,及时就诊。孕晚期禁止性交,避免腹部碰撞或增加腹压。指导孕期补充足量的维生素和锌、铜等微量元素。如宫颈内口松弛者,应多卧床休息,并遵医嘱根据需要于孕14~16周时行宫颈环扎术。

（朱　薪）

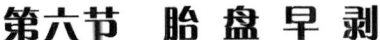

第六节 胎 盘 早 剥

妊娠 20 周以后或分娩期正常位置的胎盘在胎儿娩出前部分或全部从子宫壁剥离,称为胎盘早剥。胎盘早剥是妊娠晚期严重并发症,具有起病急、发展快特点,若处理不及时可危及母儿生命。胎盘早剥的发病率:国外 1%～2%,国内 0.46%～2.1%。

一、病因

胎盘早剥确切的原因及发病机制尚不清楚,可能与下述因素有关。

(一)孕妇血管病变

孕妇患严重妊娠期高血压疾病、慢性高血压、慢性肾脏疾病或全身血管病变时,胎盘早剥的发生率增高。妊娠合并上述疾病时,底蜕膜螺旋小动脉痉挛或硬化,引起远端毛细血管变性坏死甚至破裂出血,血液流至底蜕膜层与胎盘之间形成胎盘后血肿。致使胎盘与子宫壁分离。

(二)机械性因素

外伤尤其是腹部直接受到撞击或挤压;脐带过短(<30 cm)或脐带围绕颈、绕体相对过短时,分娩过程中胎儿下降牵拉脐带造成胎盘剥离;羊膜穿刺时刺破前壁胎盘附着处,血管破裂出血引起胎盘剥离。

(三)宫腔内压力骤减

双胎妊娠分娩时,第一胎儿娩出过速;羊水过多时,人工破膜后羊水流出过快,均可使宫腔内压力骤减,子宫骤然收缩,胎盘与子宫壁发生错位剥离。

(四)子宫静脉压突然升高

妊娠晚期或临产后,孕妇长时间仰卧位,巨大妊娠子宫压迫下腔静脉,回心血量减少,血压下降。此时子宫静脉淤血、静脉压增高、蜕膜静脉床淤血或破裂,形成胎盘后血肿,导致部分或全部胎盘剥离。

(五)其他一些高危因素

如高龄孕妇、吸烟、可卡因滥用、孕妇代谢异常、孕妇有血栓形成倾向、子宫肌瘤(尤其是胎盘附着部位肌瘤)等与胎盘早剥发生有关。有胎盘早剥史的孕妇再次发生胎盘早剥的危险性比无胎盘早剥史者高 10 倍。

二、分类及病理变化

胎盘早剥主要病理改变是底蜕膜出血并形成血肿,使胎盘从附着处分离。按病理类型,胎盘早剥可分为显性、隐性及混合性 3 种(图 9-11)。若底蜕膜出血量少,出血很快停止,多无明显的临床表现,仅在产后检查胎盘时发现胎盘母体面有凝血块及压迹。若底蜕膜继续出血,形成胎盘后血肿,胎盘剥离面随之扩大,血液冲开胎盘边缘并沿胎膜与子宫壁之间经过宫颈管向外流出,称为显性剥离或外出血。若胎盘边缘仍附着于子宫壁或由于胎先露部固定于骨盆入口,使血液积聚于胎盘与子宫壁之间,称为隐性剥离或内出血。由于子宫内有妊娠产物存在,子宫肌不能有效收缩,以压迫破裂的血窦而止血,血液不能外流,胎盘后血肿越积越大,子宫底随之升高。当出血达到一定程度时,血液终会冲开胎盘边缘及胎膜外流,称为混合型出血。偶有出血穿破胎膜溢入羊水中成为血性羊水。

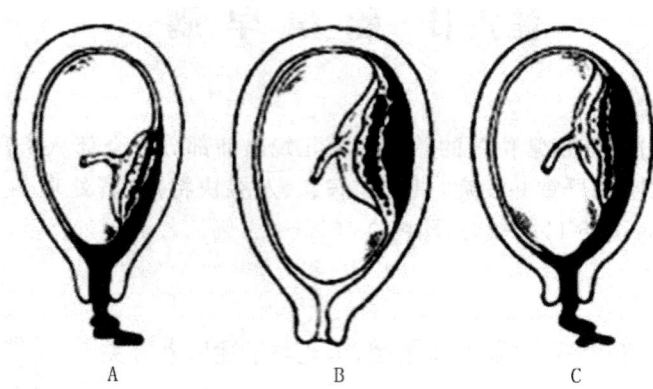

图 9-11 胎盘早剥类型
A.显性剥离;B.隐性剥离;C.混合性剥离

胎盘早剥发生内出血时,血液积聚于胎盘与子宫壁之间,随着胎盘后血肿压力的增加,血液浸入子宫肌层,引起肌纤维分离、断裂甚至变性,当血液渗透至子宫浆膜层时,子宫表面现紫蓝色瘀斑,称为子宫胎盘卒中,又称为库弗莱尔子宫。有时血液还可渗入输卵管系膜、卵巢生发上皮下、阔韧带内。子宫肌层由于血液浸润、收缩力减弱,造成产后出血。

严重的胎盘早剥可以引发一系列病理生理改变。从剥离处的胎盘绒毛和蜕膜中释放大量组织凝血活酶,进入母体血液循环,激活凝血系统,导致弥散性血管内凝血,肺、肾等脏器的毛细血管内微血栓形成,造成脏器缺血和功能障碍。胎盘早剥持续时间越长,促凝物质不断进入母血,激活纤维蛋白溶解系统,产生大量的纤维蛋白降解产物,引起继发性纤溶亢进。发生胎盘早剥后,消耗大量凝血因子,并产生高浓度纤维蛋白降解产物,最终导致凝血功能障碍。

三、临床表现

根据病情严重程度,将胎盘早剥分为 3 度。

(一)Ⅰ度

Ⅰ度多见于分娩期,胎盘剥离面积小,患者常无腹痛或腹痛轻微,贫血体征不明显。腹部检查见子宫软,大小与妊娠周数相符,胎位清楚,胎心率正常。产后检查见胎盘母体面有凝血块及压迹即可诊断。

(二)Ⅱ度

胎盘剥离面为胎盘面积 1/3 左右。主要症状为突然发生持续性腹痛、腰酸或腰背痛,疼痛程度与胎盘后积血量成正比。无阴道流血或流血量不多,贫血程度与阴道流血量不相符。腹部检查见子宫大于妊娠周数,子宫底随胎盘后血肿增大而升高。胎盘附着处压痛明显(胎盘位于后壁则不明显),宫缩有间歇,胎位可扪及,胎儿存活。

(三)Ⅲ度

胎盘剥离面超过胎盘面积 1/2。临床表现较Ⅱ度重。患者可出现恶心、呕吐、面色苍白、四肢湿冷、脉搏细数、血压下降等休克症状,且休克程度大多与阴道流血量不成正比。腹部检查见子宫硬如板状,宫缩间歇时不能松弛,胎位扪不清,胎心消失。

四、处理原则

纠正休克、及时终止妊娠是处理胎盘早剥的原则。患者入院时,情况危重、处于休克状态,应积极补充血容量,及时输入新鲜血液,尽快改善患者状况。胎盘早剥一旦确诊,必须及时终止妊娠。终止妊娠的方法根据胎次、早剥的严重程度、胎儿宫内状况及宫口开大等情况而定。此外,对并发症如凝血功能障碍、产后出血和急性肾衰竭等进行紧急处理。

五、护理

(一)护理评估

1.病史

孕妇在妊娠晚期或临产时突然发生腹部剧痛,有急性贫血或休克现象,应引起高度重视。护士需结合有无妊娠期高血压疾病或高血压病史、胎盘早剥史、慢性肾炎史、仰卧位低血压综合征史及外伤史,进行全面评估。

2.身心状况

胎盘早剥孕妇发生内出血时,严重者常表现为急性贫血和休克症状,而无阴道流血或有少量阴道流血。因此对胎盘早剥孕妇除进行阴道流血的量、色评估外,应重点评估腹痛的程度、性质,孕妇的生命体征和一般情况,以及时、准确地了解孕妇的身体状况。胎盘早剥孕妇入院时情况危急,孕妇及其家属常常感到高度紧张和恐惧。

3.诊断检查

(1)产科检查:通过四步触诊判断胎方位、胎心情况、宫高变化、腹部压痛范围和程度等。

(2)B超检查:正常胎盘B超图像应紧贴子宫体部后壁、前壁或侧壁,若胎盘与子宫体之间有血肿时,在胎盘后方出现液性低回声区,暗区常不止一个,并见胎盘增厚。若胎盘后血肿较大时,能见到胎盘胎儿面凸向羊膜腔,甚至能使子宫内的胎儿偏向对侧。若血液渗入羊水中,见羊水回声增强、增多,为羊水混浊所致。当胎盘边缘已与子宫壁分离,未形成胎盘后血肿,则见不到上述图像,故B超检查诊断胎盘早剥有一定的局限性。重胎盘早剥时常伴胎心、胎动消失。

(3)实验室检查:主要了解患者贫血程度及凝血功能。重型胎盘早剥患者应检查肾功能与二氧化碳结合力。若并发弥散性血管内凝血时进行筛选试验(血小板计数、凝血酶原时间、纤维蛋白原测定),结果可疑者可做纤溶确诊试验(凝血酶时间、优球蛋白溶解时间、血浆鱼精蛋白副凝时间)。

(二)可能的护理诊断

1.潜在并发症

弥散性血管内凝血。

2.恐惧

恐惧与胎盘早剥引起的起病急、进展快,危及母儿生命有关。

3.预感性悲哀

预感性悲哀与死产、切除子宫有关。

(三)预期目标

(1)孕妇出血性休克症状得到控制。

(2)患者未出现凝血功能障碍、产后出血和急性肾衰竭等并发症。

（四）护理措施

胎盘早剥是一种妊娠晚期严重危及母儿生命的并发症,积极预防非常重要。护士应使孕妇接受产前检查,预防和及时治疗妊娠期高血压疾病、慢性高血压、慢性肾病等;妊娠晚期避免仰卧位及腹部外伤;施行外倒转术时动作要轻柔;处理羊水过多和双胎者时,避免子宫腔压力下降过快等。对于已诊断为胎盘早剥的患者,护理措施如下。

1.纠正休克

改善患者的一般情况护士应迅速开放静脉,积极补充其血容量,及时输入新鲜输血。既能补充血容量,又可补充凝血因子。同时密切监测胎儿状态。

2.严密观察病情变化

及时发现并发症凝血功能障碍表现为皮下、黏膜或注射部位出血,子宫出血不凝,有时有尿血、咯血及呕血等现象;急性肾衰竭可表现为尿少或无尿。护士应高度重视上述症状,一旦发现,及时报告医师并配合处理。

3.为终止妊娠做好准备

一旦确诊,应及时终止妊娠,以孕妇病情轻重、胎儿宫内状况、产程进展、胎产式等具体状态决定分娩方式,护士需为此做好相应准备。

4.预防产后出血

胎盘早剥的产妇胎儿娩出后易发生产后出血,因此分娩后应及时给予宫缩剂,并配合按摩子宫,必要时按医嘱做切除子宫的术前准备。未发生出血者,产后仍应加强生命体征观察,预防晚期产后出血的发生。

5.产褥期的处理

患者在产褥期应注意加强营养,纠正贫血。更换消毒会阴垫,保持会阴清洁,预防感染。根据孕妇身体情况给予母乳指导。死产者及时给予退乳措施,可在分娩后 24 小时内尽早服用大剂量雌激素,同时紧束双乳,少进汤类;水煎生麦芽当茶饮;针刺足临泣、悬钟等穴位等。

（五）护理评价

(1)母亲分娩顺利,婴儿平安出生。

(2)患者未出现并发症。

（朱 薪）

第七节 前置胎盘

妊娠 28 周后胎盘附着于子宫下段,甚至胎盘下缘达到或覆盖宫颈内口,其位置低于胎先露部,称为前置胎盘。前置胎盘是妊娠晚期严重并发症,也是妊娠晚期阴道流血最常见的原因。其发病率国外报道为 0.5%,国内报道为 0.24%～1.57%。

一、病因

目前尚不清楚,高龄初产妇(年龄＞35 岁)、经产妇及多产妇、吸烟或吸毒妇女为高危人群。其病因可能与下述因素有关。

(一)子宫内膜病变或损伤

多次刮宫、分娩、子宫手术史等是前置胎盘的高危因素。上述情况可损伤子宫内膜,引起子宫内膜炎或萎缩性病变,再次受孕时子宫蜕膜血管形成不良、胎盘血供不足,刺激胎盘面积增大延伸到子宫下段。前次剖宫产手术瘢痕可妨碍胎盘在妊娠晚期向上迁移。增加前置胎盘的可能性。据统计发生前置胎盘的孕妇,85%～95%为经产妇。

(二)胎盘异常

双胎妊娠时胎盘面积过大,前置胎盘发生率较单胎妊娠高 1 倍;胎盘位置正常而副胎盘位于子宫下段接近宫颈内口;膜状胎盘大而薄,扩展到子宫下段,均可发生前置胎盘。

(三)受精卵滋养层发育迟缓

受精卵到达子宫腔后,滋养层尚未发育到可以着床的阶段,继续向下游走到达子宫下段,并在该处着床而发育成前置胎盘。

二、分类

根据胎盘下缘与宫颈内口的关系,将前置胎盘分为 3 类(图 9-12)。

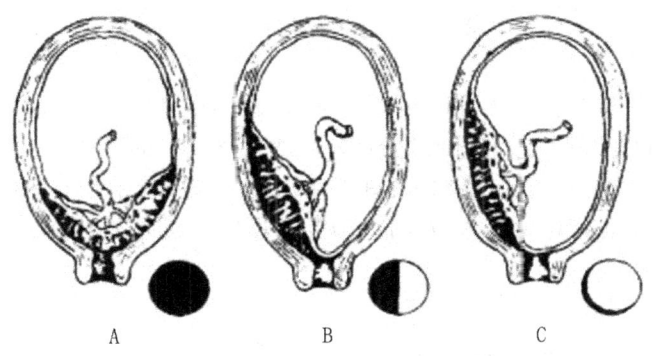

图 9-12 前置胎盘的类型
A.完全性前置胎盘;B.部分性前置胎盘;C.边缘性前置胎盘

(1)完全性前置胎盘又称中央性前置胎盘,胎盘组织完全覆盖宫颈内口。

(2)部分性前置胎盘宫颈内口部分为胎盘组织所覆盖。

(3)边缘性前置胎盘胎盘附着于子宫下段,胎盘边缘到达宫颈内口,未覆盖宫颈内口。

胎盘位于子宫下段,与胎盘边缘极为接近,但未达到宫颈内口,称为低置胎盘。胎盘下缘与宫颈内口的关系可因宫颈管消失、宫口扩张而改变。前置胎盘类型可因诊断时期不同而改变,如临产前为完全性前置胎盘,临产后因口扩张而成为部分性前置胎盘。目前临床上均依据处理前最后一次检查结果来决定其分类。

三、临床表现

(一)症状

前置胎盘的典型症状是妊娠晚期或临产时,发生无诱因、无痛性反复阴道流血。妊娠晚期子宫下段逐渐伸展,牵拉宫颈内口,宫颈管缩短;临产后规律宫缩使宫颈管消失成为软产道的一部分。宫颈外口扩张,附着于子宫下段及宫颈内口的胎盘前置部分不能相应伸展而与其附着处分离,血窦破裂出血。前置胎盘出血前无明显诱因,初次出血量一般不多,剥离处血液凝固后,出血自然停止;也有初次即发生致命性大出血而导致休克的。由于子宫下段不断伸展,前置胎盘出血常反复发生,出血量也越来越多。阴道流血发生的迟早、反复发生次数、出血量多少与前置胎盘类型有关。完全性前置胎盘初次出血时间早,多在妊娠 28 周左右,称为"警戒性出血"。边缘性前置胎盘出血多发生于妊娠晚期或临产后,出血量较少。部分性前置胎盘的初次出血时间、出血量及反复出血次数,介于两者之间。

(二)体征

患者一般情况与出血量有关,大量出血呈现面色苍白、脉搏增快微弱、血压下降等休克表现。腹部检查:子宫软,无压痛,大小与妊娠周数相符。由于子宫下段有胎盘占据,影响胎先露部入盆,故胎先露高浮,易并发胎位异常。反复出血或一次出血量过多,使胎儿宫内缺氧,严重者胎死宫内。当前置胎盘附着于子宫前壁时,可在耻骨联合上方听到胎盘杂音。临产时检查见宫缩为阵发性,间歇期子宫完全松弛。

四、处理原则

处理原则是抑制宫缩、止血、纠正贫血和预防感染。根据阴道流血量、有无休克、妊娠周数、胎位、胎儿是否存活、是否临产及前置胎盘类型等综合作出决定。

(一)期待疗法

应在保证孕妇安全的前提下尽可能延长孕周,以提高围产儿存活率。适用于妊娠<34 周、胎儿体重<2 000 g、胎儿存活、阴道流血量不多、一般情况良好的孕妇。

尽管国外有资料证明,前置胎盘孕妇的妊娠结局住院与门诊治疗并无明显差异,但我国仍应强调住院治疗。住院期间密切观察病情变化,为孕妇提供全面优质护理是期待疗法的关键措施。

(二)终止妊娠

1.终止妊娠指征

孕妇反复发生多量出血甚至休克者,无论胎儿成熟与否,为了母亲安全应终止妊娠;期待疗法中发生大出血或出血量虽少,但胎龄达孕 36 周以上,胎儿成熟度检查提示胎儿肺成熟者;胎龄未达孕 36 周,出现胎儿窘迫征象,或胎儿电子监护发现胎心异常者;出血量多。危及胎儿;胎儿已死亡或出现难以存活的畸形,如无脑儿。

2.剖宫产

剖宫产可在短时间内娩出胎儿,迅速结束分娩,对母儿相对安全,是处理前置胎盘的主要手段。剖宫产指征:完全性前置胎盘,持续大量阴道流血;部分性和边缘性前置胎盘出血量较多,先露高浮,短时间内不能结束分娩;胎心异常。术前应积极纠正贫血、预防感染等,备血,做好处理产后出血和抢救新生的准备。

3.阴道分娩

边缘性前置胎盘、枕先露、阴道流血不多、无头盆不称和胎位异常,估计在短时间内能结束分娩者,可予以试产。

五、护理

(一)护理评估

1.病史

除个人健康史外,在孕产史中尤其注意识别有无剖宫产术、人工流产术及子宫内膜炎等前置胎盘的易发因素。此外妊娠中特别是孕 28 周后，是否出现无痛性、无诱因、反复阴道流血症状，并详细记录具体经过及医疗处理情况。

2.身心状况

患者的一般情况与出血量的多少密切相关。大量出血时可见面色苍白、脉搏细速、血压下降等休克症状。孕妇及其家属可因突然阴道流血而感到恐惧或焦虑，既担心孕妇的健康，更担心胎儿的安危，可能显得恐慌、紧张、手足无措。

3.诊断检查

(1)产科检查：子宫大小与停经月份一致，胎儿方位清楚，先露高浮，胎心可以正常，也可因孕妇失血过多致胎心异常或消失。前置胎盘位于子宫下段前壁时，可于耻骨联合上方听见胎盘血管杂音。临产后检查，宫缩为阵发性，间歇期子宫肌肉可以完全放松。

(2)超声检查：B 超断层相可清楚看到子宫壁、胎头、宫颈和胎盘的位置，胎盘定位准确率达95％以上，可反复检查，是目前最安全、有效的首选检查方法。

(3)阴道检查：目前一般不主张应用。只有在近临产期出血不多时，终止妊娠前为除外其他出血原因或明确诊断决定分娩方式前考虑采用。要求阴道检查操作必须在输血、输液和做好手术准备的情况下方可进行。怀疑前置胎盘的个案，切忌肛查。

(4)术后检查胎盘及胎膜：胎盘的前置部分可见陈旧血块附着呈黑紫色或暗红色，如这些改变位于胎盘的边缘，而且胎膜破口处距胎盘边缘＜7 cm，则为部分性前置胎盘。如行剖宫产术，术中可直接了解胎盘附着的部分并确立诊断。

(二)护理诊断

1.潜在并发症

出血性休克。

2.有感染的危险

有感染的危险与前置胎盘剥离面靠近子宫颈口、细菌易经阴道上行感染有关。

(三)预期目标

(1)接受期待疗法的孕妇血红蛋白不再继续下降，胎龄可达或更接近足月。

(2)产妇产后未发生产后出血或产后感染。

(四)护理措施

根据病情须立即接受终止妊娠的孕妇，立即安排孕妇去枕侧卧位，开放静脉，配血，做好输血准备。在抢救休克的同时，按腹部手术患者的护理进行术前准备，并做好母儿生命体征监护及抢救准备工作。接受期待疗法的孕妇的护理措施如下。

1.保证休息

减少刺激孕妇需住院观察，绝对卧床休息，尤以左侧卧位为佳，并定时间断吸氧，每天 3 次，每次 1 小时，以提高胎儿血氧供应。此外，还需避免各种刺激，以减少出血可能。医护人员进行腹部检查时动作要轻柔，禁做阴道检查和肛查。

2.纠正贫血

除采取口服硫酸亚铁、输血等措施外，还应加强饮食营养指导，建议孕妇多食高蛋白及含铁丰富的食物，如动物肝脏、绿叶蔬菜和豆类等，一方面有助于纠正贫血，另一方面还可以增强机体抵抗力，同时也促进胎儿发育。

3.监测生命体征

及时发现病情变化严密观察并记录孕妇生命体征,阴道流血的量、色,流血事件及一般状况,检测胎儿宫内状态。按医嘱及时完成实验室检查项目,并交叉配血备用。发现异常及时报告医师并配合处理。

4.预防产后出血和感染

(1)产妇回病房休息时严密观察产妇的生命体征及阴道流血情况,发现异常及时报告医师处理,以防止或减少产后出血。

(2)及时更换会阴垫,以保持会阴部清洁、干燥。

(3)胎儿分娩后,及早使用宫缩剂,以预防产后大出血;对新生儿严格按照高危儿处理。

5.健康教育

护士应加强对孕妇的管理和宣教。指导围孕期妇女避免吸烟、酗酒等不良行为,避免多次刮宫、引产或宫内感染,防止多产,减少子宫内膜损伤或子宫内膜炎。对妊娠期出血,无论量多少均应就医,做到及时诊断、正确处理。

(五)护理评价

(1)接受期待疗法的孕妇胎龄接近(或达到)足月时终止妊娠。

(2)产妇产后未出现产后出血和感染。

(朱　薪)

第八节　胎位异常

一、概要

胎位异常是造成难产的常见因素之一。最常见的异常胎位为臀位,占3%～4%。本节仅介绍持续性枕后位、枕横位、臀先露、肩先露。

(一)持续性枕后位、枕横位

在分娩过程中,胎头以枕后位或枕横位衔接。在下降过程中,胎头枕部因强有力宫缩绝大多数能向前转,转成枕前位自然分娩。仅有5%～10%胎头枕骨持续不能转向前方,直至分娩后期仍位于母体骨盆后方或侧方,致使分娩发生困难者,称持续性枕后位或持续性枕横位。国外报道发病率均为5%左右。

(二)臀先露

臀先露是最常见的异常胎位,占妊娠足月分娩总数的3%～4%,多见于经产妇。臀先露以骶骨为指示点,有骶左前、骶左横、骶左后、骶右前、骶右横、骶右后6种胎位。根据胎儿两下肢所取姿势,分为3类:单臀先露或腿直臀先露,最多见;完全臀先露或混合臀先露,较多见;不完全臀先露或足位,较少见。

(三)肩先露

胎体纵轴与母体纵轴相垂直为横产式。胎体横卧于骨盆入口之上,先露部为肩,称肩先露,又称横位,占妊娠足月分娩总数的0.25%,是一种对母儿最不利的胎位。胎儿极小或死胎浸软极度折叠后才能自然娩出外,正常大小的足月胎儿不可能从阴道自产。根据胎头在母体左或右侧和胎儿肩胛朝向母体前或后方,有肩左前、肩左后、肩右前、肩右后4种胎位。

二、护理评估

(一)病史

骨盆形态、大小异常是发生持续性枕后位、枕横位的重要原因。胎头俯屈不良、子宫收缩乏力、头盆不称、前置胎盘、膀胱充盈、子宫下段宫颈肌瘤等均可影响胎头内旋转,形成持续性枕横位或枕后位。

肩先露与臀先露发生原因相似有:①胎儿在宫腔内活动范围过大,如羊水过多、经产妇腹壁松弛及早产儿羊水相对过多,胎儿容易在宫腔内自由活动形成臀先露。②胎儿在宫腔内活动范围受限,如子宫畸形、胎儿畸形等。③胎头衔接受阻,如狭窄骨盆,前置胎盘易发生。

(二)身心状况与检查

1.持续性枕后位、枕横位

(1)表现:临产后胎头衔接较晚及俯屈不良,常导致协调性宫缩乏力及宫口扩张缓慢,产妇自觉肛门坠胀及排便感,致使宫口尚未开全时过早使用腹压。持续性枕后位常致活跃期晚期及第二产程延长。

(2)腹部检查:在宫底部触及胎臀,胎背偏向母体后方或侧方,在对侧明显触及胎儿肢体。若胎头已衔接,有时可在胎儿肢体侧耻骨联合上方扪到胎儿颏部。胎心在脐下一侧偏外方听得最响亮,枕后位时因胎背伸直,前胸贴近母体腹壁,胎心在胎儿肢体侧的胎胸部位也能听到。

(3)肛门检查或阴道检查:当肛查宫口部分扩张或开全时,若为枕后位,感到盆腔后部空虚,查明胎头矢状缝位于骨盆斜径上。前囟在骨盆右前方,后囟(枕部)在骨盆左后方则为枕左后位,反之为枕右后位。查明胎头矢状缝位于骨盆横径上,后囟在骨盆左侧方,则为枕左横位,反之为枕右横位。当出现胎头水肿,颅骨重叠,囟门触不清时,需行阴道检查借助胎儿耳郭及耳屏位置及方向判定胎位,若耳郭朝向骨盆后方,诊断为枕后位;若耳郭朝向骨盆侧方,诊断为枕横位。

(4)B超检查:根据胎头颜面及枕部位置,能准确探清胎头位置以明确诊断。

(5)危害。①对产妇的影响:胎位异常导致继发性宫缩乏力,使产程延长,常需手术助产,容易发生软产道损伤,增加产后出血及感染机会。若胎头长时间压迫软产道,可发生缺血坏死脱落,形成生殖道瘘。②对胎儿的影响:第二产程延长和手术助产机会增多,常出现胎儿窘迫和新生儿窒息,使围产儿病死率增高。

2.臀先露

(1)表现:孕妇常感肋下有圆而硬的胎头。常致宫缩乏力,宫口扩张缓慢,产程延长。

(2)腹部检查:子宫呈纵椭圆形,胎体纵轴与母体纵轴一致。在宫底部可触到圆而硬,按压时有浮球感的胎头。若未衔接,在耻骨联合上方触到不规则,软而宽的胎臀,胎心在脐左(或右)上方听得最清楚。衔接后,胎臀位于耻骨联合之下,胎心听诊以脐下最明显。

(3)肛门检查及阴道检查:肛门检查时,触及软而不规则的胎臀或触到胎足、胎膝(图 9-13、图 9-14)。

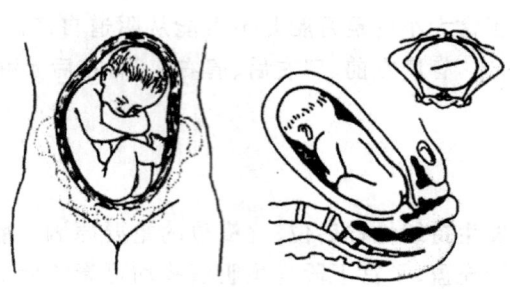

图 9-13 臀先露检查示意图

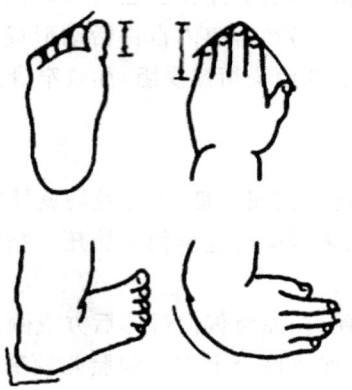

图 9-14 胎手与胎足的鉴别

(4)B超检查:可明确诊断,能准确探清臀先露类型及胎儿大小、胎头姿势等。

(5)危害。①对产妇的影响:容易发生胎膜早破或继发性宫缩乏力,使产后出血与产褥感染的机会增多,容易造成宫颈撕裂甚至延及子宫下段。②对胎儿及新生儿的影响:胎臀高低不平,对前羊膜囊压力不均匀,常致胎膜早破,发生脐带脱垂是头先露的10倍,脐带受压可致胎儿窘迫甚至死亡;胎膜早破,使早产儿及低体重儿增多。后出胎头牵出困难,常发生新生儿窒息,臂丛神经损伤及颅内出血。

3.肩先露

(1)表现:分娩初期,因先露部高,不能紧贴子宫下段及宫颈内口,缺乏直接刺激,容易发生宫缩乏力;由于先露部不能紧贴骨盆入口,致前后羊水沟通,当宫缩时,宫颈口处胎膜所承受的压力很大,胎肩对宫颈压力不均,容易发生胎膜破裂及脐带脱垂。破膜后羊水迅速外流,胎儿上肢或脐带容易脱出,导致胎儿窘迫甚至死亡。羊水流出后,胎体紧贴宫壁,宫缩转强,胎肩被挤入盆腔,胎臂可脱出于阴道口外,而胎头和胎体则被阻于骨盆入口之上,称为"忽略性横位"。此时由于羊水流失殆尽,子宫不断收缩,上段越来越厚,下段异常伸展变薄,出现"病理性缩复环",可导致子宫破裂。由于失血、感染及水、电解质发生紊乱等,可严重威胁产妇生命,多数胎儿因缺氧而死亡。有时破膜后,分娩受阻,子宫呈麻痹状态,产程延长,常并发严重宫腔感染。

(2)腹部检查:外形呈横椭圆形,子宫底部较低,耻骨联合上方空虚,在腹部一侧可触到大而硬的胎头,对侧为臀,胎心在脐周两旁最清晰。子宫呈横椭圆形,子宫长度低于妊娠周数,子宫横径宽。宫底部及耻骨联合上方较空虚,在母体腹部一侧触到胎头,另侧触到胎臀。肩前位时,胎背朝向母体腹壁,触之宽大平坦;肩后位时,胎儿肢体朝向母体腹壁,触及不规则的小肢体。胎心在脐周两侧最清楚。根据腹部检查多能确定胎位。

（3）肛门检查或阴道检查：在临产初期，先露部较高，不易触及，当宫口已扩开。由于先露部不能紧贴骨盆入口，致前后羊水沟通，当宫缩时，宫颈口处胎膜所承受的压力很大，易发生胎膜破裂及脐带或胎臂脱垂。胎膜未破者，因胎先露部浮动于骨盆入口上方，肛查不易触及胎先露部。若胎膜已破，宫口已扩张者，阴道检查可触到肩胛骨或肩峰，肋骨及腋窝。肩胛骨朝向母体前或后方，可决定肩前位或肩后位。例如，胎头在母体右侧，肩胛骨朝向后方，则为肩右后位。胎手若已脱出于阴道口外，可用握手法鉴别是胎儿左手或右手。

（4）B超检查：能准确探清肩先露，并能确定具体胎位。

三、护理诊断

（一）恐惧

恐惧与分娩结果未知及手术有关。

（二）有新生儿受伤的危险

有新生儿受伤的危险与胎儿缺氧及手术产有关。

（三）有感染的危险

有感染的危险与胎膜早破有关。

（四）潜在并发症

产后出血、子宫破裂、胎儿窘迫。

四、护理目标

（1）产妇恐惧感减轻，积极配合医护工作。

（2）孕产妇及新生儿未出现因护理不当引起并发症。

（3）产妇与家属对胎儿夭折能正确面对。

五、护理措施

（一）及早发现异常并纠正

妊娠期加强围产期保健，宣传产前检查，妊娠发现胎位异常者，配合医师进行纠正。28周以前臀位多能自行转成头位，可不予处理。30周以后仍为臀位者，应设法纠正。常用的矫正方法有以下几种。

1.胸膝卧位

让孕妇排空膀胱，松解裤带，做胸膝卧位姿势，每天2次，每次15分钟，使胎臀离开骨盆腔，有助于自然转正。为了方便进行早晚各做1次为宜，连做1周后复查。

2.激光照射或艾灸至阴穴

激光照射至阴穴，左右两侧各照射10分钟，每天1次，7次为1个疗程，有良好效果。也可用艾灸条，每天1次，每次15～20分钟，5次为1个疗程。1周后复查B超。

3.外转胎位术

现已少用。腹壁较松子宫壁不太敏感者，可试外倒转术，将臀位转为头位。倒转时切勿用力过猛，亦不宜勉强进行，以免造成胎盘早剥。倒转前后均应仔细听胎心音。

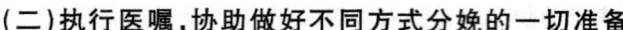

（二）执行医嘱，协助做好不同方式分娩的一切准备

1.持续性枕后位、枕横位

在骨盆无异常，胎儿不大时，可以试产。试产时应严密观察产程，注意胎头下降，宫口扩张程度，宫缩强弱及胎心有无改变。

（1）第一产程。①潜伏期：需保证产妇充分营养与休息。若有情绪紧张，睡眠不好可给予哌替啶或地西泮。②活跃期宫口开大 3～4 cm，产程停滞除外头盆不称可行人工破膜；若产力欠佳，静脉滴注缩宫素。在试产过程中，出现胎儿窘迫征象，应行剖宫产术结束分娩。

（2）第二产程：若第二产程进展缓慢，初产妇已近 2 小时，经产妇已近 1 小时，应行阴道检查。当胎头双顶径已达坐骨棘平面或更低时，可先行徒手将胎头枕部转向前方；若转成枕前位有困难时，也可向后转成正枕后位，再以产钳助产。若以枕后位娩出时，需作较大的会阴后一斜切开。若胎头位置较高，疑有头盆不称，需行剖宫产术，中位产钳禁止使用。

（3）第三产程：因产程延长，容易发生产后宫缩乏力，胎盘娩出后应立即静脉注射或肌内注射子宫收缩剂，以防发生产后出血。有软产道裂伤者，应及时修补。新生儿应重点监护。产后应给予抗生素预防感染。

2.臀先露

臀位分娩的关键在于胎头能否顺利娩出，胎头娩出的难易与胎儿和骨盆的大小，以及宫颈是否完全扩张有直接关系。对疑有头盆不称、高龄初产妇及经产妇屡有难产史者，均应仔细检查骨盆及胎儿的大小，常规做 B 超以进一步判断胎儿大小，排除胎儿畸形。未发现异常者，可从阴道分娩，如有骨盆狭窄或相对头盆不称（估计胎儿体重≥3 500 g），或足先露、胎膜早破、胎儿宫内窘迫、脐带脱垂者，以剖宫取胎为宜。因此应根据产妇年龄、胎产次、骨盆类型、胎儿大小、胎儿是否存活、臀先露类型及有无合并症，于临产初期作出正确判断，决定分娩方式。

（1）择期剖宫产的指征：狭窄骨盆，软产道异常，胎儿体重≥3 500 g，胎儿窘迫，高龄初产，有难产史，不完全臀先露等，均应行剖宫产术结束分娩。

（2）决定经阴道分娩的处理。

1）第一产程：待产时应耐心等待，做好产妇的思想工作，以解除顾虑，产妇应侧卧，不宜站立走动，少做肛查，不灌肠，尽量避免胎膜破裂。勤听胎心音，一旦破膜，应立即听胎心。若胎心变慢或变快，应行肛查，必要时行阴道检查，了解有无脐带脱垂。若有脐带脱垂，胎心尚好，宫口未开全，为抢救胎儿，需立即行剖宫产术。若无脐带脱垂，可严密观察胎心及产程进展。若出现协调性宫缩乏力，应设法加强宫缩。

臀位接产的关键在于儿头的顺利娩出，而儿头的顺利娩出有赖于产道，特别是宫颈是否充分扩张。胎膜破裂后，当宫口开大 4～5 cm 时，儿臀或儿足出现于阴道口时，消毒外阴之后，用一消毒巾盖住，每次阵缩用手掌紧紧按住使之不能立即娩出，使用"堵"外阴方法。此法有利于后出胎头的顺利娩出。在"堵"的过程中，应每隔 10～15 分钟听胎心 1 次，并注意宫口是否开全。宫口已开全再堵易引起胎儿窘迫或子宫破裂。宫口近开全时，要做好接产和抢救新生儿窒息的准备。"堵"时用力要适当，忌用暴力，直到胎臀显露于阴道口，检查宫口确已开全为止。"堵"的时间一般需 0.5～1 小时，初产妇有时需堵 2～3 小时。

2）第二产程：臀位阴道分娩，有自然娩出、臀位助产及臀位牵引 3 种方式。自然分娩为胎儿自行娩出；臀位助产为胎臀及胎足自行娩出后，胎肩及胎头由助产者牵出；臀位牵引为胎儿全部由助产者牵引娩出，为手术的一种，应有一定适应证。后者对胎儿威胁较大。接产前，应导尿排空膀胱。初产妇应做会阴切开术。3 种分娩方式分述如下。①自然分娩:胎儿自然娩出,不做任何牵拉。极少见,仅见于经产妇,胎儿小,宫缩强,骨盆腔宽大者。②臀助产术:当胎臀自然娩出至脐部后,胎肩及后出胎头由接产者协助娩出。脐部娩出后,一般应在 2～3 分钟娩出胎头,最长不能超过 8 分钟。后出胎头娩出有主张用单叶产钳,效果佳。③臀牵引术:胎儿全部由接产者牵拉娩出,此种手术对胎儿损伤大,一般情况下应禁止使用。

3)第三产程:产程延长易并发子宫收缩乏力性出血。胎盘娩出后,应肌内注射缩宫素或麦角新碱,防止产后出血。行手术操作及有软产道损伤者,应及时检查并缝合,给予抗生素预防感染。

3.肩先露

妊娠期发现肩先露应及时矫正。可采用胸膝卧位,激光照射(或艾灸)至阴穴。上述矫正方法无效,应试行外转胎位术转成头先露,并包扎腹部以固定胎头。若行外转胎位术失败,应提前住院决定分娩方式。

分娩期应根据产妇年龄、胎产次、胎儿大小、骨盆有无狭窄、胎膜是否破裂、羊水留存量、宫缩强弱、宫颈口扩张程度、胎儿是否存活、有无并发感染及子宫先兆破裂等决定分娩方式。

(1)足月活胎,对于有骨盆狭窄、经产妇有难产史、初产妇横立估计经阴道分娩有困难者,应于临产前行择期剖宫产术结束分娩。

(2)初产妇,足月活胎,临产后应行剖宫产术。如为经产妇,宫缩不紧,胎膜未破,仍可试外倒转术,若外倒转失败,也可考虑剖宫产。

(3)破膜后,立即做阴道检查,了解宫颈口扩张情况、胎方位及有无脐带脱垂等。如胎心好,宫颈口扩张不大,特别是初产妇有脐带脱垂,估计短时期内不可能分娩者,应即剖宫取胎。如为经产妇,宫颈口已扩张至 5 cm 以上,胎膜破裂不久,可在全麻麻醉下试做内倒转术,使横位变为臀位,待宫口开全后再行臀位牵引术。如宫口已近开全或开全,倒转后即可做臀牵引。

(4)破膜时间过久,羊水流尽,子宫壁紧贴胎儿,胎儿存活,已形成忽略性横位时,应立即剖宫取胎。如胎儿已死,可在宫颈口开全后做断头术,出现先兆子宫破裂或子宫破裂征象,无论胎儿死活,均应立即行剖宫产术。如宫腔感染严重,应同时切除子宫。

(5)胎儿已死,无先兆子宫破裂征象,若宫口近开全,在全麻下行断头术或碎胎术。

(6)胎盘娩出后应常规检查阴道、宫颈及子宫下段有无裂伤,并及时做必要的处理。如有血尿,应放置导尿管,以防尿瘘形成。产后用抗生素预防感染。

(7)临时发现横位产及无条件就地处理者,可给哌替啶 100 mg 或氯丙嗪 50 mg,设法立即转院,途中尽量减少颠簸,以防子宫破裂。

(朱 薪)

第九节　胎 儿 窘 迫

胎儿窘迫是指孕妇、胎儿、胎盘等各种原因引起的胎儿宫内缺氧,影响胎儿健康甚至危及生命。胎儿窘迫是一种综合征,主要发生在临产过程。也可发生在妊娠后期。发生在临产过程者,可以是妊娠后期的延续和加重。

一、病因

胎儿窘迫的病因涉及多方面,可归纳为 3 类。

(一)母体因素

妊娠妇女患有高血压疾病、慢性肾炎、妊娠高血压综合征、重度贫血、心脏病、肺源性心脏病、高热、吸烟、产前出血性疾病和创伤、急产或子宫不协调性收缩、缩宫素使用不当、产程延长、子宫过度膨胀、胎膜早破等;或者产妇长期仰卧位,镇静药、麻醉药使用不当等。

(二)胎儿因素

胎儿心血管系统功能障碍、胎儿畸形,如严重的先天性心血管疾病、母婴血型不合引起的胎儿溶血、胎儿贫血、胎儿宫内感染等。

(三)脐带、胎盘因素

脐带因素有长度异常、缠绕、打结、扭转、狭窄、血肿、帆状附着;胎盘因素有植入异常、形状异常、发育障碍、循环障碍等。

二、病理生理

胎儿窘迫的基本病理生理变化是缺血、缺氧引起的一系列变化。缺氧早期或者一过性缺氧时。机体主要通过减少胎盘和自身耗氧量代偿,胎儿则通过减少对肾与下肢血供等方式来保证心脑血流量,不产生严重的代偿障碍及器官损害。缺氧严重则可引起严重的并发症。缺氧初期通过自主神经反射兴奋交感神经,使肾上腺儿茶酚胺及皮质醇分泌增多,引起血压上升及心率加快。此时胎儿的大脑、肾上腺、心脏及胎盘血流增加,而肾、肺、消化系统等血流减少,出现羊水减少、胎儿发育迟缓等。若缺氧继续加重,则转为兴奋迷走神经,血管扩张,有效循环血量减少,主要器官的功能由于血流不能保证而受损,于是胎心率减慢。缺氧继续发展下去可引起严重的器官功能损害,尤其可以引起缺血缺氧性脑病甚至胎死宫内。此过程基本是低氧血症至缺氧,然后至代谢性酸中毒,主要表现为胎动减少、羊水少、胎心监护基线变异差、出现晚期减速甚至呼吸抑制。由于缺氧时肠蠕动加快,肛门括约肌松弛引起胎粪排出。此过程可以形成恶性循环,更加重母体及胎儿的危险。不同原因引起的胎儿窘迫表现过程可以不完全一致,所以应加强监护、积极评价、及时发现高危征象并积极处理。

三、临床表现

胎儿窘迫的主要表现为胎心音改变、胎动异常及羊水胎粪污染或羊水过少,严重者胎动消失。根据其临床表现,胎儿窘迫可以分为急性胎儿窘迫和慢性胎儿窘迫。急性胎儿窘迫多发生在分娩期,主要表现为胎心率加快或减慢;宫缩应激试验或者缩宫素激惹试验等出现频繁的晚期减速或变异减速;羊水胎粪污染和胎儿头皮血 pH 下降,出现酸中毒。羊水胎粪污染可以分为三度:Ⅰ度羊水呈浅绿色;Ⅱ度羊水呈黄绿色,浑浊;Ⅲ度羊水呈棕黄色,稠厚。慢性胎儿窘迫发生在妊娠末期,常延续至临产并加重,主要表现为胎动减少或消失、应激试验基线平直、胎儿发育受限、胎盘功能减退、羊水胎粪污染等。

四、处理原则

急性胎儿窘迫者,应积极寻找原因并给予及时纠正。若宫颈未完全扩张、胎儿窘迫情况不严重者,给予吸氧,嘱产妇左侧卧位,若胎心率变为正常,可继续观察;若宫口开全、胎先露部已达坐骨棘平面以下3 cm者,应尽快助产经阴道娩出胎儿;若因缩宫素使宫缩过强造成胎心率减慢者。应立即停止使用,继续观察,病情紧迫或经上述处理无效者立即剖宫产结束分娩。慢性胎儿窘迫者,应根据妊娠周、胎儿成熟度和窘迫程度决定处理方案。首先应指导妊娠妇女采取左侧卧位,间断吸氧,积极治疗各种并发症或并发症,密切监护病情变化。若无法改善,则应在促使胎儿成熟后迅速终止妊娠。

五、护理评估

(一)健康史

了解妊娠妇女的年龄、生育史、内科疾病史如高血压疾病、慢性肾炎、心脏病等;本次妊娠经过,如妊娠高血压综合征、胎膜早破、子宫过度膨胀(如羊水过多和多胎妊娠);分娩经过,如产程延长(特别是第二产程延长)、缩宫素使用不当。了解有无胎儿畸形、胎盘功能的情况。

(二)身心状况

胎儿窘迫时,妊娠妇女自感胎动增加或停止。在窘迫的早期可表现为胎动过频(每24小时大于20次);若缺氧未纠正或加重,则胎动转弱且次数减少,进而消失。胎儿轻微或慢性缺氧时,胎心率加快(>160次/分);若长时间或严重缺氧。则会使胎心率减慢。若胎心率<100次/分则提示胎儿危险。胎儿窘迫时主要评估羊水量和性状。

孕产妇夫妇因为胎儿的生命遭遇危险而产生焦虑,对需要手术结束分娩产生犹豫、无助感。对于胎儿不幸死亡的孕产妇夫妇,其感情上受到强烈的创伤,通常会经历否认、愤怒、抑郁、接受的过程。

(三)辅助检查

1.胎盘功能检查

出现胎儿窘迫的妊娠妇女一般24小时尿 E_3 值急骤减少30%～40%,或于妊娠末期连续多次测定在每24小时10 mg以下。

2.胎心监测

胎动时胎心率加速不明显,基线变异率<3次/分,出现晚期减速、变异减速等。

3.胎儿头皮血气分析

pH<7.20。

六、护理诊断/诊断问题

(一)气体交换受损(胎儿)

气体交换受损(胎儿)与胎盘子宫的血流改变、血流中断(脐带受压)或血流速度减慢(子宫-胎盘功能不良)有关。

(二)焦虑

焦虑与胎儿宫内窘迫有关。

(三)预期性悲哀

预期性悲哀与胎儿可能死亡有关。

七、预期目标

(1)胎儿情况改善,胎心率在120～160次/分。

(2)妊娠妇女能运用有效的应对机制控制焦虑。

(3)产妇能够接受胎儿死亡的现实。

八、护理措施

(1)妊娠妇女左侧卧位,间断吸氧。严密监测胎心变化,一般每 15 分钟听 1 次胎心或进行胎心监护,注意胎心变化。

(2)为手术者做好术前准备,如宫口开全、胎先露部已达坐骨棘平面以下 3 cm 者,应尽快阴道助产娩出胎儿。

(3)做好新生儿抢救和复苏的准备。

(4)心理护理:①向孕产妇提供相关信息,包括医疗措施的目的、操作过程、预期结果及孕产妇需做的配合;将真实情况告知孕产妇,有助于其减轻焦虑,也可帮助产妇面对现实。必要时陪伴产妇,对产妇的疑虑给予适当的解释。②对于胎儿不幸死亡的父母亲,护理人员可安排一个远离其他婴儿和产妇的单人房间,陪伴他们或安排家人陪伴他们,勿让其独处;鼓励其诉说悲伤,接纳其哭泣及抑郁的情绪,陪伴在旁提供支持及关怀;若他们愿意,护理人员可让他们看看死婴并同意他们为死产婴儿做一些事情,包括沐浴、更衣、命名、拍照或举行丧礼,但事先应向他们描述死婴的情况,使之有心理准备。解除"否认"的态度而进入下一个阶段,提供足印卡、床头卡等作为纪念,帮助他们使用适合自己的压力应对技巧和方法。

九、结果评价

(1)胎儿情况改善,胎心率在 120~160 次/分。

(2)妊娠妇女能运用有效的应对机制来控制焦虑,叙述心理和生理上的感受。

(3)产妇能够接受胎儿死亡的现实。

(朱　薪)

第十节　羊　水　栓　塞

羊水栓塞是指在分娩过程中,羊水突然进入母体血液循环而引起的急性肺栓塞、休克和弥散性血管内凝血、肾衰竭和猝死的严重分娩并发症。其起病急、病情凶险,是造成孕产妇死亡的重要原因之一,发生于足月分娩者死亡率高达 70%～80%。也可发生在妊娠早、中期的流产,但病情较轻,死亡率较低。

一、病因

羊水栓塞是由污染羊水中的有形物质(胎儿毳毛、角化上皮、胎脂、胎粪)进入母体血液循环引起。通常有以下几个原因。

(1)羊膜腔内压力增高(子宫收缩过强),胎膜与宫颈壁分离或宫颈口扩张引起宫颈黏膜损伤时,静脉血窦开放,羊水进入母体血液循环。

(2)宫颈裂伤、子宫破裂、前置胎盘、胎盘早剥或剖宫产术中羊水通过病理性开放的子宫血窦进入母体血液循环。

（3）羊膜腔穿刺或钳刮术时子宫壁损伤处静脉窦也可以成为羊水进入母体通道。

二、病理生理

近年来研究认为，羊水栓塞主要是变态反应。羊水进入母体循环后，通过阻塞肺小血管，引起变态反应而导致凝血机制异常，使机体发生一系列的病理生理变化。

（一）肺动脉高压

羊水内的有形物质如胎儿毳毛、胎脂、胎粪、角化上皮细胞等直接形成栓子。一方面，羊水内有形物质激活凝血系统，使小血管内形成广泛的血栓而阻塞肺小血管，反射性引起迷走神经兴奋，使肺小血管痉挛加重。另一方面，羊水内有形物质经肺动脉进入肺循环，阻塞小血管，引起肺内小支气管痉挛，支气管内分泌物增加，使肺通气、换气量减少，反射性地引起肺小血管痉挛，肺小管阻塞而引起肺动脉压增高，导致急性右心衰竭，继而发生呼吸和循环功能衰竭、休克，甚至死亡。

（二）过敏性休克

羊水中有形物质成为致敏原，作用于母体，引起变态反应所导致的过敏性休克，多在羊水栓塞后立即出现血压骤降甚至消失，甚至心、肺功能衰竭的表现。

（三）弥散性血管内凝血

妊娠时母体血液呈高凝状态。羊水中含有大量促凝物质可激活母体凝血系统，进入母体血液循环后，在血管内产生大量的微血栓，消耗大量的凝血因子和纤维蛋白原，从而导致弥散性血管内凝血。同时纤维蛋白原下降时，可激活纤溶系统，由于大量凝血物质的消耗和纤溶系统的激活，产妇血液系统由高凝状态转变为纤溶亢进，血液不凝固，极易发生严重的产后出血及失血性休克。

（四）急性肾衰竭

由于休克和弥散性血管内凝血，导致肾脏急剧缺血，进一步发生肾衰竭。

三、临床表现

（一）症状

羊水栓塞起病急骤、来势凶险，多发生于分娩过程中，尤其发生在胎儿娩出前后的短时间内。临床经过可分为以下 3 个阶段。

1. 急性休克期

在分娩过程中。尤其是刚破膜不久，产妇突感寒战、烦躁不安、气急、恶心、呕吐等先兆症状，继而出现呛咳、呼吸困难、发绀、抽搐、昏迷，迅速出现循环衰竭，进入休克或昏迷状态。病情严重者仅在数分钟内死亡。

2. 出血期

患者渡过呼吸、循环衰竭和休克而进入凝血功能障碍阶段，表现为难以控制的大量出血，血液不凝，身体其他部位出血如切口渗血、全身皮肤黏膜出血、血尿、消化道大出血或肾脏出血，产妇可死于出血性休克。

3. 急性肾衰竭

后期存活的患者出现少尿、无尿和尿毒症的症状。主要为循环功能衰竭引起的肾脏缺血，弥散性血管内凝血早期形成的血栓堵塞肾内小血管，引起肾脏缺血、缺氧，导致肾脏器质性损害。

（二）体征

心率增快，血压骤降，肺部听诊可闻及湿啰音。全身皮肤黏膜有出血点及瘀斑，阴道流血不止，切口渗血不凝。

四、处理原则

及时处理，立即抢救，抗过敏，纠正呼吸、循环系统衰竭和改善低氧血症，抗休克，防止弥散性血管内凝血和肾衰竭的发生。

五、护理

（一）护理评估

1.病史

评估发生羊水栓塞临床表现的各种诱因，有无胎膜早破或人工破膜，前置胎盘或胎盘早剥，宫缩过强或强直性宫缩，中期妊娠引产或钳刮术，羊膜腔穿刺术等病史。

2.身心状况

胎膜破裂后，胎儿娩出后或手术中产妇突然出现寒战、呛咳、气急、烦躁不安、尖叫、呼吸困难、发绀、抽搐、出血不凝、不明原因休克等症状和体征，血压下降或消失，应考虑为羊水栓塞，立即进行抢救。

3.辅助检查

（1）血涂片查找羊水有形物质：采集下腔静脉血，镜检见到羊水有形成分可确诊。

（2）床旁胸部 X 线摄片：可见肺部双侧弥漫性点状、片状浸润影，沿肺门分布，伴轻度肺不张和右心扩大。

（3）床旁心电图或心脏彩色多普勒超声检查：提示有心房、有心室扩大，ST 段下降。

（4）若患者死亡，行尸检时，可见肺水肿、肺泡出血。心内血液查到有羊水有形物质，肺小动脉或毛细血管有羊水有形成分栓塞，子宫或阔韧带血管内查到羊水有形物质。

（二）护理诊断

（1）气体交换受损：与肺血管阻力增加、肺动脉高压、肺水肿有关。

（2）组织灌注无效：与弥散性血管内凝血及失血有关。

（3）有胎儿窘迫的危险：与羊水栓塞、母体血液循环受阻有关。

（三）护理目标

（1）实施抢救后，患者胸闷、气急、呼吸困难等症状有所改善。

（2）患者心率、血压恢复正常，出血量减少，肾功能恢复正常。

（3）新生儿无生命危险。

（四）护理措施

1.羊水栓塞的预防

加强产前检查，及时注意有无诱发因素，及时发现前置胎盘、胎盘早剥等并发症并予以积极处理。严密观察产程进展情况，正确掌握缩宫素的使用方法，防止宫缩过强。严格掌握人工破膜的指征和时间，宜在宫缩间歇期行人工破膜术，破口要小，并注意控制羊水流出的速度。

2.配合医师，并积极抢救患者

（1）吸氧：最初阶段是纠正缺氧。给予患者半卧位，加压给氧，必要时给予气管插管或者气管切开,减轻肺水肿,改善脑缺氧。

(2)抗过敏:根据医嘱,尽快给予大剂量肾上腺糖皮质激素抗过敏、解除痉挛,保护细胞。可予地塞米松 20～40 mg 静脉推注,以后根据病情可静脉滴注维持。氢化可的松 100～200 mg 加入 5%～10%葡萄糖注射液 50～100 mL 快速静脉滴注,后予 300～800 mg 加入 5%葡萄糖注射液 250～500 mL 静脉滴注,日用上限可达 500～1 000 mg。

(3)缓解肺动脉高压:解痉药物能改善肺血流灌注,预防右心衰竭所致的呼吸循环衰竭。首选盐酸罂粟碱,30～90 mg 加入 25%葡萄糖注射液 20 mL 缓慢推注,能松弛平滑肌,扩张冠状动脉、肺和脑动脉,降低小血管阻力。与阿托品合用扩张小动脉效果更佳。其次使用阿托品,阿托品能阻断迷走神经反射所导致的肺血管和支气管痉挛。1 mg 阿托品加入 10%～25%葡萄糖注射液 10 mL,每 15～30 分钟静脉推注 1 次。直至症状缓解,微循环改善为止。第三,使用氨茶碱。氨茶碱具有松弛支气管平滑肌、解除肺血管痉挛的作用,250 mg 氨茶碱加入 25%葡萄糖注射液 20 mL 缓慢推注。第四,酚妥拉明为 α 肾上腺素能抑制剂,能解除肺血管痉挛,降低肺动脉阻力,消除肺动脉高压。可用 5～10 mg 加入 10%葡萄糖注射液 100 mL 静脉滴注。

(4)抗休克:①补充血容量、使用升压药物:扩容常使用右旋糖酐-40 静脉滴注,并且补充新鲜的血液和血浆。在抢救过程中,监测中心静脉压,了解心脏负荷情况,并据此调节输液量和输液速度。升压药物可用多巴胺 20 mg 加入 5%葡萄糖溶液 250 mL 静脉滴注,随时根据血压调节滴速。②纠正酸中毒:根据血氧分析和血清电解质结果,判断是否存在酸中毒。一旦发现,5%碳酸氢钠 250 mL 静脉滴注。及时应用可纠正休克和代谢失调,并根据血清电解质,及时纠正电解质紊乱。③纠正心力衰竭消除肺水肿:使用毛花苷 C 或毒毛花苷 K 静脉滴注。同时使用呋塞米静脉推注,有利于消除肺水肿,防止急性肾衰竭。

(5)防治弥散性血管内凝血:弥散性血管内凝血阶段应早期抗凝,补充凝血因子,及时输注新鲜血液和血浆、纤维蛋白原等;应用肝素,尤其在羊水栓塞时其血液呈高凝状态时短期内使用。用药过程中监测出凝血时间,如使用肝素过量(凝血时间>30 分钟),则出现出血倾向,如伤口渗血、血肿、阴道流血不止等,可用鱼精蛋白对抗。

弥散性血管内凝血晚期纤溶时期,抗纤溶可使用氨基己酸、氨甲苯酸、氨甲环酸抑制纤溶激活酶,使纤溶酶原不被激活,从而抑制纤维蛋白溶解。抗纤溶的同时补充纤维蛋白原和凝血因子,防止大出血。

(6)预防肾衰竭:抢救的同时注意尿量,如补足血容量后仍然少尿或无尿,需要及时使用呋塞米等利尿剂,预防与治疗肾衰竭。

(7)预防感染:使用肾毒性较小的抗生素防止感染。

(8)产科处理:第一产程发病的产妇应立即考虑行剖宫产终止妊娠,去除病因。第二产程发病者,及时行阴道助产结束分娩,并且密切观察出血量、出凝血时间等,如果发生产后出血不止,应及时配合医师,做好子宫切除术的准备。

3.提供心理支持

如果在发病抢救过程中,产妇神志清醒,应给予产妇鼓励,安抚其紧张和恐惧的心理,使其配合医师抢救;对于家属要表示理解和抚慰,向家属解释产妇的病情,争取家属的支持和配合。在产妇病情稳定的情况下,可允许家属探视并且陪伴产妇,同时,病情稳定的康复期,可与产妇和家属一起制订康复计划,适时地给予相应的健康教育。

（朱　薪）

第十章

儿 科 护 理

第一节 惊 厥

惊厥的病理生理基础是脑神经元的异常放电和过度兴奋,是由多种原因所致的大脑神经元暂时性功能紊乱的一种表现。发作时全身或局部肌群突然发生阵挛或强直性收缩,多伴有不同程度的意识障碍。惊厥是小儿最常见的急症,有 5‰～6‰ 的小儿曾发生过高热惊厥。

一、病因

小儿惊厥可由众多因素引起,凡能造成脑神经元兴奋性功能紊乱的因素,如脑缺氧、缺血、低血糖、脑炎症、水肿、中毒变性、坏死等,均可导致惊厥的发生。将其病因归纳为以下几类。

(一)感染性疾病

1.颅内感染性疾病

(1)细菌性脑膜炎、脑血管炎、颅内静脉窦炎。

(2)病毒性脑炎、脑膜脑炎。

(3)脑寄生虫病,如脑型肺吸虫病、脑型血吸虫病、脑囊虫病、脑棘球蚴病、脑型疟疾等。

(4)各种真菌性脑膜炎。

2.颅外感染性疾病

(1)呼吸系统感染性疾病。

(2)消化系统感染性疾病。

(3)泌尿系统感染性疾病。

(4)全身性感染性疾病及某些传染病。

(5)感染性病毒性脑病,脑病合并内脏脂肪变性综合征。

(二)非感染性疾病

1.颅内非感染性疾病

(1)癫痫。

(2)颅内创伤,出血。

(3)颅内占位性病变。

(4)中枢神经系统畸形。

(5)脑血管病。

(6)神经皮肤综合征。

(7)中枢神经系统脱髓鞘病和变性疾病。

2.颅外非感染性疾病

(1)中毒:如有毒动植物、氰化钠、铅、汞中毒,急性酒精中毒及各种药物中毒等。

(2)缺氧:如新生儿窒息、溺水、麻醉意外、一氧化碳中毒、心源性脑缺血综合征等。

(3)先天性代谢异常疾病:如苯酮尿症、黏多糖病、半乳糖血症、肝豆状核变性、尼曼-匹克病等。

(4)水电解质紊乱及酸碱失衡:如低血钙、低血钠、高血钠及严重代谢性酸中毒等。

(5)全身及其他系统疾病并发症:如系统性红斑狼疮、风湿病、肾性高血压脑病、尿毒症、肝昏迷、糖尿病、低血糖、胆红素脑病等。

(6)维生素缺乏症:如维生素 B_6 缺乏症、维生素 B_6 依赖症、维生素 B_1 缺乏性脑型脚气病等。

二、临床表现

(一)惊厥发作形式

1.强直-阵挛发作

其发作时突然意识丧失,摔倒,全身强直,呼吸暂停,角弓反张,牙关紧闭,面色发绀,持续10～20秒,转入阵挛期;不同肌群交替收缩,致肢体及躯干有节律地抽动,口吐白沫(若咬破舌头可吐血沫);呼吸恢复,但不规则,数分钟后肌肉松弛而缓解,可有尿失禁,然后入睡,醒后可有头痛、疲乏,对发作不能回忆。

2.肌阵挛发作

这是由肢体或躯干的某些肌群突然收缩(或称电击样抽动),表现为头、颈、躯干或某个肢体快速抽搐。

3.强直发作

强直发作表现为肌肉突然强直性收缩,肢体可固定在某种不自然的位置持续数秒钟,躯干四肢姿势可不对称,面部强直表情,眼及头偏向一侧,睁眼或闭眼,瞳孔散大,可伴呼吸暂停,意识丧失,发作后意识较快恢复,不出现发作后嗜睡。

4.阵挛性发作

其发作时全身性肌肉抽动,左右可不对称,肌张力可增高或减低,有短暂意识丧失。

5.局限性运动性发作

此发作时无意识丧失,常表现为下列形式。

(1)某个肢体或面部抽搐:由于口、眼、手指在脑皮质运动区所代表的面积最大,因而这些部位最易受累。

(2)杰克逊癫痫发作:发作时大脑皮质运动区异常放电灶逐渐扩展到相邻的皮质区。抽搐也按皮质运动区对躯干支配的顺序扩展,如从面部抽搐开始→手→前臂→上肢→躯干→下肢;若进一步发展,可成为全身性抽搐,此时可有意识丧失;常提示颅内有器质性病变。

(3)旋转性发作:发作时头和眼转向一侧,躯干也随之强直性旋转,或一侧上肢上举,另一侧上肢伸直、躯干扭转等。

6.新生儿轻微惊厥

这是新生儿期常见的一种惊厥形式,发作时呼吸暂停,两眼斜视,眼睑抽搐,频频的眨眼动作,伴流涎,吸吮或咀嚼样动作,有时还出现上下肢类似游泳或蹬自行车样的动作。

(二)惊厥的伴随症状及体征

1.发热

发热为小儿惊厥最常见的伴随症状,如为单纯性或复杂性高热惊厥患儿,于惊厥发作前均有38.5 ℃,甚至 40 ℃以上高热。由上呼吸道感染引起者,还可有咳嗽、流涕、咽痛、咽部出血、扁桃体肿大等表现。如为其他器官或系统感染所致惊厥,绝大多数均有发热及其相关的症状和体征。

2.头痛及呕吐

此为小儿惊厥常见的伴随症状之一,年长儿能正确叙述头痛的部位、性质和程度,婴儿常表现为烦躁、哭闹、摇头、抓耳或拍打头部。多伴有频繁喷射状呕吐,常见于颅内疾病及全身性疾病,如各种脑膜炎、脑炎、中毒性脑病、瑞氏综合征、颅内占位性病变等。同时还可出现程度不等的意识障碍,颈项抵抗,前囟饱满,颅神经麻痹,肌张力增高或减弱,克氏征、布鲁津斯基征及巴宾斯基征阳性等体征。

3.腹泻

如遇重度腹泻病,可致水电解质紊乱及酸碱失衡,出现严重低钠或高钠血症,低钙、低镁血症,以及由于补液不当,造成水中毒也可出现惊厥。

4.黄疸

新生儿溶血症,当出现胆红素脑病时,不仅皮肤巩膜高度黄染,还可有频繁性惊厥;重症肝炎患儿,当肝衰竭,出现惊厥前即可见到明显黄疸;在瑞氏综合征、肝豆状核变性等病程中,均可出现不等的黄疸,此类疾病初期或中末期均能出现惊厥。

5.水肿、少尿

水肿、少尿是各类肾炎或肾病为儿童时期常见多发病,水肿、少尿为该类疾病的首起表现,当其中部分患儿出现急、慢性肾衰竭,或肾性高血压脑病时,均可有惊厥。

6.智力低下

智力低下常见于新生儿窒息所致缺氧、缺血性脑病,颅内出血患儿,病初即有频繁惊厥,其后有不同程度的智力低下。智力低下亦见于先天性代谢异常疾病,如苯酮尿症、糖尿症等氨基酸代谢异常病。

三、诊断依据

(一)病史

了解惊厥的发作形式,持续时间,有无意识丧失,伴随症状,诱发因素及有关的家族史。

(二)体检

全面的体格检查,尤其神经系统的检查,如神志、头颅、头围、囟门、颅缝、脑神经、瞳孔、眼底、颈抵抗、病理反射、肌力、肌张力、四肢活动等。

(三)实验室及其他检查

1.血尿粪常规

血白细胞显著增高,通常提示细菌感染。红细胞血色素很低,网织红细胞增高,提示急性溶血。尿蛋白及细胞数增高,提示肾炎或肾盂肾炎。大便镜检,除外痢疾。

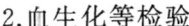

2.血生化等检验

除常规查肝肾功能、电解质外,应根据病情选择有关检验。

3.脑脊液检查

凡疑有颅内病变惊厥患儿,尤其是颅内感染时,均应做脑脊液常规、生化、培养或有关的特殊化验。

4.脑电图

脑电图阳性率可达80%～90%,小儿惊厥,尤其无热惊厥,其中不少为小儿癫痫。脑电图上可表现为阵发性棘波、尖波、棘慢波、多棘慢波等多种波形。

5.CT检查

疑有颅内器质性病变惊厥患儿,应做脑CT扫描,高密度影见于钙化、出血、血肿及某些肿瘤;低密度影常见于水肿、脑软化、脑脓肿、脱髓鞘病变及某些肿瘤。

6.MRI检查

MRI对脑、脊髓结构异常反应较CT更敏捷,能更准确反映脑内病灶。

7.单光子反射计算机体层成像(SPECT)

其可显示脑内不同断面的核素分布图像,对癫痫病灶、肿瘤定位及脑血管疾病提供诊断依据。

四、治疗

(一)止痉治疗

1.地西泮

每次0.25～0.50 mg/kg,最大剂量≤10 mg,缓慢静脉注射,1分钟≤1 mg。必要时可在15～30分钟后重复静脉注射1次,以后可口服维持。

2.苯巴比妥钠

新生儿首次剂量15～20 mg静脉注射,维持量3～5 mg/(kg·d),婴儿、儿童首次剂量为5～10 mg/kg,静脉注射或肌内注射,维持量5～8 mg/(kg·d)。

3.水合氯醛

每次50 mg/kg,加水稀释成5%～10%溶液,保留灌肠。惊厥停止后改用其他镇静剂止痉药维持。

4.氯丙嗪

剂量为每次1～2 mg/kg,静脉注射或肌内注射,2～3小时后可重复1次。

5.苯妥英钠

每次5～10 mg/kg,肌内注射或静脉注射。遇有"癫痫持续状态"时可给予15～20 mg/kg,速度不超过1 mg/(kg·min)。

6.硫苯妥钠

催眠,大剂量有麻醉作用。每次10～20 mg/kg,稀释成2.5%溶液肌内注射;也可缓慢静脉注射,边注射边观察,痉止即停止注射。

(二)降温处理

1.物理降温

物理降温可用30%～50%乙醇擦浴,头部、颈、腋下、腹股沟等处可放置冰袋,亦可用冷盐水灌肠,或用低于体温3～4 ℃的温水擦浴。

2.药物降温

一般用安乃近1次5～10 mg/kg,肌内注射;亦可用其滴鼻,>3岁患儿,每次2～4滴。

(三)降低颅内压

惊厥持续发作时,引起脑缺氧、缺血,易致脑水肿;如惊厥由颅内感染炎症引起,疾病本身即有脑组织充血水肿,颅内压增高,因而及时应用脱水降颅内压治疗。常用20％甘露醇溶液每次5～10 mL/kg,静脉注射或快速静脉滴注(10 mL/min),6～8小时重复使用。

(四)纠正酸中毒

惊厥频繁,或持续发作过久,可致代谢性酸中毒,如血气分析发现血 pH＜7.2,BE 为15 mmol/L时,可用5％碳酸氢钠3～5 mL/kg,稀释成1.4％的等张液静脉滴注。

(五)病因治疗

对惊厥患儿应通过病史了解,全面体检及必要的化验检查,争取尽快地明确病因,给予相应治疗。对可能反复发作的病例,还应制订预防复发的防治措施。

五、护理

(一)护理诊断

(1)有窒息的危险。

(2)有受伤的危险。

(3)潜在并发症:脑水肿。

(4)潜在并发症:酸中毒。

(5)潜在并发症:呼吸、循环衰竭。

(6)知识缺乏。

(二)护理目标

(1)不发生误吸或窒息,适当加以保护防止受伤。

(2)保护呼吸功能,预防并发症。

(3)患儿家长情绪稳定,能掌握止痉、降温等应急措施。

(三)护理措施

1.一般护理

(1)将患儿平放于床上,取头侧位。保持安静,治疗操作应尽量集中进行,动作轻柔敏捷,禁止一切不必要的刺激。

(2)保持呼吸道通畅:头侧向一边,及时清除呼吸道分泌物。有发绀者供给氧气,窒息时施行人工呼吸。

(3)控制高热:物理降温可用温水或冷水毛巾湿敷额头部,5～10分钟更换1次,必要时用冰袋放在额部或枕部。

(4)注意安全,预防损伤,清理好周围物品,防止坠床和碰伤。

(5)协助做好各项检查,及时明确病因。根据病情需要,于惊厥停止后,配合医师做血糖、血钙或腰椎穿刺、血气分析及血电解质等针对性检查。

(6)加强皮肤护理:保持皮肤清洁干燥,衣、被、床单清洁、干燥、平整,以防皮肤感染及压疮的发生。

(7)心理护理:关心体贴患儿,处置操作熟练、准确,以取得患儿信任,消除其恐惧心理。说服患儿及家长主动配合各项检查及治疗,使诊疗工作顺利进行。

2.临床观察内容

(1)惊厥发作时,观察惊厥患儿抽搐的时间和部位,有无其他伴随症状。

(2)观察病情变化,尤其随时观察呼吸、面色、脉搏、血压、心音、心率、瞳孔大小、对光反射等重要的生命体征,发现异常及时通报医师,以便采取紧急抢救措施。

(3)观察体温变化,如有高热,及时做好物理降温及药物降温;如体温正常,应注意保暖。

3.药物观察内容

(1)观察止痉药物的疗效。

(2)使用地西泮、苯巴比妥钠等止痉药物时,注意观察患儿呼吸及血压的变化。

4.预见性观察

若惊厥持续时间长、频繁发作,应警惕有无脑水肿、颅内压增高的表现,如收缩压升高、脉率减慢、呼吸节律慢而不规则,则提示颅内压增高。如未及时处理,可进一步发生脑疝,表现为瞳孔不等大、对光反射消失、昏迷加重、呼吸节律不整甚至骤停。

六、康复与健康指导

(1)做好患儿的病情观察准备好急救物品,教会家属正确的退热方法,提高家长的急救知识和技能。

(2)加强患儿营养与体育锻炼,做好基础护理等。

(3)向家长详细交代患儿的病情、惊厥的病因和诱因,指导家长掌握预防惊厥的措施。

(刘臣玲)

第二节 先天性心脏病

先天性心脏病简称"先心病",是胎儿时期心脏血管发育异常而致的畸形,是小儿时期最常见的心脏病。根据左右心腔或大血管间有无直接分流和临床有无青紫,可将先心病分为三大类:①左向右分流型(潜伏青紫型),常见有室间隔缺损、房间隔缺损、动脉导管未闭。②右向左分流型(青紫型),常见有法洛四联症和大动脉错位。③无分流型(无青紫型),常见有主动脉缩窄和肺动脉狭窄。

小儿先天性心脏病中最常见的是室间隔缺损、房间隔缺损、动脉导管未闭、肺动脉狭窄、法洛四联症和大动脉错位。

一、临床特点

(一)室间隔缺损

室间隔缺损为小儿最常见的先天性心脏病,缺损可单独存在,亦可为其他畸形的一部分。按缺损部位可分为室上嵴上方、室上嵴下方、三尖瓣后方、室间隔肌部四种类型。临床症状与缺损大小及肺血管阻力有关。大型室间隔缺损(缺损 1~3 cm 者)可继发肺动脉高压,当肺动脉压超过主动脉压时,造成右向左分流而产生发绀,称为艾森曼格综合征。

1.症状

小型室间隔缺损可无症状;中型室间隔缺损易患呼吸道感染,或在剧烈运动时发生呼吸急促,生长发育多为正常,偶有心力衰竭;大型室间隔缺损在婴幼儿时期由于缺损较大,左向右分流量多超过肺循环量的50%,使体循环内血量显著减少,而肺循环内明显充血,可于生后1~3个月即发生充血性心力衰竭,平时反复呼吸道感染、肺炎、哭声嘶哑、喂养困难、乏力、多汗等,并有生长发育迟缓。

2.体征

心前区隆起;胸骨左缘3~4肋间可闻及Ⅲ~Ⅳ/6级全收缩期杂音,在心前区广泛传导;肺动脉第二心音显著增强或亢进。

3.辅助检查

(1)X线检查:肺充血,心脏左心室或左、右心室大;肺动脉段突出,主动脉结缩小。

(2)心电图:小型室间隔缺损,心电图多数正常;中等大小室间隔缺损示左心室增大或左右心室增大;大型室间隔缺损或有肺动脉高压时,心电图示左右心室增大。

(3)超声心动图:室间隔回声中断征象,左右心室增大。

(二)房间隔缺损

房间隔缺损按病理解剖分为继发孔(第二孔)缺损和原发孔(第一孔)缺损,以继发孔缺损为多见。继发孔缺损为较常见的先天性心脏病之一,以女性较多见,缺损位于房间隔中部卵圆窝处,血流动力学特点为右心室舒张期负荷过重。原发孔缺损位于房间隔下端,是心内膜垫发育障碍未能与第一房间隔融合,常合并二尖瓣裂缺。

1.症状

在初生后及婴儿期大多无症状。偶有暂时性发绀。年龄稍大,症状渐渐明显,患儿发育迟缓、体格瘦小,易反复呼吸道感染,活动耐力减低,有劳累后气促、咳嗽等症状。左胸部常隆起,一般无发绀或杵状指(趾)。

2.体征

胸骨左缘第2~3肋间闻及柔和的喷射性收缩期杂音,肺动脉瓣区第二心音可增强或亢进、固定分裂。

3.辅助检查

(1)X线检查:右心房、右心室扩大,主动脉结缩小,肺动脉段突出,肺血管纹理增多,肺门舞蹈。

(2)心电图:电轴右偏,完全性或不完全性右束支传导阻滞,右心房、右心室增大;原发孔房间隔缺损常见电轴左偏及心室肥大。

(3)超声心动图:右心房右心室增大,右心室流出道增宽,室间隔与左心室后壁呈同向运动。二维切面可显示房间隔缺损的位置及大小。

(三)动脉导管未闭

动脉导管未闭是临床较常见的先天性心脏病,女性多于男性。开放的动脉导管位于肺总动脉分叉与主动脉之间,有管型、漏斗型和窗型,以漏斗型为多见。

1.症状

导管较细时,临床无症状。导管较粗时临床表现为反复呼吸道感染、肺炎,发育迟缓,早期即可发生心力衰竭。重症病例常有呼吸急促、心悸。临床无发绀,但若合并肺动脉高压,即出现发绀。

2.体征

胸骨左缘第 2 肋间可闻及粗糙、响亮、机器样的连续性杂音,向心前区、颈部及左肩部传导,肺动脉第二音亢进。脉压增宽,出现股动脉枪击音、毛细血管搏动和水冲脉。

3.辅助检查

(1)X 线检查:分流量小者,心影正常;分流量大者,多见左心房、左心室增大,主动脉结增宽,可有漏斗征,肺动脉段突出,肺血增多,重症病例左右心室均肥大。

(2)心电图:左心房、左心室增大或双心室肥大。

(3)超声心动图:左心房、左心室大,肺动脉与降主动脉之间有交通。

(四)法洛四联症

法洛四联症是临床上最常见的发绀型先天性心脏病,病变包括肺动脉狭窄、室间隔缺损、主动脉骑跨及右心室肥大,其中肺动脉狭窄程度是决定病情严重程度的主要因素。主动脉骑跨及室间隔缺损存在使体循环血液中混有静脉血,临床上出现发绀与缺氧,并代偿性引起红细胞增多现象。

1.症状

发绀是主要症状,它出现的时间早、晚和程度与肺动脉狭窄程度有关,多见于毛细血管丰富的浅表部位,如唇、指(趾)甲床、球结膜等。患儿活动后有气促、易疲劳、蹲踞等;并常有缺氧发作,表现为呼吸加快、加深,烦躁不安,发绀加重,持续数分钟至数小时,严重者可表现为神志不清,惊厥或偏瘫,死亡。发作多在清晨、哭闹、吸乳或用力后诱发,发绀严重者常有鼻出血和咯血。

2.体征

生长发育落后,全身发绀,眼结膜充血,杵状指(趾);多有行走不远自动蹲踞姿势或膝胸位。胸骨左缘第 2~4 肋间闻及粗糙收缩期杂音;肺动脉第二心音减弱。

3.辅助检查

(1)X 线检查:心影呈靴形,上纵隔增宽,肺动脉段凹陷,心尖上翘,肺纹理减少,右心房、右心室肥厚。

(2)心电图:电轴右偏,右心房、右心室肥大。

(3)超声心动图:显示主动脉骑跨及室间隔缺损,右心室流出道、肺动脉狭窄,右心室内径增大,左心室内径缩小。

(4)血常规:血红细胞增多,一般在(5.0~9.0)$\times 10^{12}$/L,血红蛋白 170~200 g/L,红细胞容积 60%~80%。当有相对性贫血时,血红蛋白低于 150 g/L。

二、护理评估

(一)健康史

了解母亲妊娠史,在孕期最初 3 个月内有无病毒感染、放射线接触和服用过影响胎儿发育的药物,孕母是否有代谢性疾病。患儿出生有无缺氧、心脏杂音,出生后各阶段的生长发育状况。是否有下列常见表现:喂养困难,哭声嘶哑,易气促、咳嗽,发绀,蹲踞现象,突发性晕厥。

(二)症状、体征

评估患儿的一般情况,生长发育是否正常,皮肤发绀程度,有无气急、缺氧、杵状指(趾),有无哭声嘶哑,有无蹲踞现象,胸廓有无畸形。听诊心脏杂音位置、性质、程度,尤其要注意肺动脉第二心音的变化。评估有无肺部啰音及心力衰竭的表现。

(三)社会、心理

评估家长对疾病的认知程度和对治疗的信心。

(四)辅助检查

了解并分析 X 线、心电图、超声心动图、血液等检查结果。较复杂的畸形者还应了解心导管检查和心血管造影的结果。

三、常见护理问题

(一)活动无耐力

与氧的供需失调有关。

(二)有感染的危险

与机体免疫力低下有关。

(三)营养失调

低于机体需要量,与缺氧使胃肠功能障碍、喂养困难有关。

(四)焦虑

与疾病严重,花费大,预后难以估计有关。

(五)合作性问题

脑血栓、脑脓肿、心力衰竭、感染性心内膜炎、晕厥。

四、护理措施

(1)休息:制定适合患儿活动的生活制度,轻症无症状者与正常儿童一样生活,但要避免剧烈活动;有症状患儿应限制活动,避免情绪激动和剧烈哭闹;重症患儿应卧床休息,给予妥善的生活照顾。

(2)饮食护理:给予高蛋白、高热量、高维生素饮食,适当限制食盐摄入,并给予适量的蔬菜类粗纤维食品,以保证大便通畅。重症患儿喂养困难,应有耐心,少量多餐,以免导致呛咳、气促、呼吸困难等,必要时从静脉补充营养。

(3)预防感染:病室空气清新,穿着衣服冷热要适中,防止受凉,应避免与感染性疾病患儿接触。

(4)注意心率、心律、呼吸、血压变化,必要时使用监护仪监测。

(5)防止法洛四联症患儿因哭闹、进食、活动、排便等引起缺氧发作,一旦发生可立即置于胸膝卧位,吸氧,遵医嘱应用普萘洛尔、吗啡和纠正酸中毒。

(6)青紫型先天性心脏病患儿由于血液黏稠度高,暑天、发热、吐泻时体液量减少,加重血液浓缩,易形成血栓,有造成重要器官栓塞的危险,因此应注意多饮水,必要时静脉输液。

(7)合并贫血者可加重缺氧,导致心力衰竭,须及时纠正。

(8)合并心力衰竭者按心力衰竭护理。

(9)做好心理护理关心患儿,建立良好护患关系,充分理解家长及患儿对检查、治疗、预后的期望心理,介绍疾病的有关知识、诊疗计划、检查过程、病室环境,消除恐惧心理。

(10)健康教育:①向家长讲述疾病的相关护理知识和各种检查的必要性,以取得配合。②指导患儿及家长掌握活动种类和强度。③告知家长如何观察病情变化,一旦发现异常(婴儿哭声无力,呕吐,不肯进食,手脚发软,皮肤出现花纹,较大患儿自诉头晕等),应立即呼叫。④向患儿及家长讲述重要药物如地高辛的作用及注意事项。

五、出院指导

(1)饮食宜高营养、易消化,少量多餐。人工喂养儿用柔软的奶头孔稍大的奶嘴,每次喂奶时间不宜过长。

(2)休息根据耐受力确立适宜的活动,以不出现乏力、气短为度,重者应卧床休息。

(3)避免感染居室空气新鲜,经常通风,不去公共场所、人群集中的地方。注意气候变化及时添减衣服,预防感冒。按时预防接种。

(4)发热、出汗时要给足水分,呕吐、腹泻时应到医院就诊补液,以免血液黏稠而发生脑血栓。

(5)保证休息,避免哭闹,减少外界刺激以预防晕厥的发生。当患儿在吃奶、哭闹或活动后出现气急、发绀加重或年长儿诉头痛、头晕时应立即将患儿取胸膝卧位并送医院。

(刘臣玲)

第三节　病毒性心肌炎

一、概述

病毒性心肌炎是由多种病毒侵犯心脏,引起局灶性或弥漫性心肌间质炎性渗出和心肌纤维变性、坏死或溶解的疾病,有的可伴有心包或心内膜炎症改变。可导致心肌损伤、心功能障碍、心律失常和周身症状。可发生于任何年龄,近年来发生率有增多的趋势,是儿科常见的心脏疾病之一。据全国九省市"病毒性心肌炎协作组"调查,其发病率占住院患儿总数的5.97%,占门诊患者总数的0.14%。

(一)病因

近年来由于病毒学及免疫病理学的迅速发展,通过大量动物试验及临床观察,证明多种病毒皆可引起心肌炎。其中柯萨奇病毒 B_6(1~6型)最常见,其他如柯萨奇病毒 A、脊髓灰质炎病毒、流感及副流感病毒、腮腺炎病毒、水痘病毒、单纯疱疹病毒、带状疱疹病毒及肝炎病毒等也可能致病。由于柯萨奇病毒具有高度亲心肌性和流行性,据报道在很多原因不明的心肌炎和心包炎中,约39%由柯萨奇病毒 B 所致。

尽管罹患病毒感染的机会很多,而多数不发生心肌炎,在一定条件下才发病。例如当机体由于继发细菌感染(特别是链球菌感染)、发热、缺氧、营养不良、接受类固醇或放疗等,而抵抗力低下时,可诱发发病。

病毒性心肌炎的发病原理至今未完全了解,目前提出病毒学说、免疫学说、生化机制等几种学说。

(二)病理

病毒性心肌炎病理改变轻重不等。轻者常以局灶性病变为主,而重者则多呈弥漫性病变。

局灶性病变的心肌外观正常,而弥漫性者则心肌苍白、松软,心脏呈不同程度的扩大、增重。镜检可见病变部位的心肌纤维变性或断裂,心肌细胞溶解、水肿、坏死。间质有不同程度水肿,以及淋巴细胞、单核细胞和少数多核细胞浸润。病变以左心室及室间隔最显著,可波及心包、心内膜及传导系统。

慢性病例心脏扩大,心肌间质炎症浸润及心肌纤维化并有瘢痕组织形成,心内膜呈弥漫性或局限性增厚,血管内皮肿胀等变化。

二、临床表现

病情轻重悬殊。轻症可无明显自觉症状,仅有心电图改变。重型可出现严重的心律失常、充血性心力衰竭、心源性休克,甚至个别患者因此而死亡。1/3 以上病例在发病前 1～3 周或发病同时呼吸道或消化道病毒感染,同时伴有发热、咳嗽、咽痛、周身不适、腹泻、皮疹等症状,继而出现心脏症状如年长儿常诉心悸、气短、胸部及心前区不适或疼痛、疲乏感等。发病初期常有腹痛、食欲缺乏、恶心、呕吐、头晕、头痛等表现。3 个月以内婴儿有拒乳、苍白、发绀、四肢凉、两眼凝视等症状。心力衰竭者,呼吸急促、突然腹痛、发绀、水肿等;心源性休克者,烦躁不安,面色苍白、皮肤发花、四肢厥冷或末梢发绀等;发生窦性停搏或心室纤颤时可突然死亡;高度房室传导阻滞在心室自身节律未建立前,由于脑缺氧而引起抽搐、昏迷称心脑综合征。如病情拖延至慢性期。常表现为进行性充血心力衰竭、全心扩大,可伴有各种心律失常。

体格检查:多数心尖区第一音低钝。一般无器质性杂音,仅在胸前或心尖区闻及 I～II 级吹风样收缩期杂音。有时可闻及奔马律或心包摩擦音。心律失常多见如阵发性心动过速、异位搏动、心房纤颤、心室扑动、停搏等。严重者心脏扩大,脉细数,颈静脉曲张,肝大和压痛,肺部啰音等;或面色苍白、四肢厥冷、皮肤发花、指(趾)发绀、血压下降等。

三、辅助检查

(一)实验室检查

(1)白细胞总数$(10.0～20.0)×10^9/L$,中性粒细胞偏高。血沉、抗链"O"大多数正常。

(2)血清肌酸磷酸激酶、乳酸脱氢酶及其同工酶、谷草转氨酶在病程早期可增高。超氧化歧化酶急性期降低。

(3)若从心包、心肌或心内膜分离到病毒,或用免疫荧光抗体检查找到心肌中有特异的病毒抗原,电镜检查心肌发现有病毒颗粒,可以确定诊断;咽洗液、粪便、血液、心包液中分离出病毒,同时结合恢复期血清中同型病毒中和抗体滴度较第 1 份血清升高或下降 4 倍以上,则有助于病原诊断。

(4)补体结合抗体的测定,以及用分子杂交法或聚合酶链反应检测心肌细胞内的病毒核酸也有助于病原诊断。部分病毒性心肌炎患者可有抗心肌抗体出现,一般于短期内恢复,如持续提高,表示心肌炎病变处于活动期。

(二)心电图检查

心电图在急性期有多变与易变的特点,对可疑病例应反复检查,以助诊断。其主要变化为ST-T 改变,各种心律失常和传导阻滞。恢复期以各种类型的期前收缩为多见。少数为慢性期患儿可有房室肥厚的改变。

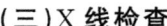

(三)X 线检查

心影正常或不同程度的增大,多数为轻度增大。若反复迁延不愈或合并心力衰竭,心脏扩大明显。后者可见心搏动减弱,伴肺淤血、肺水肿或胸腔少量积液。有心包炎时,有积液征。

(四)心内膜心肌活检

心导管法心内膜心肌活检,在成人患者中早已开展,小儿患者仅是近年才有报道,为心肌炎诊断提供了病理学依据。据报道:原因不明的心律失常、充血性心力衰竭患者,经心内膜心肌活检证明约 40% 为心肌炎;临床表现和组织学相关性较差。原因是 EMB 取材很小且局限,以及取材时不一定是最佳机会;心内膜心肌活检本身可导致心肌细胞收缩,而出现一些病理性伪迹。因此,对于心内膜心肌活检病理无心肌炎表现者不一定代表心脏无心肌炎,此时临床医师不能忽视临床诊断。此项检查一般医院尚难开展,不作为常规检查项目。

四、诊断与鉴别诊断

(一)诊断要点

1.病原学诊断依据

(1)确诊指标:自患儿心内膜、心肌、心包(活检、病理)或心包穿刺液检查,发现以下之一者可确诊心肌炎由病毒引起。①分离到病毒。②用病毒核酸探针查到病毒核酸。③特异性病毒抗体阳性。

(2)参考依据:有以下之一者结合临床表现可考虑心肌炎由病毒引起。①自患儿粪便、咽拭子或血液中分离到病毒,且恢复期血清同抗体滴度较第一份血清升高或降低 4 倍以上。②病程早期患儿血中特异性免疫球蛋白 M 抗体阳性。③用病毒核酸探针自患儿血中查到病毒核酸。

2.临床诊断依据

(1)心功能不全、心源性休克或心脑综合征。

(2)心脏扩大(X 线、超声心动图检查具有表现之一)。

(3)心电图改变以 R 波为主的 2 个或 2 个以上主要导联(Ⅰ、Ⅱ、aVF、V_5)的 ST-T 改变持续 4 天以上伴动态变化,窦房传导阻滞,房室传导阻滞,完全性右或左束支阻滞,成联律、多形、多源、成对或并行性期前收缩,非房室结及房室折返引起的异位性心动过速,低电压(新生儿除外)及异常 Q 波。

(4)肌酸激酶同工酶升高或心肌肌钙蛋白阳性。

3.确诊依据

(1)具备临床诊断依据 2 项,可临床诊断为心肌炎。发病同时或发病前 1~3 周有病毒感染的证据支持诊断者。

(2)同时具备病原学确诊依据之一,可确诊为病毒性心肌炎,具备病原学参考依据之一,可临床诊断为病毒性心肌炎。

(3)凡不具备确诊依据,应给予必要的治疗或随诊,根据病情变化,确诊或除外心肌炎。

(4)应除外风湿性心肌炎、中毒性心肌炎、先天性心脏病、结缔组织病及代谢性疾病的心肌损害、甲状腺功能亢进症、原发性心肌病、原发性心内膜弹力纤维增生症、先天性房室传导阻滞、心脏自主神经功能异常、β 受体功能亢进及药物引起的心电图改变。

4.临床分期

(1)急性期:新发病,症状及检查阳性发现明显且多变,一般病程在半年以内。

(2)迁延期:临床症状反复出现,客观检查指标迁延不愈,病程多在半年以上。

(3)慢性期:进行性心脏增大,反复心力衰竭或心律失常,病情时轻时重,病程在1年以上。

(二)鉴别诊断

在考虑九省市心肌炎协作组制定的心肌炎诊断标准时,应首先除外其他疾病,包括风湿性心肌炎、中毒性心肌炎,结核性心包炎、先天性心脏病、结缔组织病或代谢性疾病或代谢性疾病的心肌损害(包括维生素 B_1 缺乏症)、原发性心肌病、先天性房室传导阻滞、高原性心脏病、克山病、川崎病、良性期前收缩和神经功能紊乱、电解质紊乱及药物等引起的心电图改变。

五、治疗、预防、预后

本症尚无特殊治疗。应结合患儿病情采取有效的综合措施,可使大部患儿痊愈或好转。

(一)一般治疗

1.休息

急性期应卧床休息至热退 3~4 周,有心功能不全或心脏扩大者,更应强调绝对卧床休息,以减轻心脏负荷及减少心肌耗氧量。

2.抗生素

虽对引起心肌炎的病毒无直接作用,但因细菌感染是病毒性心肌炎的重要条件因子,故在开始治疗时,均主张适当使用抗生素。一般应用青霉素肌内注射 1~2 周,以清除链球菌和其他敏感细菌。

3.保护心肌

大剂量维生素 C,具有增加冠状血管血流量、心肌糖原、心肌收缩力、改善心功能、清除自由基、修复心肌损伤的作用。剂量为 100~200 mg/(kg·d),溶于 10%~25%葡萄糖液 10~30 mL内静脉注射,每天 1 次,15~30 天为 1 个疗程;抢救心源性休克时,第 1 天可用 3~4 次。

至于极化液、能量合剂及 ATP 等均因难进入心肌细胞内,故疗效差,近年来多推荐:①辅酶 Q_{10} 1 mg/(kg·d),口服,可连用 1~3 个月。②1,6-二磷酸果糖 0.7~1.6 mL/kg 静脉注射,最大量不超过 2.5 mL/kg(75 mg/mL),静脉注射速度 10 mL/min,每天 1 次,10~15 天为 1 个疗程。

(二)激素治疗

肾上腺皮质激素可用于抢救危重病例及其他治疗无效的病例。口服泼尼松 1.0~1.5 mg/(kg·d),用 3~4 周,症状缓解后逐渐减量停药。对反复发作或病情迁延者,依据近年来对本病发病机制研究的进展,可考虑较长期的激素治疗,疗程不少于半年,对于急重抢救病例可采用大剂量,如地塞米松 0.3~0.6 mg/(kg·d),或氢化可的松 15~20 mg/(kg·d),静脉滴注。

(三)免疫治疗

动物及临床研究均发现丙种球蛋白对心肌有保护作用。从 1990 年开始,在美国波士顿及洛杉矶儿童医院已将静脉注射丙种球蛋白作为病毒性心肌炎治疗的常规用药。

(四)抗病毒治疗

动物试验中联合应用利巴韦林和干扰素可提高生存率,目前欧洲正在进行干扰素治疗心肌炎的临床试验,其疗效尚待确定。环孢霉素 A、环磷酰胺目前尚无肯定疗效。

(五)控制心力衰竭

心肌炎患者对洋地黄耐受性差,易出现中毒而发生心律失常,故应选用快速作用的洋地黄制剂如毛花苷 C 或地高辛。病重者用地高辛静脉滴注,一般病例用地高辛口服,饱和量用常规的 1/2～2/3 量,心力衰竭不重,发展不快者,可用每天口服维持量法。利尿剂应早用和少用,同时注意补钾,否则易导致心律失常。注意供氧,保持安静。若烦躁不安,可给镇静剂。发生急性左心功能不全时,除短期内并用毛花苷 C、利尿剂、镇静剂、氧气吸入外,应给予血管扩张剂如酚妥拉明 0.5～1.0 mg/kg 加入 10％葡萄糖液 50～100 mL 内快速静脉滴注。紧急情况下,可先用半量以 10％葡萄糖液稀释静脉缓慢注射,然后将其余半量静脉滴注。

(六)抢救心源性休克

镇静、吸氧、大剂量维生素 C、扩容、激素、升压药、改善心功能及心肌代谢等。

近年来,应用血管扩张剂硝普钠取得良好疗效,常用剂量 5～10 mg,溶于 5％葡萄糖 100 mL 中,开始 0.2 μg/(kg·min)滴注,以后每隔 5 分钟增加 0.1 μg/kg,直到获得疗效或血压降低,最大剂量不超过每分钟 4～5 μg/kg。

(七)纠正严重心律失常

心律失常的纠正在于心肌病变的吸收或修复。一般轻度心律失常如期前收缩、一度房室传导阻滞等,多不用药物纠正,而主要是针对心肌炎本身进行综合治疗。若发生严重心律失常如快速心律失常、严重传导阻滞都应迅速及时纠正,否则威胁生命。

六、护理

(一)护理诊断

(1)活动无耐力:与心肌功能受损、组织器官供血不足有关。

(2)舒适的改变——胸闷:与心肌炎症有关。

(3)潜在并发症——心力衰竭、心律失常、心源性休克。

(二)护理目标

(1)患儿活动量得到适当控制、休息得到保证。

(2)患儿胸闷缓解或消失。

(3)患儿无并发症发生或有并发症时能被及时发现和适当处理。

(三)护理措施

1.休息

(1)急性期卧床休息至热退后 3～4 周,以后根据心功能恢复情况逐渐增加活动量。

(2)有心功能不全者或心脏扩大者应绝对卧床休息。

(3)总的休息时间不少于 3 个月。

(4)创造良好的休息环境,合理安排患儿的休息时间,保证患儿的睡眠时间。

(5)主动提供服务,满足患儿的生活需要。

2.胸闷的观察与护理

(1)观察患儿的胸闷情况,注意诱发和缓解因素,必要时给予吸氧。

(2)遵医嘱给予心肌营养药,促进心肌恢复正常。

(3)保证休息,减少活动。

(4)控制输液速度和输液总量,减轻心肌负担。

3.并发症的观察与护理

(1)密切注意心率、心律、呼吸、血压和面色改变,有心力衰竭时给予吸氧、镇静、强心等处理,应用洋地黄制剂时要密切观察患儿有无洋地黄中毒表现,如出现新的心律失常、心动过缓等。

(2)注意有无心律失常的发生,警惕危险性心律失常的发生,如频发室早、多源室早、二度以上房室传导阻滞房颤、室颤等。一旦发生,需及时通知医师并给予相应处理。如高度房室传导阻滞者给异丙肾上腺素和阿托品提升心率。

(3)警惕心源性休克,注意血压、脉搏、尿量、面色等变化,一旦出现心源性休克,立即取平卧位,配合医师给予大剂量维生素 C 或肾上腺皮质激素治疗。

(四)康复与健康指导

(1)讲解病毒性心肌炎的病因、病理、发病机制、临床特点及诊断、治疗措施。

(2)强调休息的重要性,指导患儿控制活动量,建立合理的休息制度。

(3)讲解本病的预防知识,如预防上呼吸道感染和肠道感染等。

(4)有高度房室传导阻滞者讲解安装心脏起搏器的必要性。

七、展望

近年来,由于对心肌炎的病原学进一步了解和诊断方法的改进,心肌炎已成为常见心脏病之一,对人类健康构成了不同程度的威胁,因而对此病的诊治研究也正日益受到重视。其中,胸闷、心悸常可提示心脏波及,心脏扩大、心律失常或心力衰竭为心脏明显受损的表现,心电图 ST-T 改变与异位心律或传导阻滞反映心肌病变的存在。但对于怀疑为病毒性心肌炎的患者,提倡进行心脏活检以行病理学检查。

但分离病毒检查或特异性荧光抗体检查存在以下几个问题。①患者不宜接受。②炎性组织在心肌中呈灶状分布,由于活检标本小而致病灶标本不一定取到。③提取 RNA 的质量和检测方法的敏感性不同。④心脏上有病毒存在,而血液中不一定有抗原或抗体检出;心脏上无病毒存在,而心脏中有抗原或抗体检出;即使二者构成阳性反应也不足以证实有病毒性心肌炎存在;只有当感染某种病毒并引起相应的心脏损害时,心脏和血液检查呈阳性反应才有意义。在检查血液中抗原或抗体时,也会因检测试剂、检查方法、操作技术的不同而使结果迥异。

因此,病毒性心肌炎的确诊相当困难。由于抗病毒药物的疗效不显著,目前建议采用中西医结合疗法。有人用黄芪、牛磺酸及一般抗心律失常等药物为主的中西医结合方法治疗病毒感染性心肌炎,取得了比较满意的效果,如中药黄芪除具有抗病毒、调节免疫、保护心肌的作用,还可拮抗病毒感染心肌细胞对 L 形钙离子通道的增加,抑制内向钠钙交换电流,改善部分心电活动,清除氧自由基,而广泛应用于临床。牛磺酸是心肌游离氨基酸的重要成分,也可通过抑制病毒复制,抑制病毒感染心肌细胞引起的钙电流增加,使受感染而降低的最大钙电流膜电压及外向钾电流趋于正常,使心肌细胞钙内流减少,在病毒性心肌炎动物模型及临床病毒性心肌炎患者中,具有保护心肌、改善临床症状等作用。

(刘臣玲)

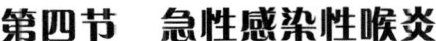

第四节　急性感染性喉炎

急性感染性喉炎是由病毒或细菌等引起的喉部黏膜的急性炎症,多见于 5 岁以下的儿童,冬、春季发病较多。由于小儿喉腔狭小、黏膜下血管淋巴组织丰富,声门下组织疏松等解剖特点,患儿易出现犬吠样咳嗽、声音嘶哑、吸气性喉鸣伴呼吸困难,严重时出现喉梗阻症状,若处理不及时,可危及生命。

一、临床特点

(一)症状

1.发热

患儿可有不同程度的发热,严重时体温可高达 40 ℃以上并伴有中毒症状。

2.咳嗽

轻者为刺激性咳嗽,伴有声音嘶哑,较重的有犬吠样咳嗽。

3.喉梗阻症状

呈吸气性喉鸣、三凹征,重者迅速出现烦躁不安、吸气性呼吸困难、发绀、心率加快等缺氧症状。临床将喉梗阻分为 4 度。

(1)Ⅰ度喉梗阻:安静时如常人,但活动(或受刺激)后可出现喉鸣及吸气性呼吸困难。胸部听诊呼吸音清晰,心率无改变。

(2)Ⅱ度喉梗阻:即使在安静状态下也有喉鸣和吸气性呼吸困难。听诊可闻喉鸣传导或气管呼吸音,呼吸音强度大致正常。心率稍快,一般状况尚好。

(3)Ⅲ度喉梗阻:吸气性呼吸困难严重,除上述表现外,还因缺氧严重而出现明显发绀,患儿常极度不安、躁动、恐惧、大汗,胸廓塌陷,呼吸音明显减低。心率增快,常＞140 次/分,心音低钝。

(4)Ⅳ度喉梗阻:由于呼吸衰竭及逐渐体力耗竭,患儿极度衰竭,呈昏睡状或进入昏迷,三凹征反而不明显,呼吸微弱,呼吸音几乎消失,胸廓塌陷明显,心率或慢或快,心律不齐,心音微弱,面色由发绀变成苍白或灰白。

(二)体征

咽部充血,肺部无湿性啰音。直达喉镜检查可见黏膜充血肿胀,声门下黏膜呈梭状肿胀,黏膜表面有时附有黏稠性分泌物。

二、护理评估

(一)健康史

询问发病情况,病前有无上呼吸道感染现象。

(二)症状、体征

检查患儿有无发热、声音嘶哑、咳嗽、气促、三凹征。

（三）社会、心理

评估患儿及家长的心理状态,对疾病的了解程度,家庭环境及经济情况,了解患儿有无住院的经历。

（四）辅助检查

了解病原学及血常规检查结果。

三、常见护理问题

（一）低效性呼吸形态

与喉头水肿有关。

（二）舒适的改变

舒适的改变与咳嗽、呼吸困难有关。

（三）有窒息的危险

有窒息的危险与喉梗阻有关。

（四）体温过高

体温过高与感染有关。

四、护理措施

（一）改善呼吸功能,保持呼吸道通畅

(1)保持室内空气清新,每天定时通风 2 次,保持室内湿度在 60％左右,以缓解喉肌痉挛,湿化气道。

(2)适当抬高患儿颈肩部,怀抱小儿使头部稍后仰以保持气道通畅,体位舒适。

(3)Ⅱ度以上喉梗阻患儿应给予吸氧。

(4)吸入用布地奈德混悬液＋肾上腺素用生理盐水稀释后雾化吸入,每天 3～4 次。以消除喉水肿,恢复气道通畅。

(5)指导较大患儿进行有效的咳嗽,当患儿剧烈咳嗽时,可嘱患儿深呼吸以抑制咳嗽。

（二）密切观察病情变化

根据患儿三凹征、喉鸣、发绀及烦躁的表现来判断缺氧的程度,及时发现喉梗阻,积极处理,避免窒息。如有喉梗阻先兆,立即通知医师,备好抢救物品,积极配合抢救。

（三）发热护理

监测体温变化,发热时给温水擦浴,解热贴敷前额,必要时按医嘱给予药物降温。

（四）提高患儿的舒适度

卧床休息,减少活动,各种护理操作尽量集中进行,避免哭闹。一般情况下不用镇静剂,若患儿过度烦躁不安,可遵医嘱用地西泮、苯巴比妥肌内注射或 10％水合氯醛灌肠。因氯丙嗪及吗啡有抑制呼吸的作用,不宜应用。

五、健康教育

(1)向患儿家长讲解疾病的有关知识和护理要点,指导家长耐心细致地喂养,进食易消化的流质或半流质,多饮水,不吃有刺激性的食物,避免患儿进食时发生呛咳。

(2)向家长说明雾化吸入的重要性,鼓励患儿配合治疗。

（3）避免哭闹时间过长，吸入有害气体或进食辛辣食物，刺激损伤喉部。

六、出院指导

（1）注意锻炼身体，合理喂养，增强机体抵抗力。

（2）养成良好卫生生活习惯，饭后漱口，多饮水，保持口腔清洁。

（3）一旦发生痉挛性喉炎（出现呼吸紧促如犬吠，喉鸣，吸气困难，胸廓塌陷，唇色发绀）应立即送医院治疗，并保持气道通畅（患儿头句后仰，解开衣领）。

（刘臣玲）

第五节 急性上呼吸道感染

急性上呼吸道感染是小儿最常见的疾病，主要侵犯鼻、鼻咽和咽部，常诊断为"急性鼻咽炎（普通感冒）""急性咽炎""急性扁桃体炎"等，也可统称为上呼吸道感染。

一、病因

各种病毒和细菌都可引起上呼吸道感染，尤以病毒为多见，占上呼吸道感染发病病原体的60%甚至90%以上，常见有鼻病毒、腺病毒、副流感病毒、流感病毒、呼吸道合胞病毒等，其他病毒如冠状病毒、肠道病毒、单纯疱疹病毒、EB病毒等也可引起。细菌感染常继发于病毒感染之后，其中溶血性链球菌占重要地位，其次为肺炎链球菌、葡萄球菌、嗜血流感杆菌，偶尔也有革兰阴性杆菌。亦有报道肺炎支原体菌亦可引起上呼吸道感染。

二、病理改变

病变部位早期表现为毛细血管和淋巴管扩张，黏膜充血水肿、腺体及杯状细胞分泌增加及单核细胞和吞噬细胞浸润、以后转为中性粒细胞浸润，上皮细胞和纤毛上细胞坏死脱落。恢复期上皮细胞新生、黏膜修复、恢复正常。

三、临床表现

本病多为散发，偶然亦见流行。婴幼儿患病症状较重，年长儿较轻。婴幼儿患病时可有或无流涕、鼻塞、打喷嚏等呼吸道症状，常突发高热、呕吐、腹泻，甚至因高热而引起惊厥。年长儿患者常有流涕、鼻塞、打喷嚏、咽部不适、发热等症状，可伴有轻度咳嗽与声嘶。部分患儿发病早期可出现脐周围阵痛、咽炎、咽痛等症状，咽黏膜充血，若咽侧索也受累，则在咽两外侧壁上各见一纵行条索状肿块突出。疱疹性咽峡炎，在咽弓、软腭、悬雍垂黏膜上可见数个或数十个灰白色小疱疹，直径1～3 mm，周围有红晕，1～2天破溃成溃疡。咽结合膜热患者，临床特点为发热39 ℃左右，咽炎及结膜炎同时存在，而有别于其他类型的上呼吸道感染。急性扁桃体炎除了发热咽痛外，扁桃体可见明显红肿，表面有黄白色脓点，可融合成假膜状。

四、实验室检查

病毒感染时白细胞计数多偏低或正常,粒细胞不增高。病因诊断除病毒分离与血清反应外,近年来广泛利用免疫荧光、酶联免疫等方法开展病毒学的早期诊断,对初步鉴别诊断有一定帮助。细菌感染时白细胞计数及中性粒细胞可增高;由链球菌引起者血清抗链球菌溶血素"O"滴度增高,咽拭子培养可有致病菌生长。

五、诊断

急性上呼吸道感染具有典型症状,如发热、鼻塞、咽痛、扁桃体肿大等全身和局部症状,结合季节、流行病学特点等,临床诊断并不困难,但对病原学的诊断则需依靠病毒学和细菌学检查。

六、鉴别诊断

(1)症状中以高热惊厥和腹痛严重者,须与中枢神经系统感染和急腹症等疾病相鉴别。

(2)很多急性传染病早期,也有上呼吸道感染的症状,虽然现在预防接种比较普遍及传染病发病率明显下降,但在传染病流行季节要仔细询问麻疹、猩红热、腮腺炎、百日咳、流感及脊髓灰质炎的流行接触史。当夏季时尤要注意和中毒性疾病的早期相鉴别。

(3)如有高热、流涎、拒食、咽后壁及扁桃体周围有小疱疹及小溃疡者,可诊断为疱疹性咽峡炎;如高热、咽红伴眼结膜充血,可诊为咽结膜热;扁桃体红肿且有渗出者为急性扁桃体炎或化脓性扁桃体炎;如有明显流行史、高热、四肢酸痛、头痛等全身症状而较鼻咽部症状更重时,要考虑为流行性感冒。

七、治疗

(一)一般治疗

充分休息,多饮水,注意隔离,预防并发症。世界卫生组织在急性呼吸道感染的防治纲要中指出,关于感冒的治疗主要是家庭护理和对症处理。

(二)对症治疗

1.高热

高热时口服阿司匹林类,剂量为1次10 mg/kg,持续高热可4小时口服1次;亦可用对乙酰氨基酚,剂量为1次5～10 mg/kg,市场上多为糖浆剂,便于小儿服用。高热时还可用赖氨酸阿司匹林或复方氨林巴比妥等肌内注射,同时亦可用冷敷、温湿敷、乙醇擦浴等物理方法降温。

2.高热惊厥

出现高热惊厥可针刺人中、十宣等穴位或肌内注射苯巴比妥钠1次4～6 mg/kg,有高热惊厥史的小儿可在服退热剂同时服用苯巴比妥等镇静剂。

3.鼻塞

乳儿鼻塞妨碍喂奶时,可在喂奶前用0.5%麻黄碱1～2滴滴鼻,年长儿亦可加用氯苯那敏等脱敏剂。

4.咽痛

疱疹性咽峡炎时可用冰硼酸、锡类散、金霉素鱼肝油或碘甘油涂抹口腔内疱疹或溃疡处;年长儿可口含碘喉片及其他中药利咽喉片,如华素片、度米芬、四季润喉片、草珊瑚、西瓜霜润喉片等。

(三)病因治疗

如诊断为病毒感染,目前常用 1% 利巴韦林滴鼻,2~3 小时双鼻孔各滴 2~3 滴,或口服利巴韦林口服液(威乐星),或用利巴韦林口含片。亦有用口服金刚烷胺、吗啉呱片,但疗效不肯定。如明确腺病毒或单纯性溃疡病毒感染亦有用碘苷、阿糖胞苷。近年来有报道用干扰素治疗重症病毒性感染取得较好疗效。如诊断为细菌感染,大多合并有中耳炎、鼻窦炎、化脓性扁桃体炎、淋巴结炎及下呼吸道炎症时,可选用复方新诺明、氨苄西林、阿莫西林或其他抗生素。但多数上呼吸道感染病例不应滥用抗生素。

(四)风热两型

风热两型治法以清热解表为主,常用中成药有银翘解毒片、桑菊感冒片、感冒退热冲剂、板蓝根冲剂及双黄连口服液等。

八、预防

减少上呼吸道感染的根本办法在于预防。平时要多户外活动,增强体质,要避免交叉感染,特别是在感冒流行季节要少去公共场所或串门;注意气候骤变,及时添减衣服;对体弱儿及反复呼吸道感染儿可服玉屏风散或左旋咪唑 0.25~3 mg/(kg·d),每周服 2 天停 5 天,3 个月为 1 个疗程,亦可口服卡慢舒。这些治疗目的多是增强机体抵抗力,预防呼吸道感染复发。

九、并发症

正常 5 岁以下小儿平均每年患急性呼吸道感染 4~6 次。但有的患儿患呼吸道感染的次数过于频繁,可称为反复呼吸道感染,简称复感儿。

(一)影响因素

由于小儿正处在生长发育之中,身体的免疫系统还未发育完善,缺乏抵御微生物侵入的能力,故很容易患急性呼吸道感染,但有的患儿由于环境或机体本身条件比一般小儿更易患急性呼吸道感染,影响因素有以下几点。

1.机体条件

如患儿长期营养不良,婴儿母乳不足又未及时添加辅食,体内缺乏必需的蛋白质、脂肪及热量不足,影响器官组织的正常发育致抵抗力低下;也有的家庭经济条件并不差,但父母缺乏科学育儿知识,偏食或喂养不合理,特别是只喝牛奶、巧克力,缺乏多种维生素和微量元素如铁、锌等,也会对免疫系统造成损害,抗病能力下降而易患病。

2.环境因素

环境因素特别是大气污染或被动吸烟。如冬天屋内生炉子,空气中大量烟雾、粉尘及有害物质进入小儿呼吸道;同样被动吸烟也是。这些有害物质不但损伤呼吸道正常黏膜,而且还可降低抵抗力,诱发呼吸道感染。有报道在吸烟家庭中生长的婴儿比无吸烟家庭的小儿患急性呼吸道感染的机会大数倍至近 10 倍。

3.先天因素

小儿患有先天的免疫缺陷病或暂时性免疫低下也可造成反复呼吸道感染。

(二)诊断

根据 1987 年全国小儿呼吸道疾病学术会议讨论标准作出诊断(表 10-1)。

表 10-1　小儿反复呼吸道疾病诊断标准

年龄(岁)	上呼吸道感染(次/年)	下呼吸道感染(次/年)
0～2	7	3
3～5	5	2
6～12	5	2

(三)治疗

急性感染可参照上述方法外,还要针对引起反复上呼吸道感染的原因,如增加营养、改善环境因素。应该指出患先天性免疫缺陷的小儿是极少数,大部分还是护理问题,因此,增强患儿体质是治疗及预防的根本。加强体育锻炼及注意户外活动,使患儿增强适应外界环境及气候变化的能力;同时注意对反复呼吸道感染患儿的生活护理,随气候变化增减衣服,切忌过捂过饱,这些都是治疗反复呼吸道感染的关键。

十、护理评估

(一)健康史

询问发病情况,注意有无受凉史,或当地有无类似疾病的流行,患儿发热开始时间、程度,伴随症状及用药情况;了解患儿有无营养不良、贫血等病史。

(二)身体状况

观察患儿精神状态,注意有无鼻塞、呼吸困难,测量体温,检查咽部有无充血和疱疹,扁桃体及颈部淋巴结是否肿大,结合咽喉膜有无充血,皮肤有无皮疹,腹痛及支气管、肺受累的表现。了解血常规等实验室检查结果。

(三)心理社会状况

了解患儿及家长的心理状态和对该病因、预防及护理知识的认识程度;评估患儿家庭环境及经济情况,注意疾病流行趋势。

十一、常见护理诊断与合作性问题

(一)体温过高
体温过高与上呼吸道感染有关。

(二)潜在并发症(惊厥)
其与高热有关。

(三)有外伤的危险
发生外伤与发生高热惊厥时抽搐有关。

(四)有窒息的危险
窒息与发生高热惊厥时胃内容物反流或痰液阻塞有关。

(五)有体液不足的危险
其与高热大汗及摄入减少有关。

(六)低效性呼吸形态
这与呼吸道炎症有关。

(七)舒适的改变

此与咽痛、鼻塞等有关。

十二、护理目标

(1)患儿体温降至正常范围(36～37.5 ℃)。

(2)患儿不发生惊厥或惊厥时能被及时发现。

(3)患儿维持于舒适状态无自伤及外伤发生。

(4)患儿呼吸道通畅无误吸及窒息发生。

(5)患儿体温正常,能接受该年龄组的液体入量。

(6)患儿呼吸在正常范围,呼吸道通畅。

(7)患儿感到舒适,不再哭闹。

十三、护理措施

(1)保持室内空气新鲜,每天通风换气 2～4 次,保持室温 18～22 ℃,湿度 50%～60%,空气每天用过氧乙酸或含氯制剂喷雾消毒 2 次。有患儿居住的房间最好用空气消毒机,消毒净化空气。

(2)密切观察体温变化,体温超过 38.5 ℃时给予物理降温,如头部冷敷、腋下及腹股沟处置冰袋,温水或乙醇擦浴。冷盐水灌肠,必要时给予药物降温:对乙酰氨基酚、安乃近、柴胡、肌内注射复方氨林巴比妥。

(3)发热者卧床休息直到退热 1 天以上可适当活动,做好心理护理,提供玩具、画册等有利于减轻焦虑,不安情绪。

(4)防止发生交叉感染,患儿与正常小儿分开,接触者戴口罩,防止继发细菌感染。

(5)保持口腔清洁,每天用生理盐水漱口 1～2 次,婴幼儿可经常喂少量温开水以清洗口腔,防止口腔炎的发生。

(6)保持鼻咽部通畅,鼻腔分泌物和干痂及时清除,鼻孔周围应保持清洁,避免增加鼻腔压力,使炎症经咽管向中耳发展引起中耳炎。鼻腔严重时于清洁鼻控分泌部后用 0.5%麻黄碱液滴鼻,每次 1～2 滴;对鼻塞而妨碍吸吮的婴幼儿,宜在哺乳前 10～15 分钟滴鼻,使鼻腔通畅,保持吸吮。

(7)多饮温开水,以加速毒物排泄和降低体温,患儿衣着、被子不宜过多,出汗后及时给患儿用温水擦干汗液,更换衣服。

(8)4 小时测体温 1 次,体温骤升或骤降时要随时测量并记录,如患儿病情加重,体温持续不退,应考虑并发症的可能,需要及时报告医师并及时处理,如病程中出现皮疹,应区别是否为某种传染病的早期征象,以便及时采取措施。

(9)注意观察咽部充血、水肿等情况,咽部不适时给予润喉含片或雾化吸入(雾化吸入药物可用利巴韦林、糜蛋白酶、地塞米松加 20～40 mL 注射用水 2 次/天)。

(10)室内安静减少刺激,发生高热惊厥时按惊厥护理常规。

(11)给予易消化和富含维生素的清淡饮食,必要时静脉补充营养和水分。

(12)患儿安置在有氧气、吸痰器的病室内。

(13)平卧、头偏向一侧,注意防止舌咬伤。防止呕吐物误吸,防止舌后倒引起窒息,应托起患儿下颌同时解开衣物及松开腰带,以减轻呼吸道阻力。

(14)密切观察病情变化,防止发生意外,如坠床或摔伤等。

(15)抽搐时上、下牙之间放牙垫,防止舌及口唇咬伤,患儿持续发作时,可按照医嘱给予对症处理。

(16)按医嘱用止痉药物,如地西泮、苯巴比妥等,观察患儿用药后的反应,并记录。

(17)治疗、护理等集中进行,保持安静,减少刺激。

(18)保持呼吸道通畅,及时吸痰,发绀者给予吸氧,窒息者给人工呼吸,注射呼吸兴奋剂。

(19)高热者给予物理降温或退热剂降温,在严重感染并伴有循环衰竭,抽搐、高热者,可行冬眠疗法,冬眠期间不能搬动患儿或突然竖起,防止直立性休克。

(20)详细记录发作时间,抽动的姿势、次数及特点,因有的患儿抽搐时间相当短暂,虽有几秒钟,抽搐姿势也不同,有的像眨眼一样,有的口角微动,有的肢体像无意乱动一样等,因此需仔细注视才能发现。

(21)密切观察血压、呼吸、脉搏、瞳孔的变化,并做好记录。

十四、健康教育

(1)指导家庭护理。因上呼吸道感染患儿多不住院,要帮助患儿家长掌握上呼吸道感染的护理要点:让患儿多饮水,促进代谢及体内毒素的排泄;饮食要清淡,少食多餐,给高蛋白、高热量、高维生素的流质或半流质饮食;要注意休息,避免剧烈活动,防止咳嗽加重。患儿鼻塞时呼吸不畅可在哺乳及临睡前用0.5%的麻黄碱溶液滴鼻,每次 1～2 滴,可使鼻腔通畅。但不能用药过频,以免引起心悸等表现。

(2)指导预防并发症的方法,以免引起中耳炎、鼻窦炎,介绍如何观察并发症的早期表现,如高热持续不退而复升,淋巴结肿大,耳痛或外耳道流脓,咳嗽加重、呼吸困难等,应及时与医护人员联系并及时处理。

(3)介绍上呼吸道感染的预防重点,增加营养和体格锻炼,避免受凉;在上呼吸道感染流行季节避免到人多的公共场所;有流行趋势时给易感儿服用板蓝根、金银花、连翘等中药汤剂预防,对反复发生上呼吸道感染的小儿应积极治疗原发病,改善机体健康状况。鼓励母乳喂养,积极防治各种慢性病,如维生素 D 缺乏性佝偻病、营养不良及贫血等,在集体儿童机构中,有如上呼吸道感染流行趋势,应早期隔离患儿,室内用食醋熏蒸法消毒。

(4)用药指导。指导患儿家长不要给患儿滥服感冒药,如成人速效伤风胶囊及其他市场流行各种感冒药、消炎药、抗病毒药,必须在医师指导下服药,服药时不要与奶粉、糖水同服,两种药物必须间隔半小时以上再服用。

(刘臣玲)

第六节 急性支气管炎

急性支气管炎是小儿常见的一种呼吸道疾病。本病常继发于上呼吸道感染之后,也常为肺炎的早期表现。也有的是小儿急性传染病如麻疹、百日咳、伤寒、猩红热等疾病的早期症状或并发症。

急性支气管炎,由各种病毒和细菌或二者混合感染所引起。另外,小儿年龄小,体格弱,气温变化冷热不均,公共场所或居室空气污浊,都可诱发本病。

疾病开始时表现为上呼吸道感染症状,发热、流鼻涕、咳嗽,咳嗽逐渐加重并且有痰,起初是白色黏痰,几天后变为黄色脓痰。有的小儿嗓子呼噜呼噜作响,早晚咳嗽较重,经常因咳嗽将食物吐出。还常伴有头痛、食欲缺乏、疲乏无力、睡眠不安、腹泻等症状。

另外,有一种特殊型的支气管炎,称为急性毛细支气管炎也叫哮喘性支气管炎。主要表现为下呼吸道梗阻症状,似支气管哮喘样发作,患儿鼻翼翕动,呈喘憋状呼吸,很快出现呼吸困难,缺氧发绀。这种类型多见于 2 岁以内虚胖小儿,往往有湿疹或其他过敏史。

一、护理要点

(1)发热时要注意卧床休息,选用物理降温或药物降温。

(2)室内保持空气新鲜,适当通风换气,但避免对流风,以免患儿再次受凉。

(3)须经常协助患儿变换体位,轻轻拍打背部,使痰液易于排出。

二、注意事项

(1)急性支气管炎一般 1 周左右可治愈。有部分患儿咳嗽的时间要长些,逐渐会减轻、消失,适当地服用止咳剂即可。不过在患病的早期,对于痰多的患儿,不主张用止咳剂,以免影响排痰。痰稠咳重者可服用祛痰药。

(2)也有部分患儿发展为肺炎,就按护理肺炎患儿的方法精心护理。如果急性支气管炎发作时缺氧、发绀,必须住院治疗,若缺氧得不到及时纠正,会发生脑缺氧等并发症。其他最常见的并发症就是心力衰竭。

(3)对于哮喘重的患儿,在使用氨茶碱等缓解支气管痉挛的药物时,应在医师指导下用药,家长不可乱用。中药麻杏石甘汤或小青龙汤加减治疗急性支气管炎有一定效果,也可采取中西医结合治疗。

(刘臣玲)

第七节　支气管哮喘

一、定义

支气管哮喘简称哮喘,是一种以嗜酸性粒细胞、肥大细胞和 T 细胞等多种细胞参与的气道变应原性慢性炎症性疾病,具有气道高反应性特征。

二、疾病相关知识

(一)流行病学

以 1~6 岁患病较多,大多数在 3 岁以内起病。在青春期前,男孩哮喘的患病率是女孩的

1.5～3 倍,青春期时此种差别消失。

(二)临床表现

反复发作性喘息、呼吸困难、胸闷或咳嗽等症状。

(三)治疗

去除病因、控制发作、预防复发。坚持长期、持续、规范、个体化的治疗原则。

(四)康复

经对症治疗,症状消失,维持正常呼吸功能。

(五)预后

预后较好,病死率为 2～4/10 万,70%～80%年长后症状不再复发,但可能存在不同程度气道炎症和高反应性,30%～60%的患儿可完全治愈。

三、专科评估与观察要点

(1)刺激性干咳、哮鸣音、吸气性呼吸困难。

(2)观察患儿精神状态,有无烦躁不安等症状发生。

(3)呼吸道黏膜、口腔黏膜干燥,评估是否有痰液黏稠不易咳出、皮肤弹性下降、尿量少于正常等情况发生。

四、护理问题

(一)低效性呼吸形态

与支气管痉挛、气道阻力增加有关。

(二)清理呼吸道无效

与呼吸道分泌物黏稠、体弱无力排痰有关。

(三)活动无耐力

与缺氧和辅助呼吸机过度使用有关。

(四)潜在并发症

呼吸衰竭。

(五)焦虑

与哮喘反复发作有关。

五、护理措施

(一)常规护理

(1)保持病室空气清新,温湿度适宜。做好呼吸道隔离,避免有害气体及强光的刺激。

(2)保持患儿安静,给予坐位或半卧位,以利于保持呼吸道通畅。

(3)保证患儿摄入足够的水分,以降低分泌物的黏稠度,防止形成痰栓。

(4)遵医嘱给予氧气吸入,注意吸氧浓度和时间,根据病情,定时进行血气分析,及时调整氧流量,保持 PaO_2 在 9.3～11.9 kPa(70～90 mmHg)。

(5)给予雾化吸入、胸部叩击或震荡,以利于分泌物的排出,鼓励患儿做有效的咳嗽,对痰液黏稠无力咳出者应及时吸痰。

(6)密切观察病情变化,及时监测生命体征,注意呼吸困难的表现。记录哮喘发作的时间,注

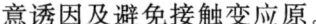

意诱因及避免接触变应原。

(二)专科护理

(1)哮喘发作时应密切观察病情变化,给患儿以坐位或半卧位,背后给予衬垫,使患儿舒适,正确使用定量气雾剂或静脉输入止喘药物,记录哮喘发作及持续时间。

(2)哮喘持续状态时应及时给予氧气吸入,监测生命体征,及时准确给药,并备好气管插管及呼吸机,随时准备抢救。

六、健康指导

(1)指导呼吸运动,以加强呼吸肌的功能。

(2)指导患儿及家长认识哮喘发作的诱因,室内禁止放置花草或毛毯等,避免接触变应原。

(3)给予营养丰富、易消化、低盐、高维生素、清淡无刺激性食物。避免食用易过敏、刺激性食物,以免诱发哮喘发作。

(4)哮喘发作时应绝对卧床休息,保持患儿安静和舒适,指导家长给予合适的体位。缓解期逐渐增加活动量。

(5)教会家长正确认识哮喘发作的先兆,确认患儿对治疗的依从性,指导患儿及家长正确使用药物和设备,如喷雾剂、峰流速仪、吸入器,及早用药控制、减轻哮喘症状。指导家长帮助患儿进行缓解期的功能锻炼,多进行户外活动及晒太阳,增强御寒能力,预防呼吸道感染。

(6)建立随访计划,坚持门诊随访。

七、护理结局评价

(1)患儿气道通畅,通气量有改善。

(2)患儿舒适感增强,能得到适宜的休息。

(3)患儿能保持平静状态,焦虑得到改善,无并发症的发生。

八、急危重症观察与处理

哮喘持续状态:①表现,哮喘发作严重,有明显的呼吸困难及吸气三凹征,伴有心功能不全和低氧血症。②处理,应注意严密监测呼吸、心率变化,并注意观察神志状态,遵医嘱立即建立静脉通路,及时准确给药,随时准备行气管插管和机械通气。

(刘臣玲)

第八节　肺　　炎

肺炎是指不同病原体或其他因素所致的肺部炎症,以发热、咳嗽、气促、呼吸困难和肺部固定湿啰音为共同临床表现,该病是儿科常见疾病中能威胁生命的疾病之一。据联合国儿童基金会统计,全世界每年约有 350 万<5 岁儿童死于肺炎,占<5 岁儿童总病死率的 28%;我国每年<5 岁儿童因肺炎死亡者约35 万,占全世界儿童肺炎死亡数的 10%。因此积极采取措施,降低小儿肺炎的病死率,是 21 世纪世界儿童生存、保护和发展纲要规定的重要任务。

目前,小儿肺炎的分类尚未统一,常用方法有四种,各种肺炎可单独存在,也可两种同时存在。①病理分类:可分为支气管肺炎、大叶性肺炎、间质性肺炎等。②病因分类:感染性肺炎,如病毒性肺炎、细菌性肺炎、支原体肺炎、衣原体肺炎、真菌性肺炎、原虫性肺炎;非感染性肺炎,如吸入性肺炎、坠积性肺炎等。③病程分类:急性肺炎(病程<1个月),迁延性肺炎(病程1～3个月),慢性肺炎(病程>3个月)。④病情分类:轻症肺炎(主要为呼吸系统表现)、重症肺炎(除呼吸系统受累外,其他系统也受累,且全身中毒症状明显)。

临床上若病因明确,则按病因分类,否则按病理分类。

一、病因与发病机制

引起肺炎的主要病原体为病毒和细菌,病毒中最常见的为呼吸道合胞病毒,其次为腺病毒、流感病毒等;细菌中以肺炎链球菌多见,其他有葡萄球菌、链球菌、革兰阴性杆菌等。低出生体质量、营养不良、维生素D缺乏性佝偻病、先天性心脏病等患儿易患本病,且病情严重,容易迁延不愈,病死率也较高。

病原体多由呼吸道入侵,也可经血行入肺,引起支气管、肺泡、肺间质炎症,支气管因黏膜水肿而管腔变窄,肺泡壁因充血水肿而增厚,肺泡腔内充满炎症渗出物,影响了通气和气体交换;同时由于小儿呼吸系统的特点,当炎症进一步加重时,可使支气管管腔更加狭窄,甚至阻塞,造成通气和换气功能障碍,导致低氧血症及高碳酸血症。为代偿缺氧,患儿呼吸与心率加快,出现鼻翼翕动和三凹征,严重时可产生呼吸衰竭。由于病原体作用,重症常伴有毒血症,引起不同程度的感染中毒症状。缺氧、二氧化碳潴留及毒血症可导致循环系统、消化系统、神经系统的一系列症状,以及水、电解质和酸碱平衡紊乱。

(一)循环系统

缺氧使肺小动脉反射性收缩,肺循环压力增高,形成肺动脉高压;同时病原体和毒素侵袭心肌,引起中毒性心肌炎。肺动脉高压和中毒性心肌炎均可诱发心力衰竭。重症患儿常出现微循环障碍、休克甚至弥散性血管内凝血。

(二)中枢神经系统

缺氧和高碳酸血症使脑血管扩张、血流减慢、血管通透性增加,致使颅内压增高。严重缺氧和脑供氧不足使脑细胞无氧代谢增加,造成乳酸堆积、ATP生成减少和Na^+-K^+泵转运功能障碍,引起脑细胞内水、钠潴留,形成脑水肿。病原体毒素作用亦可引起脑水肿。

(三)消化系统

低氧血症和毒血症可引起胃黏膜糜烂、出血、上皮细胞坏死脱落等应激性反应,导致黏膜屏障功能破坏,使胃肠功能紊乱,严重者可引起中毒性肠麻痹和消化道出血。

(四)水、电解质和酸碱平衡紊乱

重症肺炎可出现混合性酸中毒,因为严重缺氧时体内需氧代谢障碍、酸性代谢产物增加,常可引起代谢性酸中毒;而CO_2潴留、H_2CO_3增加又可导致呼吸性酸中毒。缺氧和CO_2潴留还可导致肾小动脉痉挛而引起水钠潴留,重症者可造成稀释性低钠血症。

二、临床表现

(一)支气管肺炎

支气管肺炎为小儿最常见的肺炎。多见于3岁以下婴幼儿。

1.轻症

以呼吸系统症状为主,大多起病较急。主要表现为发热、咳嗽和气促。

(1)发热:热型不定,多为不规则热,新生儿或重度营养不良儿可不发热,甚至体温不升。

(2)咳嗽:较频,早期为刺激性干咳,以后有痰,新生儿则表现为口吐白沫。

(3)气促:多发生在发热、咳嗽之后,呼吸频率加快,每分钟可达40~80次,可有鼻翼翕动、点头呼吸、三凹征、唇周发绀。肺部可听到较固定的中、细湿啰音,病灶较大者可出现肺实变体征。

2.重症

重症肺炎常有全身中毒症状及循环、神经、消化系统受累的临床表现。

(1)循环系统:常见心肌炎、心力衰竭及微循环障碍。心肌炎表现为面色苍白、心动过速、心音低钝、心律不齐,心电图显示 ST 段下移和 T 波低平、倒置;心力衰竭表现为呼吸突然加快,>60 次/分;极度烦躁不安,明显发绀,面色发灰;心率增快,>180 次/分,心音低钝有奔马率;颈静脉曲张,肝脏迅速增大,尿少或无尿,颜面或下肢水肿等。

(2)神经系统:表现为烦躁或嗜睡,脑水肿时出现意识障碍、反复惊厥、前囟膨隆、脑膜刺激征等。

(3)消化系统:常有食欲缺乏、腹胀、呕吐、腹泻等;重症可引起中毒性肠麻痹和消化道出血,表现为严重腹胀、肠鸣音消失、便血等。

若延误诊断或病原体致病力强,可引起脓胸、脓气胸、肺大疱等并发症,多表现为体温持续不退,或退而复升,中毒症状或呼吸困难突然加重。

(二)几种不同病原体所致肺炎的特点

1.呼吸道合胞病毒性肺炎

其由呼吸道合胞病毒感染所致,多见于 2 岁以内婴幼儿,尤以 2~6 个月婴儿多见。常于上呼吸道感染后 2~3 天出现干咳、低至中度发热,喘憋为突出表现,2~3 天后病情逐渐加重,出现呼吸困难和缺氧症状。肺部听诊可闻及大量哮鸣音、呼气性喘鸣,肺基底部可听到细湿啰音。喘憋严重时可合并心力衰竭、呼吸衰竭。临床上有两种类型。

(1)毛细支气管炎:有上述临床表现,但中毒症状不严重,当毛细支气管接近完全阻塞时,呼吸音可明显减低,胸部 X 线常显示不同程度的梗阻性肺气肿和支气管周围炎,有时可见小点片状阴影或肺不张。

(2)间质性肺炎:全身中毒症状较重,呼吸困难明显,肺部体征出现较早,胸部 X 线呈线条状或单条状阴影增深,或互相交叉成网状阴影,多伴有小点状致密阴影。

2.腺病毒性肺炎

此为腺病毒引起,在我国以 3、7 两型为主,11、12 型次之。本病多见于 6 个月至 2 岁的婴幼儿。起病急骤,呈稽留高热,全身中毒症状明显,咳嗽较剧,可出现喘憋、呼吸困难、发绀等。肺部体征出现较晚,常在发热 4~5 天后出现湿啰音,以后病变融合而呈现肺实变体征,少数患儿可并发渗出性胸膜炎。胸部X线改变的出现较肺部体征为早,可见大小不等的片状阴影或融合成大病灶,并多见肺气肿,病灶吸收较缓慢,需数周至数月。

3.葡萄球菌肺炎

这主要包括金黄色葡萄球菌及白色葡萄球菌所致的肺炎,多见于新生儿及婴幼儿。临床起病急,病情重,进展迅速;多呈弛张高热,婴儿可呈稽留热;中毒症状明显,面色苍白、咳嗽、呻吟、呼吸困难,皮肤常见一过性猩红热样或荨麻疹样皮疹,有时可找到化脓灶,如疖肿等。肺部体征出现较早,双肺可闻及中、细湿啰音,易并发脓胸、脓气胸等,可合并循环、神经及胃肠功能障碍。胸部 X 线常见浸润阴影,易变性是其特征。

4.流感嗜血杆菌肺炎

此类肺炎由流感嗜血杆菌引起。近年来,由于广泛使用广谱抗生素和免疫抑制剂,加上院内感染等因素,流感嗜血杆菌感染有上升趋势,多见于<4 岁的小儿,常并发于流感病毒或葡萄球菌感染者。临床起病较缓,病情较重,全身中毒症状明显,有发热、痉挛性咳嗽、呼吸困难、鼻翼翕动、三凹征、发绀等。体检肺部有湿啰音或肺实变体征,易并发脓胸、脑膜炎、败血症、心包炎、中耳炎等。胸部 X 线表现多种多样。

5.肺炎支原体肺炎

本型肺炎由肺炎支原体引起,多见于年长儿,婴幼儿发病率也较高。以刺激性咳嗽为突出表现,有的酷似百日咳样咳嗽,咳出黏稠痰,甚至带血丝;常有发热,热程 1～3 周。年长儿可伴有咽痛、胸闷、胸痛等症状,肺部体征不明显,常仅有呼吸音粗糙,少数闻及干湿啰音。婴幼儿起病急,呼吸困难、喘憋和双肺哮鸣音较突出。部分患儿出现全身多系统的临床表现,如心肌炎、心包炎、溶血性贫血、脑膜炎等。胸部X 线检查可分为 4 种改变:①肺门阴影增浓。②支气管肺炎改变。③间质性肺炎改变。④均一的实变影。

6.衣原体肺炎

沙眼衣原体肺炎多见于 6 个月以下的婴儿,可于产时或产后感染,起病缓,先有鼻塞、流涕,后出现气促、频繁咳嗽,有的酷似百日咳样阵咳,但无回声,偶有呼吸暂停或呼气喘鸣,一般无发热。可同时患有结膜炎或有结膜炎病史。胸部 X 线呈弥漫性间质性改变和过度充气。肺炎衣原体肺炎多见于 5 岁以上小儿,发病隐匿,体温不高,咳嗽逐渐加重,两肺可闻及干湿啰音。X 线显示单侧肺下叶浸润,少数呈广泛单侧或双侧浸润。

三、治疗要点

采取综合措施,积极控制感染,改善肺的通气功能,防止并发症。

(一)控制感染

根据不同病原体选用敏感抗生素积极控制感染,使用原则为早期、联合、足量、足疗程,重症宜静脉给药。

世界卫生组织推荐的 4 种第 1 线抗生素为复方磺胺甲基异噁唑、青霉素、氨苄西林、阿莫西林,其中青霉素为首选药,复方磺胺甲基异噁唑不能用于新生儿。怀疑有金葡菌肺炎者,推荐用氨苄西林、氯霉素、苯唑西林或氯唑西林和庆大霉素。我国卫生健康委员会对轻症肺炎推荐使用头孢氨苄。大环内酯类抗生素如红霉素、交沙霉素、罗红霉、阿奇霉素素等对支原体肺炎、衣原体肺炎等均有效;除阿奇霉素外,用药时间应持续至体温正常后 5～7 天,临床症状基本消失后3 天。支原体肺炎至少用药 2 周。应用阿奇霉素3～5 天 1 个疗程,根据病情可再重复 1 个疗程,以免复发。葡萄球菌肺炎比较顽固,疗程宜长,一般于体温正常后继续用药 2 周,总疗程 6 周。

病毒感染尚无特效药物,可用利巴韦林、干扰素、聚肌胞、乳清液等,中药治疗有一定疗效。

(二)对症治疗

止咳、止喘、保持呼吸道通畅;纠正低氧血症、水电解质与酸碱平衡紊乱;对于中毒性肠麻痹者,应禁食、胃肠减压,皮下注射新斯的明。对有心力衰竭、感染性休克、脑水肿、呼吸衰竭者,采取相应的治疗措施。

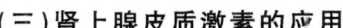

(三)肾上腺皮质激素的应用

若中毒症状明显,或严重喘憋,或伴有脑水肿、中毒性脑病、感染性休克、呼吸衰竭等,以及胸膜有渗出者,可应用肾上腺皮质激素,常用地塞米松,每天 2～3 次,每次 2～5 mg,疗程 3～5 天。

(四)防治并发症

对并发脓胸、脓气胸者及时抽脓、抽气;对年龄小、中毒症状明显、脓液黏稠经反复穿刺排脓不畅者,以及有张力气胸者进行胸腔闭式引流。

四、护理措施

(一)改善呼吸功能

(1)保持病室环境舒适,空气流通,温湿度适宜,尽量使患儿安静,以减少氧的消耗。不同病原体肺炎患儿应分室居住,以防交叉感染。

(2)置患儿于有利于肺扩张的体位并经常更换,或抱起患儿,以减少肺部淤血和防止肺不张。

(3)给氧。凡有低氧血症,有呼吸困难、喘憋、口唇发绀、面色灰白等情况立即给氧;婴幼儿可用面罩法给氧,年长儿可用鼻导管法;若出现呼吸衰竭,则使用人工呼吸器。

(4)正确留取标本,以指导临床用药;遵医嘱使用抗生素治疗,以消除肺部炎症,促进气体交换;注意观察治疗效果。

(二)保持呼吸道通畅

(1)及时清除患儿口鼻分泌物,经常协助患儿转换体位,同时轻拍背部,边拍边鼓励患儿咳嗽,以促使肺泡及呼吸道的分泌物借助重力和震动易于排出;病情许可的情况下可进行体位引流。

(2)给予超声雾化吸入,以稀释痰液,利于咳出,必要时予以吸痰。

(3)遵医嘱给予祛痰药,如复方甘草合剂等;对严重喘憋者,遵医嘱给予支气管解痉剂。

(4)给予易消化、营养丰富的流质、半流质饮食,少食多餐,避免过饱影响呼吸;哺喂时应耐心,防止呛咳引起窒息;重症不能进食者,给予静脉营养。保证液体的摄入量,以湿润呼吸道黏膜,防止分泌物干结,利于痰液排出;同时可以防止发热导致的脱水。

(三)加强体温监测

观察体温变化并警惕高热惊厥的发生,对高热者给予降温措施,保持口腔及皮肤清洁。

(四)密切观察病情

(1)如患儿出现烦躁不安、面色苍白、气喘加剧、心率加速(＞160 次/分)、肝脏在短时间内急剧增大等心力衰竭的表现,及时报告医师,给予氧气吸入并减慢输液速度,遵医嘱给予强心、利尿药物,以增强心肌收缩力,减慢心率,增加心搏出量,减轻体内水钠潴留,从而减轻心脏负荷。

(2)若患儿出现烦躁或嗜睡、惊厥、昏迷、呼吸不规则等,提示颅内压增高,立即报告医师并共同抢救。

(3)患儿腹胀明显伴低钾血症时,及时补钾;若有中毒性肠麻痹,应禁食,予以胃肠减压,遵医嘱皮下注射新斯的明,以促进肠蠕动,消除腹胀,缓解呼吸困难。

(4)如患儿病情突然加重,出现剧烈咳嗽、烦躁不安、呼吸困难、胸痛、面色发绀、患侧呼吸运动受限等,提示并发脓胸或脓气胸,应及时配合进行胸穿或胸腔闭式引流。

(五)健康教育

向患儿家长讲解疾病的有关知识和护理要点,指导家长合理喂养,加强体格锻炼,以改善小儿呼吸功能;对易患呼吸道感染的患儿,在寒冷季节或气候骤变外出时,应注意保暖,避免着凉;定期健康检查,按时预防接种;对年长儿说明住院和注射等对疾病痊愈的重要性,鼓励患儿克服暂时的痛苦,与医护人员合作;教育患儿咳嗽时用手帕或纸捂嘴,不随地吐痰,防止病原菌污染空气而传染给他人。

(刘臣玲)

第九节　腹　泻　病

一、护理评估

(一)健康史

应详细询问喂养史,是母乳喂养还是人工喂养,喂何种乳品,冲调浓度、喂哺次数及量,添加辅食及断奶情况。并了解当地有无类似疾病的流行。并注意患儿有无不洁饮食史、肠道内外感染、食物过敏史、外出旅游和气候变化史等。询问患儿腹泻开始时间,次数、颜色、性质、量、气味。并是否伴随发热、呕吐、腹胀、腹痛及里急后重等症状。既往有无腹泻史、其他疾病史和长期服用广谱抗生素史等。

(二)身体状况

观察患儿生命体征,有无腹痛、里急后重、大便性状为松散或水样,密切观察患儿生命体征、体质量、出入量、尿量、神志状态、营养状态,皮肤弹性、眼窝凹陷、口舌黏膜干燥、神经反射等脱水表现。并评估脱水的程度和性质,检查肛周皮肤有无发红、破损;了解大便常规、大便致病菌培养等实验室检查结果。

(三)心理社会状况

腹泻是小儿的常见病、多发病,年龄越小、发病率越高,特别是在贫困和卫生条件较差的地区,家长缺乏喂养及卫生知识是导致小儿易患腹泻的重要原因。故应了解患儿家长的心理状况及对疾病的病因、护理知识的认识程度,注意评估患儿家庭的经济状况、聚居条件、卫生习惯、家长的文化程度及家长对病因、护理知识的了解程度,认识疾病流行趋势。

(四)实验室检查

了解大便常规及致病菌培养等化验结果。分析血常规、红细胞计数、血清电解质、血尿素氮、二氧化碳结合力等可了解体内酸碱平衡紊乱性质和程度。

二、护理诊断

(一)体液不足
体液不足与腹泻、呕吐丢失过多和摄入量不足有关。

(二)体温过高
体温过高与肠道感染有关。

(三)有皮肤黏膜完整性受损的危险
有皮肤黏膜完整性受损的危险与腹泻大便次数增多刺激臀部皮肤及尿布使用不当有关。

(四)知识缺乏(家长)

与喂养知识、卫生知识及腹泻患儿护理知识缺乏有关。

(五)营养失调

营养低于机体需要量,呕吐腹泻等消化功能障碍所致。

(六)排便异常腹泻

排便异常腹泻与喂养不当,肠道感染或功能紊乱。

(七)腹泻

腹泻与喂养不当、感染导致胃肠道功能紊乱有关。

(八)有交叉感染的可能

交叉感染与免疫力低下有关。

(九)潜在并发症

1.酸中毒

酸中毒与腹泻丢失碱性物质及热能摄入不足有关。

2.低血钾

低血钾与腹泻、呕吐丢失过多和摄入不足有关。

三、护理目标

(1)患儿腹泻、呕吐、排便次数逐渐减少至正常,大便次数性状颜色恢复正常。

(2)患儿脱水、电解质紊乱纠正,体质量恢复正常,尿量正常,获得足够的液体和电解质。

(3)体温逐渐恢复正常。

(4)住院期间患儿能保持皮肤的完整性,不再有红臀发生。

(5)家长能说出婴儿腹泻的病因、预防措施和喂养知识,能协助医护人员护理患儿。

(6)患儿不发生酸中毒,低血钾等并发症。

(7)避免交叉感染的发生。

(8)保证患儿营养的补充将患儿体质量保持不减或有增加。

四、护理措施

新入院的患儿首先要测量体质量,便于了解患儿脱水情况和计液量。以后每周测 1 次,了解患儿恢复和体质量增长情况。

(一)体液不足的护理

1.口服补液疗法的护理

该方法适用于无脱水、轻中度脱水或呕吐不严重的患儿,可采用口服方法,它能补充身体丢失的水分和盐,执行医嘱给口服补液盐时应在 4~6 小时之内少量多次喂,同时可以随意喂水,口服液盐一定用冷开水或温开水溶解。

(1)一般轻度脱水需 50~80 mL/kg,中度脱水需 80~100 mL/kg,于 8~12 小时内将累积损失量补足;脱水纠正后,将余量用等量水稀释按病情需要随时口服。对无脱水患儿,可在家进行口服补液的护理,可将口服补液盐溶液加等量水稀释,每天 50~100 mL/kg,少量频服,以预防脱水(新生儿慎用),有明显腹胀、休克、心功能不全或其他严重并发症者及新生儿不宜口服补液。在口服补液过程中,如呕吐频繁或腹泻、脱水加重,应改为静脉补液。服用口服补液盐溶液期间,应适当增加水分,以防高钠血症。

(2)护理中的注意事项:①向家长说明和示范口服液的配制方法。②向家长示范喂服方法,2 岁以下的患儿 1～2 分钟喂 1 小勺约 5 mL,大一点的患儿可用杯子直接喝,如有呕吐,停 10 分钟后再慢慢喂服(2～3 分钟喂一勺)。③对于在家进行口服补液的患儿,应指导家长病情观察方法。口服补液可直到腹泻停止,并继续喂养。如病情不见好转或加重,应及时到医院就诊。④密切观察病情,如患儿出现眼睑水肿应停止服用口服补液盐液,改用白开水或母乳,水肿消退后再按无脱水的方案服用。4 小时后应重新估计患儿脱水状况,然后选择上述适当的方案继续治疗护理。

2.禁食、静脉补液

该方法适用于中度以上脱水,吐、泻重或腹胀的患儿。在静脉输液前协助医师取静脉血做钾、钠、氯、二氧化碳结合力等项目检查。

(1)第 1 天补液:①输液总量,按医嘱要求安排 24 小时的液体总量(包括累积损失量、继续损失量和生理需要量)。并本着"急需先补、先快后慢、见尿补钾"的原则分批输入。如患儿烦躁不安,应检查原因,必要时可遵医嘱给予适量的镇静剂,如氯丙嗪,10% 水合氯醛,以防患儿因烦躁不安而影响静脉输液。一般轻度脱水 90～120 mL/kg,中度脱水 120～150 mL/kg,重度脱水 150～180 mL/kg。②溶液种类,根据脱水性质而定,若临床判断脱水困难,可先按等渗脱水处理。对于治疗前 6 小时内无尿的患儿首先要在 30 分钟内给输入 2∶1 液,一定要记录输液后首次排尿时间,见尿后给含钾液体。③输液速度,主要取决于脱水程度和继续损失的量与速度,遵循先快后慢原则。明确每小时的输入量,一般茂菲氏滴管 14～15 滴为 1 mL,严格执行补液计划,保证输液量的准确,掌握好输液速度和补液原则。注意防止输液速度过速或过缓。注意输液是否通畅,保护好输液肢体,随时观察针头有无滑脱,局部有无红肿渗液及寒战发绀等全身输液反应。对重度脱水有明显周围循环障碍者应先快速扩容;累积损失量(扣除扩容液量)一般在前 8～12 小时内补完,每小时 8～10 mL/kg;后 12～16 小时补充生理需要量和异常的损失量,每小时约 5 mL/kg;若吐泻缓解,可酌情减少补液量或改为口服补液。④对于少数营养不良、新生儿及伴心、肺疾病的患儿应根据病情计算,每批液量一般减少 20%,输液速度应在原有基础减慢 2～4 小时,把累积丢失的液量由 8 小时延长到 10～12 小时输完。如有条件最好用输液泵,以便更精确地控制输液速度。

(2)第 2 天及以后的补液:脱水和电解质紊乱已基本纠正,主要补充生理需要量和继续损失量,可改为口服补液,一般生理需要量为每天 60～80 mL/kg,用 1/5 张含钠液;继续损失量是丢多少补多少,用 1/3～1/2 张含钠液,将这两部分相加于 12～24 小时内均匀静脉滴注。

3.准确记录出入量

准确记录出入量,是医师调整患儿输液质和量的重要依据。

(1)大便次数,量(估计)及性质、大便的气味、颜色、有无黏液、脓血等。留大便常规并做培养。

(2)呕吐次数、量、颜色、气味,以及呕吐与其他症状的关系,体现了患儿病情发展情况。比如呕吐加重但无腹泻,补液后脱水纠正由于呕吐次数增多而效果不满意,这时要及时报告医师,以及早发现肠道外感染或急腹症。

4.严密观察病情,细心做好护理

(1)注意观察生命体征:包括体温、脉搏、血压、呼吸、精神状况。若出现烦躁不安、脉率加快、呼吸加快等,应警惕是否输液速度过快,是否发生心力衰竭和肺水肿等情况。

(2)观察脱水情况:注意患儿的神志、精神、皮肤弹性、有无口渴,皮肤、黏膜干燥程度,眼窝及前囟凹陷程度,机体温度及尿量等临床表现,估计患儿脱水程度,同时要动态观察经过补充液体后脱水症状是否得到改善。如补液合理,一般于补液后 3～4 小时应该排尿,此时说明血容量恢复,所以应注意观察和记录输液后首次排尿的时间、尿量。补液后 24 小时皮肤弹性恢复,眼窝凹陷消失,则表明脱水已被纠正。补液后眼睑出现水肿,可能是钠盐过多;补液后尿多而脱水未能纠正,则可能是葡萄糖液补入过多,宜调整溶液中电解质比例。

(3)密切观察代谢性酸中毒的表现:中、重度脱水患者多有不同程度的酸中毒,当 pH 下降、二氧化碳结合力在 25％容积以下时,酸中毒表现明显。当患儿出现呼吸深长、精神萎靡、嗜睡,严重者意识不清、口唇樱红、呼吸有丙酮味,应准备碱性液,及时使用碱性药物纠正,应补充碳酸氢钠或乳酸钠。注意碱性液体有无漏出血管外,以免引起局部组织坏死。

(4)密切观察低血钾表现:常发现于输液后脱水纠正时,当发现患儿尿量异常增多,精神萎靡、全身乏力、不哭或哭声低下、吃奶无力、肌张力低下、反应迟钝、恶心呕吐、腹胀及听诊肠鸣音减弱或消失,呼吸频不规整,心电图显示 T 波平坦或倒置、U 波明显、S-T 段下移(或心律失常,提示有低血钾存在,应及时补充钾盐)等临床表现,及时报告医师,做血生化检查。如是低血钾症,应遵医调整液体中钾的浓度。补充钾时应按照见尿补钾的原则,严格掌握补钾的速度,绝不可静脉推入,以免发生高血钾引起心搏骤停。一般按每天 3～4 mmol/kg(相当于氯化钾 200～300 mg/kg)补给,缺钾明显者可增至 4～6 mmol/kg,轻度脱水时可分次口服,中、重度脱水予静脉滴入。并观察记录好治疗效果。

(5)密切观察有无低钙、低镁、低磷血症:当脱水和酸中毒被纠正时,大多表现有钙、磷缺乏,少数可有镁缺乏。低血钙或低血镁时表现为手足搐搦、惊厥;重症低血磷时出现嗜睡、精神错乱或昏迷,肌肉、心肌收缩无力(营养不良或佝偻病活动期患儿更甚),这时要及时报告医师。静脉缓慢注射 10％葡萄糖酸钙或深部肌内注射 25％硫酸镁。

(6)低钠血症:低钠血症多见于静脉输液停止后的患儿。这是以为患儿进食后水样便次数再次增多。主要表现为患儿前囟及眼窝凹陷、肢端凉、精神弱、尿少等。要及时报告医师要继续补充丢失液体。

(7)高钠血症:高钠血症出现在按医嘱禁食补液或口服补液后,患儿出现烦躁不安、口渴、尿少、皮肤弹性差,甚至惊厥。这时应报告医师,必要时取血查生化,待结果回报后根据具体情况调整液体的质和量。

(8)泌尿系统感染:患儿腹泻渐好,但仍发热,阵阵哭闹不安,此时要报告医师,根据医嘱留尿常规,并寻找感染病灶。并发泌尿系统感染的患儿多见于女婴,在护理和换尿布时一定要注意女婴儿会阴部的清洁,防止上行性尿路感染。

5.计算液体出入量

24 小时液体入量包括口服液体和胃肠道外补液量。液体出量包括尿、大便和不显性失水。呼吸增快时,不显性失水增加 4～5 倍,体温每升高 1 ℃,不显性失水每小时增加 0.5 mL/kg;环境湿度大小可分别减少或增加不显性失水;体力活动增多时,不显性失水增加 30％。补液过程中,计算并记录 24 小时液体出入量,是液体疗法护理工作的重要内容。婴幼儿大小便不易收集,可用"秤尿布法"计算液体排出量。

(二)腹泻的护理

控制腹泻,防止继续失水。

1.调整饮食

根据世界卫生组织的要求对于轻中度脱水的患儿不必禁食,腹泻期间和恢复期适宜的营养对促进恢复、减少体质量下降和生长停滞的程度、缩短腹泻后康复时间、预防营养不良非常重要。故腹泻脱水患儿除严重呕吐者暂禁食 4~6 小时(不禁水)外,均应继续喂养进食是必要的治疗与护理措施。但因同时存在着消化功能紊乱,故应根据患儿病情适当调整饮食,达到减轻胃肠道负担、恢复消化功能之目的。继续哺母乳喂养;人工喂养出生 6 个月以内的小儿,牛奶(或羊奶)应加米汤或水稀释,或用发酵奶(酸奶),也可用奶谷类混合物,每天 6 次,以保证足够的热量。腹泻次数减少后,出生 6 个月以上的婴儿可用平常已经习惯的饮食,选用稀粥、面条、并加些熟的植物油、蔬菜、肉末等,但需由少到多,随着病情稳定和好转,并逐渐过渡到正常饮食。幼儿应给一些新鲜、味美、碎烂、营养丰富的食物。病毒性肠炎多有双糖酶缺乏,应限制糖量,并暂停乳类喂养,改为豆制代用品或发酵奶,对牛奶和大豆过敏者应该用其他饮食,以减轻腹泻,缩短病程。腹泻停止后,继续给予营养丰富的饮食,并每天加餐 1 次,共 2 周,以赶上正常生长。双糖酶缺乏者,不宜用蔗糖,并暂停乳类。对少数严重病例口服营养物质不能耐受者,应加强支持疗法,必要时全静脉营养。

2.控制感染

感染是引起腹泻的重要原因,细菌性肠炎需用抗生素治疗。病毒性肠炎用饮食疗法和支持疗法常可痊愈。严格消毒隔离,防止感染传播,按肠道传染病隔离,护理患儿前后要认真洗手,防止感染,遵医嘱给予抗生素治疗。

3.观察排便情况

注意大便的变化,观察记录大便次数、颜色、性状、气味、量、及时送检,并注意采集黏液脓血部分,进行动态比较,根据大便常规检验结果,调整治疗和输液方案,为输液方案和治疗提供可靠依据。

(三)发热的护理

(1)保持室内安静、空气新鲜、通风良好,保持室温在 18~22 ℃,相对湿度 55%~65%,衣被适度,以免影响机体散热。

(2)让患儿卧床休息限制活动量,利于机体康复和减少并发症的发生。多饮温开水或选择喜欢的饮料,以加快毒素排泄带走热量和降低体温。

(3)密切观察患儿体温变化 4 小时测体温 1 次,体温骤升或骤降时要随时测量并记录降温效果。体温超过 38.5 ℃时给予物理降温:温水擦浴;用 30%~50% 的乙醇擦浴;冰枕、冷毛巾敷患儿前额,或冷敷腹股沟、腋下等大血管处;冷盐水灌肠。物理降温后 30 分钟测体温,并记录于体温单上。

(4)按医嘱给予抗感染药及解热药,并观察记录用药效果,药物降温后,密切观察,防止虚脱。

(5)患儿的衣服,出汗后及时擦干汗液,更换衣服,并注意保暖,在严重情况下给予吸氧,以免惊厥抽搐发生。

(6)加强口腔护理,鼓励多漱口,口唇干燥时可涂护唇油。

(四)维持皮肤完整

由于腹泻频繁,大便呈酸性或碱性,含有大量肠液及消化酶,臀部皮肤常处于被大便腐蚀的状态,容易发生肛门周围皮肤糜烂,严重者引起溃疡及感染,要注意每次换尿布大便后须用温水清洗臀部及肛周并吸干,局部皮肤发红处涂以5%鞣酸软膏或40%氧化锌油并按摩片刻,促进血液循环。应选用消毒软棉尿布并及时更换。避免使用不透气塑料布或橡皮布,防止尿布皮炎发生。局部有糜烂者可在便后用温水洗净后用灯泡照烤,待烤干局部渗液后,再涂紫草油或1%甲紫效果更好。

(五)做好床边隔离

护理患儿前后均要认真洗手防止交叉感染。

(六)减轻患儿的恐惧

医护人员的检查、治疗应相对集中进行以减少患儿的哭闹,可根据患儿年龄给予不同玩具,减少其恐惧心理,若患儿哭闹不安影响静脉输液的顺利进行,必要时可根据医嘱适当应用镇静药物。

(七)对症治疗

腹胀明显者用肛管排气或肌内注射新斯的明。呕吐严重者针刺足三里、内关或肌内注射氯丙嗪等。

(八)注意口腔清洁

禁食患儿每天做口腔护理两次。由于长时间应用抗生素可发生鹅口疮。如口腔黏膜有乳白色分泌物附着即为鹅口疮,可涂制霉菌素;若发生溃疡性口炎时可用3%双氧水洗净口腔后,涂复方甲紫、金霉素鱼肝油。

(九)恢复期患儿护理

(1)新入院患儿分室居住,预防交叉感染。

(2)患儿消化功能恢复时,逐渐增加奶的质和量,细心添加辅食,避免小儿腹泻再次复发。

(十)健康教育

(1)宣传母乳喂养的优点,鼓励母乳喂养,尤其是出生后最初数月及出生后每个夏天更为重要,避免在夏季断奶。按时逐步加辅食,防止过食、偏食及饮食结构突然变动。如乳制品的调剂方法,辅食加方法,断奶时间选择方法,人工喂养儿根据具体情况。选用合适的代乳品。

(2)指导患儿家长配置和使用口服补液盐溶液。

(3)注意饮食卫生,培养良好的卫生习惯;注意食物新鲜、清洁和奶具、食具应定时煮沸消毒,避免肠道内感染。教育儿童养成饭前便后洗手,勤剪指甲的良好习惯。

(4)及时治疗营养不良、维生素D缺乏性佝偻病等,加强体格锻炼,适当进行户外活动。防止受凉或过热,营养不良,预防感冒,肺炎及中耳炎等并发症的发生,避免长期滥用广谱抗生素。

(5)气候变化时及时增减衣物,防止受凉或过热,冬天注意保暖,夏天多喝水。尤其应做好腹部的保暖。集体机构中如有腹泻的流行,应积极治疗患儿,做好消毒隔离工作,防止交叉感染。

(王目香)

第十一章

传染科护理

第一节　伤寒与副伤寒

伤寒与副伤寒(paratyphoid A、B、C)是由伤寒杆菌和副伤寒杆菌引起的急性传染病,临床特征是持续发热、相对缓脉、神经系统中毒症状(伤寒面容)、脾大、玫瑰疹及白细胞减少。少数病例可发生重症伤寒,并发肠出血、肠穿孔或中毒性心肌炎、伤寒性肝炎等。

感染后是否发病与细菌侵入的数量、菌株毒力、机体的免疫力有关。有人观察到 10^7 活菌可使 50% 的患者发病,10^9 活菌可使 95% 的患者发病,而 10^3 活菌则仅能使 28% 的人感染。肠道菌群失调对伤寒杆菌的侵入有重要作用,口服抗生素者所需的感染量减少。营养不良时易感性增高。胃酸减少时可促进伤寒发病。重症伤寒的发病还与感染耐药菌株及延误治疗有关。伤寒杆菌进入胃后大部分被胃酸杀死,残存的细菌进入小肠,因肠内呈碱性,故其内的胆汁和营养物质有利于病菌的生长、繁殖。病菌在小肠上段侵入黏膜上皮细胞及黏膜下层,并被吞噬细胞吞入,在细胞内繁殖并进入淋巴管,如小肠壁的集合淋巴结、孤立淋巴结和肠系膜淋巴结等处继续繁殖,后经门静脉或胸导管入血,形成第一次菌血症。此时不出现临床症状,如机体免疫力较强则不发病;如免疫力弱,则细菌随血流进入全身各脏器,如肝、脾、胆囊、骨髓及淋巴结的单核-吞噬细胞内继续大量繁殖,至潜伏期末再次进入血流,形成第二次菌血症,开始出现临床症状,如皮肤玫瑰疹。在发病的第 $1\sim2$ 周,血培养阳性率可达 80%。在第 $2\sim3$ 周,进入胆道系统的伤寒杆菌在胆囊的胆汁内繁殖旺盛,并随胆汁进入肠腔,使肠壁淋巴组织再次受染,原已致敏的淋巴组织发生剧烈的迟发型变态反应,导致坏死和溃疡,临床表现达极期。此时如病变累及血管则引起出血,如侵及肌层与浆膜则引起肠穿孔,也可感染其他组织,发生伤寒性肝炎、心肌炎、支气管肺炎、肾小球肾炎、脑膜炎、胆囊炎等。此时粪、尿培养阳性。于病程的第 $4\sim5$ 周,机体免疫功能增强,病情逐步缓解或伤寒杆菌长期潜伏于体内(胆囊),症状消失,组织修复。伤寒的持续发热是由于内毒素血症和内源性致热原释放的结果;其中毒症状是内毒素影响基底神经节胆碱能神经的结果;贫血和白细胞减少是单核-吞噬细胞增生及作用增强的结果。

伤寒的基本病理特点是全身单核-吞噬细胞系统的增生性反应。

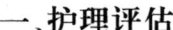

一、护理评估

(一)流行病学资料

1.传染源

患者和带菌者是传染源。患者从潜伏期末即可排菌,在病程的第2～4周传染性最强,进入恢复期后仍有半数排菌,2%～5%的患者可持续排菌3个月以上,称慢性带菌者。少数可在胆囊带菌数年,甚至终生。带菌者是引起伤寒流行尤其是散发性流行的传染源。

2.传播途径

通过粪-口途径传播,经手、食物、水、日常生活用具、苍蝇或蟑螂而感染。日常生活传播是散发流行的主要传播方式,水源污染可造成暴发流行。

3.易感人群

普遍易感,以儿童及青壮年多发。病后有持久免疫力,约±2%可再发。本病以温带和热带地区尤其是卫生条件不良的地区多见。在热带地区全年散发,亚热带地区以夏、秋为流行季节。

(二)临床资料

潜伏期为3～35天,多为10～14天。典型临床经过可分为四期。

1.初期(病程第1周)

缓慢起病,体温呈梯形上升,5～7天为达39～40 ℃,伴全身不适、食欲减退、咽痛及咳嗽等。

2.极期(病程第2～3周)

持续高热10～14天,约40 ℃,呈稽留热型,少数呈弛张热型;相对缓脉,即体温每升高1 ℃,脉搏增加少于20次/分,并发心肌炎者相对缓脉不明显;出现表情淡漠、反应迟钝、精神错乱或虚性脑膜炎;部分患者可出现玫瑰疹,常见于下胸、上腹或背部,淡红色,压之褪色,范围为2～4 mm,多在12个以内;脾大、质软,有轻压痛,肝亦可肿大,并发肝炎者可有黄疸和肝功能损害;白细胞减少,多在$5×10^9$/L,EBC减少或消失;此外还有中毒性肠麻痹和低钾引起的腹胀,多有便秘,少数有腹泻、右下腹压痛;后期可有白痱(出汗较多)和脱发。此期并发症多见。

3.缓解期(病程第4周)

体温呈弛张型下降,各种症状逐渐消失,此期可出现各种并发症或合并症。

4.恢复期(病程第5周)

体温正常,症状消失,约1个月可完全恢复。部分患者进入恢复期前,体温尚未降到正常又重新上升,出现再燃。可能与病菌未被完全控制有关,此时症状随之加剧。有些病例在热退后1～3周临床症状再现,但较轻,称为复发。可能是抗菌药物运用时间过短、病灶内的病菌未被完全杀死、再度繁殖并侵入血流所致。

伤寒多于病程的第2～3周出现并发症,有肠出血、肠穿孔、伤寒性肝炎、心肌炎、支气管肺炎等。肠出血最为常见,轻者大便隐血试验阳性,重者有黑便或暗红色血便,可致面色苍白、脉速、血压下降等休克表现。肠穿孔为最严重的并发症,患者骤起右下腹剧痛,伴恶心、呕吐、冷汗、脉速、体温下降和休克样症状,1～2小时后症状有短暂缓解,不久又有高热、腹膜炎体征及气腹征。多由于饮食不当、腹泻或滥用泻药、排便用力、肠胀气等引起。

不典型伤寒有轻型(热程短,全身中毒症状轻,相对缓脉和玫瑰疹少见,1～2周可愈,见于曾进行预防接种有部分免疫力的人);钝挫型(病初重,但恢复快,1～2周可愈,见于有部分免疫力的人);迁延型(发热持久,达数月,但其他症状不重,见于免疫功能低下或有血吸虫感染者);逍遥型(病情轻,常能坚持工作,可因突发肠出血或肠穿孔而被发现);暴发型(病情很重,畏寒,高热持续不退,神经系统和循环系统症状严重,可有谵妄、昏迷、循环衰竭、中毒性心肌炎和全身出血等,可因救治不及时于1～2周内死亡)。

副伤寒的临床特征为:①潜伏期较短,一般为7～10天;②多急起,常先有呕吐、腹泻等胃肠炎症状;③以弛张热和不规则热多见,热程短,多为1～2周;④中毒症状轻,相对缓脉少见;⑤皮疹数量多,可满布全身;⑥肠道并发症少,但复发较常见。

(三)社会、心理状况

由于抗生素的有效运用,大多数患者能治愈,但婴幼儿、营养不良和患有其他疾病的患者,病情可较严重。暴发性伤寒和有严重并发症者预后不佳。由于近年耐药伤寒杆菌菌株的出现,使伤寒的临床表现发生了变化,不典型病例增多,给诊治带来困难,应予以重视。因此,患者及家属可能会有孤独与焦虑感。伤寒亦可因食物和水源污染而引起暴发流行,造成社会人群的不安,此时应注意社会人群的反应。

(四)实验室检查

1.血常规

白细胞总数减少,常在(3～5)×10⁹/L,嗜酸性粒细胞减少或消失,后者随病情好转逐渐回升,极期嗜酸性粒细胞<0.02、绝对值计数>4×10⁷/L可基本排除外伤寒。所以此项检查对伤寒的诊断和预后评估有参考价值。

2.细菌培养

血培养第1～2周(相当于第二次菌血症期)阳性率达80%以上,以后渐降,第3周为50%,第4周则不易检出,复发时又呈阳性。为提高阳性率,采血量不宜少于5mL,尽可能在未用抗生素以前正当体温上升阶段取血。已用药者可取血凝块作培养,或用含胆汁的培养基,对血培养阴性者可行骨髓培养。因骨髓内的单核-吞噬细胞摄取病菌较多,存在时间较长且不易受抗生素应用的影响,阳性率较血培养高,持续时间长,病程各期均可进行;粪便培养第3～4周的阳性率为60%～70%(宜选用新鲜粪便,勿混有尿液或先增菌培养),因对早期诊断作用不大,故常用于判断带菌者;尿培养早期多为阴性,第3～4周阳性率为25%;胆汁引流用于慢性患者;玫瑰疹刮取液可在必要时进行培养。

3.伤寒血清凝集试验(肥达反应)

机体感染伤寒、副伤寒后,体内逐渐产生相应的抗体,将被检血清倍比稀释后与伤寒杆菌的TH、TO抗原,副伤寒杆菌甲、乙、丙(A、B、C)的H抗原,在生理盐水介质中进行凝集效价测定,凝集效价明显升高或动态上升则有助于诊断。①由于预防注射的影响和其他细菌感染引起的交叉反应,正常人群中常有一定的凝集效价,所以一般"TO">1∶80,"TH">1∶160,甲、乙、丙副伤寒杆菌的"H">1∶80才有诊断意义。若只"O"升高而"H"不高,可能为疾病的早期;如"H"升高而"O"不高,可能为回忆反应,即曾患过伤寒或接受过预防注射,现由于其他发热性疾病所引起的回忆反应,因为"O"出现早,持续时间短(仅半年),而"H"出现迟,持续阳性达数年之久。②由于产生抗体需要一定的时间,故需动态观察,"TH"滴度第一周仅有10%阳性,第二周上升达60%～70%,第四周可达90%。如患者"O""H"效价高于正常值或较原效价升高4倍,则有诊断价值,否则可能性较小。③约有10%的患者呈假阴性,与早期大量应用氯霉素、免疫抑制剂有关,或有先天性免疫缺陷。某些疾病出现假阳性反应(如血吸虫病、结核病、败血症、风湿病等)。

4.其他免疫学检查

酶联免疫吸附试验、对流免疫电泳、间接血凝试验等,这些近年来发展的新技术各有其优缺点,结果差异性大,试验方法也未统一,需进一步研究。

二、护理诊断

(一)体温过高
与毒血症等有关,高热稽留不退。

(二)营养失调-低于机体需要量
与进食减少、高热消耗增多有关。

(三)便秘
与低钾、中毒性肠麻痹、长期卧床及无渣饮食有关。

(四)潜在并发症-肠出血、肠穿孔
与肠壁溃疡损伤血管和肠壁肌层、浆膜层有关。

(五)有传播感染的可能
与肠道排菌有关。

(六)焦虑
与伤寒病情严重、疾病知识缺乏有关。

三、护理目标

(1)患者生命体征恢复正常。

(2)患者及家属能了解饮食要求及食物调配方法,并自觉遵守。住院期间患者的营养供应能满足机体代谢的需要。

(3)患者便秘解除,住院期间无新的并发症发生。

(4)患者及家属能说出隔离消毒的必要性和注意事项,并能自觉遵守隔离消毒制度。

(5)患者和/或家属自觉心理负担减轻或消除。

四、护理措施

(一)高热的护理
绝对卧床休息至热退后1周,保持舒适的体位,定时更换体位。因体温每升高1 ℃,基础代谢率增加13%,休息可减少能量的消耗,恢复期无并发症者可逐渐下床活动;调节室内温、湿度,因室温高、湿度大、通风不好会影响散热;监测体温和热型,可用物理降温法和药物降温法,但不宜用大量发汗性退热药,以免虚脱;提供足够的水分,补充液体的丢失并增加排毒和散热,成人液体入量不少于3 000 mL/d,口服不足可静脉补充;做好口腔护理,每天用生理盐水清洁口腔3~4次,为防唇干可涂液状石蜡;做好皮肤护理,保持内衣和床单清洁、干燥,尤其是大汗时,应及时更换衣被,以防受凉和长期卧床引起褥疮或肺炎;按医嘱给予抗菌药物,并观察其不良反应。

根据药敏用药,常用药物有喹诺酮类,该类药物为杀菌药,其活性强,体内分布广,在胆汁中的浓度为血浓度的3~10倍,对伤寒杆菌的敏感率达95%~100%,与其他抗生素无交叉耐药,现已被推荐为治疗伤寒的首选药。具有退热快、耐药率低及毒副作用小等优点,一般用药5天左右热退,体温正常后再用2周。其不良反应是胃肠道反应、头痛、头昏,偶有皮疹、可逆性白细胞

减少,因该药影响软骨发育,故幼儿及孕妇应慎用。

近年来出现了耐氯霉素的伤寒杆菌,但各地差异较大,如湖北检验的敏感率为 87.78%,而江苏检验的耐药率为 95%。因此在伤寒敏感地区,氯霉素仍可首选。该药退热快,中毒症状也随之减轻,使病死率和并发症明显下降,有利于机体恢复。但有引起再障的危险,用药中应注意观察血常规变化。

其他有阿米卡星及头孢类,但不作为首选。

(二)饮食的护理

正确的饮食护理不但可以保证能量的需要,有利于病情的康复,而且对防止并发症也很重要。发热期间应给予高热量、高维生素、易消化、无渣饮食,如米汤、菜汤、肉汤等。少用产气食物如牛奶、豆浆、糖等,以免加重腹胀。热退后 5～7 天改用少渣食物、面条、米粥。少量多餐,常更换食物的品种,增强患者食欲。耐心向患者及家属解释控制饮食的重要性,并指导他们掌握食物的制作方法,以取得合作。特别要防止恢复期患者因饥饿而进食过量或进食难消化的食物,造成肠道并发症的发生;经口进食不足可静脉补充,以保证每天热量供应量为 50～60 卡/千克,以防因病程长、进食不足而引起营养不良的发生。

(三)便秘的护理

便秘时多同时伴有腹胀,二者均可诱发肠出血和肠穿孔。护理中应供给足够的液体,促进排便和保持大便的适当硬度;安排规律的排便时间,多在饭后 1 小时进行,使患者至少间日排便 1 次。因病重可为患者提供方便,协助坐盆,在允许的条件下抬高床头。指导患者间断用力排便,在用力时呼气以减低腹压,以防肠道并发症的发生;按病期调节食谱,腹胀时给予少糖低脂饮食,恢复期可进低渣饮食,少用产气食物并适当下床活动,以促进排便;伴腹胀者可用松节油腹部湿热敷或肛管排气,忌用新斯的明。用开塞露或低压盐水灌肠,必要时用指套将粪块捣碎掏出,忌用泻药;或遵医嘱口服或静脉补钾。

(四)观察病情,做好抢救准备和心理护理

入院时为患者做好抢救准备,验好血型等。注意观察有无肠出血和肠穿孔的诱因,一旦发生,应立即处理。指导患者饮食控制和排便的方法,减少肠道并发症的发生。密切观察病情变化(如体温、脉搏、血压、腹部情况和大便情况),有无肠出血和肠穿孔的表现(如突发右下腹痛剧、腹肌紧张、压痛、反跳痛等腹膜刺激征,有无面色苍白、脉细、血压下降等休克症状)。一旦出现,应立即组织抢救。

(五)隔离消毒

患者应隔离至临床症状消失后 5 天,间歇大便培养两次阴性或体温正常后 15 天。如按肠道隔离法,则具体见菌痢。

(六)社区护理

对恢复期患者应做好家庭护理指导,合理安排饮食,忌过饱或生硬食物,以防肠道出血;养成良好的卫生习惯;患者的食具和便具应单独使用,衣被勤洗、勤消毒;注意观察病情,如有变化立即就诊;督促患者进行恢复期复查,以防慢性病例的发生。

为预防和控制伤寒的发生,需做好社区健教,向群众宣传伤寒的有关知识;注意饮食和饮水卫生;养成良好的个人卫生习惯;保持良好的居家清洁,防蝇灭蝇;开展预防接种,尤其是流行地区,可对易感人群进行三联(包括伤寒、副伤寒甲、乙菌苗)或五联(在三联的基础上增加了霍乱菌苗和破伤风类毒素)预防接种。初种共三次,0.5 mL、1.0 mL、1.0 mL 皮下注射,三联疫苗每次间

隔 1 周,五联疫苗每次间隔 4 周。接种于伤寒流行季节前完成,以后每年用三联疫苗加强注射 1 次,注射后可有发冷、发热、局部肿痛等反应。做好疫情报告和疫源地的消毒,检索和治疗带菌者。

五、护理评价

(1)患者生命体征是否恢复正常。

(2)患者的饮食护理是否达到要求,营养供给能否满足机体代谢的需要。

(3)患者的便秘是否得到解除,住院期间有无新的并发症发生。

(4)患者及家属能否讲述隔离消毒的要求,能否自觉遵守医院的隔离消毒制度。

(5)患者及家属的焦虑心情是否减轻。

(秦英珍)

第二节　流行性出血热

流行性出血热是由汉坦病毒引起的自然疫源性传染病,鼠是主要传染源,通过呼吸道、消化道、接触、母婴和虫媒传播,临床主要表现为发热、充血、出血、低血压休克和急性肾衰竭。

一、病因与发病机制

发病机制迄今仍未完全清楚,多数研究者认为本病是病毒直接作用与病毒感染诱发免疫损伤及细胞因子和介子共同作用的结果。

二、临床表现

潜伏期 4～46 天,典型病例起病急骤,临床表现为发热、出血和肾损害三大症状和五期经过。

(一)发热期

突起高热,24 小时内体温达到 39～40 ℃,持续 3～7 天,出现三痛(头痛、腰痛、眼眶痛)、皮肤三红(颜面、颈部、胸部潮红)和黏膜三红(眼结膜、软腭、咽部充血),皮肤黏膜水肿出血和胃肠道症状,起病后 2～4 天出现肾损害。

(二)低血压期

主要表现为低血压和休克,多在发热末期或退热同时出现或热退后发生,在起病后第 4～6 天,一般持续 1～3 天。

(三)少尿期

主要表现为少尿或无尿、水电解质紊乱、酸碱失衡,本期常发生于起病后第 5～8 天,持续 2～5 天,是本病具有特征性的一期。

(四)多尿期

主要临床表现为多尿,多尿后期每天尿量超 3 000 mL。本期常发生于起病后第 9～14 天,持续 7～14 天。

（五）恢复期

病情逐渐好转,本期可持续1个月至数个月。

三、辅助检查

（一）血常规检查

白细胞计数增多,血小板发病后第2天开始有不同程度的下降。

（二）尿常规检查

显著的蛋白尿是本病的主要特征之一。

（三）血液生化检查

血肌酐、血尿素氮多在低血压休克期开始上升,休克期及少尿期出现代谢性酸中毒。

四、治疗要点

本病的治疗原则是三早一就,即早期发现、早期休息、早期治疗和就近治疗。

（一）发热期

应用利巴韦林抗病毒治疗,应用丹参注射液、低分子右旋糖酐预防DIC。高热患者以物理降温为主,卧床休息并给予静脉输液补充血容量,从而减少外渗。

（二）低血压休克期

应用胶体和晶体补充血容量,应用5%碳酸氢钠纠正酸中毒,使用强心剂毒毛花苷K,血压不稳定应用多巴胺和地塞米松。

（三）少尿期和多尿期

稳定内环境控制氮质血症、限制入液量。维持酸碱平衡;利尿导泻,必要时应用透析疗法。

（四）恢复期

继续休息,补充营养。

五、护理措施

（一）一般护理

1.饮食

少尿期控制水、钠的摄入。

2.休息与运动

患者在早期应绝对卧床休息,以减少外渗和出血。生活要有规律,安排力所能及的体力活动,以不感觉疲劳为度。

（二）病情观察

1.生命体征

密切观察生命体征及意识变化,发热时主要应用物理方法降温。

2.皮肤黏膜

观察皮肤黏膜充血出血情况,有无"三痛""三红"现象,观察患者有无出血点。

3.其他

注意观察患者有无消化道大出血的征兆、有无少尿、面色苍白、末梢发绀等休克的表现,护士及时发现病情变化并报告医师,遵医嘱给予治疗。

(三)对症护理

1.体温过高的护理

以物理降温为主,如温水擦浴、饮水、在大血管流经处进行冷敷。如果患者出汗多,及时更换衣服、褥单和被罩。

2.出血的护理

注意口腔清洁,应用软毛刷刷牙,勿用牙签剔牙。切勿用手挖鼻孔,避免损伤黏膜。注射后的针眼延长按压时间,预防出血。遵医嘱应用止血药物或输入血液。

3.少尿的护理

严格观察患者的尿量,记录 24 小时出入水量。控制患者的入液量,限制钠盐和钾盐的摄入,做好口腔、皮肤的护理。遵医嘱给予利尿剂,观察有无电解质失衡的症状。

4.配合抢救

病情严重者,建立并保留静脉通路,患者血压明显下降血容量不足时,迅速补充血容量,纠正酸碱紊乱,纠正休克。加快输液速度,应注意观察患者心脏功能和有无肺水肿症状。

5.用药护理

应用激素类药物观察胃肠道反应和骨质疏松等不良反应,应用 5% 碳酸氢钠时,动态监测血气结果,定期复查血常规。

(四)心理护理

护士要了解患者的社会支持系统,鼓励患者的亲戚、朋友给患者提供精神上的帮助,缓解或解除患者的焦虑。

(五)健康指导

1.疾病知识指导

向患者和家属讲解本病相关知识,使患者积极配合治疗。

2.加强个人卫生

指导患者加强个人卫生,加强个人防护,不要直接接触鼠类及其排泄物。重点人群可进行疫苗接种。

3.出院指导

患者肾功能需要较长时间才能逐渐恢复,患者出院后仍要休息 1～3 个月。

(秦英珍)

第三节　肺　结　核

肺结核是结核分枝杆菌入侵机体后在一定条件下引发的肺部慢性感染性疾病,其中痰排菌者为传染性肺结核病。

一、病因和发病机制

(一)病原

结核菌称抗酸杆菌,经革兰染色后,结核菌多呈弱阳性反应。

（二）流行病学

开放性肺结核患者的排菌为主要传染源，呼吸道传播为主要途径。

（三）发病机制

当微小飞沫核（每颗粒含结核菌 1～3 条）进入肺泡后，结核菌为肺泡巨噬细胞吞噬。因菌量、毒力和巨噬细胞的酶及杀菌素含量不同，被吞噬的结核菌的命运有所不同。经过 2～4 周，机体产生两种形式的免疫反应，即细胞介导免疫（CMI）和迟发性变态（DTH）反应，构成对结核病发病和预后具有决定性影响的两大因素。

二、临床表现

（一）症状

1.全身症状

发热，多为长期午后低热，可伴倦怠、乏力、夜间盗汗。当病灶急剧进展扩散时则出现高热，呈稽留热型或弛张热型，可有畏寒。另外，可有食欲减退、体重减轻、妇女月经不调、易激惹、心悸、面颊潮红等轻度毒性和自主神经功能紊乱现象。

2.呼吸系统症状

可干咳或伴咳少量黏液痰，继发感染时咳脓痰，咯血，胸痛，气急。

（二）体征

取决于病变性质、部位、范围或程度。病灶以渗出为主或干酪性肺炎且病变范围较广时，出现实变体征，叩诊浊音，听诊闻及支气管呼吸音和细湿啰音。继发性肺结核在肩胛间区闻及细湿性啰音提示有极大诊断价值。空洞性肺结核位置表浅而引流支气管通畅时有支气管呼吸音或伴湿啰音；巨大空洞可出现带金属调空瓮音。慢性纤维空洞性肺结核的体征有胸廓塌陷、气管和纵隔移位，叩诊浊音，听诊呼吸音降低或有湿啰音及肺气肿体征。粟粒性肺结核肺部体征很少，偶可并发 ARDS。

（三）临床分型

（1）原发性肺结核（1 型）：吸入感染的结核菌在肺部形成渗出性炎症病灶，多发生在上叶底部、中叶或下叶上部（肺通气较大部位），引起淋巴管炎和淋巴结炎。从 X 线表现分为原发复合征和胸内淋巴结核两个亚型，而临床上则分为隐匿型和典型原发性肺结核。

（2）血型播散性肺结核（2 型）：多由原发性肺结核发展而来，但成人更多见的是由继发于肺或肺外结核病灶（如泌尿生殖道的干酪样病灶）溃破到血管引起。根据结核菌侵入血液循环的途径、数量、次数、间隔时间和机体反应的不同分为急性、亚急性和慢性 3 种类型。

（3）继发性肺结核（Ⅲ型）：临床上又分为浸润性和慢性纤维空洞性肺结核，结核球及干酪性肺炎属于浸润性肺结核。浸润性肺结核是原发感染经血行播散（隐性菌血症）而潜伏在肺内的结核菌，绝大多数逐渐死亡。只有当人体免疫力下降时原先潜伏在病灶内的结核菌始有机会重新繁殖，引起以渗出和细胞浸润为主、伴有不同程度的干酪样病灶。而慢性纤维空洞性肺结核为继发性进展未得到及时合理治疗、反复恶化的晚期结果。

（4）结核性胸膜炎（Ⅳ型）。

（5）肺外结核（Ⅴ型）：按病变部位及其脏器命名，如骨结核、结核性脑膜炎、肾结核等。

三、辅助检查

(一)胸部 X 线检查

胸部 X 线检查可早期发现病灶,并可对病灶部位、范围、性质、发展情况和治疗效果做出判断。常见的 X 线表现有纤维钙化的硬结病灶(斑点、条索、结节状,密度较高,边缘清晰),浸润性病灶(云雾状、密度较淡、边缘模糊),干酪性病灶(密度较高、浓密不一)和空洞(有环形边界的透光区)。胸部 CT 检查对于发现微小或隐蔽性病变,了解病变范围及组成,有重要意义。

(二)痰结核菌检查

痰结核菌检查为确诊肺结核最特异性方法。

1.厚涂片抗酸染色镜检

快速简便,阳性率高,假阳性少,目前普遍推荐。

2.结核菌培养

结核菌生长缓慢,使用改良罗氏培养液,一般需 4～8 周始能报告。

3.聚合酶链反应(PCR)方法

使标本中所含微量结核菌 DNA 得到扩增,用电泳法检出。特异性强,快速、简便,还可作菌型鉴定,但时有假阳性或假阴性。

(三)结核菌素试验

结核菌素是结核菌的代谢产物,主要成分为结核蛋白,是从液体培养液生长的人型结核菌提炼出来的。旧结素(OT)抗原不纯,可引起非特异性反应。纯蛋白衍生物(PPD)优于OT,但 PPD 的抗原仍然比较复杂。流行病学调查和临床一般均以 5 U 为标准剂量。结果判断以 72 小时局部肿结直径大小为依据,见表 11-1。PPD 0.1 mL 为 5 U,用于临床诊断,硬结平均直径≥5 mm 为阳性反应。

表 11-1　OT 试验结果判断

局部肿结直径	结果及临床意义
≤4 mm	阴性(一)
5～9 mm	弱阳性(提示结核菌或非结核性分枝杆菌感染)(＋)
10～19 mm	阳性反应(＋＋)
≥20 mm 或虽然水疱不超过此直径但有水疱、坏死	强阳性反应(＋＋＋)

四、诊断要点

痰结核菌检查是诊断肺结核的主要依据,也是考核疗效、随访病情的重要指标。肺结核患者咳痰有时呈间歇排菌,故常需连续多次查痰方能确诊。

五、鉴别诊断

(一)伤寒

患者可表现为高热,表情淡漠,皮疹,相对缓脉,肝脾大,白细胞计数降低。在疾病早期与急性血行播散型肺结核很难鉴别。加以近来血肥达反应阳性率下降,不典型临床表现增多,更给诊断带来困难。

(二)肺泡细胞癌和转移性肺癌

患者可表现为两肺粟粒状结节,但分布不均,肺尖部一般不受累。此外,肺泡细胞癌常有某一部位特别浓集,而转移性肺癌的结节以下肺阴影明显,均有助鉴别。

(三)肺含铁血黄素沉积症

以咯血为主要症状,两肺结节以下肺野为多,除非合并感染,一般无高热,继发性者可有心脏病和肺部淤血的临床和 X 线表现。

(四)肺尘埃沉着病

高热等临床表现和胸部 X 线也不支持该病诊断。

六、治疗

抗结核化学药物治疗对结核病的控制起着决定性的作用,合理的化疗可使病灶全部灭菌、痊愈。传统的休息和营养疗法都只起辅助作用。

(一)抗结核药物

一般可分为抗结核药物(即一线药物)及次要抗结核药物(即二线抗结核药物,复治用药)两大类,随着耐多药结核病的增多,还有新药类。

1.基本抗结核药物

WHO 所用的基本药物有异烟肼(INH,H)、利福平(RFP,R)、吡嗪酰胺(PZA,Z)、链霉素(SM,S)、乙胺丁醇(E)及氨硫脲(TBI,T)。

2.次要抗结核药物

主要包括卡那霉素(KM)、阿米卡星(AK)、卷曲霉素(CPM,c)、对氨柳酸(PAS)、乙硫异烟胺(ETH)、丙硫异烟胺(PTH)、环丝胺酸(CS)。

(二)化疗原则

结核病化疗需要从结核菌、抗结核药物和宿主三者关系的诸多因素加以考虑。现代化疗的目标包括:①杀菌以控制疾病,临床细菌学转阴。②防治耐药以保持药效。③灭菌以杜绝或防止复发。鉴于结核菌的生物学特性、抗结核药的作用特点及两者相互作用的特有规律,抗结核化疗必须掌握和贯彻正确的原则,即早期、联合、规则、足量、全程,尤以联合、规则用药和完成计划疗程最为重要。

七、护理评估

(一)健康史

评估时,要仔细询问了解患者的年龄,机体免疫情况、既往健康状况等,特别要注意询问接触史和预防接种史。原发性肺结核多见于儿童或边远山区、农村初次进城的成人,而浸润性肺结核多见于成人。年老体弱、营养不良、糖尿病、硅肺及有免疫缺陷或使用免疫抑制剂等使机体全身或局部抵抗力下降时易感染发病或引起原已稳定的病灶重新活动。应了解既往有无淋巴结炎、胸膜炎、咯血或肺结核病史;是否进行过正规的抗结核化学治疗,疗效如何;有无与确诊的肺结核患者特别是痰菌阳性的患者接触,是否按常规接种过卡介苗等。

(二)身体状况

1.主要症状

(1)全身中毒症状:多数患者起病缓慢,常有午后低热、盗汗、乏力、食欲缺乏、体重下降等。

当肺部病变急剧进展播散时,可有不规则高热,女性患者可有月经失调或闭经等自主神经功能紊乱的症状。

(2)呼吸道症状:主要包括以下症状。①咳嗽、咳痰:一般为干咳或带少量黏液痰,继发感染时痰液呈黏液脓性且量增多。②咳血:约1/3患者有不同程度的咳血。根据咳血量的多少可分为:少量咳血,24小时咳血量在100 mL以内或仅痰中带血,主要因炎症病变的毛细血管扩张引起;中等量咳血,24小时咳血量在100~500 mL,可因小血管损伤或来自空洞的血管瘤破裂;大量出血,24小时咳血量在500 mL以上,或一次咳血量大于300 mL,大咳血时可发生失血性休克,有时血块阻塞大气道可引起窒息。③胸痛:因炎症波及壁层胸膜,可有相应部位胸痛,且随呼吸和咳嗽而加重。④呼吸困难:慢性重症肺结核时,呼吸功能减退,常出现渐进性呼吸困难,甚至发绀,如并发气胸或大量胸腔积液可急剧出现呼吸困难。

2.护理体检

早期病灶小或位于肺组织深部一般无明显体征。病变范围较大时,患侧呼吸运动减弱,叩诊浊音,可闻及支气管呼吸音或湿啰音。锁骨上下、肩胛区于咳嗽后可闻及湿啰音,对肺结核的诊断具有重要参考意义。病变广泛纤维化或胸膜增厚粘连时,可发现患侧胸廓塌陷、肋间隙变窄、气管向病侧移位,健侧有代偿性肺气肿。

3.临床类型

绝大多数人因机体免疫功能健全,感染结核菌后并不发病,称为结核感染。根据感染结核菌的来源,可分为原发性肺结核和继发性肺结核。原发性肺结核即初次感染所致的肺结核,多见于儿童;继发性肺结核多数为内源性感染,即潜伏在体内的结核菌在机体免疫力下降时,重新活动、再次繁殖而发病,也可因外源性感染(再感染)而发病。此时,机体已有相当的免疫力,结核菌一般不侵犯局部淋巴结,血行播散也少见,但肺内局部变态反应剧烈,容易发生干酪样坏死和形成空洞。临床上将肺结核分为五个类型。

(1)Ⅰ型:原发性肺结核。即初次感染所致的肺结核,多见于儿童或边远山区、农村初次进城的成人。症状轻、病程短,主要表现为微热、咳嗽、食欲缺乏、体重减轻等,数周好转。绝大多数患病儿童和青少年,病灶逐渐自行吸收或钙化,少数肺门淋巴结炎可经久不愈,甚至蔓延至附近纵隔淋巴结。肺部原发病灶的少量结核菌常可进入血循环播散到身体各脏器,因人体抵抗力强,仅产生肺尖等部位的孤立性病灶而逐渐愈合。但由于病灶内的结核菌可存活数年,当机体抵抗力下降时,可潜伏再发而发展为继发性肺结核。X线表现为原发病灶-淋巴管炎-淋巴结炎三者组成的哑铃状双极征象。

(2)Ⅱ型:血行播散性肺结核。包括急性、慢性或亚急性血行播散性肺结核。儿童多由原发性肺结核发展而来,成人多继发于肺或肺外结核病灶破溃至血管而引起。急性血行播散性肺结核儿童多见,当机体免疫力下降时,结核菌一次性或短期大量进入血液循环引起肺内广泛播散,常伴结核性脑膜炎和其他脏器结核。发病急剧,全身中毒症状严重,X线胸片见粟粒样大小的病灶,其分布和密度十分均匀。慢性或亚急性血行播散性肺结核为少量结核菌在较长时间内反复多次进入血流形成肺部播散。由于机体免疫力较强,病灶多以增殖为主,因此病情发展较缓慢、病程长,全身毒血症状轻,有些患者常无自觉症状,偶于X线检查时才被发现,X线可见两中上肺野粟粒状阴影,病灶可融合,密度不一,大小不等。

(3)Ⅲ型:浸润型肺结核。本型为临床上最常见的继发性肺结核,多见于成人。当人体免疫力下降时,潜伏在肺部病灶内的结核菌重新繁殖,引起以渗出和细胞浸润为主的肺部病变,可伴有不同程度的干酪样坏死。症状随病灶性质、范围及机体反应性而不同,轻者可无明显症状,或仅有低热、盗汗等;重者可有明显全身毒血症状和呼吸道症状,如发热、咳嗽、咳痰、咳血及呼吸困难等。X 线胸片表现多种多样,多在肺尖、锁骨下区或下叶背段出现片状、絮状阴影,边缘较模糊。

(4)Ⅳ型:慢性纤维空洞性肺结核。由于浸润型肺结核未及时发现或治疗不及时、不彻底,或由于病情随机体免疫力的高低波动,病灶吸收、修复与恶化交替出现而导致空洞长期不愈、病灶出现广泛纤维化。本型病程长,患者可出现慢性咳嗽、咳痰、反复咳血和呼吸困难,严重者可发生呼吸困难。X 线可见一侧或两侧有单个或多个厚壁空洞,伴有支气管播散病灶及明显的胸膜增厚,肺门向上牵拉,纵隔向患侧移位,肺纹理呈垂柳状,健侧呈代偿性肺气肿。

(5)Ⅴ型:结核性胸膜炎。当机体处于高敏状态时,结核菌侵入胸膜腔可引起渗出性胸膜炎。除全身中毒症状外,有胸痛和呼吸困难。早期出现局限性胸膜摩擦音,随着积液增多出现胸腔积液体征。X 线检查可见中下肺野呈现一片均匀致密影,上缘呈外高内低凹面向上的弧形曲线。

4.并发症

有自发性气胸、脓气胸、支气管扩张、肺心病等。结核菌随血行播散可并发脑膜、心包、泌尿生殖系统及骨结核。

(三)实验室及其他检查

1.结核菌检查

痰中找到结核菌是确诊肺结核的主要依据。可直接涂片、厚涂片、荧光显微镜检查等,能快速找到结核菌。必要时留取 24 小时痰做浓缩细菌检查,应连续多次送检。痰菌阳性,说明病灶是开放性的,具有较强的传染性。如临床上高度怀疑肺结核,而细菌涂片检查又连续多次阴性者,宜取痰液标本进行细菌培养,不但可以提高阳性率,还可以鉴定菌型,做药物敏感试验。聚合酶链反应(PCR)法检查阳性率高,标本中有少量细菌即可获得阳性结果。

2.影像学检查

胸部 X 线检查不但可早期发现肺结核,而且对确定病灶部位、范围、性质、了解其演变过程及考核治疗效果都具有重要价值。胸部 CT 检查能发现微小或隐蔽性病变,有助于了解病变范围及组成,为早期诊断提供依据。

3.结核菌素(简称结素)试验

旧结素(OT)是结核菌的代谢产物,主要成分为结核蛋白,因抗原不纯可引起非特异性反应。目前多采用结素的纯蛋白衍生物(纯结素,PPD),通常取 1:2 000 结素稀释液 0.1 mL(5 U)在前臂掌侧作皮内注射,注射后 48～72 小时测皮肤硬结直径,如<5 mm 为阴性(-),5～9 mm 为弱阳性(+),10～19 mm 为阳性(++),20 mm 以上或局部有水泡、坏死为强阳性(+++)。结素试验主要用于流行病学调查。我国城市中成年居民结核菌感染率高,用 5 U 结素进行试验,阳性仅表示有结核菌感染;但如果用 1 U 结素试验呈强阳性,则常提示体内有活动性结核病灶。结素试验对婴幼儿的诊断价值比成人高,因年龄越小,自然感染率越低。结素试验阴性除表明机体尚未感染结核菌外,还可见于:①结核菌感染尚未达到4～8 周。②应用糖皮质激素、免疫抑制剂、营养不良及年老体弱者。③严重结核病和危重患者。

4.其他检查

慢性重症肺结核的外周血常规可有继发性贫血,活动性肺结核血沉增快,胸腔积液检查呈渗出性改变,必要时还可采用纤维支气管镜和浅表淋巴结活检作鉴别诊断。

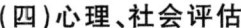

（四）心理、社会评估

肺结核临床上多呈慢性经过，病程较长，同时因具有传染性，活动期需隔离治疗，导致患者较长时间不能与家人、朋友密切接触，情感交流受到影响，加上疾病带来的痛苦，因此患者常感到孤独、抑郁。因担心疾病传染给家人、同事或害怕家人和同事因自己感染肺结核遭受嫌弃，多数患者在患病期间十分关注亲友、同事对其的态度，对人际交往有自卑、紧张、恐惧心理。当出现咳血或大咳血时，患者会因此感到心情焦虑、紧张、恐惧，无所适从，从而导致出血的加重。恢复期，由于症状改善，一般情况好转，患者有时会对自己的疾病掉以轻心，不注意休息、不遵守医嘱，从而引起疾病反复，变成慢性或加重病情。本病住院及抗结核化疗时间均较长、医疗费用较高加上病后需休养较长的时间，需要一定的营养支持，给家庭带来一定的经济负担。

八、护理措施

（一）合理安排患者的休息和活动

（1）制定合理的休息与活动计划。护理人员应向患者及家属解释导致乏力的原因、休息的重要性，以取得患者的合作，并根据患者的具体情况与患者及家属共同制订休息和活动计划。

（2）督促患者严格执行休息与活动计划，并根据患者体能恢复情况及时加以调整。活动性肺结核患者或患者有咳血时，以卧床休息为主，可适当离床活动；大咳血患者应取患侧卧位，绝对卧床；恢复期可适当增加户外活动，如散步、打太极拳、做保健操等，加强体质锻炼，提高机体耐力和抗病能力。轻症患者在坚持化疗的同时，可进行正常工作和学习，但应避免劳累和重体力劳动。

（3）提供安静、整洁、舒适的病室环境，以利于患者的休息。了解患者的生活习惯，提供良好的生活护理，协助患者进餐、沐浴、如厕等。长期卧床患者应鼓励其在床上缓慢活动肢体，以保持肌张力。

（二）制定合理的饮食计划，保证足够的营养

（1）评估患者全身营养状况和进食情况，制定较全面的饮食营养摄入计划。向患者及家属解释宣传饮食营养与人体健康及疾病康复的关系，以取得患者和家属的合作。

（2）肺结核是一种慢性消耗性疾病，体内分解代谢加速及抗结核药的毒副反应，常使患者食欲减退、胃肠吸收功能紊乱，最终导致机体营养代谢的失衡和抵抗力的下降。饮食计划首先要保证蛋白质的摄入，适当增加鱼、肉、蛋、牛奶、豆制品等优质动植物食品，成人每天蛋白质总量为90～120 g，以增加机体的抗病能力及修复能力。同时每天要摄入一定量的新鲜蔬菜和水果，满足机体对维生素和矿物质的需要。注意食物的合理搭配，保证色、香、味俱全，以增加进食的兴趣和促进消化液的分泌。

（3）由于发热、盗汗导致机体代谢增加、体内水分消耗过多，应鼓励患者多饮水，成人每天≥1 500 mL。提供足够量的水分，既能保证机体代谢的需要，又有利于体内毒素的排泄。

（4）提供安静、整洁、舒适的就餐环境。每周测体重1次，评估患者营养改善状况和进食情况，以及时调整饮食营养摄入计划。

（三）保持呼吸道通畅

1.密切观察病情，以及时发现咳血先兆

定时监测患者的生命体征，密切观察患者的病情变化，如发现患者出现面色苍白、心悸、气急、大汗淋漓、烦躁不安等咳血先兆症状，应立即通知医师，并做好抢救准备。

2.心理护理

患者一旦出现咳血先兆,要做好心理护理,消除患者紧张情绪。少量咳血经静卧休息、有效处理后大多能自行停止。必要时遵医嘱使用小剂量镇静剂、止咳剂。但年老体弱、肺功能不全者要慎用强止咳药,以免抑制咳嗽反射和呼吸中枢,使血块不能咳出而发生窒息。向患者解释咳血时绝对不能屏气,以免诱发喉头痉挛、血液引流不畅形成血块,导致窒息。

3.大咳血的护理

(1)评估患者咳血的量、颜色、性质及出血的速度。

(2)嘱患者绝对卧床休息,协助患者取平卧位,头偏向一侧,尽量将血轻轻咯出,或取患侧卧位,以减少患侧活动度,防止病灶向健侧扩散,同时有利于健侧肺的通气功能。

(3)大咳血时暂禁食,咳血停止后宜进少量凉或温的流汁饮食,多饮水,多食含纤维素的食物,以保持大便通畅,避免排便时腹压增大而引起再度咳血。

(4)遵医嘱使用止血药物,密切观察止血效果和药物不良反应。可用垂体后叶素 5 U 加入 50%葡萄糖 40 mL 中,在 15~20 分钟内缓慢静脉注射,或将垂体后叶素 10 U 加入 5%葡萄糖 500 mL 中,静脉点滴。垂体后叶素的作用机制为收缩小动脉和毛细血管,降低肺循环血压,使肺血流减少而促进止血,但由于该药能同时收缩冠状动脉及子宫、肠道平滑肌,故高血压病、冠心病及哺乳期妇女禁用此药。如滴速过快会出现头痛、恶心、心悸、面色苍白、便意等不良反应,应加以注意。

(5)根据医嘱酌情给予输血,补充血容量,但速度不宜过快,以免肺循环压力增高,再次引起血管破裂而咳血。

4.窒息的抢救配合

如患者有窒息征象,应立即置患者于头低脚高位,轻拍背部,以便血块排出,并尽快用吸引器吸出或用手指裹上纱布清除口、咽、鼻部血块。气管血块清除后,若患者自主呼吸仍未恢复,应立即进行人工呼吸,给高流量吸氧或按医嘱应用呼吸中枢兴奋剂。

(四)用药护理

1.患者必须每天按时、按量有规律服药

不管患者有无症状或体征,社区护士都要督促患者严格按化疗方案用药,不遗漏、不中断,直至全程结束。加强访视宣传,取得患者合作。不规律服药是肺结核治疗失败的主要原因。只有全程治疗才能尽可能杀灭顽固的结核菌群,防止复发。

2.用药剂量要适当

患者不能盲目加大药量,否则不但造成浪费,且使毒副作用增加,因为抗结核药物对肝、肾、胃肠道都有一定的毒副作用,有的还会引起皮肤过敏性反应。

3.注意不良反应

服药期间应向患者说明用药过程中可能出现的不良反应,如发现巩膜黄染、肝区疼痛及胃肠道反应等异常情况要及时报告医师。

4.服药期间

(1)每月做 1 次痰液涂片(有条件的医院可在第 2、4 个月加痰液培养)至 6 个月治疗结束。

(2)服药后每月做 1 次肝功能、血常规及尿常规化验,以掌握药物的毒副作用。

(3)治疗后每两个月拍 1 次胸片,以观察病灶变化情况,停药后半年、1 年均需拍片复查。

（五）健康指导

根据患者及家属对结核病知识认识程度及接受知识的能力,进行卫生宣传教育,帮助患者及其家属获得他们必须具备和了解的与肺结核有关的知识。

要做好肺结核以下几点预防工作。

（1）早期发现患者并进行登记管理,以及时给予合理化疗和良好护理,以控制传染源。

（2）指导患者及家属采取有效的消毒、隔离措施。①患者咳嗽、喷嚏时要用手绢捂住口鼻,不大声喧哗,以免细菌扩散;有条件的患者在家中可单居一室,或用布帘隔开分床睡眠;饮食用具、衣服、卧具、手绢等要分开独用。②患者的痰要吐在专用有盖的能煮沸的容器内,可使用比痰量多一倍的消毒液浸泡至少两小时后再倒掉;痰量不多时,也可吐在纸内,将有痰的纸放在塑料袋内焚烧;食具要单独使用、单独洗刷消毒;日用品能煮沸的煮沸消毒,不能煮沸的,可用日光暴晒,每次两小时以上,连晒2～5天,并要经常翻动;室内保持良好通风,每天用紫外线照射消毒,或用1‰过氧乙酸1～2 mL加入空气清洁剂内作空气喷雾消毒。

（3）接触者的检测预防。①家庭成员的检测及预防:肺结核病的家庭成员都应检查,儿童少年是重点。15岁以下儿童都要做结核菌素试验,强阳性者需服抗结核药物预防;15岁以上少年及成人做X线透视或拍片检查,以期早期发现患者。如果肺结核患者长期不愈、持续痰菌阳性,其家庭成员应每半年至1年做1次胸部透视,以便及时发现,早期治疗。②学校、幼儿园等集体机构如发现结核患者,应在患者班内或年级内对全体学生做结素试验,对强阳性者也要用药物预防。

（4）对未受结核菌感染的新生儿、儿童及青少年及时接种卡介苗（BCG）,使人体对结核菌产生获得性免疫力。我国规定新生儿出生3个月内接种BCG,每隔5年左右对结素反应转阴者补种,直至15岁。对边远结核低发地区进入高发地区的学生和新兵等结素阴性者必须接种BCG。已感染肺结核或急性传染病痊愈未满1个月者,禁忌接种。

（秦英珍）

第四节　病毒性肝炎

一、疾病概述

（一）概念和特点

病毒性肝炎是由多种肝炎病毒引起的,以肝脏炎症和坏死病变为主的一组传染病。临床上主要表现为疲乏、食欲减退,肝大及肝功能损害,部分患者出现黄疸,无症状感染者常见。目前已确定的病毒性肝炎有分甲型、乙型、丙型、丁型和戊型肝炎五种,各型之间无交叉免疫,可同时或先后感染、混合感染或重叠感染,使症状加重。

1.甲型肝炎

甲型肝炎病毒（HAV）对外界抵抗力较强,耐酸碱,能耐56 ℃高温30分钟,室温下可生存1周,煮沸5分钟全部灭活。紫外线1分钟,1.5～2.5 mg/L余氯15分钟;3%甲醛5分钟可灭活。传染源主要是急性期患者和隐性感染者,尤其以后者多见,是最重要的传染源。甲型肝炎病

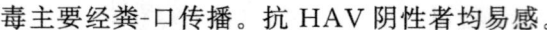

毒主要经粪-口传播。抗 HAV 阴性者均易感。

2.乙型肝炎

乙型肝炎病毒(HBV)抵抗力强,能耐 60 ℃高温 4 小时及一般浓度消毒剂,煮沸 10 分钟、65 ℃高温 10 小时或高压蒸气消毒可以灭活。急、慢性乙型肝炎患者和病毒携带者均可传播乙型肝炎,慢性患者和乙型肝炎表面抗原(HBsAg)携带者是乙型肝炎最主要的传染源。血液传播是主要的传播方式,另外也可由生活密切接触传播和母婴传播。HBsAg 阳性母亲的新生儿、反复输血或血制品者、多个性伴侣者、血液透析患者、静脉药瘾者及接触血液的医务工作者等是感染 HBV 的高危人群。

3.丙型肝炎

丙型肝炎病毒(HCV)甲醛(1∶1 000)6 小时及 60 ℃高温 10 小时可以灭活。传染源是急、慢性患者和病毒携带者,尤以病毒携带者有重要的意义。传播途径与乙型肝炎相似。各个年龄组均普遍易感。

4.丁型肝炎

丁型肝炎病毒(HDV)必须有 HBV 或其他嗜肝 DNA 病毒辅助才能复制、表达。传染源和传播途径与乙型肝炎相似。人类对 HDV 普遍易感。感染可以是混合感染,即正常人群或未受 HBV 感染的人群同时感染 HBV 和 HDV,也可以是重叠感染,即已经感染 HBV 的人群在 HBV 感染基础上又感染 HDV。

5.戊型肝炎

戊型肝炎病毒(HEV)对高热、氯仿等敏感。传染源和传播途径与甲肝相似。暴发流行均由粪便污染水源所致。

(二)发病机制与相关病理生理

各型病毒性肝炎的发病机制目前尚未完全明了。HAV 导致肝细胞损伤机制可能是通过免疫介导引起。HBV 引起肝细胞损伤主要由病毒诱发的免疫反应引起,即机体的免疫反应在清除 HBV 的过程中造成肝细胞损伤,而乙型肝炎的慢性化则可能与免疫耐受有关。HCV 引起肝细胞损伤的机制与 HCV 的直接致病作用及免疫损伤有关。HDV 对肝细胞有直接致病性。戊型肝炎是由于细胞免疫是引起肝细胞损伤的主要原因。

除甲型和戊型肝炎无慢性肝炎的病理改变以外,各型肝炎的病理改变基本相同。其基本病变为肝细胞肿胀、气球样变性或嗜酸性变性,可有点灶状或融合性坏死或凋亡小体,炎细胞浸润及库普弗细胞增生肥大。慢性患者可见肝纤维增生形成纤维间隔。肝衰竭可见肝细胞大量坏死。

(三)临床特点

1.急性肝炎

(1)急性黄疸型肝炎临床表现阶段性较为明显,可分为 3 期。①黄疸前期:主要表现为畏寒、发热、全身乏力,食欲缺乏,厌油,恶心,呕吐、腹痛、肝区痛、腹泻、尿色逐渐加深。②黄疸期:主要表现为发热减退,尿色继续加深,巩膜及皮肤出现不同程度黄染,约 2 周内达高峰。可有皮肤瘙痒,大便颜色变浅,心动过缓等梗阻性黄疸表现。肝功能改变明显。③恢复期:黄疸消退,精神及食欲好转。肿大的肝脏逐渐回缩。肝功能恢复正常。

(2)急性无黄疸型肝炎:除无黄疸外,其他临床症状与黄疸型相似。

2.慢性肝炎

患者反复出现疲乏、头晕、食欲减退、肝区不适、肝大、压痛。重度时腹胀明显,尿黄,伴有蜘蛛痣、肝掌、毛细血管扩张或肝病面容,进行性脾大,肝功能持续异常,或伴有肝外器官损害等。慢性肝炎肝功能损害程度见表 11-2。

表 11-2　慢性肝炎肝功能损伤程度参考指标

项目	轻度	中度	重度
谷丙转氨酶和/或谷草转氨酶(IU/L)	≤正常 3 倍	>正常 3 倍	>正常 3 倍
胆红素(umol/L)	≤正常 2 倍	>正常 2~5 倍	>正常 5 倍
清蛋白(g/L)	≥35	32<清蛋白<35	≤32
A/G	≥1.4	1.0<A/G<1.4	≤1.0
γ-球蛋白(%)	≤21	21<γ-球蛋白<26	≥26
凝血酶原活动度(%)	>70	60~70	40<凝血酶原活动度<30
胆碱酯酶(CHE)(U/L)	>5 400	4 500<CHE≤5 400	≤4 500

3.肝衰竭

(1)急性肝衰竭:起病急,病程 2 周内出现黄疸迅速加深、肝脏迅速缩小、出血倾向、酶胆分离、中毒性鼓肠、肝臭、腹水、肝肾综合征及不同程度肝性脑病。

(2)亚急性肝衰竭:病程 15 天至 26 周内出现上述症状者。

(3)慢加急性肝衰竭:在慢性肝病基础上出现的急性肝功能失代偿。

(4)慢性肝衰竭:在慢性肝炎或肝炎后肝硬化基础上发生的肝衰竭,主要以同时具有慢性肝病的症状、体征和实验室检查的改变及肝衰竭的临床表现为特点。

4.淤胆型肝炎

淤胆型肝炎亦称毛细胆管型肝炎,主要表现为肝内梗阻性黄疸,例如出现皮肤瘙痒、粪便颜色变浅、肝大和梗阻性黄疸的化验结果。

5.肝炎后肝硬化

在肝炎基础上发展为肝硬化,表现为肝功能异常及门静脉高压。

(四)辅助检查

1.肝功能检查

肝功能检查包括谷丙转氨酶及谷草转氨酶检测等,血清蛋白质测定,血清和尿胆色素检测,血清凝血酶时间及凝血酶原活动度凝血酶原活动度检测,甲胎蛋白检测。

2.肝炎病毒标志物检测

(1)抗 HAV-IgM 阳性提示甲型肝炎现症感染,抗 HAV-IgG 阳性提示过去感染而产生免疫。

(2)HBV:血清学标志包括 HBsAg、抗-HBs、HBeAg、抗-HBe、抗-HBc 和抗 HBc-IgM。HBV-DNA 定量检测可反映病毒复制水平。

(3)丙型肝炎:血清抗 HCV-IgM 或和 HCV-RNA 阳性可确诊。

3.肝脏弹性测定

肝脏弹性测定能够比较准确地识别出轻度肝纤维化和重度肝纤维化/早期肝硬化。

4.肝活体组织检查

肝活体组织检查能准确判断慢性肝炎患者所处的病变阶段及判断预后。

5.超声检查

超声检查能观察肝、脾、胆囊情况;探测并估计腹水量等。

(五)治疗原则

(1)以足够的休息营养为主,辅以适当药物,避免饮酒、过劳和肝损害药物。

(2)各临床类型肝炎治疗的侧重点不同。急性肝炎以一般治疗及对症支持治疗为主。慢性肝炎根据患者具体情况采取调节机体免疫、抗病毒、抗纤维化等治疗。肝衰竭患者以促进肝细胞再生,纠正低蛋白血症,预防和治疗并发症及人工肝支持系统治疗,符合条件者争取行肝移植。

二、护理评估

(一)流行病学史评估

甲型肝炎、戊型肝炎起病前有无进食不洁海产品,当地有无食物或水源型暴发流行,是否流行季节。乙型肝炎应评估有无乙型肝炎家族史及有无与乙型肝炎或 HBsAg 携带者密切接触史,乙型或丙型肝炎患者有无输血史,手术史等。有无疫苗接种史,有无吸毒史等流行病学史。

(二)一般评估

1.生命体征

急性肝炎患者体温可正常或偏高。大量腹水、中毒性鼓肠及肺部感染时是否存在呼吸困难。

2.患者主诉

患者有无疲乏、食欲缺乏、厌油、恶心、呕吐、腹痛、肝区痛、腹泻、尿黄、皮肤瘙痒等症状。

3.相关记录

记录患者神志、计算力、定向力。黄疸情况、体重、腹围及腹水情况、饮食情况。皮肤(注射部位)、黏膜情况。大便颜色、性状、次数,小便颜色、性状、次数及量,瞳孔大小、形状及对光反射等。

(三)身体评估

1.头颈部

观察有无肝病面容,巩膜有无黄染,有无蜘蛛痣。观察患者行为、计算力、定向力、理解力的变化,有无扑击样震颤。

2.腹部

测量腹围,有无腹部膨隆,有无腹壁静脉曲张。有无移动性浊音阳性。腹部有无压痛及反跳痛。肝脏有无肿大或缩小,质地是否柔软等。脾脏有无增大。墨菲征是否阳性。

3.其他(四肢、皮肤)

全身皮肤和黏膜有无黄疸,有无瘀点、瘀斑,搔抓痕迹及破损。有无肝掌,有无蜘蛛痣。双下肢有无凹陷性水肿情况。

(四)心理-社会评估

评估患者对肝炎一般知识的了解情况,对预后的认识、对所出现的各种症状的心理反应及表现;评估患者对患病后住院隔离的认识及疾病是否对工作、学习、家庭等造成影响;家庭经济状况、社会支持系统对肝炎的认识及对患者的关心程度;患者的应对能力等。

(五)辅助检查结果评估

1.实验室检查

评估患者是否有血清转氨酶升高、清蛋白下降、胆红素升高、凝血酶时间延长;肝炎病毒标志物是否阳性。

2.超声检查

评估患者是否有肝和脾的大小、形态、包膜情况、实质回声结构、血管分布及其走行的异常；有无腹水及估计腹水量等。

(六)常用药物治疗效果的评估

1.干扰素评估要点

(1)治疗初期常见感冒样综合征,可于注射后 2 小时,给予对乙酰氨基酚等解热镇痛剂,对症处理,不必停药；或将注射时间安排在晚上。

(2)骨髓抑制：一般停药后可自行恢复。当白细胞计数$<3.0\times10^9$/L 或中性粒细胞计数$<1.5\times10^9$/L,或血小板计数$<40\times10^9$/L 时,需停药,并严密观察,对症治疗,注意出血倾向。血常规恢复后可重新恢复治疗,但需密切观察。

(3)神经系统症状：例如焦虑、抑郁、兴奋、易怒、精神病。出现抑郁及精神病症状应停药。

(4)出现失眠、轻度皮疹时对症治疗,可不停药,有时可出现脱发。

(5)少见的不良反应有：癫痫、肾病综合征、间质性肺炎、诱发自身免疫性疾病和心律失常等,出现这些疾病和症状时,应停药观察。

2.核苷(酸)类似物不良反应的预防和处理

核苷(酸)类似物少见、罕见的不良反应,例如肾功能不全、肌炎、横纹肌溶解、乳酸酸中毒等,应引起关注。一旦确诊为尿毒症、肌炎、横纹肌溶解或乳酸酸中毒等,应及时停药或改用其他药物,并给予积极的治疗。

三、护理诊断(问题)

(一)体温过高

体温过高与肝炎病毒感染有关。

(二)营养失调

低于机体需要量与摄入不足和呕吐有关。

(三)活动无耐力

活动无耐力与心排血量减少病毒性肝炎引起肝细胞受损有关。

(四)有皮肤完整性受损的危险

皮肤完整性受损与胆盐沉积刺激皮肤引起瘙痒有关。

(五)潜在并发症

1.出血

出血与凝血酶原合成减少引起凝血功能异常有关。

2.肝性脑病

肝性脑病与各种毒性物质引起大脑损害有关。

3.感染

感染与抵抗力下降有关。

4.肾功能不全

肾功能不全与肾血流灌注不足有关。

5.知识缺乏

患者缺乏肝炎相关知识。

四、护理措施

(一)适当休息

休息是急性肝炎治疗的重要措施。当症状好转、黄疸减轻、肝功能改善后,可逐渐恢复活动,以患者不感觉疲劳为度。重型肝炎患者应绝对卧床休息。

(二)合理饮食

急性肝炎早期应选择易消化、清淡、适合患者口味的饮食。保证足够热量,并鼓励患者多吃水果、蔬菜等含维生素丰富的食物。病情好转后避免暴饮暴食,防止诱发脂肪肝及糖尿病,维持体重在患病前水平或略有增加。不饮酒及含酒精饮料。重型肝炎患者限制蛋白质入量,每天蛋白摄入<0.5 g/kg,有肝性脑病时限制蛋白质摄入。

(三)用药护理

应严格按医嘱用药,并注意观察常用药的毒副作用,发现问题及时处理。抗病毒治疗时应强调患者的依从性,勿自行停药,以免引起病毒耐药和病情反复。

(四)心理护理

多关心体贴患者,使患者保持良好的情绪,向患者介绍疾病的传播途径、隔离的意义、方式,以取得患者合作。

(五)皮肤护理

皮肤瘙痒的患者鼓励使用温和沐浴露沐浴,使用炉甘石洗剂擦拭瘙痒部位。避免搔抓皮肤,剪指甲每周1~2次。协助患者改变体位,每2小时1次;加强骨隆突处皮肤的护理,预防压疮发生,保持床单位的平整、清洁、干燥。

(六)对症护理

1.肝性脑病的观察和护理

观察有无情绪异常、性格和行为反常。避免肝性脑病的诱因,例如高蛋白饮食、消化道出血、大剂量利尿剂使用、大量放腹水等。口服乳果糖保持大便通畅。发生肝性脑病时应加强患者的安全防范,使用床栏,防止坠床、出走、自伤。做好肝性脑病患者用药的观察。

2.出血的观察和护理

观察皮肤、黏膜情况,观察有无黑便,观察凝血酶原时间、血小板计数等情况。鼻出血者用0.1%肾上腺素棉签或吸收性明胶海绵压迫止血,穿刺或注射部位应压迫止血10~15分钟。必要时输新鲜全血补充凝血因子。嘱患者勿用牙签剔牙,勿用硬牙刷刷牙。

3.肝肾综合征的观察和护理

观察24小时尿量,监测尿常规、尿比重及血尿素氮、肌酐及血清钾、钠等。避免使用肾毒性药物、大量利尿、大量多次放腹水、消化道出血等。

4.继发感染的观察和护理

加强皮肤、口腔、呼吸道、消化道及泌尿道感染的预防,观察感染的表现并按医嘱用药。

(七)健康教育

(1)指导患者及其家属有关疾病传播的知识。甲、戊型肝炎病毒主要从粪便排出体外,通过直接或间接污染手、饮水、食物、食具等经消化道传染。乙型肝炎主要通过输血、血制品及消毒不严的注射器的针头传染,也可通过性传染。丙型肝炎通过输血和注射途径传染。

(2)向患者介绍需要接受隔离及隔离的方法,以取得配合,防止疾病传播。

（3）避免肝炎反复发作的诱因,如过度劳累、暴饮暴食、酗酒、不合理用药、感染、不良情绪等。

（4）慢性肝炎患者出院后定期随诊,检测肝功能及肝炎病毒标志物。

（5）告诉患者如果出现下列任何一种情况时请速到医院就诊:①乏力、恶心、食欲下降。②皮肤、巩膜黄染、尿黄。③腹胀、双下肢水肿。④神志不清、计算力和定向力下降。⑤上消化道出血:呕血或便血等。

五、护理效果评估

（1）患者体温恢复正常,患者黄疸消退、食欲好转。

（2）患者皮肤瘙痒症状减轻,无皮肤破损、压疮发生。

（3）患者日常活动不感到疲乏,能够掌握交替活动和休息的方法。

（4）患者营养状况良好,表现为体重下降或稍有增加。

（5）患者神志、生命体征、尿量正常,无感染、肝性脑病、上消化道出血、肝肾综合征等并发症。

（秦英珍）

第五节　阿米巴痢疾

阿米巴痢疾是溶组织内阿米巴寄居于结肠内引起的疾病。临床表现以腹泻、黏液血便为主,全身症状不重,但易复发成为慢性,也可发生肝脓疡等并发症。

溶组织内阿米巴在其生活过程中有大滋养体(组织型)、小滋养体(肠腔型)及包囊三种形态。大滋养体(20～40 μm)见于急性期患者的大便或肠壁内,吞噬红细胞、组织碎片和细胞碎片,是其致病型。脱入肠腔的大滋养体在机体抵抗力增强或环境改变时可在肠腔内转变为小滋养体。小滋养体(12～20 μm)生活在肠腔中,运动迟缓,以吞噬细菌为主。当机体抵抗力下降或肠腔生理条件改变时,小滋养体可能侵入肠壁变成大滋养体。滋养体对外界的抵抗力弱,在体外容易死亡,故在传播上无重要性。包囊(10～20 μm)是由小滋养体在下部结肠形成的,可随粪便排出,具有保护性外壁,对外界的抵抗力强,一般饮水消毒的含氯浓度及胃酸均不能将其杀灭,但加热至56℃数分钟即可杀灭,在干燥环境下也迅速死亡。包囊可完整地通过蝇或蟑螂的消化道,是痢疾阿米巴传播的唯一形态,是原虫的感染型。

阿米巴包囊随食物或饮水通过胃入肠,在小肠下段被消化,释出小滋养体,小滋养体反复分裂,借助其伪足和分泌的溶组织酶侵入黏膜下层,变为大滋养体,破坏组织,形成黏膜下小脓肿。破溃后形成散在、孤立、边缘略凸、周围有充血圈的口小底大烧瓶样溃疡,溃疡腔内充满棕黄色坏死物质,内含溶解的细胞碎片、黏液和滋养体。溃疡间的组织大多完好。溃疡侵蚀较大血管可致肠出血,溃疡亦可穿破肌层直至浆膜,造成局限性腹腔脓肿或弥漫性腹膜炎,病变以盲肠、升结肠最多,乙状结肠、直肠等处次之。严重者大肠全部与小肠下端均可累及。慢性期的病变特点为肠黏膜上皮增生,溃疡底部出现肉芽组织,溃疡周围有纤维组织增生,黏膜增生的息肉与溃疡相间,使肠壁增厚、肠腔狭窄。

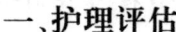

一、护理评估

(一)流行病学资料

1.传染源

主要传染源为无症状带虫者或症状轻微的患者。因这些感染者不断地从粪便中排出包囊，估计一个带虫者每天排出的包囊超过 5 000 万个。有明显症状的患者多排出滋养体,故不能成为主要传染源。

2.传播途径

主要通过包囊污染饮水、食物、蔬菜等进入消化道。苍蝇、蟑螂可起机械传播作用。水源被包囊污染,可酿成暴发流行。

3.人群易感性

普遍易感。在高发区,以 1~4 岁儿童发病率最高。感染后即使能产生特异性抗体,但无保护作用。多发生于秋季,农村多于城市,男性患者较多。流行的主要因素与人群经济条件、卫生状况、生活环境和饮食习惯等社会因素有关。

(二)身心状态

1.症状、体征

潜伏期一般为 1~2 周,可短至 4 天,亦可长达 1 年以上。

(1)无症状型(原虫携带状态):占 90% 以上。阿米巴包囊在整个感染期间可随粪便排出,但不出现任何症状。其原因可能为感染非致病性虫株,或原虫侵袭组织较轻而未出现症状。在适当条件下,可能会造成病变出现症状。

(2)普通型:大多缓起,以腹痛、腹泻开始,大便每天十次左右,便时有不同程度的腹痛,可出现里急后重。大便量中等,混有黏液及血液,呈暗红色或紫红色,糊状有腥臭,镜检可发现阿米巴滋养体。病情较重者可出现血便。腹部有压痛,尤以右下腹为著。全身症状轻微,常有低热或不发热。上述症状一般持续数日至数周,可自行缓解,如未接受治疗则易于复发。

(3)暴发型:多见于体弱和营养不良者。起病急,中毒症状重,有高热及极度衰竭。每天大便15 次以上,甚至失禁,呈水样或血水样,有奇臭;常伴呕吐、腹痛、里急后重及腹部明显压痛。患者有不同程度的脱水与电解质紊乱,可出现休克,易并发肠出血与肠穿孔。

(4)慢性型:常为普通型未经彻底治疗的延续,病程可持续数月甚至数年不愈。腹泻反复发作或与便秘交替出现,一般腹泻每天3~5 次,大便呈黄糊状,带少量黏液及血液,有腐臭,常伴有脐周或下腹疼痛。症状可持续或有间歇,间歇期间可无症状,常因疲劳、饮食不当、暴饮暴食及情绪变化等成为复发的诱因。久病者常伴有贫血、乏力、消瘦、肝大及神经衰弱等。易并发阑尾炎及肝大。大便检查可找到滋养体或包囊。

(5)并发症。①肠出血:深溃疡可因侵蚀血管引起程度不等的肠出血,有时成为本病的主要症状。②肠穿孔:多发生于暴发型及有深溃疡的患者。穿孔部位以盲肠、阑尾和升结肠为多见,穿孔后可引起局限性或弥漫性腹膜炎。慢性穿孔较急性多见,大多无剧烈的腹痛发作,穿孔发生的时间常难以确定,但全身情况逐渐恶化。X 线可见游离气体而确诊。③阑尾炎:盲肠病变易蔓延至阑尾。临床症状与一般阑尾炎相似,但易发生穿孔。④结肠肉芽肿:慢性病例由于黏膜增生发生肉芽肿,形成大肿块,极似肿瘤,称为阿米巴瘤,易误诊为肠癌。多见于盲肠、乙状结肠及直肠等处。

2.心理、社会因素

心理、社会因素也可以影响疾病的发生、发展。

（三）实验室检查及辅助检查

1.血常规

周围白细胞总数和分类正常,暴发型和有继发细菌感染时白细胞总数和中性粒细胞比例增高,慢性患者有轻度贫血。

2.粪常规

粪常规为确诊的重要依据。典型阿米巴痢疾的粪便呈暗红色果酱样,有特殊的腥臭,粪质较多,含血及黏液。镜检可见大量黏集成团的红细胞和少量白细胞,有时可见活动的、吞噬红细胞的滋养体和夏-雷晶体。慢性患者或成形粪便中一般只能检出包囊。

3.血清学检查

应用阿米巴纯抗原可做多种免疫血清学试验。无症状排包囊者抗体检测为阴性,体内有侵袭性病变时才有抗体形成。肠阿米巴病的阳性率可达 $60\%\sim30\%$,痊愈后仍可持续数月至数年,故对诊断及鉴别诊断均有帮助。

4.结肠镜检查

约 2/3 有症状的病例中,直肠和乙状结肠镜检可见大小不等的散在溃疡,表面覆有黄色脓液,边缘略突出,稍充血,溃疡与溃疡之间的黏膜正常。溃疡边缘部分涂片及活检可发现滋养体。

5.X线钡剂灌肠检查

病变部位有充盈缺损、痉挛、狭窄或壅塞现象。

6.诊断性治疗

如高度怀疑而各种检查不能确诊时,可选用抗阿米巴药物治疗,如效果确切,诊断亦可成立。

二、护理诊断

（一）腹泻

大便次数增多,黏液血便、果酱样便,水样或血水样便与阿米巴原虫感染有关。

（二）潜在并发症-肠出血、肠穿孔

肠出血、肠穿孔是溃疡底部的血管被病变破坏及溃疡穿破肌层及浆膜所致。

三、护理目标

（1）大便次数逐渐减少,性状正常,肛周皮肤保持正常。

（2）肠出血、肠穿孔不发生或能及早发现,并能配合医生进行抢救。

四、护理措施

（一）消化道隔离

至大便正常、阿米巴原虫检查连续两次阴性后方可解除隔离。隔离期间做好心理护理。

（二）急性期卧床休息

协助保证生活需要,慢性患者注意生活起居规律,加强体质锻炼。

（三）饮食

易消化的软食或普食,病重者可给予半流质或流质,病情好转后给予富有营养的少渣软食,忌吃生冷食物,避免吃刺激性食物,忌饮酒。

(四)病情观察

注意观察 T、P、R、BP,大便的次数、量和性状,有无脱水表现及突发腹痛、板状腹、腹部压痛、发热等肠穿孔的表现,有无阵发性腹部绞痛伴呕吐、腹胀、肠鸣音亢进等肠梗阻的表现。

(五)肛周清洁

保持肛周皮肤清洁。

(六)药物治疗的护理

治疗本病常用甲硝唑,应告之患者用法及疗程。常见的不良反应为恶心、腹痛、头痛、头晕、皮炎及血白细胞减少等,应注意观察并定期复查血象。

(七)粪便标本的采集

采集注意事项:①留取标本的便盆应清洁,不宜混有尿液,气温低时注意保温;②标本应取粪便中的脓血部分并及时送检;③服用油类、钡剂及铋剂均能影响检查结果,故停药 3 天后方可留取标本送检。

(八)出院宣教

告知患者出院后每月检测大便 1 次,连续 3 次,以观察是否需要重复治疗,并告知留大便标本的注意事项。出院后数月内应避免过度劳累、暴饮暴食,忌酒,并注意饮食、饮水及个人卫生。

五、护理评价

(1)大便的次数、性状、颜色,有无脱水、电解质紊乱及肛周皮肤损害。
(2)肠出血、肠穿孔是否得到及时发现和控制。

(秦英珍)

第六节　水　　痘

水痘是由水痘-带状疱疹病毒引起的儿童常见的急性传染病,具有高度传染性。临床特征为全身症状轻微,皮肤、黏膜分批出现迅速发展的斑疹、丘疹、疱疹与结痂。

水痘-带状疱疹病毒属疱疹病毒科,只有一个血清型。病毒呈球形,直径 $150 \sim 200$ nm。核心是双股 DNA,其外壳是由微粒组成的立体对称二十面体的核衣壳,外包针状的脂蛋白囊膜,受感染的细胞形成多核巨细胞,核内出现嗜酸性包涵体。本病毒对外界抵抗力弱,不耐高温,不能在痂皮中存活,在疱疹液中 -65 ℃可存活8年,能被乙醚灭活。

病毒经上呼吸道侵入机体,在黏膜细胞内生长繁殖,然后进入淋巴结内繁殖,而后进入血流,引起病毒血症和全身各器官病变。主要损害部位在皮肤,偶尔累及内脏。皮疹分批出现,与间歇性病毒血症相一致。病变主要在表皮棘细胞中层及深层。细胞呈气球样变,细胞内水肿,变性细胞围绕在水肿周围,形成水痘疱疹,内含大量病毒。水痘疱疹以单房为主,一般真皮炎症变化很轻,皮肤损害表浅,上皮细胞再生,结痂后脱落,一般不遗留瘢痕。

小儿初次感染本病毒,临床表现为水痘,痊愈后获部分免疫力。曾患过水痘的儿童或成人潜伏再发则表现为带状疱疹,一般预后良好,成人病情较重,如无并发症,预后亦良好。

一、护理评估

(一)流行病学资料

1.传染源

患者是唯一的传染源,自出疹前1~2天至皮疹干燥结痂为止,均有传染性。

2.传播途径

主要通过飞沫和直接接触传播,被污染的衣物、玩具、用具等都具有传染性,在近距离内通过健康人的间接传染也有可能,故需严格隔离患者,应特别注意患者在住院期间医院内的传播。

3.人群易感性

人群对水痘普遍易感,以1~6岁儿童发病率高,冬春季多见。妊娠妇女患水痘时,可使胎儿受染。本病传染性极强,易感者接触患者后约90%发病。病后获持久免疫力,但可发生带状疱疹。

(二)身心状态

1.症状、体征

潜伏期为10~21天,平均14天。

(1)典型水痘:可分前驱期和出疹期。①前驱期:婴幼儿常无症状或症状轻微,年长儿童及成人则常有畏寒、发热、乏力、头痛、咽痛、背痛、肌痛、咳嗽及少见的关节痛,持续一天左右。偶有猩红热样、麻疹样或荨麻疹样皮疹,此期持续2~3天。②出疹期:发热数小时或1~2天后,首先于躯干、头部,以后渐延及面部及四肢,初为红斑疹,数小时后变为丘疹,然后变为疱疹。疱疹表皮壁薄,多呈椭圆形,直径为3~5 mm,周围有稍凸起的红晕。疱疹初如露珠水滴,后变混浊常伴有瘙痒,经1~3天后结痂,1周左右脱痂,一般不留瘢痕。水痘皮疹呈向心性分布,大多在躯干、胸背、面部易受刺激处,四肢相对较少,分批出现,常在同一部位同时存在斑丘疹、疱疹及结痂。后期的皮疹可停留在斑丘疹阶段,口腔、咽部或外阴等黏膜处也可发生浅表疱疹,破溃后形成溃疡,有疼痛。皮疹愈多,全身症状愈重。

(2)其他类型水痘:可分为两种类型。①先天性水痘:孕妇前3~4个月内患水痘时,偶可引起严重的先天性畸形,如发育不良、智力迟钝、皮肤瘢痕、白内障、手腿萎缩等。②非典型水痘:由于继发感染或其他原因,疱疹可融合为巨型大疱,常发生于胸、腹、背和额部。有罕见病例可表现为血性皮疹,甚至伴有消化道出血和泌尿道出血,起病急骤、高热,全身症状危重。另有少数病例皮肤可大片坏死,呈致密黑色焦痂,并可累及肌层。

(3)并发症:较少见,有以下几种。①继发感染:如丹毒、蜂窝织炎、败血症、肺炎等。②原发性水痘肺炎:少见,发病以成人及年长儿居多,轻者无临床症状,重者可表现为高热、咳嗽、胸痛、咯血、呼吸困难、发绀及心动过速等。多数患者于1~2周内恢复,严重者可在24~48小时内死于急性呼吸衰竭和肺水肿。X线检查双肺呈弥漫性结节状浸润,以肺门及肺基底部较多。③水痘脑炎:发病率低于1‰,表现为头痛、呕吐、抽搐、昏睡、烦躁、昏迷等,病死率为5%~25%,可留有偏瘫、精神异常等后遗症,脑脊液检查与其他病毒性脑炎相似。

2.心理、社会因素评估

疱疹发病多为10岁以下的儿童,常表现为对疾病应对不当,对治疗、护理不合作。应及时评估患儿的心理状态及情绪反应。本病传染性强,预后良好,加强护理和隔离,对疾病恢复和防止疾病传播均很重要,应认真评估家属对疾病知识的了解程度。要评估社区医疗机构对疾病的防治态度。

(三)实验室检查及辅助检查

(1)白细胞总数正常或稍增高。

(2)刮取疱疹基底物,染色后可查多核巨细胞和核内包涵体。电镜检查病毒颗粒可用于快速诊断。可用免疫荧光法鉴定分离出水痘-带状疱疹病毒。可用酶联免疫法、补体结合试验检测抗体。用中和实验技术检查病毒抗原。

(3)继发肺炎时 X 线可表现为双肺点片状阴影,以肺底较多。

二、护理诊断

(一)有皮肤完整性受损的危险

有皮肤完整性受损的危险与皮疹有关。

(二)有传染的危险

有传染的危险与病毒的传染性有关。

(三)潜在并发症

1.继发感染

继发感染与机体抵抗力下降有关。

2.原发性水痘肺炎

原发性水痘肺炎与病毒波及呼吸系统有关。

三、护理目标

(1)加强护理,尽可能减轻皮肤受损程度。

(2)在住院期间不发生新的潜在并发症和新的病例。

四、护理措施

(一)休息与营养

发热期应卧床休息,给予充足的水分。宜给予易消化的饮食,并适当口服维生素 B_1、维生素 C。

(二)皮肤护理

(1)衣服宜宽大、柔软,被子、垫褥应平整、勤换洗。

(2)保持手、皮肤及口腔的清洁。修剪指甲,必要时包裹双手,防止抓破皮疹。皮疹较重者不宜洗澡或擦浴,婴儿需随时清理大小便,保持臀部清洁干燥。

(3)皮肤瘙痒者,可涂擦含 0.25% 冰片的炉甘石洗剂或 5% 碳酸氢钠溶液。疱疹有破裂者,局部可涂擦 2% 甲紫或抗生素软膏。

(三)慎用皮质激素

一般忌用皮质激素。若因其他疾病已采用皮质激素治疗的患者,感染水痘后应酌情尽快停用或减少激素用量。但在病程后期,水痘结痂后有严重并发症时,仍可酌情应用皮质激素。

(四)并发症的护理

(1)继发细菌感染主要是皮肤疱疹的继发细菌感染,严重者可致败血症,宜及早选用敏感的抗菌药物治疗。继发性肺炎用敏感抗生素治疗亦有效。

（2）原发性水痘肺炎及细菌感染的继发性肺炎的护理，可参阅麻疹肺炎。

（3）水痘脑炎的护理可参阅流行性乙型脑炎。

（五）预防疾病的传播

（1）采取呼吸道隔离和接触隔离。隔离期为出疹后 7 天或至全部疱疹干燥结痂为止，对易感儿童接触者医学观察 21 天。

（2）病室加强通风换气，幼托机构宜采用紫外线消毒。

（3）对有细胞免疫缺陷者、免疫抑制剂治疗者、患有严重疾病（白血病等）者、易感孕妇及本弱者，可用带状疱疹免疫球蛋白（ZIG）5 mL 肌内注射，在接触后 72 小时内注射有预防功效。近年来对水痘高危人群试用减毒活疫苗，对于自然感染的预防效果为 46%～100%，并可持续十年以上。

（4）无并发症的水痘患者，可在医务人员指导下实行家庭隔离治疗，严防与易感儿接触。有并发症的患者应住院隔离治疗。

（5）患者的呼吸道分泌物及其所污染的物品、被服等均须消毒处理。一般消毒剂、煮沸、日光暴晒均可达到消毒目的。

五、护理评价

（1）疱疹干燥结痂、脱落，皮肤恢复良好未留瘢痕。

（2）患者及家属掌握相应的消毒隔离知识，未造成疾病的传播。

（3）住院期间没有发生新的潜在并发症。

（秦英珍）

第七节　梅　　毒

梅毒是由梅毒螺旋体（treponema pallidum，TP）引起的慢性性传染病，主要通过性接触和血液传播，可侵犯全身各个器官，亦可通过胎盘引起早产和死产等。

梅毒唯一的传染源是梅毒患者，TP 存在于梅毒患者的血液、精液、唾液、受损皮肤和乳汁中。TP 为厌氧微生物，离开人体不易存活，日光、干燥、煮沸和普通消毒剂均可迅速将其灭活，但低温下容易存活，4 ℃可存活 3 天。

TP 主要有 3 种传播途径。①性接触传播：大部分患者通过性接触由微小皮损传播，未经治疗的患者感染 1～2 年时传染性强，病期越长传染性越小，病程 4 年以上的患者基本无传染性；②垂直传播：妊娠 4 个月后母体通过胎盘和脐静脉传染给胎儿，导致胎传梅毒、早产、流产和死产；③其他传播：输入冷藏后的血液和/或血制品。

一、病因与发病机制

梅毒螺旋体可通过黏膜或破损的皮肤表面侵入人体，在局部经过数小时的繁殖，大量的螺旋体被引流到近卫淋巴结，数天后进入血液循环，并可能进一步播散至全身。梅毒的发病机制未完全阐明，其表面的黏多糖酶可能与其致病性有关，与 T 细胞介导的免疫反应密切相关。血清抗体仅有部分保护作用。

二、临床表现

(一)获得性梅毒

获得性梅毒一般分为三期。

1.一期梅毒

一般无全身症状,主要表现为硬下疳、硬化性淋巴结炎。硬化性淋巴结炎是指单侧腹股沟或患侧附近淋巴结质地变硬并且隆起。典型的硬下疳是由小片红斑发展为丘疹,再扩大成为硬结,硬结表面坏死形成无痛性溃疡,并伴有浆性分泌物。分泌物内含大量 TP,传染性极强。硬下疳经治疗后 1～2 周消退,未经治疗 3～4 周消退。男性多见于阴茎冠状沟、龟头、包皮,女性多见于大小阴唇、会阴及宫颈等。

2.二期梅毒

一期梅毒未经治疗或治疗不彻底,TP 经血液播散全身,引起皮肤黏膜及系统性损害,称二期梅毒。常发生在硬下疳消退 3～4 周后。皮肤黏膜损害是指皮肤出现梅毒疹、扁平湿疣、梅毒性秃发,口腔和舌等出现一处或多处糜烂、水肿。另外还可以引起骨骼、眼、神经、内脏等多系统损害。

3.三期梅毒

早期梅毒未经治疗或治疗不彻底,经过 3～4 年,部分患者发生三期梅毒。主要表现为皮肤黏膜损害,常发生在面部、肩部和背部,四肢伸侧出现结节性梅毒疹,小腿和骨骼上出现梅毒性树胶肿(又称梅毒瘤)。梅毒性树胶肿是三期梅毒的标志。另外,还可以表现为骨梅毒、眼梅毒、神经梅毒、心血管梅毒等多系统损害。

(二)先天梅毒

先天性梅毒分为早期先天梅毒、晚期先天梅毒和先天潜伏梅毒,特点是不发生硬下疳,早期病变较后天性梅毒重,骨骼及感觉器官受累多而心血管受累少。可影响婴儿的生长发育或遗留先天性梅毒的体征。<2 岁者称早期先天梅毒,>2 岁者称晚期先天梅毒。

早期先天梅毒表现为患儿早产、营养差、躁动不安、口周和肛周的皲裂、鼻黏膜溃疡等。晚期先天梅毒标志性损害是哈钦森齿、神经性耳聋和间质性角膜炎。哈钦森齿是指门齿游离缘呈半月形缺损,表面宽基底窄,牙排列稀疏不齐。

(三)潜伏期梅毒

梅毒血清检查阳性,但无临床症状或临床症状消失。

三、辅助检查

(一)TP 检查

可取病灶组织渗出物、淋巴结穿刺液或组织研磨液,用暗视野显微镜检查,也可经镀银染色、吉姆萨染色或墨汁负染色后用普通光学显微镜检查,或用直接免疫荧光检查。镜检暗视野下查 TP 结果结合临床表现和接触史可以确诊。

(二)梅毒血清试验

结果阳性时结合临床表现,可初步诊断。

（三）脑脊液检查

脑脊液检查是神经梅毒诊断依据。

四、治疗要点

以药物治疗为主,常用药物如下。

（一）青霉素类

首选药物,常用药物有苄星青霉素 G 和普鲁卡因水剂青霉素 G 等。

（二）其他

四环素类、红霉素类和头孢曲松钠,疗效较青霉素差,通常作为青霉素过敏者的替代治疗药物。常用药物有四环素、多西环素、米诺环素、红霉素和阿奇霉素等。

五、护理措施

（一）一般护理

1.饮食

补充充足营养,增强免疫力。

2.运动与休息

患者适当活动与运动,二期梅毒全身症状时需要卧床休息。

（二）病情观察

(1)观察硬下疳和硬化性淋巴结的大小、是否破溃。

(2)观察梅毒疹出现的部位、有无尖锐湿疣和脱发等症状。

(3腔黏膜是否破溃、水肿,是否有疼痛感,有无出现梅毒瘤。

（三）对症护理

1.隔离

早期梅毒传染性强,应注意隔离治疗。患者用具单独消毒处理;医护人员加强自我防护,防止针刺破皮肤黏膜而感染,严格无菌操作,避免医源性感染。医务工作者进行操作时应严格遵照标准预防原则。

2.用药护理

应用青霉素类药物一定要密切观察患者的变态反应,定期复查血常规,防止吉-海反应发生。吉-海反应为梅毒感染患者接受高效抗 TP 药物治疗后 TP 被迅速杀死并释放出大量异性蛋白,引起机体发生的急性变态反应。多在用药后数小时发生,表现为寒战、发热、头痛、呼吸加快、心动过速、全身不适及原发疾病加重,严重时心血管梅毒患者可发生主动脉破裂。泼尼松可用于预防吉-海反应。

（四）心理护理

从本病发病平均年龄来看,青壮年男性居多,部分人怕失去家庭,有些人由于对性传播疾病的恐怖而出现各种心理障碍,表现为抑郁、焦虑、恐惧等。因此,根据不同患者心理状态予以心理护理。护士要了解患者的社会支持系统,保护患者的隐私,尊重体谅患者。鼓励患者的亲戚、朋友给患者提供精神上的帮助,缓解或解除患者的孤独感、恐惧感。

(五)健康指导

1.疾病知识指导

向患者和家属讲解本病的相关知识,讲解本病及早、足量、规则治疗的重要性。向家属及患者宣教,本病是一种可预防的性传播疾病,它的并发症和后遗症是可以康复的,使患者及家属保持良好的心态,以积极、乐观、健康的生活态度,积极配合治疗。

2.消毒隔离

对患者用过的内衣、毛巾要单独清洗,并进行煮沸消毒。患者不与他人共用浴盆,性伴侣应接受检查。早期梅毒和梅毒治疗时禁止房事,以防传染他人,发生性接触时使用安全套。

3.妊娠及哺乳期妇女指导

女性患者患病期间不宜怀孕,如果已发生妊娠,应尽早治疗,防止病毒传染给胎儿。

(秦英珍)

第八节 艾 滋 病

艾滋病又称为获得性免疫缺陷综合征(acquired immune deficiency syndrome,AIDS),是由人免疫缺陷病毒(human immunodeficiency virus,HIV)引起的慢性致命性传染病。主要通过性接触和血液传播,HIV 对外界抵抗力不强,56 ℃30 分钟,25%以上浓度的乙醇和漂白粉即可灭活。

近年,HIV 感染呈上升趋势,发病从高危人群(男性同性恋者、多个性伴侣者、静脉药瘾者)向一般人群扩散。HIV 主要存在于血液、精液、子宫、阴道分泌物中,尿液、眼泪、乳汁中也有HIV。艾滋病患者和 HIV 携带者是本病的传染源,主要有 3 种传播途径。①性接触传播:是艾滋病的主要传播途径,同性恋、异性恋均可传播。②血液传播:输注含 HIV 病毒的血液、血制品、成分血,药瘾者共用针头注射器,应用 HIV 感染者的器官进行器官移植或人工授精,被 HIV 污染的针头刺伤皮肤,或破损皮肤意外感染。③母婴传播:孕妇可通过胎盘、分娩过程及产后分泌物和乳汁将 HIV 传递给婴儿。

一、发病机制与病理

HIV 侵入人体后,侵犯并破坏 T 细胞及单核-吞噬细胞,使多种免疫细胞受损,致使免疫功能严重缺陷,易发生各种严重的机会性感染和肿瘤。病理变化呈多样性、非特异性病变。①机会性感染,由于免疫缺陷,组织中病原体繁殖多,而炎症反应少。②免疫器官病变,包括淋巴结病变。前者又有反应性病变如滤泡增殖性淋巴结肿瘤性病变,如卡波西肉瘤或其他淋巴瘤。胸腺病变可见萎缩、退行性和炎性病变。③中枢神经系统病变,神经胶质细胞灶性坏死,血管周围炎性浸润,脱髓鞘改变。

二、临床表现

(一)临床分期

1.急性感染期(Ⅰ期)

部分患者出现血清病样症状,全身不适、轻微发热、畏寒、肌肉关节疼痛、颈部及枕部淋巴结肿大等,症状持续 3～14 天,患者在被感染 2～6 周后,血清 HIV 抗原呈阳性。

2.无症状感染期(Ⅱ期)

此期无任何症状,持续 2～10 年或更久。在 HIV 感染初期,血清中虽有病毒和 p24 抗原存在,但 HIV 抗体未产生,此时抗 HIV 呈阴性,称为窗口期。

3.持续性全身淋巴结肿大期(Ⅲ期)

除腹股沟淋巴结以外,还有两处以上淋巴结肿大。肿大的淋巴结直径>1 cm,无压痛,能自由活动,一般持续肿大 3 月以上,无自觉症状,部分淋巴结肿大 1 年以后自然消失,也可出现淋巴结反复肿大。

4.艾滋病期(Ⅳ期)

Ⅳ期是艾滋病毒感染的最终阶段。此期临床反应复杂,可累及全身各个系统和器官,会有多种感染和肿瘤并存。主要临床表现有以下 5 种。

(1)艾滋病相关综合征:持续 1 月以上发热、盗汗、乏力、畏食、体重下降超过 10%、肝脾大和淋巴结肿大。

(2)神经系统症状:进行性痴呆、癫痫、下肢瘫痪和头痛。

(3)严重机会性感染:真菌、原虫、结核分枝杆菌和病毒感染。

(4)继发肿瘤:卡波西肉瘤和非霍奇金淋巴瘤。

(5)其他:继发其他疾病如慢性淋巴性间质性肺炎。

(二)症状表现

1.肺

肺孢子菌肺炎最常见,并且是艾滋病机会性感染死亡的主要原因,表现为间质性肺炎。其他细菌、病毒、真菌也可侵犯肺部。

2.消化系统

口腔、食管的炎症或溃疡最常见,表现为吞咽疼痛和胸骨后灼烧感。

3.中枢神经系统

头晕、头痛和进行性痴呆。

4.皮肤黏膜

外阴疱疹病毒感染和尖锐湿疣。

5.眼部

巨细胞病毒视网膜炎,卡波西肉瘤。

三、辅助检查

(一)免疫学检查

T 细胞绝对值下降,CD4$^+$ T 细胞下降,CD4$^+$/CD8$^+$ 的比值<1.0。

(二)血清学检查

酶联免疫吸附剂测定法(enzyme linked immunosorbent assay,ELIA)连续两次阳性,经免疫印迹法或固相放射免疫沉淀法证实阳性可确诊。

(三)HIV RNA 检测

既可用于诊断,也可用于判断治疗效果和预后。

四、治疗要点

早期抗病毒治疗是治疗艾滋病的关键。

(一)抗病毒治疗

现有药物只能抑制病毒复制,首选药物是齐多夫定(zidovudine,ZDV),常用药物还有双脱氧胞苷、双脱氧肌苷、尼维拉平和利托那韦。

(二)抗机会性感染、肿瘤治疗

常用药物有喷他脒、复方磺胺甲噁唑、ZDV 与 α-干扰素联合,螺旋霉素和更昔洛韦。

(三)支持对症治疗

补充维生素和营养物质,必要时输血。

(四)预防性治疗

针刺或实验室感染可于被感染 2 小时内应用 ZDV,疗程为 4~6 周。

五、护理措施

(一)一般护理

1.饮食

为保证营养供给,应给予高热量、高蛋白、高维生素、易消化饮食。患者如果呕吐,在进餐前30 分钟给予止吐药。鼓励患者多饮水、果汁,忌食生冷和刺激性食物。

2.休息与运动

患者在急性期和艾滋病期应卧床休息,无症状期可正常工作,避免劳累。

(二)病情观察

密切观察肺、消化系统、中枢神经系统的机会性感染,如咳嗽、发热、呼吸困难、呕吐,及时发现及时治疗。

(三)对症护理

1.隔离

艾滋病通过体液传播,一般接触不会传染艾滋病,所以艾滋病的患者无须隔离。对艾滋病期的患者应进行保护性隔离。医务工作者预防艾滋病感染时遵照标准预防原则。

2.加强个人卫生

加强口腔、外阴和皮肤护理,预防继发感染。腹泻的患者注意肛周皮肤护理。

3.用药护理

应用 ZDV 治疗者,注意严重的骨髓抑制,应检验血型、做好输血准备,定期复查血常规。

(四)心理护理

由于艾滋病缺乏特效治疗药物,预后不良,患者受到疾病的折磨,又担心受到歧视,容易出现焦虑、抑郁、恐惧等心理,部分患者有自杀、报复等行为。护士要了解患者的社会支持系统,鼓励患者的亲戚、朋友给患者提供精神上的帮助,保护患者的隐私,尊重体谅患者。缓解或解除患者的孤独感、恐惧感。

(五)健康指导

1.疾病知识指导

通过各种途径广泛宣传艾滋病的病因和传播途径,增强自我防护意识。

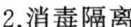

2.消毒隔离

告知感染艾滋病的患者严禁献血、捐献器官,对患者的分泌物和排泄物应用漂白粉进行消毒,出现症状的患者应住院治疗。

3.妊娠哺乳期妇女指导

已被感染的妇女应避免妊娠、生育,哺乳期妇女应选择人工方式喂养孩子。

（秦英珍）

第九节　狂　犬　病

一、疾病概述

(一)概念和特点

狂犬病又名恐水症,是由狂犬病毒引起的,以侵犯中枢神经系统为主的急性人畜共患传染病,临床表现为特有的恐水、怕风、恐惧不安、流涎和咽肌痉挛、进行性瘫痪等。

狂犬病毒易为紫外线、季铵化合物、碘酒、高锰酸钾、乙醇、甲醛等灭活,加热 100 ℃,2 分钟可灭活。传染源主要是狂犬,其次是猫、猪、牛及马等家畜和兽类。传播途径主要通过咬伤传播,也可由带病毒唾液经伤口、抓伤、舔伤的黏膜和皮肤侵入。人群普遍易感。

(二)发病机制与相关病理生理

狂犬病毒自皮肤或黏膜破损处侵入人体后,对神经组织有强大的亲和力,由于迷走、舌咽及舌下脑神经核受损,导致吞咽肌及呼吸肌痉挛,可出现恐水、吞咽和呼吸困难等症状。交感神经受累时可出现唾液分泌和出汗增多。迷走神经节、交感神经节和心脏神经节受损时引起心血管功能紊乱,可致猝死。病理变化主要为急性弥漫性脑脊髓炎,以大脑基底面海马回、脑干及小脑损害最为明显。特征性病变是神经细胞质内可见嗜酸性包涵体,称为内格里小体,为狂犬病毒的集落,位于细胞质内,呈圆形或椭圆形,与红细胞大小相似,染色后呈樱桃红色,具有诊断意义。

(三)临床特点

潜伏期 5 天至 19 年或更长。潜伏期的长短与入侵病毒的数量、被咬部位和机体免疫力有关。典型患者可有三期经过,全程一般不超过 6 天。

1.前驱期

在愈合的伤口处及其相应的神经支配区有痒、痛、麻及蚁走等异样感觉,此为最有意义的早期症状。

2.兴奋期

高度兴奋,极度恐怖表情,发作性咽肌痉挛,有恐水、怕风、畏光、怕声等表现,其中恐水为本病的特征。严重发作时可出现全身肌肉车发性抽搐,或因呼吸肌痉挛致呼吸困难和发绀。体温可上升至 38~40 ℃。交感神经功能亢进及不能吞咽,表现为大量流涎、大汗淋漓,心率加快、血压上升。患者神志清楚。

3.麻痹期

肌肉痉挛停止,全身弛缓性瘫痪,逐渐进入昏迷状态,最后因呼吸、循环衰竭而死亡。

(四)辅助检查

1.实验室检查

血常规及脑脊液检查,病毒分离检查,内格里小体检查。

2.免疫学检查

用酶联免疫吸附试验法检测脑组织涂片、唾液或尿沉渣中的病毒抗原。

3.核酸检测

RT-PCR 可用于检测狂犬病毒 RNA,灵敏度高。

(五)治疗原则

狂犬病目前尚无特效治疗方法,重点是暴露前和暴露后的预防接种,以及伤口的及时处理。发病后以对症综合治疗为主。

1.对症治疗

补充水、电解质及热量,纠正酸碱失衡;对烦躁、痉挛的患者予镇静药;脑水肿患者予脱水治疗;必要时可行气管切开,给氧防止呼吸肌痉挛导致窒息。

2.抗病毒治疗

可用干扰素、胸腺素、阿糖腺苷等抗病毒治疗。

二、护理评估

(一)流行病学史评估

评估患者有无动物咬伤、抓伤、舔伤史。

(二)一般评估

(1)严密观察呼吸、脉搏、心率、心律、体温、意识及瞳孔变化,尤其是呼吸频率、节律的改变,注意有无呼吸困难、发绀,记录抽搐部位、发作次数和持续时间。

(2)观察伤口及患者有无主诉相应的神经支配区有痒、痛、麻及蚁走等异样感觉。注意患者有无高度兴奋、恐水、怕风表现,痉挛发作的部位、持续时间,发作时有无出现幻觉、精神异常。

(3)评估意识、生命体征、瞳孔、皮肤、出入量等记录结果。

(三)身体评估

1.头颈部

观察患者有无流涎,大汗淋漓,有无口唇发绀。

2.肺部

评估患者心肺听诊有无心动过速,双肺有无干、湿啰音。

3.腹部

腹部叩诊有无腹胀,有无尿潴留。

4.其他

评估患者咬伤部位情况。观察皮肤弹性情况,有无脱水。有无中枢神经系统受损相应的体征,腱反射有无消失。

(四)心理-社会评估

患者在疾病治疗过程中的心理反应与需求,家庭及社会支持情况,引导患者正确配合疾病的治疗与护理。

(五)辅助检查结果评估

评估患者电解质、酸碱平衡是否失衡。

(六)常用药物治疗效果的评估

1.镇静类药评估要点

评估患者是否逐渐平静,能否配合治疗;抽搐是否控制。

2.β受体阻滞剂评估要点

评估患者心动过速的控制情况,心律正常,血压维持正常。

三、护理诊断/问题

(一)皮肤完整性受损

皮肤完整性受损与病犬、病猫等动物咬伤或抓伤有关。

(二)有受伤的危险

受伤与患者兴奋、狂躁、出现幻觉等精神异常有关。

(三)有窒息的危险

窒息与病毒损害中枢神经系统导致呼吸肌痉挛有关。

(四)恐惧

恐惧与疾病引起死亡的威胁有关。

四、护理措施

(一)伤口处理

咬伤后迅速彻底清洗伤口能降低狂犬病的发病率。尽快用20%肥皂水或0.1%苯扎溴铵(季胺类消毒液)反复冲洗(季胺类与肥皂水不可合用)至少30分钟,尽量除去狗涎和污血。冲洗后,局部用70%乙醇和2%碘酊消毒。伤口较深者,清创后应在伤口底部和周围行抗狂犬病免疫球蛋白或抗狂犬病毒免疫血清局部浸润注射。伤口一般不宜缝合或包扎,以便排血引流。此外,尚需注意预防破伤风和细菌感染。

(二)暴露后预防接种

凡被猫、犬抓、咬伤后,或皮肤破损处被狂犬或狂犬病患者的唾液沾染后,均应进行疫苗接种。国内多采用地鼠肾疫苗5针免疫方案,即咬伤后0天、3天、7天、14天和30天各肌内注射1次,每次2 mL。成人必须注射于上臂三角肌,勿注射臀部,因其抗原性作用差。小儿注射于大腿肌肉前外侧区。严重咬伤者,疫苗可加至全程10针,即当天至第6天每天1针,然后于第10天、14天、30天、90天各注射1针。接种期间应戒酒,多休息。

(三)安全护理

在标准预防的基础上,患者还应采用接触传播的隔离与预防,宜单间严格隔离。尽量减少光、风、声等对患者的刺激。狂躁、恐怖、激动或幻视、幻听患者加上床栏保护或适当约束,防止坠床或外伤。抽搐时给予牙垫,防止舌咬伤。

(四)心理护理

多数患者神志清楚,可因恐水、怕风等感觉痛苦,表现为焦虑、恐惧、情绪激动,应关心患者,使患者有安全感。

（五）对症护理

保持呼吸道通畅，及时清除口鼻及呼吸道分泌物，予吸氧。备好急救物品及器械，例如镇静剂、呼吸兴奋剂、气管插管及气管切开包、人工呼吸机等。有严重呼吸衰竭、不能自主呼吸者，配合医师行气管插管、气管切开或呼吸机辅助呼吸。

（六）健康教育

1.严格犬的管理

对家犬应进行登记与预防接种。

2.预防接种

高危人群，如兽医应作暴露前的疫苗接种（二倍体细胞疫苗或地鼠肾疫苗），每次 2 mL 肌内注射，共 3 次，于 0 天、7 天、21 天进行；2～3 年加强注射 1 次。接种期间应戒酒，多休息。

五、护理效果评估

（1）患者及其家属了解了狂犬病的传播途径，能够积极配合隔离措施。

（2）严格的执行护理操作，避免对患者的刺激，保证患者的体液供给，维持其水、电解质的平衡。

（秦英珍）

第十二章

精神科护理

第一节 癔 症

一、疾病概述

癔症是指一类由精神因素,如重大生活事件、内心冲突、情绪激动、暗示或自我暗示,作用于易病个体引起的精神障碍。主要表现为意识范围缩小、选择性遗忘或情感暴发等精神症状或各种各样的躯体症状,但不能查出相应的器质性损害作为其病理基础。症状具有做作、夸大、富有情感色彩等特点,有时可由暗示而诱发或消除,有反复发作的倾向。

(一)临床表现

本病的临床表现复杂多样,主要表现为运动感觉功能障碍,提示患者可能存在某种神经系统或躯体疾病,但体格检查、神经系统检查都不能发现其内脏器官和神经系统有相应的损害。其症状和体征不符合神经系统解剖生理特征。症状在被发现时常常加重,患者对症状的焦虑增加时症状也趋于加重。

(二)临床分型

1.癔症性精神障碍(分离性障碍)

(1)癔症性意识障碍:表现为患者的意识范围缩小,时空感知局限,其言行多只反映精神创伤内容,而对外界其他事物却反应迟钝。此种状态突然发生,历时数十分钟,然后自行终止,恢复后患者对发病经过通常不能完全回忆。

(2)情绪暴发:常在遭遇精神刺激时发作,哭喊吵闹、捶胸顿足,甚至撕毁衣服,碰壁撞墙,尽情发泄心中的愤懑,有人劝阻或围观时症状更为剧烈,历时数十分钟后自行缓解,事后部分遗忘。

(3)癔症性遗忘:并非由器质性因素引起的记忆缺失。患者单单遗忘了某一个阶段的经历或某一性质的事件,而那一段经历或事件对患者来说往往是创伤性的。

(4)癔症性漫游:此症发生在白天觉醒时,患者离开住所或工作单位,外出漫游。在漫游过程中患者能保持基本的自我料理,如饮食、个人卫生等,并能进行简单的社会交往,如购票乘车等。短暂而肤浅的接触看不出患者有明显的失常。此种漫游事先无任何目的和构想,开始和结束都是突然的,一般历时数小时至数天,清醒后对发病经过不能完全回忆。

(5)癔症性双重人格或多重人格:患者突然失去了自己原来的身份体验,而以另一种身份进行日常活动。两种身份各自独立、互无联系、交替出现。常见形式为神怪或亡灵附体,此时患者对环境缺乏充分的觉察,注意和知觉仅限于周围的某些人和物。

(6)癔症性假性痴呆:一种在精神刺激后突然出现的、非器质性因素引起的智力障碍。对于简单的问题给予错误的回答,给人以做作的印象。

2.癔症性躯体障碍(转换性障碍)

其主要指运动障碍和感觉障碍等转化性症状,也包括躯体、内脏障碍等躯体化症状。查体和神经系统检查,及实验室检查均无相应的器质性损害,且神经症状也不符合神经解剖生理特点。

(1)运动障碍。①痉挛发作:受到精神刺激或暗示时发生,缓慢倒地、呼之不理、全身僵直或肢体抖动,或成角弓反张姿势。患者表情痛苦,眼角含泪,一般持续数十分钟。②局部肌肉的抽动或阵挛:表现为肢体的粗大颤动或某一群肌肉的抽动,症状可持续数分钟至数十分钟,或中间停顿片刻,不久又可持续。③肢体瘫痪:可表现为偏瘫、单瘫或截瘫。伴有肌张力增强,常固定某种姿势,被动运动时出现明显抵抗,病程久者出现失用性肌萎缩。④行走不能:坐、躺时双下肢正常,但不能站立行走,站立时无人支撑则缓缓倒地。⑤缄默症、失音症:不用语言而用书写和手势与人交流。想说话但发不出声音,或者仅仅是发出嘶哑、含糊、细微的声音。检查声带正常,可正常咳嗽。

(2)感觉障碍:表现为感觉过敏、缺失、异常、视觉、听觉障碍等。

(三)辅助检查

1.实验室检查

三大常规、肝肾功能、胸片、B超、心电图、脑电图等。与其他疾病的检查目的相反,脑电图、心电图、CT摄片、各种化验等检查的正常反而能支持本病的诊断。

2.神经系统检查

运动障碍。

3.精神状态检查

情绪的反常等。

4.心理测验

如明尼苏达多相个性调查和艾森克人格问卷。

(四)诊断要点

(1)符合癔症的诊断标准,有心理社会因素作为诱因。

(2)有躯体运动不能障碍,如肢体瘫痪、站立不能,或步行不能。

(3)有躯体感觉障碍,如失声、失明、耳聋等,或所有皮肤感觉的部分或全部丧失。

(4)临床表现为缺乏神经解剖生理基础。

(5)癔症性遗忘,癔症性漫游,癔症性双重或多重人格,癔症性精神病,或其他癔症形式。

(6)排除器质性疾病。

(五)治疗要点

1.心理治疗

根据患者精神障碍的种类、严重程度、人格结构、生活状况、既往治疗等,可采用暗示治疗、催眠治疗、支持性心理疗法、解释性心理治疗、松弛疗法等。

2.药物治疗

药物治疗的效果在于改善情感症状,根据患者的具体情况选用抗抑郁药、抗焦虑药、抗精神病药、苯二氮䓬类药等。

3.预防干预

定期的宣传或讲座,使大家了解相关的知识,使其改变不良心态,避免诱因,且使患者能够及早发现和早期得到治疗。对患者出现的伴随症状及时有效的给予控制也是预防癔症的方法之一。

二、护理评估

(一)评估主观资料

注意疾病发作与情感体验的关系,如患者对自身症状的过度关心,有意引起他人的同情和关心等;注意发作原因、频繁性、持续性、严重性,以及症状特点;伴随症状,如焦虑、抑郁等;患者个性特征、既往史和社会支持系统等。

(二)评估客观资料

一般状况与外表、思维、情感和行为表现,如评估夸张、表演、哭笑无常、情绪失控和自主神经功能紊乱等。

(三)评估相关因素

病理生理因素,如生活自理能力下降、情感暴发、假性痴呆、定向障碍、失明、耳聋等;评估可能导致自杀自伤的因素,如痉挛发作、癔症性漫游、焦虑、抑郁等。

三、护理诊断

有自杀、自伤的危险,有冲动行为的危险,营养不足,定向障碍,言语沟通障碍,焦虑,生活自理能力下降或丧失。

四、护理问题

患者对疾病缺乏充分的认识,患者对治疗的合作程度,患者对医师的依赖程度,患者对治疗效果的期望值。

五、护理目标

癔症患者最重要的护理目标是患者能够正确认识和对待所患疾病,善于分析患病原因,学会合理宣泄情绪,认识个性缺陷及以积极有效的心理应对方式应对应激事件,这是一个长期目标。具体包括:①症状减轻或消失。②能正确认识疾病表现,恰当的宣泄焦虑、抑郁情绪,减轻痛苦。③患者基本的生理及心理需要得到满足,舒适感增加。④能运用有效的心理预防机制及应对技巧控制不良情绪,减轻不适感。⑤能与他人建立良好的人际关系。⑥能增强处理压力与冲突的能力。⑦能正确认识心理、社会因素与疾病的关系。⑧家庭及社会支持逐步提高。⑨社会功能基本恢复。

六、护理措施

(一)安全和生活护理

(1)提供安静舒适的环境,减少外界刺激。由于患者富有暗示性,不能将其同症状较多的患者安排在同一病室,以免增加新症状或使原有症状更加顽固。

(2)加强观察和关心患者(但不被患者意识到)。加强不安全因素和危险物品的管理,以便早期发现自杀、自伤或冲动行为的先兆,防患于未然。

(3)癔症发作期应耐心喂饭,一时不能进食可稍缓喂饭。对躯体化症状的患者,应用暗示性言语引导进食,或分散其注意力,避免其全神贯注自己进食障碍等症状,而妨碍进食。同时在进食时,可用没有出现不良反应的事实,鼓励进食。

(4)对有自理缺陷的患者:①做好晨晚间护理和生活护理(如饮食、睡眠护理等)。②对癔症性瘫痪或木僵的患者定时翻身,做好皮肤、口腔等护理,防止压疮。并按计划进行肢体功能训练。③以暗示言语鼓励循序渐进地加强自主功能训练。

(5)鼓励患者参加文体活动。以娱乐性游艺为主,使患者在松弛的环境中,分散其注意力,避免对疾病过分关注。

(6)应尊重患者,允许保留自己的天地和注意尊重其隐私。

(二)心理护理

(1)建立良好的护患关系。谈话时,态度和蔼,注意倾听,提问简明扼要,着重当前问题给予简明的指导。鼓励患者回忆自己病情发作时的感受,接纳患者的焦虑和抑郁感受,并讨论和教会应对发作的简易方法。

(2)每天定时接触患者,分析癔症症状和焦虑等恶劣心境的原因和危害。使患者认识到对自身病症的过度关心和忧虑无益于恢复健康。应用支持性言语帮助患者度过困境,并且辅助患者有效地应对困难。应反复强调患者的能力和优点,不注重其缺点和功能性障碍。帮助列出可能解决问题的各种方案,当患者初步获得疗效时,应及时表扬。

(3)选择适当时机,结合检查的正常结果,使患者相信其障碍并非器质性病变所致,积极配合治疗。并针对其自我为中心的特点,加强心理疏导及个性教育。

(三)特殊护理

(1)在癔症发作时,不要流露紧张、厌烦情绪,或过分给予照顾。应将患者和家属隔离,避免多人围观。护士必须有条不紊地进行治疗护理,并使患者明白,发作不会危及生命,疾病一定能治愈。

(2)癔症相关的焦虑反应有时可表现为挑衅和敌意,须适当限制,并对可能的后果有预见性。如出现情感暴发或痉挛发作时,应安置在单间,适当约束,防止碰伤。应尊重患者,允许保留个人的空间注意其隐私,必要时专人陪护。

(3)意识狭隘时,应加强生活护理和观察。防止其他患者的伤害和防止其冲动、走失等意外行为。应在患者不经意中,强化其原来身份,促使恢复自我定向。

(4)严密观察患者的情绪反应,加强与患者的沟通,了解其心理变化。对不合理要求应认真解释和说服,防止患者的做作性自杀企图,弄假成真。

(5)对癔症性失明、失聪等患者,应让其了解功能障碍是短暂的,通过检查证明无器质性损害。在暗示治疗见效时,应加强语言、听力、视力训练,让患者看到希望。

（6）对患者当前的应对机制表示认同和支持。鼓励患者按可控制和可接受的方式表达焦虑、激动，允许自我发泄，但不要过分关注。

（7）对躯体化症状，要排除器质性病变。注意倾听，但避免对每一主诉都提供照顾，症状消失时要及时鼓励。

（8）遵医嘱给相应治疗药物，如抗焦虑药、抗抑郁药、抗精神病药等，让患者了解药物治疗作用和不良反应。

（9）在间歇期教会患者放松技术，与医师配合做好暗示治疗、行为治疗、生物反馈治疗等，使其增强治疗信心，并要争取病友、家庭和社会的支持。

（四）康复护理

康复期帮助患者认识和正确对待致病因素和疾病性质，克服个性缺陷，掌握疾病康复途径。要强化疾病可以治愈的观念，教会患者正确应对创伤性体验和困难，恰当处理人际关系，防止疾病复发。并要使其明白长期居家或住院逃避社会接触，不利于康复，但此时谈话应慎重，以免引起患者反感或误解，导致症状加重。

（刘绪雨）

第二节　神　经　症

一、疾病概述

神经症是一组精神障碍的总称。神经症是一组高发疾病，在门诊中常见。神经症的总患病率国外报道在 5% 左右。我国据精神疾病流行病学调查资料显示，神经症的总患病率为 2.2%，女性高于男性；以 40～44 岁年龄段患病率最高，但初发年龄最多为 20～29 岁年龄段；文化层次低、经济状况差、家庭氛围不和睦者患病率较高。

其共同特征为起病常与心理社会因素有关；病前多有一定的素质和人格基础；症状主要表现为脑功能失调症状、情绪症状、强迫症状、疑病症状、分离或转换症状、多种躯体不适感等，这些症状在不同类型的神经症患者身上常混合存在，但均不伴有器质性病变；患者无精神病性症状，对疾病有相当的自知力，疾病痛苦感明显，有求治要求；社会功能相对完好，行为一般保持在社会规范允许的范围之内；病程大多持续迁延。

（一）临床表现

神经症的临床表现因为临床分型不同，所以其表现也很复杂多样，但是大体分为以下几类。

1.脑功能失调症状

（1）精神易兴奋：主要表现为三个特点。①在日常生活中，事无巨细均可使患者浮想联翩或回忆增多，尤其多发生在睡眠阶段。②不随意注意增强，患者极易被周围细微的事物变化所吸引，以致注意很难集中。③患者感受阈值降低，表现为他人轻言细语在患者听来嘈杂难耐，他人关门、移椅即感觉如同山崩地裂；对身体内部信息的感觉阈值下降则表现为躯体不适感觉增强。

（2）精神易疲劳：主要表现为能量不足、精力下降，工作稍久就觉得疲惫不堪，严重者一动脑筋就感到疲劳，注意力很难集中且不能持久，故思考问题十分困难。由于思维不清晰，精力不旺盛,故感到记忆力差,工作效率低,做事常丢三落四、茫无头绪。这种能量的不足并不伴有动机的削弱,因而患者苦于"力不从心"。

2.情绪症状

(1)焦虑:是指在缺乏充足的客观原因时,患者产生紧张、不安或恐惧的内心体验并表现相应的自主神经功能失调。此时患者警醒水平提高,严重者有大祸临头、惶惶不可终日之感;有运动性不安、坐卧不宁,伴心悸、出汗、尿频、震颤、眩晕、恶心等自主神经功能紊乱的症状。

(2)恐惧:特指患者对某种客观刺激产生的一种不合理的恐惧,而且患者明知这种情绪的出现是荒唐的、不必要的,却不能摆脱,是恐惧症的主要临床表现。患者同时伴有一系列自主神经症状,如面红或苍白、心跳呼吸加快、恶心、出汗、血压波动等,并常伴有相应的回避行为。

(3)易激惹:是一种负性情绪,它不仅仅指易发怒,还包括易伤感、易烦恼、易委屈、易愤慨等。这种情绪启动状态是情绪启动阈值和情绪自控能力双重降低的结果。极小的刺激便可触动情绪的扳机,一触即发、大发雷霆最为常见。

(4)抑郁症状:是种不愉快的情绪体验,可以表现为从轻度的缺少愉快感到严重的绝望自杀,核心症状是丧失感,如兴趣、动机、生活的期望、自我价值、自信心、欲望(如食欲、性欲)等,均可不同程度地下降或丧失。常伴有厌食、体重减轻、睡眠障碍、性欲减退、疲乏无力及慢性疼痛等症状。神经症患者的抑郁症状一般程度较轻,以躯体不适的表现较为多见。

3.强迫症状

(1)强迫观念:多表现为同一意念的反复联想,患者明知多余,但欲罢不能。这些观念可以是毫无意义的,对常识、自然现象和/或日常生活中遭遇的各种事件进行强迫性的穷思竭虑,患者常常是事无巨细、反复回忆思考,并为此痛苦不堪。强迫怀疑是强迫观念中常见的表现,如怀疑门没有锁好、煤气阀没有关好等,常伴随出现相应的强迫行为。

(2)强迫意向:是一种尚未付诸行动的强迫性冲动,使患者感到一种强有力的内在驱使。如患者站在高楼上,就有"跳下去"的冲动;抱起孩子,便出现"掐死他"的冲动等。这种冲动与患者的主观意愿相违背,所以一般情况下不会转变为行动。患者能够意识到这种冲动是不合理的、荒谬的,但经努力克制仍无法摆脱,冲动的反复出现使患者焦虑不安、忧心忡忡,以致患者极力回避相关场合,造成社会功能的损害。

(3)强迫行为:较为常见的表现有强迫性洗涤、强迫性检查、强迫性计数及强迫性仪式动作等。

4.疑病症状

疑病症状是指对自身的健康状况或身体的某些功能过分关注,以致怀疑患了某种躯体疾病或精神疾病,而与现实健康状况并不相符;医师的解释或客观医疗检查的正常结果不足以消除患者的疑病观念,因而到处反复求医。患者往往感觉过敏,对一般强度的外来刺激感到不堪忍受,对内脏的正常活动,也能"清晰"的感知并过分关注,如感到体内膨胀、堵塞、跳动、牵扯、扭转、流窜等。这些内感性不适便成为疑病观念的始因和基础,加上多疑固执的个性素质,便可发展成为疑病观念。

5.躯体不适症状

(1)慢性疼痛:神经症性的疼痛,以头颈部为最多见,其次是腰背、四肢,呈持续性或波动性。疼痛发生的频率与患者的心理压力及其他神经症症状有关。

(2)头昏:是神经症的常见症状,患者将体验描述为"头昏脑胀""头昏眼花""脑子不清晰"。

头昏常与头痛、头胀相伴出现,患者自觉感知不清晰,注意力难以集中,记忆模糊,分析综合能力受损,焦虑、烦躁,并可伴有不同程度的自主神经症状。

(3)自主神经症状群:不同神经症的自主神经紊乱的表现可能不一样。神经衰弱的自主神经症状是泛化的,不具有明显的特点;焦虑症的自主神经症状以交感神经功能亢进为主要特点,主要表现在心血管方面如心悸、气促。也可同时出现副交感神经亢进的表现如尿频、多汗等。

6.睡眠障碍

睡眠障碍在神经症患者中极为普遍,其中失眠是睡眠障碍中最常见的形式,主要表现为睡眠时间短或睡眠质量差,或者对睡眠缺乏自我满足的体验。神经症患者以入睡困难为主诉最为常见,其次是易惊醒和早醒。

(二)临床分型

1.焦虑症

焦虑症又称焦虑性神经症,是一种以焦虑情绪为主的神经症,以广泛和持续性焦虑或反复发作的惊恐不安为主要特征,常伴有自主神经功能紊乱,肌肉紧张与运动性不安。以上表现并非由于实际的威胁所致,且其紧张恐慌的程度与现实情况很不相称。临床分为广泛性焦虑症与惊恐障碍两种主要形式。

(1)广泛性焦虑:又称慢性焦虑症,是焦虑症最常见的表现形式。常缓慢起病,以经常或持续存在的焦虑为主要临床相。①精神焦虑:表现为对未来可能发生的、难以预料的某种危险或不幸事件的经常担心,尽管也知道这是一种主观的过虑,但患者因不能自控而颇感苦恼。患者常有恐慌的预感终日心烦意乱,忧心忡忡,坐卧不宁,似有大祸临头之感。常伴有觉醒度提高,表现为过分的警觉,对外界刺激敏感,易于出现惊跳反应;注意力难于集中,易受干扰,难以入睡,睡中易惊醒;情绪易激惹;感觉过敏等。②躯体焦虑:表现为运动性不安与多种躯体症状,如搓手顿足,不能静坐,严重时有肌肉酸痛,多见于肩背部、颈部及胸部肌肉,紧张性头痛也很常见;自主神经功能紊乱以交感神经系统活动过度为主,表现为心动过速,皮肤潮红或苍白,口干,便秘或腹泻,出汗、尿频、尿急等症状,有的患者还可出现早泄、阳痿、月经紊乱等内分泌失调症状。

(2)惊恐障碍:又称急性焦虑障碍。其特点是患者在无特殊的恐惧性处境时,突然感到一种突如其来的惊恐体验,伴濒死感或失控感及严重的自主神经功能紊乱。患者觉得好像死亡将至、灾难将至,表现为奔走、惊叫,伴胸闷、心动过速、呼吸困难、头痛头晕、四肢麻木等自主神经症状。惊恐发作通常起病急骤,终止也迅速,一般历时5~20分钟,很少超过1小时,但不久又可突然再发。发作期间始终意识清晰,高度警觉,作后仍心有余悸,担心再次发作,但此时焦虑体验不再突出,而已虚弱无力感为主,常需数小时到数天才能恢复。

2.强迫症

强迫症又称强迫性神经症,是以强迫症状为主要临床表现的一类神经症。本病通常在青少年期发病,也有起病于童年期者。起病缓慢,多数无明显诱因,基本症状为强迫观念,常伴有强迫动作或行为,也可有强迫情绪和强迫意向。可以一种为主,也可为几种症状兼而有之。以强迫观念最多见,强迫动作或行为多为减轻强迫观念引起的焦虑,而不得不采取的顺应行为。其特点是有意识的自我强迫和反强迫并存,两者强烈冲突使患者感到焦虑和痛苦;患者体验到观念和冲动系来源与自我,但违反自己的意愿,需极力抵抗,但无法控制;患者也意识到这些强迫症状是不必要的、异常的,但不能为主观意志所控制。患者自知力保持完好,求治心切。病程迁延者可表现为仪式动作为主而精神痛苦减轻,但社会功能严重受损。

3.恐惧症

恐惧症又称恐惧性神经症,是以恐惧症状为主要临床表现的神经症。患者对外界某种客观事物或情境产生异乎寻常的恐惧和紧张,发作时常伴有明显的焦虑不安及自主神经症状。患者明知这种恐惧反应是过分的、不合理的和不必要的,但在相同场合下仍反复出现,难以控制。为了解除这种焦虑不安,患者常主动回避他所恐惧的客观事物或情境,以致影响到正常的生活和工作。根据恐惧对象的不同可将恐惧症归纳为三大类。

(1)场所恐惧症:又称广场恐惧症、旷野恐惧症、聚会恐惧症等。是恐惧症中最常见的一种,主要表现为对某些特定环境的恐惧,如高处、广场、密封的环境和拥挤的公共场所等。

(2)社交恐惧症:主要特点是害怕被人注视,一旦发现他人注视自己就不自然,脸红、不敢抬头、不敢与人对视,甚至觉得无地自容,因而回避社交,不敢在公共场合演讲,集会不敢坐在前面。社交恐惧的对象可以是熟人,甚至是自己的亲朋、配偶,较常见的是异性、严厉的上司和未婚夫(妻)的父母亲等。

(3)单一恐惧症:指患者对某一具体的物件、动物等有一种不合理的恐惧。最常见的为对某种动物或昆虫的恐惧,如蛇、猫、蜘蛛、毛毛虫等,也可以是鲜血、尖锐锋利的物品或某些自然现象。

4.躯体形式障碍

躯体形式障碍是一种以持久的担心或相信各种躯体症状的优势观念为特征的神经症,常伴有焦虑或抑郁情绪。患者反复就医,各种医学检查的阴性结果和医师的再三解释均不能打消其疑虑。有时患者确实存在某种躯体障碍,但不能解释症状的性质、程度或患者的痛苦与先占观念。这些躯体症状被认为是心理冲突和个性倾向所致。躯体形式障碍包括躯体化障碍、未分化的躯体形式障碍、疑病障碍、躯体形式的自主功能紊乱、躯体形式的疼痛障碍等多种形式。

5.神经衰弱

神经衰弱是指大脑由于长期的情绪紧张和精神压力,使精神活动能力减弱的神经症,其主要特征是精神易兴奋和脑力易疲乏,常伴有情绪不稳定、易激惹、睡眠障碍、头痛、多种躯体不适等症状,这些症状不能归于躯体疾病、脑器质性疾病或某种特定的精神疾病。

(三)辅助检查

虽然诊断该疾病主要以临床表现为主,但是实验室的检查对该疾病的诊断也很重要,也可以与其他共症疾病相鉴别,因此除完成血常规、尿常规、大便常规、肝肾功能、胸片、B超、心电图外,还可以进行脑电图检查、神经系统的辅助检查和心理测验等。

(四)诊断要点

1.症状标准

以下症状之一为主要临床相:轻度抑郁症状,恐怖症状,强迫症状,惊恐发作,广泛性焦虑症状,疑病症状,神经衰弱症状,其他神经症症状或上述症状的混合。

2.严重程度标准

因上述症状造成至少下述情况之一:妨碍工作、学习、生活或社交;无法摆脱精神痛苦,以至于主动求医。

3.病程标准

持续病程至少3个月(除惊恐障碍外)。

4.排除标准

排除器质性精神障碍、精神分裂症等疾病。

神经症的共同特征除了上述诊断标准所列项目以外,起病常与心理因素或社会因素有关,患者具有一定的人格特征,没有任何可以证实的器质性病变,自知力完好,主动求治,人格完整,社会功能相对完好。

(五)治疗要点

神经症的治疗根据各种不同的类型各有不同,应该根据其神经症的类型和患者的具体情况制定个体的治疗方案,具体有下列几种治疗方法。

1.心理治疗

(1)心理疏导:引导患者认识疾病的性质,消除患者的疑虑。鼓励患者面对现实,发挥其主动性,树立战胜疾病的信心,正确对待病因,配合医师的要求进行训练。

(2)行为治疗:常用的行为疗法有系统脱敏疗法、厌恶疗法、阳性强化方法等。

(3)认知疗法:由于神经症患者有特殊的个体易感素质,因此常常作出不现实的、病理性的估计与认知,以致出现不合理的、不恰当的反应,这种反应超过一定限度与频度,便出现疾病。认知心理治疗通过分析与改变患者的错误的认知方式来纠正患者的神经症症状。

(4)其他心理治疗:如精神分析疗法、森田疗法等。

2.药物治疗

治疗神经症的药物种类较多,如抗焦虑药、抗抑郁药及促进大脑代谢药等。药物治疗的优点是控制靶症状起效较快,尤其是早期与心理治疗合用,有助于缓解症状,提高患者对治疗的信心,促进心理治疗的效果与患者的遵医行为。

二、护理评估

(一)一般情况

评估患者日常生活情况,如睡眠、衣着、饮食、大小便、自理能力;与周围环境接触如何;对周围事物是否关心;主动接触及被动接触状况;合作情况。

(二)生理功能

神经症患者常常有许多心因性的躯体不适主诉,这些症状是心理痛苦在躯体的表现,没有器质性的改变。所以除了要常规评估患者的生命体征、睡眠、全身营养与水电解质平衡情况、进食状况、排泄状况、躯体各器官功能及生活自理能力等情况以外,还应对患者的多种躯体不适主诉认真评估,鉴别其性质是器质性的还是心因性的,以便作出正确处理。

(三)心理功能

评估患者的精神症状、情感状态、行为表现、病前性格特点、对应激的心理应对方式。

(四)社会功能

神经症患者最常见的社会功能损害是人际交往能力的缺陷,与患者病前个性缺陷和不良的心理应对方式有关,可通过询问患者本人及其亲友来进行综合评估。

(五)家庭与环境

评估患者幼年时的生活环境、所受的教育、父母的教养方式、家庭经济状况及成年后的婚姻状况、子女、生活及工作学习环境等情况,以及患者的社会支持系统等资源,尤其要了解对患者有重要影响力的人,以制订合理有效的治疗和护理计划。

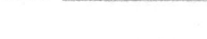

（六）其他方面

评估患者的家族史、既往疾病史；评估患者以往用药情况、治疗效果，有无药物不良反应等；评估患者的常规化验及特殊检查结果。

三、护理问题

（一）生理功能

睡眠形态紊乱，潜在的或现存的营养失调，疼痛或身体不适，皮肤完整性受损，部分自理能力下降。

（二）心理功能

1.焦虑

注意力难于集中，易受干扰，情绪易激惹。

2.抑郁

患者由于疾病的困扰情绪可能低落。

3.恐惧

惊恐相的表现。

（三）社会功能

潜在的或现存的自杀、自伤行为，有暴力行为的危险，自我保护能力改变，社交能力受损，个人应对无效，不合作（治疗的合作程度），知识缺乏（对疾病的了解程度）。

四、护理目标

神经症患者最重要的护理目标是患者能够正确认识和对待所患疾病，善于分析患病原因，学会合理宣泄情绪，认识个性缺陷及积极有效的心理应对方式应对应激性事件，这是一个长期目标。具体包括：①症状减轻或消失。②能正确认识疾病表现，恰当的宣泄焦虑、抑郁情绪，减轻痛苦。③患者基本的生理及心理需要得到满足，舒适感增加。④能运用有效的心理预防机制及应对技巧控制不良情绪，减轻不适感。⑤能与他人建立良好的人际关系。⑥能增强处理压力与冲突的能力。⑦能正确认识心理、社会因素与疾病的关系。⑧家庭及社会支持逐步提高。⑨社会功能基本恢复。

五、护理措施

（一）安全护理

为患者提供安静舒适的环境，减少外界刺激。加强安全护理，避免环境中的危险品及其他不安全因素，防患于未然。

（二）生理功能

睡眠障碍与躯体不适或疼痛是神经症患者常见的躯体问题。睡眠障碍的护理包括创造良好的睡眠环境、安排合理的作息制度、养成良好的睡眠习惯等。

值得一提的是，由于神经症患者许多躯体不适症状的缓解在于其应激因素的消除和内心冲突的最终解决，因此除一般护理外，要特别注意其心理功能的护理。鼓励患者参加适当的集体活动，减少白天卧床时间，转移注意力，减少对恐惧、焦虑、惊恐发作或强迫等症状的过分关注和担忧。另外，患者可能有食欲减退、体重下降等情况，因此护士要鼓励患者进食，帮助选择易消化、富营养和色香味俱全的食物。对便秘患者鼓励多进食蔬菜水果、多喝水,养成每天排便习惯。如便秘超过 3 天,应按医嘱给予缓泻剂或灌肠等帮助排便。

(三)心理功能

1.建立良好的护患关系

以和善、真诚、支持、理解的态度对待患者,耐心的协助患者,使患者感到自己是被接受、被关心的。如当患者主诉躯体不适时应做到确实的体格检查,进行客观评估,即使有时找不到器官的病理性证据来解释症状,也应理解其所主诉的疼痛不适是真实存在的,患者并非无病呻吟,护理人员应以一种接受的态度倾听,并选择适当的时机,结合检查的正常结果,使患者相信其障碍并非器质性病变所致。

2.鼓励患者表达自己的情绪

鼓励患者表达自己的情绪和不愉快的感受,协助其识别和接受负性情绪及相关行为。神经症患者内心常常不愿接受(或承认)自己的负性情绪和行为。护理人员通过评估识别出这些负性情绪后,要引导患者识别、继而接受它。

3.协助患者消除应激

与患者共同探讨与疾病有关的应激原及应对方法,协助患者消除应激,帮助其正确认识和对待疾病,学习新的应对方法,接受和应付不良情绪。

4.训练患者的应对技巧

提供环境和机会让患者学习和训练新的应对技巧,强化患者正性的控制紧张焦虑等负性情绪的技巧,例如根据焦虑症的特点设计某些应激情境,召集患同类疾病的患者一起做行为的模拟预演,及时提供反馈信息,辅以放松训练。活动结束后,鼓励他们交流心得,取长补短。

5.帮助患者学会放松

增进放松的方法很多,如静坐、慢跑、气功、打太极拳及利用生物反馈仪训练肌肉放松等,都是十分有效的方法。

6.积极鼓励患者

反复强调患者的能力和优势,忽略其缺点和功能障碍。鼓励患者敢于面对疾病表现,提供可能解决问题的方案,并鼓励和督促实施。经常告知患者他的进步,及时表扬鼓励,让患者明白自己的病情正在好转,有利于增强自信心和减轻无助无望感。

(四)社会功能

1.提供安静舒适的环境,减少外界刺激

(1)焦虑患者常坐立不安,不愿独处,可设专门陪护,以增强其安全感。

(2)应严密观察,严加防范患者可能发生的自杀、自伤及冲动伤人等行为,早发现早干预。

(3)及时督促患者完成药物治疗计划,观察药物疗效和不良反应,给予服药指导,以有效控制神经症的症状。

2.协助患者获得社会支持

护理人员应帮助患者认清现有的人际资源,并扩大其社会交往的范围,使患者的情绪需求求得更多的满足机会,并可防止或减少患者使用身体症状来表达情绪的倾向。同时协助患者及家庭维持正常角色行为。家庭是患者最主要的社会支持系统,它既可以帮助患者缓解压力,也可能是造成或加重患者压力的根源。护理人员应协助分析患者可能的家庭困扰,确认正向的人际关系,并对存在的困扰进行分析,如加入群体互助团体、成人教育班、社区活动或特殊的兴趣团体等,以便让患者发现他人有和自己同样的问题,而减少寂寞感,并增加情绪上的支持。

3.帮助患者改善自我照顾能力

神经症患者可因躯体不适的症状及焦虑、抑郁等负性情绪而忽视个人卫生,也可因仪式动作、强迫行为而导致生活自理能力的下降。护理人员应耐心协助患者做好沐浴、更衣、头发、皮肤的护理。这些活动均可增加患者对自己的重视与兴趣。护士对患者的每一个进步及时肯定、表扬鼓励,让患者感受他随时受到护士关注,有利于患者逐步树立起治病的信心。

(五)康复期护理

在神经症的康复期,护士应帮助患者正确认识和对待疾病及其致病因素,克服个性缺陷,教会患者正确应对生活困难和创伤性体验,恰当处理人际关系,防止疾病复发。积极参加社会活动,体现自身价值,增强治病信心,参加康复训练,以利身体康复。

(六)特殊护理(惊恐发作)

(1)患者在惊恐发作时,护士必须镇定、稳重,防止将医护人员的焦虑传给患者,应立即让患者脱离应激原或改换环境,有条不紊地进行治疗和护理。应明确地向患者表示,发作不会危及生命,病情一定能控制。

(2)对惊恐发作急性期的患者,要陪伴在患者身边,态度和蔼,耐心倾听和安抚,对其表示理解和同情,并可给予适当的按摩和安慰。对患者当前的应对机制表示认同、理解和支持。鼓励患者按可控制和可接受的方式表达焦虑、激动,允许自我发泄。

(3)与惊恐发作相关的焦虑反应有时可表现为挑衅和敌意,应适当限制,并对可能的后果有预见性,针对可能出现的问题,预先制定相应的处理措施。惊恐发作时,应将患者和家属分开或隔离,以免互相影响和传播,加重病情。

(4)有的患者坐立不安,不愿独处,又不愿到人多的地方,应尊重患者,创造有利治疗的环境,如允许保留自己的天地和注意其隐私,必要时设专人陪护等。

(5)遵照医嘱给予相应的治疗药物,如抗焦虑药、抗抑郁药等,控制惊恐发作,减轻病情,取得患者合作。

(6)在间歇期教会患者放松技术,参加反馈治疗,适当应用药物,避免再次发作,以使其相信该病有治愈的希望。配合医师做好行为治疗。做好家属工作,争取家庭和社会的理解和支持。

(刘绪雨)

第三节　精神分裂症

一、疾病概述

精神分裂症是最常见、最难描述、最难作出完整定义的重性精神病。在千余年的有关记载中,直到1896年才由德国的克雷培林将其作为一个独立疾病"早发性痴呆"进行描述,1911年瑞士的 E.布鲁勒对本病进行了细致的临床观察,指出本病的临床特点是精神分裂:联想障碍、情感淡漠、意志缺乏和继之而来的内向性,提出了"精神分裂"的概念。加以本病的结局并非皆以衰退而告终,因此建议命名为精神分裂症。本病女性患病率高于男性,城市高于农村,但无论是城市还是农村,精神分裂症的患病率均与家庭经济水平呈负相关。该病造成的直接花费和间接损失巨大,构成患者家庭及社会疾病负担的重要部分。在我国精神分裂症的致残率达56.4%,患者及其亲属的身心健康遭到严重损害,造成家庭的沉重负担。

精神分裂症是一组常见而病因尚未完全阐明的重性精神疾病,具有感知、思维、情感、行为等多方面的障碍,以精神活动脱离现实与周围环境不协调为主要特征。患者一般无意识障碍和智力缺损,部分患者可出现认知功能损害。多起病于青壮年,常缓慢起病,病程迁延,有慢性化倾向和衰退的可能,而部分患者经治疗可保持痊愈或基本痊愈的状态。

(一)临床表现

1.早期症状

精神分裂症患者在发病初期、主要症状出现前,可出现一些非特异性症状。其表现多种多样,一般与起病类型有关。可包括以下几个方面。

(1)类神经衰弱状态:表现为不明原因的头痛、失眠、多梦易醒、做事丢三落四、注意力不集中、遗精、月经紊乱、倦怠乏力,虽有诸多不适,但无痛苦体验,且不主动就医。

(2)性格改变:一向温和沉静的人,突然变得蛮不讲理,为一点微不足道的小事就发脾气,或疑心重重,认为周围的人都跟自己过不去,见到有人讲话,就怀疑在议论自己,甚至他人咳嗽也疑为针对自己。或出现对自己身体某个部位过分、不合理地关注。

(3)情绪反常:如无故发笑,对亲人和朋友变得淡漠,疏远不理,既不关心他人,也不理会他人对他的关心,或无缘无故地紧张、焦虑、害怕。

(4)意志减退:如无明显原因而一反原有积极、热情、好学上进的状态,变得工作马虎,不负责任,甚至旷工,学习成绩下降,不专心听讲,不愿交作业,甚至逃学;或生活变得懒散,仪态不修,没有进取心,得过且过,常日高三竿而拥被不起。

(5)零星出现难以理解的行为:一反往日热情乐观的神情而沉默不语,动作迟疑,面无表情,或呆立、呆坐、呆视,独处不爱交往,或对空叫骂,喃喃自语,或做些莫名其妙、令人费解的动作。

由于早期症状不具特异性、出现频率较低,加之此时患者其他方面基本保持正常,已对早期症状有合理化解释,易被忽略。亲属虽觉得患者有某些变化,但也多站在患者的角度去理解患者的症状。但早期症状对精神分裂症的早期诊断及早期治疗有重要意义,值得重视。

2.核心症状

精神分裂症的临床症状十分复杂和多样,不同类型、不同阶段的临床表现可有很大差别。且它具有特征性的思维和知觉障碍,情感、行为不协调和脱离现实环境,可分为阳性、阴性症状及认知功能障碍。

(1)阳性症状:主要指正常心理功能的偏移或扭曲;涉及感知、思维、情感和意志行为等多个方面,多在疾病的早期或急性发作期出现。常见的阳性症状如下。

知觉障碍:包括幻觉、错觉和感知综合障碍。①幻觉指没有现实刺激作用于感觉器官时出现的知觉体验,是一种虚幻的知觉。最常出现的知觉障碍是听幻觉。其内容可以是非言语性的,如机器轰鸣声、流水声、鸟叫声。也可以是言语性的,如在无客观刺激下,患者听见有人喊自己的名字,或听到某些人的秽语,或听到来自"天外"的神灵或外星人的讲话。有的患者还可以听到声音对自己进行评价、议论或发号施令。幻听常影响患者的思维、情感和行为,如侧耳倾听,甚至与幻听对话,破口大骂,为之苦恼、不安或恐惧,并出现自杀及冲动毁物行为。少数患者还可出现幻视、幻嗅、幻味、幻触等。②正常人在光线暗淡、恐惧、紧张和期待等心理状态下可产生错觉,但经验证后可纠正和消除。临床上多见错听和错视,如将一条绳索看成一条蛇等。错觉还可见于其他精神障碍中,特别是意识障碍的情况下。③感知综合障碍指患者对客观事物整体感知没有偏差,但对其个别属性的感知发生障碍。常见有:视物变形症,指对外界事物的形状、大小、体积发生变化,如看到母亲的脸变形,眼睛小如瓜子,鼻子大如鲜桃;空间知觉障碍,患者感到周围事物的距离发生改变;时间感知综合障碍,患者对时间的快慢出现不正确的感知;非真实感,患者感到周围事物和环境发生变化,变得不真实。

思维障碍:包括思维联想障碍、思维逻辑障碍和思维内容障碍。①思维联想障碍是精神分裂症的重要症状之一,主要表现在联想结构和联想自主性方面。联想结构障碍是指思维联系过程缺乏连贯性、目的性和逻辑性。其特点是患者在意识清楚时,思维活动联想松弛,内容散漫,缺乏主题,一个问题与另一个问题之间缺乏联系。说话东拉西扯,以致他人弄不懂他要传达什么信息(思维散漫)。严重时言语支离破碎,个别语句之间缺乏联系,甚至完全没有逻辑关系(思维破裂)。联想自主性障碍常伴有明显的不自主感,患者感到难以控制自己的思维,常作出妄想性判断,如认为自己的思想受外力的控制或操纵,主要表现有思维云集、思维中断、思维插入、思维被夺等。②思维逻辑障碍主要是指概念的形成及判断、推理方面的障碍。如患者用一些很普通的词句、名词或动作表达某些特殊、只有患者自己明白的意义(病理性象征性思维)。如某患者经常反穿衣服,以表示自己"表里合一、心地坦白"。有些患者还自创一些新的符号、图形、文字或语言并赋予特殊含义(词语新作)。③思维内容障碍主要表现为各种妄想。妄想是在病理基础上产生的歪曲信念,发生在意识清晰情况下,是病态推理和判断的结果。据统计,最常出现的妄想有:被害妄想(出现率80%)、关系妄想(50%)、夸大妄想(39%)。其他常见还有嫉妒妄想、非血统妄想、物理影响妄想、钟情妄想等。

情感障碍:精神分裂症的患者可有焦虑、抑郁、易激惹等情感症状,尤其在疾病早期。但贯穿整个疾病过程的情感障碍特点是情感反应与环境不协调和情感的淡漠。疾病最早损害的是最细腻的情感,如对亲人的关怀和体贴。对一般人能鲜明、生动情感反应的刺激缺乏相应的情感反应,随着疾病发展,患者对周围事物的情感反应变得迟钝或平淡,对一切无动于衷,甚至对那些使人大悲大喜的事件,也表现得心如死水,不能唤起情感的共鸣。还可表现为矛盾意向、情感倒错。表情倒错,当提及悲伤的事时哈哈大笑,提及高兴的事时则痛哭流涕,有时对轻微小事则产生暴发性的情感反应。

意志行为障碍:最常见的症状是意志的下降或衰退,表现为主动性差,行为被动退缩,对生活毫无所求,如不主动与人来往,无故旷课或旷工等。严重的患者日常生活都懒于料理,长时间不梳洗,不换衣服,日益孤僻离群,脱离现实。有的患者表现为意向倒错,吃一些不能吃的东西,如肥皂、昆虫、喝痰盂里的水或伤害自己的身体。有的患者可对一事物产生对立的意向,表现为缄默、违拗。有的患者可表现为运动或行为障碍,如刻板动作、模仿动作。此外,患者的自杀行为值得高度注意。据报道,约50%的精神分裂症患者存有自杀观念,15%的患者出现自杀行为。其原因主要是抑郁情绪,幻觉和妄想等精神症状的影响也是其重要原因。

(2)阴性症状:指正常的心理功能缺失所表现的各种障碍。可表现为以下几个方面。①思维贫乏:患者言语减少、谈话内容空洞、应答反应时间延长等。②情感平淡或淡漠:患者对周围事物的情感反应变得迟钝或平淡,表情变化减少,最早涉及的是最细腻的情感,如对朋友、同事的关心、同情,对亲人的体贴。随着疾病发展,患者的情感体验日益贫乏,面部完全没有表情变化,对周围人或自己漠不关心,丧失对周围环境的情感联系。③意志活动减退:可表现在很多方面,如

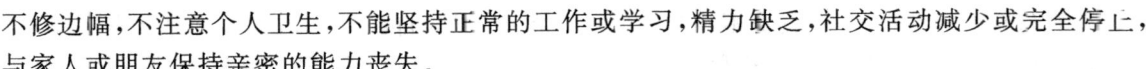

不修边幅,不注意个人卫生,不能坚持正常的工作或学习,精力缺乏,社交活动减少或完全停止,与家人或朋友保持亲密的能力丧失。

(3)认知功能障碍:早在 1919 年就有学者对精神分裂症患者的认知功能障碍作了描述,但直到近几年人们才开始关注该障碍在康复过程中的重要作用。据统计,有 85%左右的精神分裂症患者有认知功能障碍的表现。可具体表现为注意警觉障碍、记忆障碍、抽象思维障碍、信息整合障碍、运动协调障碍。

(二)临床类型

精神分裂症根据其临床表现出的主导症状分型。疾病的早期,往往很难明确分型,当疾病发展到一定阶段,其主导症状便逐渐明朗化,更便于分型。精神分裂症的不同亚型,有其特有的发病形式、临床特点、病程经过、治疗反应、预后,对临床有一定的指导意义。临床上常见的类型如下。

1.偏执型

偏执型又称妄想型,精神分裂症最常见的一个类型。发病年龄多在中年(25～35 岁),起病缓慢或亚急性起病,其临床表现以相对稳定的妄想为主,关系和被害妄想多见,其次为夸大、自罪、影响、钟情和嫉妒妄想等。妄想可单独存在,也可伴有以幻听为主的幻觉。幻觉妄想症状长期持续。情感障碍表面上可不明显,智力通常不受影响。患者的注意和意志往往增强,尤以被害妄想者为著,警惕、多疑且敏感。在幻觉妄想影响下,患者开始时保持沉默,以冷静眼光观察周围动静,以后疑惑心情逐渐加重,可发生积极的反抗,如反复向有关单位控诉或请求保护,严重时甚至发生伤人或杀人。患者也可能感到已成为“众矢之的”,自己已无力反抗的心境下,不得已采取消极的自伤或自杀行为。因而此型患者容易引起社会治安问题。病程经过缓慢,发病数年后,在相当长时期内工作能力尚能保持,较少出现显著的人格改变和衰退。如能及时治疗多数疗效较好。患者若隐瞒自己表现或者强调理由时,往往不易早期发现,以致诊断困难。

2.紧张型

多在青春期或中年起病,起病较急,病程多呈发作性。以紧张性木僵或紧张性兴奋为主要表现,两种状态并存或单独发生,也可交替出现。典型表现是患者出现紧张综合征。该型近年来在临床上有减少趋势,预后较好。

(1)紧张性木僵:以运动抑制为突出表现。轻者动作缓慢,少语少动,或长时间保持某一姿势不动。重者终日卧床,不动不食,缄默不语,对外界刺激不起反应,唾液、大小便滞留。两眼睁大或紧闭,四肢呈强直状,对被动运动有抵抗,稍轻者可能有蜡样屈曲,不自主服从、模仿动作和言语,重复动作等紧张综合征。意识无障碍,即使是严重的运动抑制,也能感知周围事物,病后均可回忆。一般持续数天至数周。木僵状态可在夜间缓解或转入兴奋。

(2)紧张性兴奋:以运动兴奋为突出表现。行为冲动,言语刻板,联想散漫,情感波动显著。可持续数天至数周,病情可自发缓解,或转入木僵状态。

3.青春型

多在青春期(15～25 岁)发病,起病较急,病情进展快,一般 2 周内达到高峰。症状以精神活动活跃且杂乱多变为主。情感改变为突出表现,情感肤浅、不协调、喜怒无常、变化莫测、表情做作,行为幼稚、奇特、好扮鬼脸,常有冲动行为。可表现出本能活动亢进,尤其是性欲亢进而格外惹人注目,如言语低级下流、当众手淫、裸体等。也可有意向倒错,如吃脏东西、吃痰、吃粪便等。也可出现幻觉、妄想,但多是片段而零乱的,内容荒谬与患者的幼稚行为相一致。因此,临床上这些患者看起来愚蠢和孩子气,常常不合时宜地扮怪相和傻笑,自我专注,幻觉、妄想支离破碎,而不像偏执型患者那样系统。此型病程发展较快,症状显著,内容荒谬,虽可缓解,也易再发,预后欠佳。

4.单纯型

多在青少年期起病,经过缓慢,持续发展。早期多表现类似"神经衰弱"的症状,如主观的疲劳感、失眠、记忆减退、工作效率下降等,但求医心情不迫切,即使求医也容易被疏忽或误诊。疾病初期,常不引起重视,甚至会误认为患者"不求上进""性格不够开朗"或"受到打击后意志消沉"等,直至经过一段时间后病情发展明显才引人注意,往往在病程多年后才就诊。本型症状以精神活动逐渐减退为主要表现。逐渐出现日益加重的孤僻退缩,行为被动,情感淡漠,失去对家人及亲友的亲近感,懒散,甚至连日常生活都懒于自理,丧失兴趣、社交活动贫乏、生活毫无目的,学习或工作效率逐渐下降。一般无幻觉和妄想,虽有也是片段的或一过性的,此型自动缓解者较少,治疗效果和预后差。

5.其他类型

(1)未分化型:此型患者症状符合精神分裂症的诊断标准,但症状复杂,同时存在各型的精神症状,无法归到上述分型中的任一类别,故将其放到"未分化型"中,此型患者在临床并不少见。

(2)残留型:在发展期的急性症状缓解后,尚残留片段、不显著的幻觉和妄想,或有某些轻微症状,但并不严重,仍可进行日常劳动。

(3)衰退型:病期时间已久,思维极度贫乏或破裂,情感淡漠,意志缺乏,行为退缩幼稚,病情固定,少波动。

此外,英国学者 Crom 提出了精神分裂症阳性症状和阴性症状两个综合征的概念。阳性症状指精神活动异常或亢进,包括幻觉、妄想、行为冲动紊乱、情感不稳定且与环境不协调等,也称为Ⅰ型精神分裂症;阴性症状指精神功能减弱或缺乏,如思维贫乏、情感淡漠、意志活动减退、社会隔离、反应迟钝等,也称为Ⅱ型精神分裂症。研究发现两者在临床症状、对抗精神病药物的反应、预后、生物学基础上都有不同之处,按此法分型,将生物学和症状学结合在一起,有利于临床治疗药物的选择。

(三)辅助检查

精神分裂症一般没有客观的检查依据(除器质性所致精神障碍外),因此,实验室血常规、大小便常规及生化检查一般无阳性发现。神经系统检查一般正常。精神状况检查可有幻觉、妄想、行为冲动紊乱、思维贫乏、意志活动减退、社会隔离、反应迟钝、情感不稳定,淡漠且与环境不协调等。脑电图、脑涨落图、心理测验可有异常发现。CT 和 MRI 检查发现 30%～40%精神分裂症患者有脑室扩大或其他脑结构异常,以前额角扩大最为常见。

(四)诊断要点

精神分裂症的诊断在遗传生物学、生物化学等实验室检查尚未发现有特异性变化以前,诊断主要依据全面可靠的病史、临床特点,即建立在临床观察和描述性精神病理学的基础上。目前国内常根据中国精神障碍分类与诊断标准第 3 版(CCMD-3)的标准进行诊断。具体诊断标准如下。

1.症状学标准

至少有以下两项,并非继发于意识障碍、智能障碍、情感高涨或低落,单纯型分裂症另规定。①反复出现的言语性幻听。②明显的思维松弛、思维破裂、言语不连贯,或思维贫乏或思维内容贫乏。③思想被插入、被撤走、被播散、思维中断或强制性思维。④被动、被控制、被洞悉体验。⑤原发性妄想(包括妄想知觉,妄想心境)或其他荒谬的妄想。⑥思维逻辑倒错、病理性象征性思维或语词新作。⑦情感倒错,或明显的情感淡漠。⑧紧张症综合征、怪异行为或愚蠢行为。⑨明显的意志减退或缺乏。

2.严重程度标准

自知力障碍,并有社会功能严重受损或无法进行有效交谈。

3.病程标准

(1)符合症状学标准和严重程度标准至少已持续 1 个月,单纯型另有规定。

(2)若同时符合分裂症和情感障碍的症状标准,当情感症状减轻到不能满足情感障碍标准时,分裂症状需继续满足分裂症的症状标准 2 周以上,方可诊断为分裂症。

4.排除标准

排除器质性精神障碍及精神活性物质和非成瘾物质所致精神障碍。尚未缓解的分裂症患者,若又罹患本项中前述两类疾病,应并列诊断。

(五)治疗要点

精神分裂症的治疗中,抗精神病药物起着重要作用。支持性心理治疗是改善患者的社会生活环境以及为提高患者社会适应能力的康复措施,亦十分重要。一般在急性阶段,以药物治疗为主。慢性阶段,心理社会康复措施对预防复发和提高患者社会适应能力有十分重要的作用。

1.治疗总原则

(1)目前虽无法根治精神分裂症,但治疗能减轻或缓解病症,并减少其他疾病的患病率及死亡率。治疗目标是降低复发的频率、严重性及心理社会性不良后果,并增强发作间歇期的心理社会功能。

(2)识别分裂症的促发或延续因素,提倡早期发现,早期治疗。应用恰当的药物,心理治疗和心理社会康复。后者的目的在于减少应激事件,使患者主动配合治疗。

(3)确定药物及其他治疗,制订全面的全程综合性治疗计划。

(4)努力取得患者及其家属的配合,增强执行治疗计划的依从性。

(5)精神科医师除直接治疗患者,还常作为合作伙伴或指导者,以团队工作方式与其他人员共同根据患者的需要,最大程度地改善社会功能和提高生活质量。

(6)以适合患者及其家属的方式提供健康教育,并应贯穿整个治疗过程。

2.精神分裂症各期治疗原则

(1)前驱期:一旦明确分裂症的前驱症状,应立即治疗。药物可用于前驱期、先兆发作,或急性发病的防治以及改善间歇期症状。

(2)急性期:①尽力减轻和缓解急性症状,重建和恢复患者的社会功能。②尽早使用抗精神病药。如经典抗精神病药,及利培酮、奥氮平应作为一线药。如存在不依从情况,可用肌内注射或静脉给药。③其他药在一种抗精神病药疗效不佳时可并用,如卡马西平、丙戊酸盐、苯二氮䓬类,和改用氯氮平等二线药物。④紧张症、药物治疗无效或有禁忌证时,电休克治疗(ECT)可作为后备手段。

(3)恢复期:①减少对患者的应激,改善症状,降低复发可能性和增强患者适应社区生活的能力。如一种抗精神病药已使病情缓解,应续用相同量 6 个月,再考虑减量维持治疗。②心理治疗的支持作用。③避免过度逼迫患者完成高水平职业工作或实现社会功能,可增加复发风险。

(4)康复期:①保证患者维持和改善功能水平及生活质量,使前驱期症状或逐渐出现的分裂性症状得到有效控制,继续监测治疗不良反应。②一旦出现早期症状,应及时干预。③抗精神病药:长期的药物治疗计划应针对药物不良反应与复发风险加以权衡。初发患者经 1 年维持治疗,可尝试停药;多次反复发作者,维持治疗至少 5 年甚至终身。

3.治疗方法

(1)抗精神病药物治疗:能有效地控制急性和慢性精神症状,提高精神分裂症的临床缓解率;缓解期内坚持维持治疗者多可避免复发;在防止精神衰退治疗中常发挥出积极作用。

(2)电抽搐治疗:对紧张性兴奋和木僵、兴奋躁动、伤人、自伤和消极情绪严重者的疗效显著。症状控制后应配合精神药物治疗。

(3)胰岛素昏迷治疗:对妄想型和青春型精神分裂症疗效较好。由于治疗方法复杂、需要专门设施和受过训练的人员监护、治疗期长等因素的限制,现几乎已被更方便、安全的抗精神病药物取代。

(4)精神治疗:是指广义的精神治疗,纯精神分析治疗不适用于本症。作为一种辅助治疗有利于提高和巩固疗效,适用于妄想型和精神因素明显的恢复期患者,行为治疗有利于慢性期患者的管理与康复。

(5)精神外科治疗:是一种破坏性治疗措施,适应证应从严掌握,仅作为应用其他方法久治无效、危及社会和周围人安全的慢性难治患者最后的治疗手段。

二、护理评估

在对精神分裂症患者进行护理评估时需注意:要关心和了解患者的需求,不必注重精神分裂症的分型,因为分型对护理计划的制订关系不大;要重视患者的家属、同事、朋友提供的资料,因为许多患者对本身所患疾病缺乏自知力,很难正确反映病史;对患者心理状况、社会功能的评估,可通过与患者的直接交谈从语言、表情、行为中获得直接的资料,或可从患者的书信、日记、绘画等作品中了解情况,临床上还常借助于一些评估量表来测定。

(一)健康史

1.个人史

患者是否足月顺产、母孕期及分娩期有无异常、成长及智力情况,有无酗酒史、生活能否自理、大小便情况等。

2.现病史

此次发病的时间、表现、有无诱因、对学习工作的影响程度、就医经过、饮食、睡眠、是否服用安眠剂等。有无自杀、自伤或冲动、外走。

3.既往史

过去是否有过发病、发病的情形、第一次发病的时间和表现、治疗经过、效果如何、是否坚持服药、病后的社会交往能力等。

4.家族史

家族成员中是否有精神疾病患者。

(二)生理功能

(1)患者的生命体征是否正常。

(2)患者的饮食、营养状况,有无营养失调。

（3）患者睡眠情况,有无入睡困难、早醒、多梦等情况。

（4）患者的大小便情况,有无便秘、尿潴留等情况。

（5）患者有无躯体外伤。

（6）患者个人卫生,衣着是否整洁。

（7）患者日常生活是否自理等情况。

（三）心理功能

1.病前个性特点

（1）患者病前性格特点如何,是内向还是外向型。

（2）患者兴趣爱好有哪些,学习、工作、生活能力如何。

2.病前生活事件

患者在近期（6个月内）有无重大生活事件的发生,如至亲的死亡、工作变化、失业、离婚等,患者有什么样的反应程度。

3.应付悲伤/压力

患者是如何应对挫折和压力,具体的应付方式是什么,效果如何。

4.对住院的态度

患者对住院、治疗的合作程度,是否配合治疗和检查,对医护人员的态度怎样。

（四）社会功能

1.社会交往能力

（1）患者病前的社会交往能力如何,是否善于与人交往。

（2）患者病前对于社会活动是否积极、退缩、回避等。

2.人际关系

患者的人际关系如何,有无特别亲密或异常的关系,包括家属、男/女朋友、同事、同学、其他等。

3.支持系统

患者的社会支持系统怎样,患病后单位同事、同学、亲属与患者的关系有无改变,家庭成员对患者的关心程度、照顾的方式,婚姻状况有无改变等。

4.经济状况

患者经济收入、对医疗费用支出的态度等。

（五）精神状况

1.自知力

患者是否承认自己有病,是否有治疗的要求。

2.思维

（1）患者有无思维联想障碍,如思维破裂、思维散漫、思维贫乏。

（2）有无思维逻辑障碍,如词语新作、逻辑倒错。

（3）有无思维内容障碍,如妄想,及其内容、程度、频率、持续时间等。

3.情感情绪

患者的情感反应,有无情感淡漠、情感迟钝、情感反应与周围环境是否相符等。

4.意志行为

（1）患者的意志是否减退,行为是否被动、退缩。

（2）患者的行为与周围环境是否适宜，有无意向倒错。

（3）患者有无违拗、空气枕头等现象。

5.认知

患者有无幻觉、错觉，幻觉的表现形式和内容、程度、频率、持续时间等。

6.人格的完整性

患者有无人格改变、人格衰退、人格解体等表现。

（六）药物不良反应

患者有无锥体外系反应、自主神经系统反应、药物过敏史等。

三、护理诊断

（一）营养失调

营养低于机体需要量，与幻觉、妄想、极度兴奋、躁动，消耗量过大及摄入量不足有关。

（二）睡眠形态紊乱

如入睡困难、早醒、多梦等，与妄想、幻听、兴奋、环境陌生、不适应、睡眠规律紊乱等有关。

（三）躯体移动障碍

与疾病及药物所致不良反应有关。

（四）感知改变

与疾病症状及药物所致不良反应有关。

（五）思维过程改变

与思维内容障碍（妄想）、思维逻辑障碍、思维联想障碍等有关。

（六）自我形象紊乱

与疾病症状有关。

（七）不合作

与幻听、妄想、自知力缺乏、对药物的不良反应产生恐惧、违拗等有关。

（八）角色紊乱

与疾病症状及药物不良反应有关。

（九）生活自理缺陷

与药物不良反应所致运动及行为障碍、精神障碍及精神衰退导致生活懒散有关。

（十）有冲动、暴力行为的危险

对自己或对他人有冲动、暴力行为的危险，与命令性幻听、评论性幻听、被害妄想、嫉妒妄想、被控制妄想、精神运动性兴奋、缺乏自知力等有关。

四、护理问题

（一）语言沟通障碍

与精神障碍及药物不良反应有关。

（二）个人应对无效

与疾病症状及药物不良反应有关。

（三）功能障碍性悲哀

与精神疾病及药物不良反应有关。

(四)自我防护能力改变

与精神疾病及药物不良反应有关。

(五)社交孤立

与精神疾病及认知改变有关。

(六)医护合作问题

与药物不良反应,如急性肌张力障碍、直立性低血压等有关。

五、护理目标

(1)患者能用他人可以理解的语言或非语言方式与人沟通,并表达自己的内心感受。

(2)患者的精神症状逐步得到控制,日常生活不被精神症状所困扰,能最大限度地完成社会功能。

(3)患者在住院期间不发生冲动伤人、毁物的现象,能控制攻击行为。

(4)患者能学会控制自己情绪的方法,能用恰当的方法发泄自己的愤怒,适当表达自己的需要及欲望。

(5)患者按时按要求进食,患者体重不得低于标准体重的10%。

(6)患者能说出应对失眠的几种方法,患者睡眠得到改善,能按时入睡,时间保持在每天7~8小时。

(7)患者身体清洁无异味,患者在一定程度上生活自理。

(8)患者愿意配合治疗和护理,主动服药。患者能描述不配合治疗的不良后果。

(9)患者及其家属对疾病的知识有所了解。

六、护理措施

在护理措施的实施过程中,建立良好的护患关系,是极为重要且不容易实施的措施。因为多数患者对疾病没有自知力,不认为自己有病,因而拒绝治疗。甚至某些患者将医护人员涉入其精神症状之中,如被害妄想患者,可能认为医护人员也与他人串通加害他(她),因而对医护人员采取敌视态度甚至伤害医护人员。所以,护理人员应掌握与不同患者接触的技巧,与患者建立良好的护患关系。

(一)生活护理

患者受妄想幻觉内容的支配,拒绝进食;木僵、精神衰退的患者自理缺陷,导致生活不能料理,营养失调;睡眠障碍是各型分裂症各阶段的常见症状;抗精神病药物的不良反应也可导致患者生活料理困难等,因此做好分裂症患者的生活护理是非常必要的。

1.保证营养供给

精神分裂症患者因进食自理缺陷,往往有营养失调。所以保证患者正常进食,以纠正或防止营养失调,是护理工作面临的常见问题。护理人员应首先了解患者不进食的原因,针对不同原因采取不同的方法,保证患者正常进食。①如被害妄想患者害怕食物中有毒而不敢进食,幻听的患者受命令性幻听的支配不愿进食,护理人员应耐心说服解释,可让患者自己到配餐间参与备餐或现场示范食物无毒后督促其进餐,或鼓励与其他病友集体进餐。②坚持不进食者应给予鼻饲或输液。③如是兴奋、行为紊乱不知进食的患者,宜单独进食或喂食,以免干扰其他患者进餐。④对木僵患者及服用抗精神病药出现锥体外系反应者,宜准备半流质或容易消化的食物,由护理人员协助患者进食,并密切观察,以防止因吞咽困难导致噎食。⑤注意评估患者进餐后的情况,有无腹胀等,记录进食量,每周称体重1次。

2.保证充足的睡眠

睡眠障碍是精神分裂症患者初发、复发早期最常见的症状之一,应持续评估患者睡眠情况,如入睡时间、睡眠质量、觉醒时间、醒后能否继续入睡等,了解患者睡眠紊乱的原因。①提供良好的睡眠条件,保持环境安静,温度适宜,避免强光刺激。②对于新入院患者因环境陌生而入睡困难,护理人员应在病房多陪伴患者,直至入睡。③防止睡眠规律倒置,鼓励患者白天尽量多参加集体活动,保证夜间睡眠质量。④指导患者使用一些促进睡眠的方法,如深呼吸、放松术等。⑤对严重的睡眠障碍的患者,经诱导无效,可遵医嘱运用镇静催眠药物辅助睡眠,用药后注意患者睡眠的改善情况,作好记录与交班。

3.卫生护理

对生活懒散、木僵等生活不能或不完全自理的患者,应做好卫生护理、生活料理或督促其自理。①对木僵患者应做好口腔护理,皮肤护理,女患者经期的护理,二便护理。②保持呼吸道通畅,头偏向一侧。③对生活懒散者应教会患者日常生活的技巧,训练其生活自理能力,如穿衣、叠被、洗脸、刷牙等,训练应循序渐进,不能操之过急,对患者的点滴进步应及时表扬鼓励。

4.躯体状况观察

精神分裂症患者一般很少注意身体方面的疾病,即使有病也不求医,所以护理人员应该经常注意患者的身体状况,及时给予帮助。对抗精神病药物治疗所产生的不良反应,护理人员宜针对服药的反应予以记录,预防可能出现藏药、拒绝服药的情况发生。服药初期应特别注意是否有药物过敏或嗜睡反应,同时还应预防直立性低血压,告诉患者(或家属)改变体位宜缓慢。

(二)心理护理

1.与患者建立良好的护患关系

精神分裂症患者意识清晰,智能良好,无自知力,不安心住院,对医护人员有抵触情绪。护理人员只有与患者建立良好的护患关系,取得患者信任,才能深入了解病情,顺利完成观察和护理工作。护士应主动接触、关心、尊重、接纳患者,温和、冷静、坦诚的对待患者,适当满足其合理要求。

2.正确运用沟通技巧

(1)护理人员应耐心倾听患者的述说,鼓励患者说出对疾病和有关症状的认识及感受,鼓励其用语言表达内心感受而非冲动行为,并作出行为约定,承诺今后用其他方式表达愤怒和激动情绪。

(2)倾听时应对每一诉说作适当限制,不要与患者争论有关妄想的内容,而是适当提出自己的不同感受,仅在适当时机(如幻觉减少或妄想动摇时),才对其病态体验提出合理解释,并随时注意其反应。

(3)与患者交谈时,态度亲切温和,语言具体、简单、明确,对思维贫乏的患者,护士则不要提出过多要求,给患者足够的时间回答问题,不训斥、责备、讽刺患者。

(4)避免一再追问妄想内容的细节,以免强化其病理联想,使症状更加顽固。

(三)社会功能方面的护理

患者由于意志减退、情感淡漠,多有社会功能缺损或衰退,包括角色紊乱,个人生活自理能力下降或丧失,生活懒散,人际交往能力受损,孤僻、退缩,处于社会隔离状态等。对此,应鼓励患者参加集体活动,减轻不良刺激因素对患者的影响。安排合理工娱活动,转移其注意力,缓解其恶劣情绪。当患者情绪稳定后,可与患者共同制定生活技能训练和社交技巧训练计划,鼓励患者自理。对于极度懒散的患者,还可进行行为治疗,通过社会技能训练、工作康复、娱乐活动等手段,培养良好的生活习惯,促进生活、劳动技能的恢复,延缓精神衰退的进展。

(四)特殊护理

1.提供良好病房环境、合理安置患者

(1)严格执行病区安全管理与检查制度,注意门窗,钥匙的安全管理。

(2)将易激惹与兴奋躁动的患者分开居住与活动。

(3)将妄想明显、症状活跃、情绪不稳等患者与木僵、痴呆等行为迟缓的患者分开安置。

(4)有自杀、自伤行为的患者应避免单独居住,或安置在重症病房,由专人看护,一旦有意外发生,应及时处理。

2.加强巡视、了解病情

(1)及时发现自杀、自伤、冲动,或出走行为的先兆。

(2)掌握住院患者自杀、自伤、不合作、冲动、出走行为等发生的规律。

(3)对有明显危险的患者应严加防范,其活动应控制在工作人员视线范围内,并认真交接。

3.冲动行为的处理

(1)预防患者冲动行为的发生是非常重要的。做好病房的安全管理工作,提供安静、舒适的环境,患者应在护士的视线下活动。

(2)对不合作或冲动等过激言行不进行辩论,但不轻易迁就。

(3)在日常沟通、治疗护理等需与患者发生躯体接触时应谨慎,必要时应有他人陪同。

(4)患者一旦出现冲动行为,护士应保持冷静、沉着、敏捷,必要时让患者信任的护士予以口头限制,并配合药物控制。

(5)如有暴力行为,可酌情隔离或保护约束患者,约束时要向患者说明,并注意约束部位的血液循环,保证患者基本的生理需要,执行保护约束护理常规。

(6)病情缓解后及时解除隔离或约束,讲解冲动的危害性和进行隔离或约束的必要性。

(7)对患者做好冲动后心理疏导,让患者讲述冲动原因和经过,和患者共同评价冲动前后的感觉,让患者说出自己的感受,给予理解和帮助支持,以便进一步制订防范措施。

(8)同时注意妥善处理遭受冲动损害者。

4.自杀自伤或受伤的处理

(1)患者因幻觉妄想、冲动或怪异行为等,易导致自杀自伤或与他人的冲突,应注意保护患者的人身安全。

(2)有严重自杀、自伤倾向的患者应禁止其单独活动与外出,在危险场所逗留,外出时应严格执行陪伴制度,必要时设专人护理。

(3)一旦患者发生自杀、自伤或受伤等意外,应立即隔离患者,与医师合作实施有效抢救措施。

(4)对自杀、自伤后的患者,要做好自杀、自伤后心理护理,了解其心理变化,以便进一步制订针对性防范措施。

5.出走的护理

对有出走危险的患者,入院时就应注意热情接待,做好入院介绍。患者发生出走时,立即报告,组织力量及时寻找并通知家属。对出走回归的患者,要做好回归后心理护理,并了解外走经过,以便进一步制定防范措施,并严禁单独外出。

6.妄想与幻觉的护理

妄想与幻觉是精神分裂症的常见症状,可同时出现,也可单独出现。患者对妄想和幻觉的内容坚信不疑,并可支配患者的思维、情感、行为,特别是"命令性幻听",患者认为这些命令无法抗拒而必须执行,因而产生出走及危害社会、伤害自己和他人的行为,给患者的安全和病区的管理带来很大的困难。护理人员必须根据妄想和幻觉的内容特点及疾病的不同阶段进行护理。

妄想是精神分裂症患者最常见的思维障碍。在妄想内容的影响下,患者出现自杀、伤人、毁物、拒食、拒药等情况,需根据妄想的内容,有针对性地护理。①有被害妄想者,护士应耐心劝导,外出有人陪伴,如拒食可采用集体进餐,如对同病房患者有被害嫌疑时,及时将患者安置在不同病房,如护士也被牵连进其妄想内容,护士不要过多解释,注意安全,必要时进行调整。②有关系妄想者,护士在接触时,语言应谨慎,避免在患者看不到却听得到的地方低声轻语、发出笑声或谈论其病情症状,以免加重病情。③疑病妄想的患者认为自己患了不治之症,并有许多身体不适的主诉,护理人员要耐心解释,必要时配合医师给予暗示治疗。④自罪妄想的患者,认为自己罪大恶极,死有余辜,情绪低落,以致拒绝进食,坐以待毙,或捡拾饭菜,或无休止地劳动以求赎罪。护理人员应根据这些特点进行护理,可劝喂进食或将饭菜搅拌在一起,使患者误认为是剩饭剩菜,收到诱导进食的效果。对无休止地劳动的患者应限制其劳动强度和时间,督促其休息,避免过度劳累。注意规范患者的行为,对患者的怪异言行不辩论、不训斥,但也不轻易迁就。

对有幻觉的患者,首先要注意观察其表情、言语、情绪和行为的表现;掌握患者幻觉出现的次数、规律性、内容和时间。根据患者对幻觉所持的态度合理安置病室。①对幻觉出现频繁,并受幻觉支配而产生冲动、伤人、毁物、自伤者,应安置在重症监护室,由专门护士护理,以密切观察病情变化,防止意外发生。②对幻觉出现频繁影响日常生活的患者,应给予帮助,保证其基本需求。如果患者愿意诉说幻觉的内容,护理人员应认真倾听,给予同情和安慰,使患者感受到理解、关心和信任。③对因幻觉造成焦虑不安的患者,应主动询问,提供帮助;根据幻觉的内容,改变环境,设法诱导,缓解症状。④对因幻嗅、幻味而拒食的患者,应耐心解释,并可采取集体进餐的方法,以缓解疑虑。⑤有幻触、幻嗅的患者可嗅到病室有异常气味,床铺、身上穿的衣服有虫子爬的感觉,可及时为其改善居住条件,更换衣服、被褥。⑥幻觉有时在安静状态或睡眠前出现,可根据患者的特长组织参加工娱治疗活动,以分散患者的注意力;为患者创造良好的睡眠环境,缩短其入睡过程,保证足够的睡眠时间。

当患者对妄想、幻觉的信念开始动摇时,要抓紧时间和患者谈话,分析病情,引导患者进一步认识病态表现,促进自知力的恢复。

7.不合作患者的护理

(1)护士主动关心、体贴、照顾患者,使患者感到自己是被重视、接纳的。

(2)护士选择适当的时机向患者宣传有关知识,帮助患者了解自己的疾病,向患者说明不配合治疗会带来的严重后果。

(3)护士严格执行操作规程,发药速度宜慢,注意力高度集中,发药到手,看服到口,服后检查口腔、舌下、颊部及水杯,确保药物到胃,但要注意采取适当的方式,要尊重患者的人格。

(4)饮水杯采用白色透明塑料杯,服药用白开水,这样便于观察。

(5)一旦发现藏药患者要书面、口头交班,让全体护理人员在发药时重点观察这些患者。

(6)对一贯假服药者,每次服药时提前或最后单独进行,便于仔细检查,同时可避免其他患者学习其假服药方式。

(7)还要防止个别患者跑到洗手间用特殊催吐法将尚未溶解的药丸吐出,可观察患者10～20分钟。

(8)对拒绝服药的患者,应耐心劝导,必要时采取注射或使用长效制剂。

(9)对药物反应明显的患者要及时给予处置,以消除患者不适,提高其对药物的依从性。

(10)鼓励患者表达接受治疗时的感受和想法。

8.对意志减退、退缩淡漠的患者

(1)教会患者日常生活的基本技巧,开展针对性行为治疗。

(2)对受到挑衅或攻击时不能采取有效措施保护自己的患者,应加以保护。

(3)帮助制定和实施自理生活能力的训练计划,循序渐进,鼓励其参与工娱治疗和体育锻炼。

9.对情感障碍的患者

情感淡漠是患者的主要情感特点。所以护理人员很难接近患者,与患者有情感上的沟通。因此,护理人员必须坚持以真诚、友善的态度接纳患者,让患者感到他所处的环境是安全的和值得信赖的。护理人员可用语言的或非语言的方式来表达对患者的关注,如鼓励患者说出心里的感受,或是利用治疗性触摸,甚至静坐在患者身旁陪伴他。上述方法都有利于帮助患者走出自己的情感困境,改善情感障碍。

10.对木僵患者

生活护理:维持水、电解质、能量代谢平衡,必要时给予鼻饲;预防并发症的护理,如保持呼吸道通畅,做好口腔护理,取头偏向一侧卧位,做好二便护理,预防压疮;必要时遵医嘱配合医师做ECT,注意观察治疗作用与不良反应。

11.用药护理

遵医嘱给各种药物,严格执行"三查八对"用药治疗制度,密切观察患者用药后的治疗效果和不良反应,一旦出现异常情况与医师联系并果断处理。

七、护理评价

(1)患者的精神症状缓解的情况,是否出现伤人、自伤、毁物等行为。

(2)患者的自知力恢复情况如何。

(3)患者有无意外事件和并发症的发生。

(4)患者最基本的生理需要是否得到满足。

(5)患者是否配合治疗护理,并参加工娱活动。

(6)患者的生活技能,语言沟通及其他社会交往技能的恢复情况。

(7)患者的个人应对能力与自我防护能力是否获得改善。

(8)患者对疾病的看法和对治疗的态度是否改变。

(9)患者及其家属对疾病的知识是否有所了解。

八、健康指导

精神分裂症是一种迁延性、预后大多不良的精神疾病,且有反复发作的倾向,复发次数越多,其功能损害和人格改变愈严重,最终导致精神衰退和人格瓦解,对患者、家庭和社会造成很大损失。精神分裂症患者在接受治疗中,待症状基本消失后,仍需较长时间的药物维持治疗和接受心理方面的治疗和训练。有效地控制症状复发,使其社会功能和行为得到最大限度的调整和恢复,是分裂症患者系统治疗的一个重要步骤。但患者及家属对维持治疗的依从性较差,可能是不了解疾病的特点,不能耐受药物的不良反应,也可能是对疾病的治疗失去信心等原因,最终导致疾病加重。因此,对恢复期患者及其家属做好疾病知识的宣传和教育,是精神科护士的重要工作之一。

(1)教会患者和家属有关分裂症的基本知识,让患者和家属知道精神分裂症是容易复发的精神疾病,使其认识到疾病复发的危害,认识药物维持治疗、心理治疗对预防疾病复发及防止疾病恶化的重要性。

(2)让患者及家属知道有关精神药物的知识,对药物的作用、不良反应有所了解,告诉患者服用药物应维持的年限及服用中的注意事项。教育患者按时复诊,在医师指导下服药,不擅自增药、减药或停药。使患者及家属能识别药物不良反应的表现,并能采取适当的应急措施。

(3)教育患者及家属能识别疾病复发的早期征兆,如睡眠障碍、情绪不稳、生活不自理、懒散、不能正常完成社会功能等现象,应及时到医院就诊。

(4)教育患者正确对待和处理生活中发生的各种事件,适应并正确处理与已有关的社会矛盾,保持与亲朋好友的交往,引导患者扩大接触面,克服自卑心理,树立坚强的意志;努力克服性格中的缺陷,与外界保持良好的人际关系。

(5)教育患者保持良好生活习惯,患者应保持有规律的生活制度,即充足的睡眠、适度的娱乐、合理用脑及适当的体力劳动。

(6)教会患者和家属应对各种危机(如自杀、自伤、冲动)的方法,争取病友、家庭和社会支持。

(刘绪雨)

第四节　网络成瘾症

一、疾病概述

网络成瘾症是由于反复使用网络,不断刺激中枢神经系统,引起神经内分泌紊乱,以精神症状、躯体症状、心理障碍为主要临床表现,从而导致社会功能活动受损的综合征,并产生耐受性和戒断反应。多发于青少年。男性多于女性,多发生在初次上网的 1 年以内,以聊天和网络游戏为主。网络成瘾对个体、家庭和社会产生一定负面影响。

(一)危害

1.生理方面的危害

(1)电磁辐射的危害:世界卫生组织通过大量的实证研究表明,电磁辐射有可能诱导细胞产生变异。生物体是细胞构成的,其遗传物质是 DNA。母细胞复制子细胞就是 DNA 的复制传递及表达过程。因而细胞变异会导致神经系统、内分泌系统、免疫系统的失调及各功能器官的损害。

(2)对视力的危害:医学研究证实眼睛长时间的注视电脑屏幕,视网膜上的感光物质视红质消耗过多,若未能补充其合成物质维生素 A 和相关蛋白质,会导致视力下降、近视、眼睛疼痛、畏光、暗适应能力降低等眼疾,过度疲劳还会引起房水运行受阻,导致青光眼、干眼症甚至失明等。

(3)对神经内分泌系统的损害:神经系统是人类思维、认知交流、情感传递的主要通道。网络成瘾不仅会对神经系统产生不良的刺激,而且会引起神经系统功能的异化。由于上网时间过长,会使大脑神经中枢持续处于高度兴奋状态,引起肾上腺素水平异常增高,交感神经过度兴奋,血压升高,体内神经递质分泌紊乱。这些改变可以引起一系列复杂的生理生化的变化,尤其是自主神经功能紊乱(如紧张、神经衰弱),体内激素水平失衡,机体免疫功能降低,可能导致个体生长发育迟缓,还可能引发心血管疾病、胃肠神经性疾病、紧张性头痛、焦虑症、抑郁症等,甚至可导致猝死。

(4)对身体功能的损害:长时间的上网,而缺乏必要的锻炼会使人们进入一个亚健康状态。①电脑操作时所累及的主要部位是腰、颈、肩、肘、腕等,长时间的操作电脑而缺乏锻炼,容易导致脊椎增生,出现脊椎畸形、颈椎病、腰椎间盘突出、腕关节综合征、关节无菌性炎症等慢性病。②长时间的使用网络会引发依赖骨骼肌收缩,回流的下肢静脉的压力增高,而长时间的静脉管腔扩张会引起静脉瓣功能性关闭不全,最终发展为器质性功能不全。③由于操作电脑时总是保持相对固定的身体姿势和重复、机械的运动,强迫体位的比重越来越大,极易突发肌肉和骨骼系统的疾病,出现重力性脂肪分布异常,产生肥胖症。有些甚至出现视屏晕厥现象,伴有恶心、呕吐、大脑兴奋过度,严重者还会造成睡眠节律紊乱。④电脑发出的气体可以危害人体的呼吸系统,导致肺部疾病的发生。

2.心理方面的危害

(1)认知发展受阻:青春期时逻辑能力、空间能力及发散性创造思维能力高度发展的关键时期,青少年本来应该有着活跃的思维和丰富的想象力,但是过度使用网络却让他们失去了平衡和多元化发展思维的关键时期。由于网络活动信息交流途径的单一,认知方式的刻板导致神经系统突触链接的次数减少或停止,产生神经回路失用现象,这将直接影响青少年认知思维的全面发展,更甚者会产生信息焦虑综合征和物理时间知觉错乱。

(2)反应功能失调:网络成瘾的患者整天把自己的思想情感沉浸于媒介内容之中,视野狭窄,对未来漠不关心,极端自我内化。久而久之,会造成抑郁焦虑的心理,甚至发展成抑郁等各类神经症。使得情感反应功能发生严重倒错,甚至出现"零度情感"现象。

(3)人格异化:患者长期生活在这种虚拟的环境中,必然使现实生活中形成的人格特质发生变化。他们会按照网络虚拟行为模式去组织生活方式,规范行为,最终导致心理层面的模式化和网络人格的变异,如分裂型、癔症型、强迫型、自恋型、偏执型、依赖型、反社会型、表演型等人格。

此外网络成瘾会导致患者学业荒废、工作无序、人际关系淡漠产生亲子冲突、情绪低落、思维迟缓、甚至产生自残和攻击的意念和行为,使人的社会性功能受到严重的损害。

3.公共社会方面的危害

(1)网络成瘾引发信任危机:网络空间是一个虚拟的数字社会,它很难形成像现实世界那样的社会规范,有很多行为也难以受到法律的明确约束。他们都以化名的形式上网,放纵自己的言行,忘却自己的社会责任,有的甚至任意说谎,伤害他人,从而丧失了道德感和责任感。久而久之,会使他们在现实生活中缺失真诚性而造成现实社会人际交往的混乱。

(2)网络成瘾引发网络犯罪:网络交往具有弱社会性和弱规范性的特征,他们自由自在、无所不为的网上行为特征使网络安全与犯罪问题凸显。

(3)网络成瘾引发道德沦丧:如因"网恋"而引发的婚外情,导致的家庭破裂和重组,有些网恋的双方在网上互相调情,后来证实是父女或是母子等。

(4)网络成瘾引发暴力犯罪:大多数网络成瘾的青少年没有经济来源,但因迷恋网络,又无法支付上网的费用,为弄钱上网而走上犯罪的道路。有关专家指出,目前网络成瘾症正在成为诱发青少年犯罪的重要因素。

据此,网络成瘾或者网络病态已成为一个世界性的社会问题,成千上万的人因此不能有正常的生活,成千上万的家庭也因此不能有正常的功能。所以,救治网络成瘾患者不仅是在拯救个人,也是在拯救社会。

(二)临床类型

网络成瘾症的类型可分为网络游戏成瘾;网络关系成瘾;网络色情成瘾;网络信息成瘾;网络交易成瘾等。其临床表现形式也多种多样,初期患者只是表现为对网络的精神依赖,之后就很容易发展成为躯体依赖。羞耻和隐瞒、回避是网瘾的根本特征。主要表现如下。

(1)患者随着反复使用网络,感觉阈限增高,对原有的上网行为不敏感,为了获得满足不断增加上网的时间和投入程度,即表现为耐受性增强。

(2)上网占据了患者整个思想与行为,表现为强烈的心理渴求与依赖。

(3)患者一旦停止或减少上网就会产生消极的情绪,表现出坐立不安、情绪波动、失眠、焦虑、双手颤抖、烦躁、食欲下降、注意力不集中、神情呆滞等症状,体现了戒断反应。

(4)对他人隐瞒迷恋网络的程度或因使用网络而放弃其他活动和爱好。

(5)在生理症状上,由于患者上网时间过长,会使大脑神经中枢持续处于高度兴奋状态,引起肾上腺素水平异常增高,交感神经过度兴奋,血压升高,体内神经递质分紊乱。

(6)精神症状与心理障碍认知的改变,思维迟缓,注意力不集中,自知力不完整。情感反应及行为活动的异常;包括淡漠僵化和情绪极不稳定,表现冲动、毁物等行为,甚至萌生自杀或攻击性意念和行为。

(7)社会功能的缺失孤僻、不合群、胆小沉默、不爱交往,社会活动兴趣减弱、进取心缺乏、意志薄弱等,甚至引发亲子冲突、人际交往受阻等。

以上症状并不单一存在,病情严重者可以继发或伴有焦虑、抑郁、强迫、恐惧、人格改变及精神分裂症样的症状。

(三)辅助检查

首先完善其他病因的检查,然后进一步完善实验室及其他检查实验室检查,对网络成瘾症并发症的诊断有着重要意义,根据疾病诊断的需要,进行必要的检查,如血、尿、大便、脑脊液等的检查,心电图、脑电图、超声波、核素及放射影像学检查等,心理测验和诊断量表也有一定的帮助。

(四)诊断要点

如果根据患者病史提示诊断该疾病并不困难,但是也需要排除其他疾病所致相同症状。

1.诊断标准

目前国际上没有明确统一的诊断标准,但是每个国家诊断的核心依据大致相同,国内较为认可的是师建国提出的网络成瘾诊断标准如下。

(1)自己诉说具有难以控制的强烈上网欲望,虽然努力自控,但还是欲罢不能。

(2)戒断症状,如果有一段时间减少或停止上网后就会明显地焦躁不安。

(3)每周上网5天以上,每次4小时以上。

(4)专注于思考或想象上网行为或有关情景。

(5)由于上网社会功能明显受损。

(6)上网的时间越来越长。

(7)企图缩短上网时间的努力总以失败告终。如果在过去 12 个月内表现出以上 3 条相符就可以确诊为网络成瘾。

2.中国网瘾评测标准

(1)前提条件:上网给青少年的学习、工作或现实中的人际交往带来不良影响。

(2)补充选项:总是想着去上网;每当网络的线路被掐断或由于其他原因不能上网时会感到烦躁不安、情绪低落或无所适从;觉得在网上比在现实生活中更快乐或更能实现自我。

在满足前提条件的基础上必须至少满足补充选项中的任意一个,才能判定该网民属于网瘾,这是目前国内常用的网瘾测评标准。

3.网瘾临床病症分级

(1)偶尔上网,对正常生活与学习基本没有什么负面影响。

(2)时间比第一项稍长,但基本上自己可以控制。

(3)自己有些控制不住,但在家长的提醒下可得以控制,对学习已经产生一定影响。

(4)开始对家长的限制有反感,逐步对学习失去兴趣。

(5)有时瞒着家属上网,并且用说谎的方式为自己掩饰,开始厌学。

(6)已产生对网络的依赖,一天不上网就不舒服。

(7)与父母有公开的冲突,亲子关系紧张,上网成了生活的主要目的。

(8)对父母的强烈厌倦,经常逃学,连续上网,通宵不归。并有其他很不理智的行为:如开始在家有暴力行为,敲打或毁坏东西等。

(9)不顾一切也要上网,若父母干涉,非打即骂,不但毫无亲情,甚至伤害亲人、逼父母分居或离婚。

(10)为了上网不惜走上犯罪的道路。

4.网瘾诊断量表

目前网络瘾的诊断也可以通过量表进行测量,常用的量表有:网络成瘾倾向的检测量表、网络瘾的诊断量表、网络瘾严重程度的测定量表(表 12-1～表 12-3)。

表 12-1 网络成瘾倾向的检测量表

指标	是/否	
(1)如果你不上网冲浪你是否会感到烦躁不安	是	否
(2)你是否原来只打算上网 15 分钟,但最终竟然超过了 2 个小时	是	否
(3)你每月的电话账单是否越来越长	是	否

注:如果以上回答均为是,则肯定有网络成瘾倾向。

表 12-2 网络瘾的诊断量表

指标	是/否	
(1)是否觉得上网已占据了你的身心	是	否
(2)是否觉得只有不断增加上网的时间才能感到满足,从而使得上网的时间经常比预定的时间长	是	否
(3)是否无法控制自己使用因特网的冲动	是	否
(4)是否因在线线路被掐断或由于其他原因不能上网时感到焦躁不安或情绪低落	是	否
(5)是否将上网作为解脱痛苦的唯一方法	是	否

续表

指标	是/否	
(6)是否对家人或亲人隐瞒迷恋因特网的程度	是	否
(7)是否因迷恋因特网而面临失学、失业或失去家庭的危险	是	否
(8)是否在支付高额上网费用时有所后悔,但第二天却依然忍不住还要上网	是	否

注:如果有其中 4 项以上的表现肯定,且持续时间达 1 年以上,即为网瘾。

表 12-3　网络严重程度的测定量表

仔细阅读每道题,然后划出适合你的分数:1.几乎不会;2.偶尔会;3.有时候;4.大多数时间;5.总是

(1)你会发现上网时间常常超过原先计划的时间吗	1	2	3	4	5
(2)你会不顾家事而将时间都用来上网吗	1	2	3	4	5
(3)你会觉得上网时的兴奋感更胜于伴侣之间的亲密感吗	1	2	3	4	5
(4)你常会在网上结交新朋友吗	1	2	3	4	5
(5)你会因为上网费时间而受到他人的抱怨吗	1	2	3	4	5
(6)你会因为上网费时间而产生学习和工作的困扰吗	1	2	3	4	5
(7)你会不由自主地检查电子信箱吗	1	2	3	4	5
(8)你会因为上网而使得工作表现或成绩不理想吗	1	2	3	4	5
(9)当有人问你在网上做什么的时候,你会有所防卫和隐藏吗	1	2	3	4	5
(10)你会因为现实生活纷扰不安而在上网后得到欣慰吗	1	2	3	4	5
(11)再次上网前,你会迫不及待地想提前上网吗	1	2	3	4	5
(12)你会觉得"少了网络,人生是黑白的吗"	1	2	3	4	5
(13)当有人在你上网时打扰你,你会叫骂或是感觉受到妨碍吗	1	2	3	4	5
(14)你会因为上网而牺牲晚上的睡眠时间吗	1	2	3	4	5
(15)你会在离线时间对网络念念不忘或是一上网便充满"遐思"吗	1	2	3	4	5
(16)你上网时会常常说"再过几分钟就好了"这句话吗	1	2	3	4	5
(17)你尝试过缩减上网时间却无法办到的体验吗	1	2	3	4	5
(18)你会试着隐瞒自己的上网时间吗	1	2	3	4	5
(19)你会选择把时间花在网络上而不想与他人出去走走吗	1	2	3	4	5
(20)你会因为没上网而心情郁闷、易怒、情绪不稳定,但一上网就百病全消吗	1	2	3	4	5

评分标准:各题分数相加,得总分。得分 20~49 分:你是正常上网行为,虽然有时候你会多花了时间上网消遣,但仍有自我控制能力;得分 50~79 分:你正面临着来自网络的问题,虽然并未达到积重难返的地步,但是你还是应该正视网络带给你人生的全面冲击;得分 80~100 分:你的网络生涯已经到了引起严重生活问题的程度了,你恐怕需要很坚强的意志力,甚至需要求助于心理医师才能恢复正常了。

本病主要通过鉴别致瘾原来与其他成瘾行为进行鉴别。

(五)治疗要点

网络成瘾症的治疗是需要多种治疗相结合的系统治疗,包括药物治疗,饮食治疗,物理治疗,心理治疗等。

1.药物治疗

在临床实践中,发现相当一部分网络成瘾的患者会伴有体内微量元素含量的异常及精神症状,如抑躁状态、焦虑症状、强迫症状、睡眠障碍等生理、心理问题。故患者可通过有效的药物使

用来纠正患者神经内分泌紊乱和排除体内重金属物质的蓄积,改善所伴有的精神症状,中医补气、补血,调整体内的阴阳失衡,也可使患者恢复正常的身体状况。

2.饮食治疗

经过对人类的大脑的深入研究,人的精神行为除了与遗传因素和环境因素有关外,饮食结构对精神行为亦有一定的影响。如体内维生素 C 缺乏可引起抑郁症、孤僻、性格改变等精神障碍。因此针对网络成瘾患者调配适合他们营养状态的饮食,如牛奶、动物肝脏、玉米、绿叶蔬菜、鱼类、水果等。如香蕉可以更好地补充因上网带来的营养物质的缺乏及造成的精神行为的改变。此外多饮绿茶可以抵抗电脑的射线。

3.物理治疗

利用物理治疗仪参照中医穴位针灸刺激治疗,以及运用中医理论给予经络针灸给氧疗法。提高血氧含量,调节大脑供血等来缓解患者的自主神经功能紊乱症状。

4.心理治疗

心理治疗在网络成瘾症患者的治疗中很重要,但大多数患者是在家长的要求下,被迫接受治疗的。其对心理治疗的接受、顺从或抵触程度也各有不相同,缺乏治疗的积极动机,对治疗的过程和目标也缺乏认识;对言语性的治疗不感兴趣,部分存在的或完全不存在的自知力等是他们所共有的特性。因此,他们需要专业的心理治疗师根据他们各自不同的情况给予制定各自不同的治疗方案,并给予足够的耐心去解决他们各自的问题。

5.其他治疗

(1)家庭治疗:孩子戒除网瘾,父母也得改错。必须打破原来一味地打骂埋怨或者放纵溺爱,应该学会转移孩子的兴趣。

(2)内观疗法:是日本吉本伊信先生于 1937 年提出的一种源于东方文化的独特心理疗法。内观疗法的三个主题是:"他人为我所做的""我给他人的回报"和"我给他人带来的麻烦"。内观者围绕这三个主题,把自己的一生分成若干年龄段进行回顾,对自己人生中的基本人际关系进行验证,从而彻底洞察自己的人际关系,改变自我中心意识。这种治疗方法有一定的效果。

(3)此外,临床心理学家奥尔扎克认为:网瘾治疗方案与治疗赌博和酗酒的方法类似,但是网络瘾患者面临着一大挑战,就是电脑已经成为日常生活的一部分,诱惑依然存在。他们必须学会有节制地使用电脑,就像饮食失调症患者必须学会为了生存而进食一样。

二、护理评估

进行生理、心理和社会状态评估的主要方法是客观检查、心理测评、访谈及心理和行为观察。

(一)生理方面

(1)患者的营养发育是否正常,有无躯体疾病,以及健康史。

(2)患者的生活习惯,有无特殊嗜好,生活自理能力,个人卫生等。

(3)患者的生理功能方面,睡眠情况,二便情况等。

(4)患者的自主神经功能状态。

(二)心理方面

(1)患者对住院的态度及合作程度。

(2)患者以前的应激水平,正常的应激能力的高低。

(3)患者对疾病的理解程度。

(4)患者的精神状态焦虑、抑郁、认知状态、情感反应等。

(5)患者对网络的认识程度。

(三)社会功能方面

(1)患者的一般社会情况与同伴、家人的关系及社会适应能力。

(2)患者文化程度的高低、家属的文化程度,以及对患者的关心程度、教育方式等。

(3)患者网络成瘾后主要的心理社会问题。

三、护理诊断

(一)幻觉妄想、焦虑抑郁、自卑

与网络依赖引起的认知改变、情感反应变化有关。

(二)潜在或现存的冲动行为

与网络依赖引起的认知改变、焦虑等情感反应有关。

(三)自知力不全或缺乏

与网络依赖引起的认知改变有关。

(四)潜在或现存的自伤自杀行为

与网络依赖引起羞耻和隐瞒、回避症状等有关。

(五)社会功能障碍

与网络依赖引起认知改变、情感反应变化、自知力不全或缺乏有关。

(六)有外走的危险

与网络依赖引起认知改变、情感反应变化有关。

(七)不合作

与网络依赖引起认知改变、自知力不全或缺乏有关。

(八)应激能力减退

与网络依赖引起的认知改变、焦虑等情感反应有关。

(九)网络依赖

与反复使用网络,所产生的精神依赖与躯体依赖有关。

四、护理问题

(1)患者潜在或现存的营养不足,少食、偏食。

(2)睡眠障碍,失眠。

(3)生活自理能力下降或丧失。

(4)知识缺乏。

五、护理目标

(1)患者能够摄入足够的营养,保证水、电解质的平衡。

(2)患者的睡眠状况改善。

(3)患者没有受伤,并能述说如何预防受伤。

(4)患者未因感知、思维过程改变出现意外,并能正确应对。

(5)患者能对疾病有恰当的认识和评价,适应环境的改变,焦虑和恐惧情绪减轻。

（6）患者生活应激能力逐步提高。

（7）患者维护健康的能力和信心得到提高。

（8）患者对网络的依赖程度下降。

六、护理措施

(一)生活安全护理

（1）提供良好的病房环境,安全、安静、卫生。

（2）做好日常生活护理,注意态度,建立良好的护患关系。

（3）注意对患者的安全教育,争取病友、家属的理解和支持。

（4）遵医嘱给予相关的治疗,并观察药物的治疗作用与不良反应。

(二)心理护理

（1）患者心理依赖突出,应予整体认知疗法护理。

（2）年龄跨度大,护理措施应予以个性化实施。

（3）大部分患者为被动入院,抵触情绪较大,环境的改变也会加重患者的焦虑程度,是心理活动复杂化,应积极与患者进行语言或非语言的沟通。

（4）积极开展心理治疗与护理,协助患者根据个人能力和以往的经验培养其解决问题的能力。

（5）重视非语言性的沟通,因其对思想,情感交流有重要作用。

（6）经常深入的接触患者,了解病情的动态变化和心理活动。针对不同病情的患者采取不同的心理护理方法。

(三)特殊护理

（1）大多数患者思想活跃,反应灵敏,但自律能力差,缺乏自理能力,因此应予进行社会行为技能的训练,包括生活、学习、工作能力与社交能力等方面,主要培养患者生活自理能力,建立个人卫生技能量表,如洗漱,洗衣、饮食、整理内务等活动。要求整理房间规范、整齐、培养患者的自立、责任感。

（2）通过工娱治疗和适当的健身训练,鼓励网瘾患者积极参与群体活动,扩大交往接触面,达到提高生活情趣、促进身心健康的目的。如听音乐、看电视、庆祝节日等,以及带有学习和竞技的参与性活动,如健身、球类、书画等,通过大量的体能训练过剩的能量得到宣泄释放,恢复健康的心理状态。

（3）组织其观看优秀的青春励志影片,共同探讨积极的话题,引导患者从积极的方面去思考和解决生活中的实际问题。

（4）网络成瘾的患者一旦脱离网络会产生不同程度的戒断反应,甚至伴有精神症状和冲动行为,必要时应予保护性约束和隔离,因病情具有突发性和暴发性。应避免强光、声音等刺激,经常巡视病房,预防自伤、自残、毁物等意外情况的发生。应避免患者接触可能产生伤害的刀叉,玻璃等锐利工具。外出活动应予患者适当的活动指导,防止肌肉拉伤。

（5）尽可能地创造一个社会性的体验学习环境,提高其应对现实问题的能力。

（刘绪雨）

第五节 应激相关障碍

一、疾病概述

应激相关障碍是一组主要由心理、社会环境因素引起异常心理反应所致的精神障碍。常见的应激障碍有急性应激障碍、创伤后应激障碍和适应障碍。其共同特点：①心理社会因素是发病的直接原因。②临床症状表现与心理社会因素的内容有关。③病程、预后与精神因素的消除有关。④病因大多为剧烈或持久的精神创伤因素，如战争、亲人突然死亡、经历重大灾害事故、失恋等。⑤教育程度、智力水平，及生活态度和信念等因素可构成易感素质，例如同样是亲人的亡故，对于个性开朗、沉着的人来讲，其情感体验不会达到精神障碍的程度，而对个性怯懦、固执、敏感多疑、情绪不稳定、感情用事的人则可能引起精神障碍。一般预后良好，无人格方面的缺陷。

（一）临床类型及表现

1.急性应激障碍

急性应激障碍是由于突然而来且异乎寻常的强烈应激生活事件或持续困境的作用下所引起的一过性精神障碍。对于急性应激障碍的了解，不仅要观察其临床表现和疾病过程，还要分析发病的主要有关因素，以便采取有效的防治措施。本病发作急骤，经及时治疗，预后良好，精神状态可完全恢复正常。本病可发于任何年龄，但多见于青年人。男女患者接近，性别上无明显差异。本病起病急骤，一般在遭受超强应激性生活事件的影响后几分钟出现症状，临床表现在不同的患者上有较大的差异。但大体分为以下几类。

（1）以意识障碍为主的表现：患者多表现为定向力障碍、注意狭隘、言语缺乏条理、动作杂乱、对周围事物感知迟钝，可有人格解体，偶见冲动行为，有的可出现片段的心因性幻觉。患者事后常对发病情况出现部分遗忘。

（2）以伴有情感迟钝的精神运动性抑制为主的表现：患者表现为目光呆滞，表情茫然，情感迟钝，行为退缩，少语少动，甚至出现麻木，对外界刺激毫无反应的木僵状态。此型历时较短，一般不超过1周。有的可转入兴奋状态。

（3）以伴有强烈恐惧体验的精神运动性兴奋为主的表现：患者表现为激越兴奋、活动过多，有冲动、毁物行为。

（4）部分患者可伴有严重的情绪障碍，如焦虑、抑郁；也可同时伴有自主神经症状，如大汗、心悸、面色苍白等。

2.创伤后应激障碍

创伤后应激障碍是指突发性、威胁性或灾难性生活事件而导致个体延迟出现和长期持续存在的精神障碍，预后不好，可能有脑损害等。例如自然灾害、重大事故或人身受到侵害等。创伤后应激障碍的核心症状有3组，即闯入性症状、回避症状和警觉性增高症状。具体表现如下。

（1）闯入性症状：表现为无法控制地以各种形式重新回忆创伤经历和体验。这种反复体验性症状使患者痛苦不堪，一方面难以控制症状的发生时间和次数，另一方面症状会引发个体强烈的痛苦感觉，就像再次经历创伤事件一样。闯入性症状主要有以下3种形式：①短暂"重演"性发作,即在无任何因素或相关物的影响下,创伤情景经常不由自主地出现在患者的联想和记忆中,或使患者出现错觉、幻觉,仿佛又完全置身创伤性事件发生时的情景,重新表现出事件发生时所伴发的各种强烈情感反应和明显的生理反应如心跳、出汗、面色苍白,持续的时间可从数秒钟到几天不等。此种短暂"重演"性发作的现象称为"闪回"。②暴露于与创伤性事件相关联或类似的事件、情景或其他线索时,出现强烈的痛苦情感或生理反应。如事件发生的周年纪念日、相近的天气及各种场景因素都可能促发患者的心理与生理反应。③闯入性症状还会在睡眠状态中以梦魇的形式出现,表现为患者梦中反复重现创伤性事件或做噩梦。

(2)回避症状:即回避与创伤性事件有关的刺激,以及对一般事物的反应显得麻木,反映了患者试图在生理和情感上远离创伤。主要表现:①回避表现,回避谈及与创伤有关的话题,回避可能勾起恐惧回忆的事情和环境,或不能回忆(遗忘)创伤性经历的某些重要方面。②麻木表现,患者整体上给人以木然、淡然的感觉。表现为对周围环境的一般刺激反应迟钝,很少参加活动或没有兴趣参加;情感淡漠,与他人疏远,有脱离他人或觉得他人很陌生的感受;难以体验和表达细腻的情感(例如,无法表达爱恋);对未来失去憧憬,如很少考虑或计划未来的学习、工作或婚姻等。

(3)警觉性增高的症状:表现为自发性的高度警觉状态,反映患者长时间处于对创伤事件的"战斗"或"逃跑"状态。警觉性增高的症状在创伤暴露后的第一个月最为普遍,具体表现如下:①难以入睡或易醒。②易产生惊跳反应,如遇到一些类似的场面或轻微的感觉刺激表现出容易受惊吓,出现惊恐反应,如紧张、恐惧、心慌、心跳、面色苍白、出冷汗等;或表现为易激惹。③难以集中注意力。

(4)临床表现随年龄的不同有所差异。年龄愈大,重现创伤体验和易激惹症状越明显。成人大多主诉与创伤有关的噩梦、梦魇;儿童因为语言表达、词汇等大脑功能发育尚不成熟等因素的限制,常常无法清楚叙述噩梦的内容,仅表现为从梦中惊醒、在梦中尖叫或主诉头痛、胃肠不适等躯体症状。

(5)症状通常在创伤后延迟出现,即经过一段无明显症状的间歇期后才发病,间歇期为数天至数月,甚至长达半年以上。症状一旦出现,则可持续数月至数年。大多数患者可自愈或治愈,少数患者由于病前人格缺陷或有神经症病史导致预后不良,迁延不愈或转化为持久的人格改变或社会功能缺损。

3.适应障碍

适应障碍是因长期存在应激原或困难处境,加上患者有一定的人格缺陷,产生以烦恼、抑郁等情感障碍为主,同时有适应不良的行为障碍或生理功能障碍,并使社会功能受损的一种慢性心因性障碍。疾病的发生是对某一明显的生活变化或应激性生活事件所表现的不适反应,如更换新的工作、移居国外、离退休后等引起的生活适应性障碍。是一种短期的和轻度的烦恼状态和情绪失调,常影响到社会功能,但不出现精神病性症状。患者中男女两性无明显差异;任何年龄都可发病,但是多见于成年人。本病的临床症状主要表现为情感障碍,或出现不良行为、生理功能障碍而影响生活。成年人多表现为抑郁症状,青少年多表现为品行障碍,儿童则多表现为退缩现象,如尿床、幼稚语言等。根据临床症状的不同,可分为以下几种类型。

(1)以焦虑、抑郁等情感障碍为主的抑郁型和焦虑型。①抑郁型适应障碍:是成人中最常见的适应障碍表现。主要表现为无望感、哭泣、心境低落等,但比抑郁症轻。②焦虑型适应障碍:以惶惑不知所措、紧张不安、注意力难以集中、胆小害怕和易激惹为主要表现,还可伴有心慌和震颤等躯体症状。③混合型适应障碍:表现为抑郁和焦虑的综合症状。

(2)以适应不良行为为主的品行障碍型和行为退缩型。①品行障碍型适应障碍:表现为对他人利益的侵犯或不遵守社会准则和规章、违反社会公德,如逃学、说谎、打架斗殴、毁坏公物等。②行为退缩型适应障碍:主要表现为孤僻离群、不注意卫生、生活无规律、尿床、幼稚言语或吸吮手指等。

(3)以上类型均可出现生理功能障碍,如睡眠不好、食欲缺乏、头痛、疲乏、胃肠不适等症状,同时可因适应不良的行为而影响到日常活动,导致社会功能受损。

患者的临床表现可以某一类型为主要症状,也可以混合出现,如情感障碍合并品行障碍出现。部分患者表现为不典型的适应障碍,如社会退缩,但不伴焦虑、抑郁心境;或社会功能减退,患者通常在应激性事件或生活改变发生后 1 个月内起病。病程一般不超过 6 个月。随着事过境迁,刺激的消除或者经过调整形成了新的适应,精神障碍也随之缓解。

(二)辅助检查

根据病史特点诊断该疾病并不困难,因为创伤应激患者症状有个体差异,共病的存在等可影响诊断和治疗。所以应该详细询问患者的病史,以及进行必要的实验室及体格检查,除需要完善血、尿等常规检查外,还应进行脑电图检查排除其他共症疾病,另外心理测试量表也对诊断也有一定帮助,如抑郁量表、创伤后应激障碍筛查量表等。

(三)诊断要点

1.诊断标准

目前,依据世界卫生组织精神与行为障碍分类 ICD-10,中国精神障碍分类与诊断标准 CCMD-3,美国精神障碍诊断与统计手册 DSM-Ⅳ,都有创伤后应激障碍的诊断分类,虽然有所区别但均能正确诊断该疾病,目前临床上一般都用 ICD-10。

2.鉴别诊断

(1)创伤应激障碍:与急性应激障碍的区别主要在于起病时间与病程。急性应激障碍在应激事件后迅速发病,病程短,不超过一个月,症状方面闯入性创伤体验与回避行为少见,分离症状多见。

(2)焦虑症:往往对自己健康过分忧虑,躯体主诉较多,甚至有疑病倾向,而无明确的精神创伤为起因,也无创伤性事件相关联的闯入性回忆和对特定主题和场景的回避。

(3)适应障碍:常发生于个体在经历程度较轻,但较持久的精神应激事件后,这些事情往往与生活的变迁如迁居、移民、地位的显著变化等有关。如青少年常见的应激是父母不和或离婚、迁居异地、学习环境的改变;成年人中常见的应激原是婚姻的冲突、经济问题,或残疾子女的出生等;老年人最常见的是退休、社会地位的变迁及丧失子女等。适应障碍的表现形式多样,主要以情绪障碍为主。

(四)治疗要点

应激相关障碍的治疗原则是保护个体,充分评估尽快减轻情绪反应,帮助患者更有效地处理应激事件产生的遗留问题,恢复心理和生理健康,避免更大的伤害。主要治疗方法为心理治疗与药物治疗相结合。治疗的关键在于尽可能去除精神因素或脱离引起精神创伤的环境,转移或消除应激原。

1.心理治疗

本病是由强烈的应激性生活事件引起的,因此心理治疗是主要治疗手段。根据患者病情的特点,选用指导性咨询、支持性心理治疗、精神分析治疗、认知行为治疗等方法。通过疏泄、解释、支持、鼓励、指导等手段,帮助患者摆脱痛苦,认识疾病,面对现实,配合治疗,提高适应能力。如急性应激障碍的患者在能接触的情况下,建立良好的医患关系,与患者促膝交谈。帮助患者怎样有力地应付这些心理应激如何发挥个人的缓冲作用避免过大的创伤。同时给患者最好的社会支持,尽快缓解其应激反应。同时调动患者的主观能动性,摆脱困境,树立战胜疾病的信心,促进康复,重新恢复正常社会生活。对于创伤后应激障碍的患者应主要采取危机干预的原则和技术,侧重于提供支持,帮助患者接受所面临的不幸与自身的反应,鼓励患者面对事件表达宣泄与创伤事件相伴随的情感。帮助患者认识其所具有的应对资源,并学习新的应对方式,并注意动员患者家属及其他社会关系的力量,强化社会支持。而对于适应障碍的患者则主要是帮助其如何解决应激性问题,也可以让其发泄一下情绪,对于青少年的行为问题则除了要进行家庭治疗外还要定期进行心理咨询,并给予鼓励,促进恢复。

2.药物治疗

对于精神症状明显的患者,需要用药物治疗进行对症处理,为心理治疗打好基础。对焦虑、恐惧不安者,可使用抗焦虑药;对抑郁症状突出者,可选用丙米嗪、阿米替林或选择性五羟色胺再摄取抑制剂等抗抑郁药;对有妄想、幻觉、兴奋躁动者可短期应用抗精神病药。症状消失后可继续服药数周再停药。

3.环境治疗

为了减弱或消除引起发病的应激处境不良作用,应尽可能离开或调整当时的环境,消除创伤性体验,这对整个治疗有积极的作用。另外对患者康复后的生活和工作方面的指导和安排应适当予以改变,必要时重新调换岗位,改善人际关系,建立新的生活规律等。根据患者的具体情况,协同有关方面进行安排,这对预防有良好作用。

4.其他治疗

对于严重抑郁、有自杀自伤行为,或明显冲动、有伤人毁物行为的患者,可采用电抽搐治疗,以迅速控制症状,保证患者和周围人的安全。对于木僵、抑郁等进食较差的患者,可给予补充营养、纠正水电解质平衡等支持疗法。

二、护理评估

对应激相关障碍患者的护理评估主要包括心理、生理、社会行为、应激原等方面的内容,其中尤其要注意有无危及生命和安全的行为存在,如自杀、自伤、拒食、拒水、冲动、伤人等。对应激原、应对方式、人格特征的评估则有助于选择针对性的护理措施。

(一)应激原评估

应评估应激原的发生原因、种类、强度、持续时间、发生频率、当时情景、与患者的切身利益关系是否密切、与疾病发生的关系等。

(二)精神状况和行为方式评估

(1)评估精神状况:包括感知觉症状,如有无幻觉、妄想等;情感状态,如有无抑郁、焦虑、恐惧、淡漠等;以及意识状态等。

(2)评估行为方式:有无现存或潜在的冲动、伤人、自杀、自伤、木僵等行为;有无退缩和品行障碍行为。

(三)生理功能评估

评估躯体的一般情况和各器官的功能水平,以及营养、饮食、睡眠和排泄等情况。

(四)心理应对方式和认知评估

评估患者平时对压力事件的处理方式、处理压力事件所需的时间、患者对应激事件的认识、对该疾病的态度。

(五)社会功能评估

评估患者的人际交往功能、日常生活能力、职业功能、社会角色等状况;评估患者社会支持来源、强度、性质和数量,以及患者家属对本病的认识情况,对患者所持的态度。

三、护理诊断

(一)创伤后综合征

与所发生的事件超出一般人承受的范围,遭受躯体和心理社会的虐待,经历多人死亡的意外事故,被强暴,面临战争,目击断肢、暴力死亡或其他恐惧事件,感受到对自己或所爱者的严重威胁和伤害等有关。

(二)急性意识障碍

与强烈的应激刺激、应对机制不良有关。

(三)强暴创伤综合征

与被强暴所致恐惧、焦虑等有关。

(四)迁居应激综合征

与居住环境改变有关。

(五)有自杀自伤的危险

与应激事件引起的焦虑、抑郁情绪有关。

(六)有暴力行为的危险

与应激事件引起的兴奋状态、冲动行为有关。

(七)有受伤的危险

与意识范围狭窄、兴奋躁动、行为紊乱有关。

(八)个人应对无效

与应激持续存在有关。

(九)焦虑

与长期面对应激事件、主观感觉不安、无法停止担心有关。

(十)恐惧

与经历强烈的应激、反复出现闯入症状有关。

(十一)思维过程改变

与应激引起的对周围环境认知的不正确有关。

四、护理问题

(一)有营养失调的危险

与生活不能自理有关。

(二)睡眠形态紊乱

与应激事件导致的情绪不稳、主观感觉不安、无法停止担心、环境改变、精神运动性兴奋有关。

(三)自理能力下降

与应激事件导致行为紊乱或行为退缩有关。

(四)社交能力受损

与应激事件引起的行为障碍有关。

(五)无效性角色行为

与家庭冲突、应激、不实际的角色期望、支持系统不足有关。

(六)感知改变

与应激引起的认知改变有关。

五、护理目标

(1)患者生活能够自理,未出现营养不良。

(2)患者和情绪良好,生活有规律。

(3)患者未出现自伤自杀行为、暴力行为、未受到伤害等。

(4)患者对环境改变的应激能力有所增强。

(5)患者的社交能力大大增强。

(6)患者对该疾病知识的了解有所增强,并能适当的调整自己的情绪。

六、护理措施

应激相关障碍的护理包括生理、心理和社会功能等多方面的综合护理措施,由于应激原不同、患者表现不同,因此不同类型的患者,其护理各有所侧重。对急性应激障碍发作期的患者,护理的重点在于保障患者的安全、满足患者的基本生理需要以及稳定患者情绪;对缓解期患者主要在于增强其应对能力。对创伤后应激障碍患者的护理主要在疾病早期以保障患者安全;消除情绪障碍为主,后期则以帮助其建立有效应对机制为主。对适应障碍患者的护理;主要在于帮助患者提高对应激的应对能力。

(一)生理护理

1.维持营养、水、电解质平衡

应激相关障碍患者常常由于抑郁情绪不思进食,或者处于木僵、退缩状态而拒绝进食,导致患者的营养状况较差。因此保证患者的正常入量,维持营养、水、电解质平衡是生理护理中的一项重要工作。护理人员可先了解患者的饮食习惯,尽量满足其口味,以促进和提高食欲;或安排患者与其他患者一起集体进餐,或采用少量多餐方式,也同样可以取得提高其食欲的效果。对抑郁、退缩或木僵状态患者,必要时需专人耐心劝导并协助喂饭。如上述方法均未奏效,可按医嘱行鼻饲管进食流质食品,或静脉补液,以保证患者的进食量。

2.改善睡眠

睡眠障碍是应激相关障碍患者比较常见的症状,尤其是合并抑郁或焦虑情绪的患者其睡眠障碍更为突出。因此,改善患者的睡眠是一项重要的护理工作。

3.协助料理个人生活

木僵或退缩状态的应激相关障碍患者常丧失料理自己日常生活起居的能力,甚至穿衣、梳理、如厕都无法进行。因此,需要护理人员对患者的生活料理提供帮助。对于终日卧床,完全不能自理个人生活的患者,护理人员需要做好各项基础护理,包括口腔护理、皮肤护理、二便护理、会阴护理等,以保证患者的各项基本生理需要得到满足,避免发生长期卧床所致的并发症如褥疮、口腔溃疡等。当患者的病情开始缓解,意志行为逐步增强时,应鼓励患者自行料理个人卫生。

(二)脱离应激原

由于应激相关障碍的病因较为明确,均为应激事件所引起,因此对于应激相关障碍,最首要的护理措施是帮助患者尽快消除精神因素或脱离引起精神创伤的环境,包括对患者康复后生活或工作方面的指导或安排、必要时重新调换工作岗位、改善人际关系、建立新的生活规律等,以转移或消除应激原,最大限度地避免进一步的刺激。同时提供安静、宽敞、温度适宜、色彩淡雅以及陈设简单、安全的环境,减少各种不良环境因素对患者的刺激和干扰。由于应激相关障碍患者富有暗示性,不宜将此类疾病的患者安排在同一房间,以免增加新症状或使原有症状更顽固。通过脱离应激原、减弱不良刺激的作用,可消除患者的创伤性体验,加速症状缓解。

(三)安全护理

急性应激障碍患者常由于意识障碍、精神运动性兴奋、精神运动性抑制等症状导致跌倒、出走、伤人、自伤等安全问题。而创伤后应激障碍患者和适应障碍患者常常因情绪低落导致自杀、自伤行为。因此对于以上患者需严加观察和护理,防止各种安全问题发生。具体措施如下。

(1)评估患者意识障碍的程度,评估自杀自伤、暴力行为的危险度。

(2)密切观察患者的各种表现,注意有无自杀自伤、暴力行为的征兆出现。一旦发现患者有明显的自杀自伤、暴力行为征兆时,应立即采取措施,保证患者及周围人员安全。

(3)提供安全舒适的环境,将患者安置于易观察的房间,并保证房间内设施安全、光线明亮、整洁舒适、空气流通。对各种危险物品,如刀剪、绳索、药物、玻璃等尖锐物品,需妥善保管。定期进行安全检查,发现危险物品或安全隐患要及时处理,杜绝不安全因素。

(4)对有自杀危险的患者,需加强沟通,掌握其病情、心理活动的变化,并利用各种机会,运用沟通技巧,鼓励患者表达思想、情感,争取动摇或取消患者的自杀意念。对患者的活动范围需控制在护理人员的视线内,避免患者独处,必要时设专人护理。尤其在夜间、清晨、节假日等容易发生自杀的时段,更要严加防范。

(5)当患者出现严重的精神运动性兴奋导致行为紊乱、冲动时,给予适当的保护性约束,以保证患者安全。

(6)对意识障碍患者加强观察和护理,限制其活动范围,防止走失、跌伤或受其他患者的伤害。

(四)心理护理

1.建立良好的护患关系

良好的护患关系是实施心理护理的基础。如果不能与应激相关障碍患者建立良好的沟通与合作关系,心理干预技术则难以实施,从而难以达到干预的最佳效果。与患者建立良好护患关系的措施如下。

(1)主动接触患者:以真诚、友善的态度关怀、体谅、尊重患者;接纳患者的病态行为,不加批评和指责;无条件的积极关注。

(2)耐心倾听,不催促患者回答或打断谈话。

(3)在对其进行护理治疗操作前应耐心解释,以取得患者的合作,减少刺激。④运用非语言沟通技巧如静静陪伴、抚触、鼓励关注的眼神,以传达护士的关心和帮助。

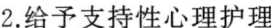

2.给予支持性心理护理

对急性期患者给予支持性心理护理,可使患者情感得到释放与疏泄,使其情绪尽快稳定,避免因回避和否认而进一步加重损害。具体方法包括以下几点。

(1)保持与患者密切接触:每天定时或在治疗护理中随时与患者交谈。

(2)鼓励表达:鼓励患者倾诉疾病发作时的感受和应对方法。

(3)认同接纳:对患者当前的应对机制表示认同、理解和支持,强调患者对应激事件的感受和体验完全是一种正常的反应。

(4)合理解释、指导:对患者的症状进行解释,帮助患者认识疾病的性质,以解除患者的思想顾虑,树立战胜疾病的信心;对疾病的发生发展情况进行适当的讲解,帮助患者分析疾病症状和导致不良心境的原因和危害性,使患者认识到恶劣心境有害于身心健康;帮助患者分析病因和如何对待这些病因,如何处理和解决好这些应激原;鼓励、指导患者正确对待客观现实。

(5)帮助宣泄:通过鼓励患者用言语描述、联想、回忆、表达及重新体验创伤性经历等;以达到让患者宣泄的目的;讨论创伤性事件包括患者的所见所闻、所思所想,减少患者可能存在自我消极评价;鼓励患者按可控制和可接受的方式表达焦虑、激动,允许自我发泄如来回踱步、哭泣等,但不过分关注。

(6)强化疾病可以治愈的观念,鼓励其重返工作岗位。

(7)鼓励患者参加活动:根据患者承受能力,安排适当的活动,让患者多与他人交往以分散其对创伤体验的注意力,减轻孤独感和回避他人、环境的行为。

3.帮助患者纠正负性认知

积极的、建设性的思维方式,可以用来改变自己对问题的看法并减轻应激与焦虑水平。当患者情绪稳定时,心理护理可进一步加深,采取认知治疗方法帮助患者分析和了解自己的心理状态,认识与情绪抑郁和适应障碍有关的心理因素,纠正自己的负性认知,并建立积极的应对策略。在激发患者生活兴趣和热情的同时,培养患者克服挫折和困难的决心和毅力。

(1)首先帮助患者找到自己的负性自动思维。通过提问、指导患者想象或角色扮演来探寻其在负性情感反应和创伤之间起中介作用的歪曲认知,并要求患者归纳出其中一般规律,自己找出认知上的错误。

(2)告诉患者的各种想法是如何导致不良情绪反应和行为表现的。

(3)指导患者通过与现实的检验,帮助患者发现自己的消极认知和信念是不符合实际的,并找出认知歪曲与负性情感的关系,从而矫正这些认知障碍。

(4)暴露疗法:暴露可以通过想象实现,有条件的话也可以是真正进入于某种情境,如在车祸后重新乘车或驾驶车辆,让患者面对与创伤有关的特定的情境、人、物体、记忆或情绪。反复的暴露可使患者认识到他/她所害怕和回避的场所已经不再危险,以帮助患者面对痛苦的记忆和感受,控制情绪,理性处事,正视现实,最大限度消除不合理理念。

4.帮助患者学习应对技能

(1)教会患者管理焦虑的方法,以更好地应对应激。主要的方法有放松训练(系统的肌肉放松)、呼吸训练(学习缓慢的腹式呼吸)、正性思维(用积极的想法替代消极的想法)、自信训练(学会表达感受、意见和愿望)、思维阻断法(默念"停"来消除令人痛苦的想法)。

(2)帮助患者学习以问题解决法,处理压力情景。指导患者通过对应激情景的模拟想象、实践、排演等方法,帮助患者学会应激处理的各种积极有效的认知和行为技能。如选择性的忽视、选择性的重视、改变原有的价值系统、改变原有的满足方式、降低自己的期望值及转移刺激等。

5.家庭干预

(1)帮助患者的家属学习有关疾病的知识,使患者的家属有正确的认识。

(2)帮助患者的家属理解患者的痛苦和困境,做到既要关心和尊重患者,又不过分迁就或强制患者。

(3)指导家属协助患者合理安排工作、生活,恰当处理与患者的关系。

(五)药物护理

遵医嘱给予相应治疗药物,如抗焦虑药,抗抑郁药、抗精神病药等,帮助患者了解和自行观察药物的作用和不良反应。以便及时地发现不良反应,予以处理,减轻患者的痛苦。

七、护理评价

(1)患者是否发生自伤自杀、冲动伤人行为,是否发生跌伤、走失后果。

(2)患者的生理需要是否得到满足。

(3)患者能否正确认识和应对应激事件。

(4)患者是否学会调整和控制情绪,及适应能力是否改善。

(5)患者对该疾病的认知度。

八、健康指导

帮助患者认识和正确对待致病因素和疾病性质,克服个性缺陷,掌握疾病康复途径,从而提高自我康复能力。使患者对严重应激障碍和适应障碍发作有正确的认识,消除模糊观念引起的焦虑、抑郁。如和患者共同学习疾病知识,以免担心疾病会演变成精神病。理解患者的痛苦和困境,既要关心和尊重患者,又不要过分迁就或强制患者。协助患者合理安排工作、生活,恰当处理与他人的关系,正确帮助患者恢复社会功能。

(夏　佳)

第六节　情　感　障　碍

一、疾病概述

(一)情感障碍的概述

对情感障碍的认识是一漫长的过程。公元前 8 世纪,就有忧郁的临床描述。公元前 4 世纪,Hippocrates 首创"忧郁"这一名称,将抑郁症描述为"厌食、沮丧、失眠、烦躁和坐立不安",认为是黑胆汁和痰淤积而影响到脑功能所致。关于躁狂和抑郁的关系,早在公元前 1 世纪就有记载,临床上可发现躁狂和抑郁可以存在同一患者的不同时期,表现间歇性的愤怒、情感不稳、易激惹、失眠,有时感到悲伤和自卑,有交替发作的倾向。1854 年,法国医师 Falret 发现躁狂和抑郁在同一患者身上交替出现,命名为"环性精神病",其症状为发作性,可自行缓解,躁狂与抑郁可相互交替。1882 年,德国精神病学家 Kahlbaum 首先提出躁狂和抑郁是同一疾病的两个阶段,指出本病的主要特征是精神活动的完整性,情感、思维、行为的协调性,同时他把慢性抑郁命名为恶劣心境,将以心境高低波动为特征的障碍命名为环性精神障碍。1896 年,德国精神病学家 Kraepelin 通过多年的纵向观察研究,将躁狂和抑郁合二为一,命名为躁狂抑郁性精神病(manic-depressive insanity,MDI),该命名一直沿用至今。他观察发现该病在发作期以情感障碍为主要表现,预后良好,无精神衰退,呈周期性病程。1951 年 Bleuler 采用"情感性精神病"一词,主要指双相情感障碍和临床表现较重的躁狂发作或抑郁发作,未包括各类症状较轻的躁狂或抑郁的一些亚型。1957 年,德国 Leonhard 根据情感相位特征提出单相与双相障碍的概念,既有躁狂又有抑郁发作者称为双相障碍。反复出现躁狂或抑郁发作而无相反相位者,称为单相障碍,提出了遗传是区分单、双相障碍的重要因素。1966 年,Angst 和 Peris 的研究进一步证实了 Leonhard 单、双相障碍的分类概念,并逐渐被人们所接受,现已成为情感障碍的分类基础。

(二)情感障碍的分类

情感障碍的分类较为复杂,由于该病的病因未明,以致产生各种观点,并提出不同的分类。而且,一般来讲,对躁狂症分类的不同观点较少,而抑郁症较多,因此分类主要是对抑郁症的分类。

1.根据病因分类

(1)原发性/继发性:由 Robins 和 Guze(1970 年)首先提出,这种分类主要基于情感障碍的发生是否继发于其他精神疾病或躯体疾病,或由于酒精中毒或其他物质所致。继发者既往无情感障碍发作史,而有其他精神疾病、躯体疾病或物质滥用等。原发者既往健康或有情感障碍史,而不是基于症状差异及有无明显的社会应激。有人估计原发性情感障碍约占 55%,继发性占 33%,难以区分者占 12%。

(2)反应性/内源性:由 Gilespie(1929 年)最早提出,把由外界应激反应所产生的抑郁称为反应性,而与环境无关者称为内源性。反应性抑郁多起病急,在应激事件后发生,临床上有焦虑、激越、易激惹和恐怖等症状,常是可理解的正常痛苦体验和失望情绪的延续,伴有入睡困难,病程短,多在 1~2 个月内恢复。内源性抑郁缺乏促发的应激,具有一定的生物学基础,临床上除有抑郁心境、兴趣丧失、自责自罪外,尚有食欲下降、体重减轻、性欲低下、早醒及抑郁情绪呈昼重夜轻改变的生物学症状,对抗抑郁药及电痉挛反应较好。

2.根据症状分类

(1)精神病性/神经症性:精神病性一词是指患者检验现实能力的丧失,伴有幻觉、妄想或木僵等精神病性症状。精神障碍程度严重,属于重性精神病范畴。所谓神经症性是指非精神病性的,患者推理判断虽有歪曲,但没有丧失现实接触能力。有人认为精神病性抑郁是一种独立的亚型,患者家族中患精神病性抑郁的比例较高,血清中多巴胺-β-羟化酶活性低,尿中 MHPG 低,脑脊液中 HVA 高,血清皮质醇水平高、DST 阳性率高。神经症性抑郁发病具有一定的心理因素,由内心冲突引起的,是对失望产生的一种过分沮丧反应,是长期适应不良人格特征的结果。临床上主要表现焦虑、易激惹、入睡困难,无内源性抑郁症的生物学症状,病程呈慢性、波动性。

(2)激越性与迟滞性:前者以焦虑、激越为突出症状,精神运动性抑制症状不明显;后者有明显的精神运动性抑制及思维迟缓,常伴有生物性症状,如睡眠障碍、食欲降低等。

3.根据病程分类

(1)单相与双相:由 Leonhard(1962 年)首先提出,既有躁狂发作,又有抑郁发作者称为双相障碍;只表现为躁狂或抑郁者为单相障碍。根据 Perris(1966 年)调查。单相躁狂仅占 1.1%,经

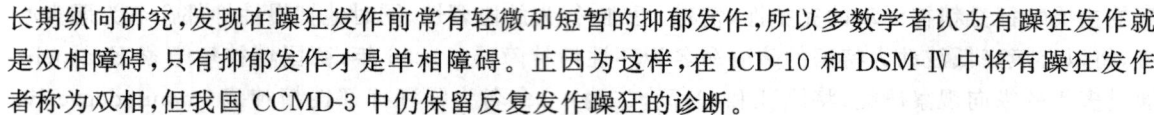

长期纵向研究,发现在躁狂发作前常有轻微和短暂的抑郁发作,所以多数学者认为有躁狂发作就是双相障碍,只有抑郁发作才是单相障碍。正因为这样,在 ICD-10 和 DSM-Ⅳ 中将有躁狂发作者称为双相,但我国 CCMD-3 中仍保留反复发作躁狂的诊断。

DSM-Ⅳ 中将双相分为两个亚型。双相Ⅰ型:有躁狂、抑郁发作史,躁狂发作严重。双相Ⅱ型:有躁狂、抑郁发作史,抑郁发作重,躁狂发作轻;与双相Ⅰ型不同,不仅是躁狂程度轻,而且家族中患双相Ⅱ型者比双相Ⅰ型多,另外发作次数较多,对治疗反应可能较差。

(2)发作性与慢性:一般认为情感障碍是一种发作性、周期性、自限性的疾病,发作间歇期,病情可充分缓解。近年来发现有 15% 患者多次反复,迁延多年,趋于慢性。

4.根据年龄分类

根据年龄分类可分为更年期抑郁和老年期抑郁。更年期抑郁主要指中年以后发病,女性较多见,伴有应激因素,其特点是激越和疑病症状明显,认为本病与内分泌变化有关,但家族史调查不支持,因其亲属中患情感障碍的频率较高,而在更年期发病者却不多。且用性激素治疗未获得良好的效果。因此,这一术语已趋于废弃。老年期抑郁是指首次发病于老年期,临床特点是以情绪低落、焦虑、迟缓、绝望感及躯体症状为主,但不能归因于躯体疾病或脑器质性病变,一般病程较长,部分患者预后不良。

5.根据分类系统分类

目前,在我国使用的精神障碍分类系统主要有:世界卫生组织的《疾病和有关健康问题的国际分类》(International Statistical Clasification of Diseases and Related Health Problems,ICD-10);美国的《精神障碍诊断与统计手册》(Diagnostic and Statistical Manual of Mental Disorders,DSM-Ⅳ);中国的《中国精神障碍分类及诊断标准》(Chinese Clasification and Diagnostic Criteriaof Mental Disorder,CCMD-3)。这些分类标准对情感障碍的分类简述如下。

(1)ICD-10 情感障碍的分类:①躁狂发作。②双相障碍。③抑郁发作。④复发性抑郁发作。⑤持续性情感障碍。⑥其他情感障碍。⑦未特定的情感障碍。

在 ICD-10 中,躁狂和抑郁发作分别根据严重程度分为轻、中、重,再按有无精神病性症状分别列出。

(2)DSM-Ⅳ 情感障碍的分类:主要包括三部分内容。①抑郁障碍:重性抑郁障碍;恶劣心境;未在他处标明的抑郁障碍。②双相障碍:双相Ⅰ型障碍;双相Ⅱ型障碍;环性情感障碍;未在他处标明的双相障碍。③其他情感障碍:DSM-Ⅳ 强调在诊断情感障碍时要注明病情轻重和病程特点,以及是否伴有精神病性症状等。

(3)CCMD-3 情感障碍的分类:①躁狂发作。②双相障碍。③抑郁发作。④持续性情感障碍。⑤其他或待分类的情感障碍。

CCMD-3 中情感障碍的分类条目,与 ICD-10 相比,列出单相躁狂症的分类,并将反复发作躁狂症置于躁狂症中,而不作为双相障碍的一种亚型。

(三)情感障碍的临床表现

情感障碍的分型较多,这对制订治疗方案非常重要。临床表现则分为抑郁发作和躁狂发作两种,某些患者可同时存在抑郁和躁狂症状,称为混合状态。

1.抑郁发作

抑郁发作一般起病较缓,但因突然的心理社会因素诱发者发病较急。抑郁发作的表现可分为核心症状群、生物性症状群和其他伴随症状群三个方面。

(1)核心症状群。抑郁发作的核心症状包括心境低落、兴趣或乐趣丧失及精力下降。诊断抑郁状态要求至少存在两个症状。①心境低落:抑郁发作时的总体情绪基调是低沉灰暗的,抑郁心境的程度可以从轻度的情绪不佳到悲伤、悲观绝望。患者主诉心情沉重,高兴不起来,即使是让人高兴的事情感觉到的也只是痛苦难熬,觉得生活没有意义,有度日如年感。并且这种心境低落不能通过自我调节、他人安慰以及改变环境等得到有效缓解。患者通常表述在抑郁状态下所体验到的悲伤情绪与丧失亲友所导致的悲哀不同,这是区别内源性抑郁和反应性抑郁的主要鉴别点之一。②兴趣或乐趣丧失:兴趣丧失是指患者对日常活动以及既往的爱好丧失了热忱和兴趣,如聚会、文娱体育活动等。兴趣的丧失往往从某些方面开始,如工作、异性交往等,随着抑郁症状的发展,患者逐渐对任何事物无论好坏都失去了兴趣,疏远亲友,回避社交,离群索居。乐趣丧失是指患者无法从生活中体验到乐趣,对能享受乐趣的活动无愉快感,对令人愉快的环境缺乏情感反应,又称为快感缺失。③精力丧失:患者的精力明显减退,表现为无任何原因地持续疲乏感,休息也不能够缓解。开始时患者常感到精力不足,易疲乏,被动机械地参加一些日常活动。随着病情加重,更加无精打采,做任何事情都感到吃力,干不了家务,工作也难以胜任,丧失了主动性和积极性,生活变得懒散。

以上三个核心症状相互联系,可以在同一患者身上同时出现,但很多患者只是以其中某个或者两个症状更为突出。例如,有的患者否认情绪低落,但是对周围事物不感兴趣;而有的患者有时能够参加一些社交或者娱乐活动,表面看来兴趣仍然存在,但进一步询问发现其无法在这些活动之中获得乐趣,缺乏愉快感。

(2)生物性症状群:生物性症状群包括以早醒为特征的睡眠障碍、食欲下降、性欲下降、以肠胃道症状为主的躯体不适症状(检查不出器质性病变)、抑郁整体病情的昼重夜轻节律、精神运动性迟滞等。①睡眠障碍:失眠是抑郁状态最常见的伴随症状之一,也是不少患者就诊的首要主诉。表现为无原因的顽固性长时间失眠,包括入睡困难、睡眠浅、易惊醒、多梦、早醒、醒后无法再入睡及睡眠感缺失等。其中以早段失眠(入睡困难)最为多见,而以末段失眠(早醒)最具有特征性。抑郁症患者清晨醒来,尤其在四五点钟时,是情绪最低的时期(与皮质激素分泌最低点规律一致),最为难熬和痛苦,此时自杀观念最为强烈。不典型患者可以出现贪睡,睡眠过多的情况。②食欲下降:多数抑郁状态的患者都有食欲下降和体重减轻的症状。轻者表现为食之无味,但自己能够勉强进食,进食量没有明显减少,体重在一段时间内也没有明显变化;随着病情发展,严重者完全丧失了进食的欲望,体重明显下降,甚至导致营养不良。少数不典型患者则表现为食欲亢进和体重增加。③性欲下降:在抑郁发作的早期就可能出现性欲减低甚至完全丧失。男性患者可能出现阳痿,女性患者快感缺失。有些患者能够勉强维持性行为,但无法从中体验到乐趣。④躯体症状:抑郁症患者有时以各种躯体不适作为主诉,常到综合医院反复就诊及检查,都不能发现明确的器质性病变。症状可涉及全身各个系统,从含糊不清的身体感觉到具体的脏器不适,包括头痛头胀,全身疼痛发冷,周身无力,胃肠道功能紊乱,心慌气短乃至胸前区疼痛,尿频尿急等。其中以肠胃道症状最为多见。⑤昼重夜轻的节律变化:抑郁状态患者的总体情绪基调是低落的,但在一天之中这种抑郁情绪也会有所变化,即昼重夜轻。患者的症状在清晨醒来时最为严重,为新的一天而担忧,不知道自己如何继续生活,而在下午和晚间则有所减轻。这是“内源性抑郁”的典型表现。与之恰恰相反,心因性抑郁的症状往往在下午或晚间加重。⑥精神运动性迟滞和激越:约半数抑郁状态的患者存在精神运动性迟滞,是抑郁症的典型症状之一,多见于“内源性”抑郁。患者整个精神活动呈现显著的、普遍性的抑制,做任何事情都缺乏动力。具体表现为

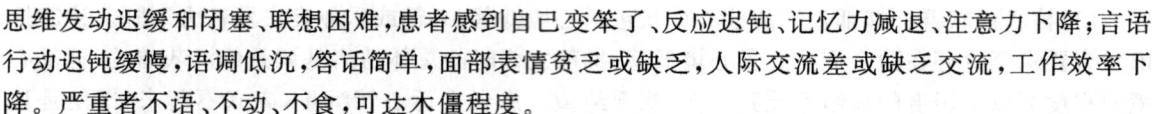

思维发动迟缓和闭塞、联想困难,患者感到自己变笨了、反应迟钝、记忆力减退、注意力下降;言语行动迟钝缓慢,语调低沉,答话简单,面部表情贫乏或缺乏,人际交流差或缺乏交流,工作效率下降。严重者不语、不动、不食,可达木僵程度。

精神运动性激越的患者则与之相反,大脑持续处于紧张状态,思维内容杂乱缺乏条理。同样无法集中注意力思考问题,思维的效率下降;在言语行为上则表现为烦躁不安,易激惹,无目的的失控行为过多。

(3)其他伴随症状群:明显的认知症状,包括负性认知偏差(自我评价过低,自责自罪,无价值感,无用感和无助感)以及注意力困难和记忆力减退。焦虑症状也非常常见,严重病例还可能出现幻觉、妄想等精神病性症状,此时自知力可能不完整。

认知症状:①负性认知偏差,早在20世纪70年代,Beck即提出了抑郁症患者存在和心境一致的负性认知偏差。患者自我评价过低,过分贬低自己的能力,以批判、消极和否定的态度看待自己的现在、过去和将来。出现自责、内疚、无价值感、无助感,严重时可出现自罪观念甚至罪恶妄想。有人总结为"三自"(自责、自罪、自杀)和"三无"(无望、无用、无助)症状。②认知功能损害:抑郁症伴发的认知损害以注意力和记忆力下降为主。患者感到自己思维迟钝,脑力劳动效率降低,理解力变差,犹豫不决或踌躇,记忆力降低,注意力涣散,难以胜任正常的工作。这类症状能够随着治疗后抑郁情绪的好转而恢复。

自杀观念和行为:自杀是抑郁症患者最严重而危险的症状,也是抑郁症患者的主要死亡原因。约半数的抑郁症患者会出现自杀观念。开始时经常会想到与死亡有关的内容,觉得生活没有意思,人生不值得留恋,出现生不如死的感觉,进而主动寻找自杀的方法采取行动。自杀观念可能在疾病的早期就出现,抑郁症患者最终会有10%～15%死于自杀。偶尔患者会出现"扩大性自杀",如女性患者杀死自己的孩子后再自杀,不希望孩子留在世上继续痛苦。

焦虑症状:焦虑与抑郁常常伴发,而且经常成为抑郁症的主要症状之一。在老年期抑郁症尤其多见。常见的焦虑症状包括坐立不安、心神不宁、莫名的紧张惊恐和过度的担心等。主观的焦虑症状常伴有一些躯体症状,如胸闷、心慌、气促、尿频、多汗等。临床上将具有明显焦虑色彩的抑郁症患者称为"激越性抑郁症"。

精神病性症状:严重病例还可能出现幻觉、妄想等,但一般不成为主要临床相。内容多以抑郁情绪为背景,如罪恶妄想、虚无妄想、疑病或被害妄想,现实解体和人格解体等;幻听内容则以自我谴责和嘲弄多见。这些幻觉和妄想一般不具有原发、荒谬等精神分裂症的特征。

很多抑郁症患者伴有强迫症状,以强迫性思维多见,多为反复思考和担心发生不好的事情。

自知力:相当一部分的抑郁症患者自知力完整,主动求治。存在精神运动性迟滞症状、木僵,伴有精神病性症状,以及具有明显自杀倾向患者的自知力受损,缺乏对自己当前状态的清醒认识,甚至完全丧失自知力。双相障碍抑郁发作患者的自知力不如单相抑郁症患者保持的完整。

2.躁狂发作

躁狂发作一般起病较急。以持续的情绪高涨或者易激惹为核心症状,伴有思维奔逸、自我评价过高、活动增多、食欲性欲增强、睡眠需求减少等。典型躁狂发作的临床相即"协调性精神运动性兴奋",也称"躁狂性兴奋"。

(1)主要症状:情绪高涨和易激惹是躁狂发作的最核心症状,是诊断所必需。此外,情绪高涨和易激惹、思维奔逸、意志行为活动增多共同构成了躁狂发作的"三高"症状。①情绪高涨和易激惹:患者表现轻松、愉快,整日兴高采烈,洋洋自得,觉得周围的一切都非常美好,生活绚丽多彩,自己也无比幸福和快乐,常自称为是"乐天派"。患者显得豁达开朗、幽默诙谐,其情绪高涨往往生动、鲜明、与内心体验及周围环境相协调,具有一定的感染力,往往能引起周围人的共鸣。部分患者愉快心境不明显,而代之以情绪不稳定,易激惹,对轻微的刺激回应强烈的情绪反应,如大发脾气、狂笑或大哭等;可因小事或要求未得到满足而暴跳如雷,出现冲动伤人毁物行为。通常这种情绪持续时间短,转瞬即逝,患者也并不在意或计较。②思维奔逸:患者表现联想过程明显加快,头脑中的概念接踵而至,思维内容丰富;常引经据典、高谈阔论、滔滔不绝;内容夸大,虽并不荒谬,但显得肤浅和表面化,凌乱不切实际,给人以信口开河之感。患者常主诉"变聪明了""嘴巴跟不上脑袋想的速度"。客观观察可以发现患者说话速度比正常时快很多,用词也变得非常灵活多样,善用形容词,显得颇具文采。当患者思维速度过快口头表达跟不上时,就如同思维松弛样漫无主题,需仔细分析才能发现词句间的联系。③意志行为活动增多:言语动作增多是情绪高涨和思维奔逸的外部表现。患者常口若悬河,唇干舌燥,却仍然无休无止。患者表现精神运动性兴奋状态,其目的性活动明显增多,整日忙碌不休,打电话、定约会、到处奔波,去完成其伟大计划或使命。喜热闹爱与人交往,与不相识的人也一见如故。其兴趣广泛但无定性,做事有始无终。爱打扮,行为轻浮,爱接触异性,有时举止粗鲁不计后果;凡事缺乏深思熟虑,行为冲动具冒险性。精力充沛,好管闲事和打抱不平,爱提意见;凡事以我为中心,经常与人争执,谩骂甚至伤人等。患者经常是言语和行为动作一起增多,表现的载歌载舞,手舞足蹈。爱出风头,喜欢在大庭广众之下表演,如自告奋勇为众人献艺或发表演讲等,成为令人瞩目的中心人物。

(2)其他症状。①自我评价过高:在情绪高涨的背景上,患者常自我感觉良好。感到身强力壮,精力充沛,自己才思敏捷,能够一目十行。往往过高地评价自己的才智、地位,自命不凡,盛气凌人,可出现夸大观念。认为自己肩负着极为重大的使命,具有特殊的才能;自己受到重用,将要担任某组织的领导等。夸大观念可发展为夸大妄想,荒谬程度多不高,有时在夸大的基础上出现关系、被害妄想,多为时短暂。②判断力降低:患者表现得胆大、轻率,乱投资,喜接近异性等。无节制地取乐而不计后果,行为冲动。如性生活方面不检点,追逐性乐无所顾忌;无自控地狂买乱购大量无用处的东西;处事鲁莽欠深思熟虑,冲动性地到处投资签约,到头来血本无归。追求刺激,行为具有冒险性,吸烟酗酒或者滥用药物,甚至是吸毒、卖淫、触犯法律等。③注意力分散:患者的主动和被动注意力均有增强,但不能持久,容易受周围环境变化的影响而突然改变话题,因此叙述一个问题时常有始无终。可出现观念飘忽,音联意联现象。难于集中注意力完成正在从事的任务,办事虎头蛇尾,不断发现新的目标,投入新的活动或计划。④食欲及性欲增强:躁狂症患者食欲明显增加,有的患者饮食无节,暴食或贪食。因患者活动增多,体力消耗过大,有时会导致体重下降。尤其是在无法正常饮水、进食和睡眠的情况下,可能导致明显的消瘦甚至衰竭。躁狂症患者常酷爱打扮,浓妆艳抹,喜爱色彩鲜明的服饰,性欲增强,包括男女两性社交和性生活的增加。⑤睡眠需求减少:躁狂症患者表现明显的睡眠减少,每天仅睡几个小时,仍然精力充沛,丝毫不感到疲倦,可以夜以继日地工作。患者常主诉"太忙了,没有时间睡觉"。⑥精神病性症状:躁狂患者自我评价过高,其夸大观念有时可达到夸大妄想程度。如认为自己是最伟大的,能力是最强的,是世界上最富有的等,内容不如精神分裂症的荒谬。在此基础上可能继发关系妄想和被害妄想等,但一般持续时间不长,多随情感症状的消失而缓解。⑦自知力:处于躁狂发作中的患者不觉得自己的行为活动有何不妥,早期可能会承认自己的心情和精力有所改变,但很满意这种状态,多数不会自己主动就医,往往是疾病发展到了严重的程度,才被家人或朋友送往医院。其自知力不佳甚至缺乏。

二、护理评估

对情感障碍患者进行评估时,除了从现病史、既往史、个人发育史、家族史等方面进行评估外,更应从生理功能、心理功能和社会功能等多方面去了解和评估患者病前个性特点、病前生活事件、患者应对挫折和压力的心理行为方式和效果;患者所面临的困境和出现的问题,对治疗的态度;还应对患者的家庭、生活环境、可利用的社会支持系统等情况进行全面分析,特别是对患者的危险行为如自杀、伤人等要重点评估。对患者的精神状况进行评估时,除了要进行详细的精神检查外,还可以使用心理测量工具来评估躁狂、抑郁、焦虑等情绪的严重程度,如 HAMD、HAMA、BRMS 等。

(一)躁狂发作的护理评估

1.健康史

(1)个人史:母孕期是否正常,患者是否足月顺产,成长及发育情况,学习及智力状况等。

(2)既往史:患者以往健康状况,有无慢性疾病史,患病的经过、诊断及治疗效果情况等。

(3)疾病史:患者以往精神障碍病史,患病的经过、诊断及治疗效果情况等。

(4)家族史:患者家族中有无患精神疾病的亲属,与患者的密切程度,具体发病情况等。

(5)生活习惯:患者的饮食量,进餐次数,进餐时间,有无特殊饮食嗜好;生活自理能力情况,能否自行洗漱、进餐、整理个人卫生,按时起居等。

2.生理功能方面

患者的意识状态、生命体征;患者的睡眠情况,有无入睡困难、早醒、多梦、睡眠减少等情况;患者的二便情况,有无便秘、尿潴留等情况;患者的营养状况,有无营养失调,食欲旺盛等情况;患者有无躯体外伤;患者个人卫生,衣着是否有奇装异服等情况。

3.心理功能方面

(1)病前个性特点:患者病前性格特点如何,兴趣爱好有哪些,学习、工作、生活能力如何等。

(2)病前生活事件:患者在近期(6个月内)有无重大生活事件发生,如至亲的死亡、工作变化、离婚,及患者的反应程度怎样等。

(3)应付悲伤/压力:患者是如何应对挫折和压力,具体的应付方式是什么,效果如何等。

(4)对住院的态度:患者对住院、治疗的合作程度,是否配合治疗和检查,对医护人员的态度怎样等。

4.社会功能方面

(1)社会参与能力:患者病前的社会参与情况如何,如积极、独处、退缩等。

(2)人际关系:患者的人际关系如何,有无特别亲密或异常的关系,包括家属、男/女朋友、同事、同学、其他等。

(3)支持系统:患者的社会支持系统怎样,患病后单位同事、同学、亲属与患者的关系有无改变,家庭成员对患者的关心程度、照顾的方式,婚姻状况有无改变等。

5.精神状况

对患者的情感、认知及行为反应等方面进行全面评估。

(1)情感情绪:患者有无情绪高涨、易激惹、兴奋、情绪不稳等表现。

(2)认知:患者有无幻觉、错觉、注意力随境转移,患者思维障碍的表现形式怎样,如思维奔逸、夸大妄想等。

（3）行为与活动：患者有无冲动；患者的行为与周围环境是否适切；患者语言有无增多、夸大、好提意见；患者活动有无增多、精力充沛、爱管闲事、行为鲁莽、有冒险性等情况；兴趣广泛而无定性等情况。

（4）自知力：患者是否承认自己有病，是否有治疗的要求等。

6.药物不良反应

患者有无手震颤、恶心呕吐、运动失调等表现，有无药物过敏史等。

（二）抑郁发作的护理评估

1.健康史

同躁狂发作的评估。

2.生理功能方面

患者的意识状态、生命体征；患者睡眠情况，有无入睡困难、早醒、多梦、醒后难于入睡等情况；患者的二便情况，有无便秘、尿潴留等情况；患者的营养状况，有无营养失调，食欲减退等情况；患者有无躯体外伤；患者个人卫生，衣着是否整洁，生活是否自理等情况。

3.心理功能方面

同躁狂发作的护理评估。

4.社会功能方面

同躁狂发作的护理评估。

5.精神状况

对患者的情感、认知及行为反应等方面进行全面评估。

（1）情感情绪：患者有无情绪不稳、情绪低落、焦虑、抑郁、无劲、无用、罪恶感、沮丧，尤其是有无自杀意念等表现。

（2）认知：患者有无认知范围变小，过分注意自己，忽视外界环境；患者有无幻觉、错觉；患者思维障碍的表现形式怎样，如缓慢、自责、自罪等情况。

（3）行为与活动：患者有无自伤、自杀、哭泣等行为反应；患者的行为与周围环境是否适切；患者有无语言活动减少、不食不动，抑郁性木僵的表现。

（4）自知力：患者是否承认自己有病，是否有治疗的要求。

6.药物不良反应

患者有无直立性低血压、头晕、排尿困难及有无药物过敏史等。

三、护理诊断/问题

（一）常用护理诊断/问题

1.躁狂发作的护理诊断

（1）有暴力行为的危险：与情感控制力下降、激惹状态、挑衅滋事、意识障碍所致谵妄和错乱等有关。

（2）有外走的危险：与情绪控制力下降、缺乏自知力有关。

（3）营养失调：营养摄入低于机体需要量，与极度兴奋、活动过多，消耗增加、摄入不足等有关。

（4）睡眠形态紊乱：入睡困难、睡眠需求减少，与精神运动性兴奋有关。

（5）思维过程障碍：与躁狂所致的思维联想过程和思维内容障碍有关。

(6)个人应对不良：与好管闲事、情绪不稳定、易激惹有关。

(7)自知力不全或缺乏：与疾病所致精神症状有关。

2.抑郁发作的护理诊断

(1)有自伤(自杀)的危险：与抑郁、悲观情绪、自责自罪观念、自我评价低、无价值感等有关。

(2)焦虑：与情绪抑郁、无价值感、罪恶感、内疚、自责、疑病等因素有关。

(3)营养失调：营养摄入低于机体需要量，与抑郁所致食欲下降，自罪、木僵状态等所致摄入量不足有关。

(4)睡眠形态紊乱：早醒、入睡困难，与情绪低落等因素有关。

(5)思维过程障碍：与认知障碍、思维联想受抑制有关。

(6)个人应对无效：与情绪抑郁、无助感、精力不足、疑病等因素有关。

(7)自知力不全或缺乏：与精神疾病症状有关。

(8)自我防护能力改变：与精神运动抑制、行为反应迟缓有关。

(二)其他护理诊断/问题

1.躁狂发作的护理诊断

(1)生活自理能力下降：与极度兴奋有关。

(2)便秘：与生活起居无规律、饮水量不足等有关。

(3)感知改变：与躁狂的感知改变有关。

(4)不合作：与自知力缺乏有关。

(5)社交障碍：与极度兴奋、易激惹有关。

(6)医护合作性问题。①药物不良反应：恶心呕吐、疲乏、思睡、共济失调、震颤等。②电痉挛治疗的并发症：骨折、脱臼、误吸、呼吸暂停等。

2.抑郁发作的护理诊断

(1)生活自理能力下降(缺失)：与精神运动迟滞、兴趣减低、无力照顾自己有关。

(2)便秘与尿潴留：与日常活动减少、胃肠蠕动减慢、药物不良反应有关。

(3)情境性自我贬低：与抑郁情绪、自我评价过低、无价值感等有关。

(4)不合作：与自知力缺乏有关。

(5)社交孤立：与抑郁悲观情绪、社会行为不被接受、社会价值不被接受等有关。

(6)绝望：与严重的抑郁情绪、认知功能障碍等有关。

(7)医护合作性问题。①药物不良反应：口干、恶心、视物模糊、步态不稳、运动失调、震颤、体重增加等。②电痉挛治疗的并发症：骨折、脱臼、误吸、呼吸暂停等。

四、护理目标

(一)躁狂发作的护理目标

(1)生活起居有规律，饮水充足，便秘缓解或消失，睡眠恢复正常。

(2)患者过多的活动量减少，机体消耗与营养供给达到基本平衡。

(3)情绪高涨、思维奔逸等症状得到基本控制。

(4)在护理人员的帮助下，患者能控制自己的情绪，学会用恰当的方式表达愤怒，不发生伤害他人或自杀的行为。

(5)建立良好的护患关系并协助患者建立良好的人际关系。

（6）患者了解躁狂发作的相关知识，能恰当表达自己的需求。

（7）在护理人员的协助下，患者的生活自理能力显著改善。

（二）抑郁发作的护理目标

（1）患者摄入营养均衡的食物，体重未下降。

（2）患者在不服用药物时，每晚有 6～8 小时的睡眠时间，对睡眠有自我满足。

（3）尽早发现便秘与尿潴留的征兆，患者对腹胀、粪便干结、排尿困难等不适能及时叙说。

（4）患者抑郁情绪得到缓解，对治疗有信心。

（5）患者住院期间不伤害自己。

（6）患者能用语言表达对于自我、过去和未来的正向观点，出院前自我评价增强。

（7）患者个人日常生活能自理，能保持床单位的清洁。

（8）患者能愿意并适当与他人交往。

（9）患者能叙述疾病相关知识，用适当的方式宣泄内心的抑郁与愤怒，恰当地表达个人需要，有适当的应对方式。

五、护理措施

情感障碍患者都是独特的个体，尽管他们的医学诊断相同、护理诊断也可能相同，但每一个患者的护理措施却不尽相同。为了更有效地帮助患者，护理措施必须遵循个体化的原则。以下介绍的内容虽有普遍意义，但选用时应考虑患者的个体特点。

（一）躁狂发作的护理措施

1.生活护理

躁狂患者因过度忙碌于自认为有意义的"伟大"的事情，而忽视了最基本的生理需要，因此补充水和营养，加强个人卫生，保证充分休息是非常必要的。

（1）病室环境：提供一个安静的病室环境，空间宽大，室内物品力求简单，注意室内物品颜色淡雅、整洁，可帮助患者安定情绪。冲动或易激惹的患者应分开活动与居住。

（2）维持足够的营养和水分：因为躁狂患者活动多、话多，体力消耗大，容易造成水分和营养的不足。所以应提供患者喜欢吃且高热量、高营养、易消化的食物，定时、定量提供水分和水果，保证水、电解质的平衡。进餐时最好在单独房间，以防止周围环境、人群对患者的影响。患者如果处于极度兴奋状态，可在数人协助或保护下耐心喂食。选择合适的时机向患者讲解饮食无规律、无节制的危害，引导患者能自行控制过度活动和正常进食饮水。

（3）睡眠护理：提供良好睡眠环境；减少日间卧床时间；睡前提供热牛奶，用热水泡脚；教会患者 2～3 种应对失眠和早醒的方法，如深呼吸、听轻音乐等；遵医嘱运用药物，在药物的帮助下，保证患者足够的睡眠。

（4）个人仪表与服饰：指导患者料理个人卫生和保持服饰整洁，婉转地指正患者异常的打扮和修饰，耐心教育患者，使其服饰符合个人的身份和年龄。

2.患者的特殊护理

躁狂发作者往往有用不完的精力，加上活动增多，急躁不安，易出现破坏行为，不仅使自身体力衰竭，也可伤害到他人或周围的物品，因此做好安全的护理，引导患者朝建设性方向消耗过剩的精力是护理人员很重要的工作。

（1）教育患者自觉遵守和执行安全管理和检查制度。门窗、门锁有损坏及时修理，凡是有患者活动的场所都应有护士看护。对患者及其家属进行安全知识的宣传和教育。

（2）护士态度和蔼，不用刺激性的语言，对患者过激言论不辩论，但不轻易迁就，对其打抱不平的行为必须婉言谢绝。在沟通、治疗和护理中，与患者发生躯体接触时应谨慎，必要时要有他人陪同。

（3）教给患者控制和发泄情绪的技巧，如焦虑时从 1 数到 10，冲动时可做操、跑步、撕纸片等。

（4）护理人员可根据患者病情及医院场地设施等，安排既需要体能又不需要竞争的活动项目，如健身运动、跑步等。引导患者参与他喜爱的活动，如打球、唱歌、跳舞、小手工制作、参与病室卫生的打扫等活动。也可鼓励患者把自己的生活经历"写"或"画"出来，这类静态活动既减少了活动量，又可发泄内心感受。护理人员对患者完成的每一项活动，应及时予以鼓励和肯定，以增加患者的自尊和自信心，使过剩的精力得以发泄，避免破坏性事件的发生。

（5）预防患者的兴奋冲动行为。部分躁狂症患者以愤怒、易激惹、敌意为特征，动辄暴跳如雷、怒不可遏，甚至可出现破坏和攻击行为。护理人员需及时了解每个患者既往发生兴奋冲动行为的原因，评估这些原因是否仍然存在；或是否有新的诱发因素出现，设法消除或减少这些因素。此外，护理人员还需善于早期发现冲动行为的先兆，如情绪激动、挑剔、质问、无理要求增多、有意违背正常秩序、出现辱骂性语言、动作多而快等，以便及时采取预防措施，设法稳定患者情绪，避免冲动行为的发生。对处在疾病急性阶段的患者，应尽可能地满足其大部分要求；对于不合理、无法满足的要求也应尽量避免采用简单、直接的方法拒绝，以避免激惹患者。鼓励患者以可控制和可接受的方式表达与宣泄激动和愤怒情绪。当确定患者有明显的冲动行为先兆时，应立刻按照冲动行为的防范措施处理。一旦患者出现兴奋冲动行为，应安置在安静的隔离房间，加强巡视，班班交接，禁止单人活动，必要时约束于床，认真执行保护约束护理常规。对周围人群做好有针对性的防范措施，对于易受冲动行为损害的人如抑郁、木僵、痴呆等患者加以保护。妥善处理受冲动损害的患者。

（6）解除隔离或约束后，解释进行隔离或约束的必要性，鼓励患者评价约束前后的感觉，并作出行为约定，让其承诺用其他方式表达内心的冲动。

3.心理护理

帮助患者正确认识自我，正确评价自己的能力，协助患者了解挑衅滋事、操纵行为、破坏行为在社会交往中带来的不良影响。为患者创造条件和机会，学习和训练社交技巧，如病区生活会、娱乐活动等场所，使患者建立新型的人际关系，学会关心其他患者，助人为乐。

4.药物疗效的观察及护理

遵医嘱给予药物治疗，保证药物治疗的顺利实施，在用药的过程中，护理人员应密切观察患者的合作性、药物的耐受性，注意观察药物疗效与不良反应。护士应教育患者坚持服用药物，说明服药的重要性和必要性，强化服药意识。对药物不良反应应密切观察，特别是服用锂盐的患者，应注意：血锂浓度的监测；早期发现不良反应，教会患者及家属如何识别不良反应的早期征象；鼓励患者多喝一些淡盐水，增加钠的摄入，有利于肾脏对锂的排泄，保证用药的安全。

（二）抑郁发作的护理措施

1.生活护理

满足患者的生理需求，维持适当的营养、排泄、睡眠、休息活动与个人生活上的照顾。

（1）热情接待新患者：主动介绍病室的医护人员和生活环境，消除其陌生感；以亲切友善的态度关心患者,耐心帮助患者,使患者产生安全感和信任感。

(2)病室环境:病室光线明亮,空气流通,整洁舒适,色彩明快,可提高患者的情绪,增强生活信心。

(3)日常生活护理:协助患者制定和安排每天的生活卫生作息表,内容包括起居、梳理、洗漱、沐浴,鼓励患者在自己能力范围内独立完成每天的卫生洗漱及服饰整理。抑郁患者经常诉说疲劳、无力,最基本的穿衣、叠被等基本生活也感吃力,整日卧床,生活懒散。护理人员应改变患者的消极态度,与患者共同制订计划并协助完成,绝对不能完全包办代替。取得进步及时给予肯定,对独立完成给予称赞,如“你做得很好”“你的进步真大”等,通过语言和表情给患者予以支持,帮助患者逐步树立起生活的信心。对木僵患者必须做好基本的生活护理,包括皮肤护理、口腔护理、大小便护理等,防止出现并发症。

(4)保证营养的供给:抑郁常导致食欲缺乏,自责自罪常导致拒食,因此患者常常营养不良及消瘦。首先必须了解患者不愿进食或拒绝进食的原因,护理人员即可根据不同情况,制订出相应的对策,以保证患者的营养摄入。应选择患者平时较喜欢的食物,可陪伴患者用餐或少食多餐。若患者自罪,认为进食是浪费,可让患者从事一些为他人服务的活动而后进餐,或将饭菜搅拌在一起,让其认为是剩饭以促进患者接受食物等。若患者坚持不肯进食,则必须采取另外的措施如喂食、鼻饲、静脉输液等。

(5)解除便秘:食物应富含纤维素,鼓励其饮水,多活动,如仍未解决,可给予缓泻剂或灌肠。

(6)改善睡眠:抑郁患者最值得关注的睡眠障碍为早醒,比平时至少提前1小时醒来,提前2小时以上醒来称为严重早醒。早醒会加剧患者的情绪低落,此时患者的情绪为一天中最悲观抑郁的时候,自杀的发生率最高。因此保证患者的睡眠是非常重要的。护理人员应鼓励并陪伴患者白天参加多次、短暂的工娱活动;晚上入睡前喝热牛奶、热水泡脚、热水洗澡、不会客、不谈病情等,创造安静的睡眠环境;对入睡困难和半夜醒来不能再入睡者,可报告医师,遵医嘱使用镇静催眠药物,帮助患者入睡,以减轻患者的紧张和焦虑;还可以教患者一些自我放松的技术,如深呼吸、肌肉的放松活动等;清晨应加强护理巡视,对早醒者应予以安抚,使其延长睡眠时间。或者督促患者起床,并做一些活动,避免患者陷入极度悲观失望之中。

2.患者的特殊护理

自杀观念和行为是抑郁症患者最严重的情况,可出现在疾病的发展期,也可出现在早期和好转期。

(1)能早期识别自杀的先兆:通过患者的情感变化、行为、语言和书写的内容等,早期辨认自杀的意图及可能采取的方式,及时采取有效地阻止措施,防止意外发生。

(2)病室设施安全:加强安全检查,谨慎地安排患者生活和居住的环境,使其不具有自伤的工具。严加管理危险品,如药品、器械、玻璃品、锐利品等,要定位、加锁、交接班,患者入院后、会客后、假出院返回等,均需做好安全检查,严防危险品进入病房。每天整理床铺时注意检查。

(3)重点防护:有自杀、自伤危险的患者安置于重点房间,加强巡视,其活动范围不离开护士的视线,禁止单独活动,禁止在危险场所停留,外出一定有人陪同。

(4)一旦出现自杀、自伤等危险,应立即隔离患者,与医师合作进行抢救。

(5)对自杀后患者应做好心理护理,了解其心理变化,便于制订针对性防范措施。

(6)对有罪恶妄想等思维障碍的患者,应在适当时机,对其病态提出合理解释,并注意反应。

3.心理护理

(1)护理人员相对固定:尽可能固定一位护士照顾患者,以建立信任感,从一对一的人际关系开始。避免竞争性活动。为患者创造机会,改善患者被动消极的交往方式,让患者掌握交往技巧,建立正常的人际关系,主动在病房与病友和工作人员相处。

(2)建立良好的护患关系:护理人员在照顾抑郁患者时,首先要具备温和、接受的态度,要有耐心和信心。抑郁患者往往情绪低落,对任何事物都失去兴趣,甚至有自责、自罪感,意志活动减退等症状,因此护理人员在与患者相处时会备感困难,甚至可能会为自己的无效交流而感到无能为力、沮丧、害怕、生气或愤怒。这就要求护理人员以平常心态接受患者,必须有耐心并相信患者有可能改变这些行为。

由于抑郁患者消极被动,不愿意说话,沉默呆坐,护士很难与其交流,注意应用沟通技巧:①热情接待新患者,主动介绍病室的医护人员和生活环境,消除其陌生感。②以亲切友善的态度关心患者,耐心帮助患者,使患者产生安全感和信任感。③加强心理疏导,每天同患者谈话不少于2次,每次不少于10分钟,即使患者不说话,也要陪他一会儿。④说话尽量用简单、具体、形象的词语,但应避免使用简单生硬的语言,更要避免使用训斥性的语言,以免加重患者的自卑感。⑤鼓励患者抒发自身的感受,专心倾听患者的述说。患者往往因思维迟钝而言语减少和语速缓慢,应允许患者有足够反应和思考的时间,并耐心倾听,使患者感到工作人员在关心和理解他(她)。不要表现出不耐烦、不关心,甚至嫌弃的表情和行为。鼓励患者的情绪表达或疏泄其心理痛苦或逆境,分担患者的痛苦。也不要过分认同患者的悲观感受,避免强化患者的抑郁情绪。⑥交谈中应选择患者感兴趣的或较为关心的话题,鼓励和引导他们回忆以往愉快的经历和体验,用讨论的方式抒发和激励他们对美好生活的向往。对患者的生活自理或某些功能的恢复,给予肯定和支持,促进患者认识到"知足者常乐"的道理。⑦对缄默不语的患者,护理人员常只能静静地陪伴,以非语言的方式(如眼神、手势、轻轻地抚摸、沉默等)或简单、中性、缓慢的语言传递,表达对患者的关怀和支持,通过这些活动慢慢引导患者注意外界,逐渐表达其自身的感受。非语言沟通技巧可起到意想不到的安抚作用。

(3)增加正性的思考:抑郁症患者常不自觉地对自己或事物保持否定的看法(负性思考),认为"自己不如他人""生活没有希望"等,护理人员必须协助患者确认这些负性思考,然后设法打断这种负性循环,使患者从负性情绪中摆脱出来。护理人员可同患者共同回顾他的优点、长处和成就,取代其负性思考,增加患者对自身或外界的正向认识,培养正性的认知方式;根据患者的兴趣爱好,鼓励其参与有益的活动,使其从负性情感中解脱出来,使其认识到自身存在的价值。教会患者放松技术。引导患者多关注周围及外界的事物。对患者的进步及时表扬鼓励。

(4)建立新的应对技巧:护理人员要训练患者学习新的心理应对方式。在护理过程中,应积极地为患者营造和利用一切个人或团体的人际交往机会,帮助患者改善以往消极被动的交往方式,逐步建立积极健康的人际交往方式,增强社交技巧,逐步建立积极的交往能力。另外,还应改善患者处处需要他人关照和协助的心理,并通过学习和行为矫正训练的方式,改变患者的病态应对方式,建立新的应对技巧,为患者今后重新融入社会,独立处理各种事务创造良好基础。

(5)运用正性的感染力:抑郁患者具有一定的"感染力",要防止抑郁患者之间的交往,医护人员应以饱满的精神去感染患者。

4.保证有效的药物治疗及观察药物不良反应

护士应确保患者每次将药物全部服下,对发现有藏药、吐药意图的患者,应用合适的方法检查其口腔和药杯,服后注意观察其行为。治疗药物的不良反应是患者不能坚持服药的原因,护士应将常见的不良反应告诉患者,让其有心理准备,护士应采取适当措施最大限度地降低药物的不良反应对患者造成的不良影响。

六、护理评价

对情感障碍患者的护理评价应从以下一些方面进行。

(1)患者的基本生理需要,如营养、水分、排泄和卫生等是否得到满足,是否能自行料理日常生活。

(2)患者的睡眠是否改善,能在 30 分钟内入睡。

(3)患者异常的情绪反应是否得到改善。

(4)患者是否发生了冲动、伤人、自伤、自杀等意外行为,是否造成自身或他人躯体或周围物品的损害。

(5)患者是否学会控制和疏泄自己高涨或抑郁的情绪。

(6)患者自知力恢复情况如何,是否能认识和分析自己的病态行为,对自己的行为负责。

(7)患者是否了解疾病的相关知识,能否正确面对今后的生活、学习和工作。

(8)患者能否正确评价自我,对新的应对方式的接受能力如何,人际交往方式,沟通交流能力是否得到改善。

(9)患者家属是否对疾病的相关知识及如何应对疾病有所了解,掌握一定的照顾患者的方法。

（夏　佳）

参 考 文 献

[1] 郑进,蒋燕.基础护理技术[M].武汉:华中科技大学出版社,2023.

[2] 邹国涛.儿科常见疾病临床诊疗实践[M].北京:中国纺织出版社,2022.

[3] 万霞.现代专科护理及护理实践[M].开封:河南大学出版社,2020.

[4] 张红芹,石礼梅,解辉,等.临床护理技能与护理研究[M].哈尔滨:黑龙江科学技术出版社,2022.

[5] 蔡华娟,马小琴.护理基本技能[M].杭州:浙江大学出版社,2020.

[6] 张晓艳.临床护理技术与实践[M].成都:四川科学技术出版社,2022.

[7] 程娟.临床专科护理理论与实践[M].开封:河南大学出版社,2020.

[8] 张文华,韩瑞英,刘国才,等.护理学规范与临床实践[M].哈尔滨:黑龙江科学技术出版社,2022.

[9] 姜雪.基础护理技术操作[M].西安:西北大学出版社,2021.

[10] 张书霞.临床护理常规与护理管理[M].天津:天津科学技术出版社,2020.

[11] 于红,刘英,徐惠丽,等.临床护理技术与专科实践[M].成都:四川科学技术出版社,2021.

[12] 任潇勤.临床实用护理技术与常见病护理[M].昆明:云南科技出版社,2020.

[13] 姚飞.护理技术理论与实践[M].北京:中国人口出版社,2021.

[14] 尹玉梅.实用临床常见疾病护理常规[M].青岛:中国海洋大学出版社,2020.

[15] 张苹蓉,卢东英.护理基本技能[M].西安:陕西科学技术出版社,2020.

[16] 肖芳,程汝梅,黄海霞,等.护理学理论与护理技能[M].哈尔滨:黑龙江科学技术出版社,2022.

[17] 吴欣娟.临床护理常规[M].北京:中国医药科技出版社,2020.

[18] 赵安芝.新编临床护理理论与实践[M].北京:中国纺织出版社,2020.

[19] 贾爱芹,郭淑明.实用护理技术操作与考核标准[M].北京:北京名医世纪文化传媒有限公司,2021.

[20] 窦超.临床护理规范与护理管理[M].北京:科学技术文献出版社,2020.

[21] 初钰华,刘慧松,徐振彦.妇产科护理[M].济南:山东人民出版社有限公司,2021.

[22] 曾广会.临床疾病护理与护理管理[M].北京:科学技术文献出版社,2020.

[23] 李红芳,王晓芳,相云,等.护理学理论基础与护理实践[M].哈尔滨:黑龙江科学技术出版

社,2022.

[24] 高正春.护理综合技术[M].武汉:华中科技大学出版社,2021.

[25] 于翠翠.实用护理学基础与各科护理实践[M].北京:中国纺织出版社,2022.

[26] 孙丽博.现代临床护理精要[M].北京:中国纺织出版社,2020.

[27] 翟丽丽,李虹,张晓琴.现代护理学理论与临床实践[M].北京:中国纺织出版社,2022.

[28] 陈荣珠,朱荣荣.妇产科手术护理常规[M].合肥:中国科学技术大学出版社,2020.

[29] 安旭姝,曲晓菊,郑秋华.实用护理理论与实践[M].北京:化学工业出版社,2022.

[30] 王彩芹,刘桂芬,吕甜甜,等.循证护理理论与临床实践[M].哈尔滨:黑龙江科学技术出版
社,2021.

[31] 任丽,孙守艳,薛丽.常见疾病护理技术与实践研究[M].西安:陕西科学技术出版社有限责
任公司,2022.

[32] 王艳.常见病护理实践与操作常规[M].长春:吉林科学技术出版社,2020.

[33] 王红霞,张艳艳,武静,等.基础护理理论与专科实践[M].成都:四川科学技术出版社,2022.

[34] 张静,吴秀华,姜文文,等.为科常见疾病护理理论与实践[M].北京:世界图书出版有限公
司,2021.

[35] 王林霞.临床常见病的防治与护理[M].北京:中国纺织出版社,2020.

[36] 张双,孔洁.产科护理纠纷的防范指施[J].世界最新医学信息文摘,2021,21(39):137-138.

[37] 李丽娜,黄立萍.规范化健康教育在神经内科护理中的应用效果观察[J].现代诊断与治疗,
2022,33(6):926-928.

[38] 李银鹏.外科护理的护理风险及护理措施[J].中文科技期刊数据库(引文版)医药卫生2022,
(6):221-224.

[39] 王雪枚,霍姿君,张凌云,等.护理学理论与实践在基础医学研究中的应用探索[J].卫生职业
教育,2022,40(15):12-14.

[40] 胡保玲,李亚玲,王洁玉,等.我国护理领域中临床实践指南的相关研究情况[J].中国医药寻
报,2022,19(5):188-191,196.